专病专科中医古今证治通览丛书

郁　　　证

主　编　王小云　杨洪艳　黄旭春

U0346032

中国中医药出版社
·北京·

图书在版编目（CIP）数据

郁证/王小云，杨洪艳，黄旭春主编 . —北京：中国中医药出版社，2015.9（2023.4重印）
（专病专科中医古今证治通览丛书）
ISBN 978 - 7 - 5132 - 1376 - 9

Ⅰ. ①郁… Ⅱ. ①王… ②杨… ③黄… Ⅲ. ①郁证 - 中医治疗法 Ⅳ. ①R256

中国版本图书馆 CIP 数据核字（2013）第 048961 号

中 国 中 医 药 出 版 社 出 版
北京经济技术开发区科创十三街 31 号院二区 8 号楼
邮政编码 100176
传真 010 64405721
万卷书坊印刷（天津）有限公司印刷
各地新华书店经销

*

开本 880×1230 1/32 印张 22.25 字数 441 千字
2015 年 9 月第 1 版 2023 年 4 月第 2 次印刷
书 号 ISBN 978 - 7 - 5132 - 1376 - 9

*

定价 49.00 元
网址 www.cptcm.com

如有印装质量问题请与本社出版部调换（010-64405510）
版权专有 侵权必究
服务热线 010 64405510
购书热线 010 89535836
微信服务号 zgzyycbs
微商城网址 https://kdt.im/LIdUGr
官方微博 http://e.weibo.com/cptcm
天猫旗舰店网址 https://zgzyycbs.tmall.com

《专病专科中医古今证治通览丛书》
编委会

前言

中医学具有其独特的哲学基础、基本理论体系、诊疗实践和教学模式，以及研究范式，并在学科自身发展中发挥了重要的作用。中医学术传承与发展的关键在于人才培养，而人才成长最关键的环节则是："读经典，跟明师"。正如晋·葛洪《抱朴子·勖学》中指出："夫不学而求知，犹愿鱼而无网焉，心虽勤而无获矣……欲见无外而不下堂，必由之乎载籍；欲测渊微而不役神，必得之乎明师。"

中医古籍传载了中医学术发展的主要成果，是发掘中医诊疗特色优势的巨大宝库。古代医家在勤求古训、精研理论的同时，努力学习前贤的证治方药针术经验，运用于自己的临床实践，迅速提高了他们的诊疗能力。不过在某些时候，若非师授家传，要获得高水平的中医典籍，并非易事。如中医大家孙思邈就在《备急千金要方》中发出"江南诸师秘仲景要方不传"的感慨。今天，中医学得到了长足的发展，获取中医典籍已经不像以往那么困难。随着中医学术的发展，现代中医文献日益增多，如何更有效率地发掘现代文献和古籍中的知识，加以学习利用，成为了

1

中医临床工作者新的挑战。

目前，专病专科中医特色优势的形成与巩固，成为了继续提升中医临床诊疗水平的有力抓手。同时通过中医学和西医学两个视角认识疾病，围绕临床关键问题，优化主攻病种的诊疗方案，进一步形成具有中医特色优势的临床路径，提高临床综合服务能力，解决群众关注点健康问题，是各中医院、中医专科建设的主要内容，也是中医工作者实践和发展循证中医学的历史任务。

中医学的传承与发展一直体现着循证医学的理念，只是并未把这种理念完全清晰地表述出来。循证医学创立人之一 Dr. David L. Sackett 在《循证医学：如何教学与实践》中指出：循证医学理念起源于中国乾隆年间的《考证》一书。宋代的中医古籍《本草图经》中就已经描述了验证人参真伪的人体试验方法。景方建、刘志杰等通过对以《伤寒杂病论》为代表的汉传中医的深入研究，从中医学的证据筛选、推荐等方面进行探讨，认为"汉传中医是最古老的循证医学；现代研究循证医学，不承认和参考中医古代综合循证医学理念是不诚实也不现实的"。而近年来，国内外循证中医学研究方兴未艾，发表了大量文献，积累了宝贵的经验，同时也取得令人鼓舞的成绩。

根据循证医学的要求，临床关键问题的处理原则和解决措施应有足够的证据支持。文献研究是证据的主要来源之一，文献证据的收集和评价是制订诊疗方案的关键环节。专病专科的现代中医文献中不乏名医大家的真知灼见，设计严谨的高质量临床研究报告，以及行业学术组织的标准方案，但从方法学上看，高级别证据来源相对仍比较匮乏，因此进行现代文献研究的同时，有必要进行古籍研究，寻找补充证据。从古文献宝库中挖掘专科专病诊疗过程相关的内容并加以整理，不仅可为疾病的诊治提供更多的思路，更重要的是寻找和评价古籍证据，增强诊疗方案制定过程的科学性，最终达到使诊疗方案具备和凸显中医特色优势的目的。

众所周知，葛洪《肘后方·治寒热诸疟方第十六》中的记载，对我国具有自主知识产权、被国际公认的一类新药青蒿素的研发起到了至关重要的作用。诚然，"青蒿一握，切，以水二升渍，绞取汁，尽服之"这一有效的方法，在青蒿素发明之前并没有成为中医临床工作者治疗疟疾时的普遍选择。这一事实警醒我们，古籍中尚有许多珍宝，有待认真发现、甄别、验证，并加以创新，才能更好地履行我们肩负的发挥中医优势、保护人民健康的伟大使命。

广东省中医院历来重视专病专科建设，把"为患者提供最佳的诊疗方案，探索构建人类最完美的医学"作为医院和专科建设的最高目标。在卫生保健领域，广东省中医院开展临床路径、中医健康辨识和促进等研究，积累了较丰富的实践和研究经验。本丛书以此为基础，归纳整理了多个专科专病诊疗相关的中医古今证治文献内容，可作为中医专病专科建设单位的参考工具，也可作为医学生或对中医学感兴趣之人的读物。

本书编写过程中承蒙国家中医药管理局有关领导、中国中医药出版社和国内诸多知名教授、专家的大力支持、指导和帮助，谨在此向他们致以最诚挚的谢意。

诚然，中医古今文献浩如烟海，临床研究日新月异，虽然该丛书耗费了巨大的人力和时间，但仍未能包罗万象。另外，丛书是从专科临床实践角度出发进行整理，属于新的尝试和探索，对古籍实际内容的研究深度、广度相对有限，加上编者对古籍的点校、出版、校勘、辑佚、训诂等学识有限，书中未周、不妥或错漏之处在所难免，诚盼广大同仁及读者批评指正，以便再版时改正。

《专病专科中医古今证治通览丛书》编委会

2012 年 9 月 10 日

邓序

　　中医药学源远流长，是中华民族在与疾病长期斗争过程中积累的宝贵财富，薪火传承，流传至今，历代医家为后人留下了宝贵的财富。

　　中医历来重视名家的理论和经验，千百年来形成了一本又一本以《黄帝内经》《伤寒杂病论》等经典著作与各家学说为代表的中医古籍，构筑了中医学的理论体系和实践模式。可以说，离开了这些中医古籍，中医的临床实践和学术创新则犹如无根之木，难以生存和发展。张仲景在其《伤寒论》序中曾感叹"观今之医，不念思求经旨，以演其所知，各承家技，始终顺旧……夫欲视死别生，实为难矣。"话中指出了研读经典古籍的重要性。欲诣扶桑，非舟莫适；中医经典古籍对后来者犹如甘饴，胜似帆满行舟；遂有仲景"勤求古训，博采众方"著成伤寒；孙思邈"道合古今，学殚术数"而传千金；李时珍"长耽嗜典籍，若啖蔗饴"编纂本草。大凡传世之名家，无不穷搜博采，攻读名著无数。

　　目前，据统计，《全国中医图书联合目录》（1991 年出版）收载中医药图书 12124 种，其中古籍文献 8000 余种。随着社会发展，中医的现代著作和研究文献亦与日俱增，所形成的古今文献库虽然为后人储备了丰富的知识和经验，但浩瀚的数量也给使用者带来针对性不强和检阅不便等问题。本书之出版，对解决上述的问题大有帮助，可为读者提供一些专病专科的综合性文献汇编，使专病专科古今文献的检阅更加便利，以拓宽视野和提高专科的临床应用水平，有助于专病专科的建设与发展。故乐为之序。

2012 年 9 月

陈序

文献是人类文明延续的火种，历朝历代，无不重视书目的整理和汇编，使知识能得到传承，后人能从中获得启发，它是一切知识创新的源头。随着社会发展，越来越多的技术和方法被用于文献的研究，以促进知识经验的显性化，提高人们对知识的掌握和利用能力。

循证医学的目的，是系统评价现有的可及的医学证据，从而获取当前最佳的诊疗措施，并进一步形成诊疗方案和指南，以提高疗效，减少差错。目前，国际上认为中医经典文献和专家经验的证据级别不高，在一定程度上限制了先前医家经验的传承、传播和应用。然而，中医发展至今，几千年来积累的证治经验是一个巨大的宝库，只是这些宝贵的经验多藏于古籍的字里行间且表述形式各异，不一定为人们所知晓和掌握应用。通过科学的评价方法，从中汲取有效的经验并筛选特色优势技术，并将其汇编成书，不仅是一件十分有意义的工作，也是提升中医药证据级别和临床疗效的途径之一，更是促进中医循证医学发展的必由之路。

由广东省中医院组织编纂的《专病专科中医古今证治通览》系列丛书，选择临床中具有中医特色和优势的病种，运用循证医学理念进行文献评价研究。从病名源流、病因病机、辨证治疗及方药、名医经验和医案角度进行古今文献的系统阐述，同时汇编相关的古籍文献条文供读者考证，以求起到探古求源，佐助临证，提高疗效的作用。书中文献查阅较为翔实，涵盖了新中国成立之前的中医经典著作和近年来现代中医临床应用经验，条理清晰，经纬分明，内容实用，可作为广大中医工作者和医学生的辅助读物。

该丛书的出版，不仅是对中医古今文献的综合集成，也是针对文献进行的二次研究和诠释，有利于加强专病专科建设，提升中医临床水平和服务能力，促进中医药发展。

是以为序。

陈可冀

2012 年 9 月

专病专科中医古今证治通览丛书

《郁证》编委会

主　编　王小云　杨洪艳　黄旭春
副主编　叶润英　肖　静　成芳平
编　委　（按姓氏笔画排序）

王小云　区惠妍　邓霭静　叶润英

成芳平　刘　建　杨洪艳　李　凌

肖　静　吴　凡　张玉串　陈艾丽

陈彦辛　殷一红　黄旭春　蔡林儿

黎辉映　黎霄羽

编写说明

　　健康的完整定义是除了躯体、生理的健康，还包括心理、精神的健康。现代社会的竞争除了智力、身体素质的竞争外，还强调情商的竞争。一个文明的社会，应当是精神文明和物质文明共同发展的社会，同样一个健康、健全的人，应当是躯体和精神、生理和心理和谐发展的人。随着社会物质文明的不断提高，现代人面临工作、学习、生活的压力越来越大，现代人的心理、精神也面临着前所未有的挑战，情志疾病在现代社会已不再是鲜有的疾病，而像一种潜伏的病毒在社会中悄然蔓延和不断扩散。我们作为医学工作者，除了以与人类躯体疾病作斗争为己任外，人们的精神、心理健康问题更像一道难题、一座难以攻克的堡垒摆在了我们的面前。

　　情志疾病不是现代社会才出现的疾病，通过古籍我们寻摸到在祖先时代就已见到疾病的记载，而且古代医家对情志疾病的认识和治疗方法为现代情志疾病的诊治提供了很好的思路。随着现代医学的进步，情志疾病的病因和发病机制得到了很大的发展和补充，中医药学者结合情志病

1

现代医学的认识，运用继承中医或中西医结合的方法对情志病进行了较多的研究，努力挖掘中医药宝库的精髓和精华，不断完善和提升理论基础，总结有效、安全的治疗方法。为了系统而全面地总结情志病的古今研究现状，从而为现代、今后的医学工作者提供更广阔的治疗思路，我们顺着历史的轨迹，从病名的沿革、病因病机、辨证、治则治法、方剂中药、名医学术思想、名医经验医案等方面对古代文献和现代文献进行了整理、分析和概括，挖掘和总结了古今中医学治疗情志疾病的特色和优势。

由于妇科专科的特点，郁证是我们接触的女性患者中最为常见的情志病，也是古代和现代文献中研究得较多、较深入的情志病之一，我们希望通过以郁证为切入点起到抛砖引玉的作用，为致力于情志病研究的医学工作者和关注精神、心理健康的广大读者呈献一部古今汇通、古今交融的书卷。虽然我们竭心尽力，但是由于我们自身知识水平的不足，在本书编写过程中难免出现纰漏，恳请同道和读者不吝赐教及批评指正，我们将尽最大努力去完善本书，更好地为患者、医学工作者和读者服务，这是我们编写本书的最大宗旨。

编　者

2015 年 8 月

目　录

上　篇　郁证中医文献研究

下篇　郁证文献汇编

附篇　郁证文献研究过程

上　篇

郁证中医文献研究

第一章　郁证的中医病名

第一节　中医病名源流

　　郁证是古代医家对情志不舒、气机郁结而致的诸多证候综合归纳后采用的病变名称。它分为广义之郁和狭义之郁。广义的郁是"因病致郁"，它是对多种病证概念的总结，凡是外感邪气侵入人体，或情志怫郁内着脏腑，致使气机阻滞，出现血瘀、痰结、食滞、火郁等证，均可认为是郁。狭义的郁是"因郁而病"，主要是由于情志不舒导致脏腑气机郁滞、气血津液运行紊乱而引起的一类病证的总称。凡因情志不和，气郁不伸，渐致脏腑失和，损伤神明而出现烦躁不安、心情抑郁、胁肋胀痛、食欲不振、二便失调、头昏眩晕等症，可称为郁证。关于它的命名从战国时期至宋代并未提到，但已有古籍对它所具有的症状、病机及治法作了详细的描述，此后由于历代医家对"郁证"认识的角度不同，对郁证症状产生的原因和发病机理的理解不同，命名也不同。郁证作为一个确立的病名出现于明代，首先由虞抟提出，而关于郁的病名古代医家有多种说法。

通过查阅古籍与郁有关的疾病有"五运之郁""梅核气""百合病""脏躁""结气""气病""郁冒""五脏之郁"等。

一、郁证病名的概述

（一）五运之郁

五运之郁是运气异常致郁，主要源于一年之中主客气之间的相互关系，以及前后两年之间六气的升降失常，其本质在于五行相克，如《素问·六元正纪大论》曰："五运之气，亦复岁乎？岐伯曰：郁极乃发，待时而作也。帝曰：请问其所谓也？岐伯曰：五常之气，太过不及，其发异也。"一年之中，客气的五行属性与主气的五行属性相克，即客胜主[1]，相应产生木郁、火郁、土郁、金郁、水郁，后世多统称为"五郁"。按照五运六气的理论，每年初之气厥阴风木为主气，如果客气是阳明燥金，可由于客胜主的原因而产生木郁，此郁程度较轻，"安其运气，无使受邪"则可预防，治疗上"折其郁气，先取化源"，即必须纠正偏胜之气，其所胜之气才能恢复正常[2]。以上这些是对五运之郁的症状所做的描述，并没有涉及病名，后世医家又将五运之郁称为客气之郁。

（二）脏躁、梅核气、百合病、郁冒

汉代张仲景在《金匮要略》中也没有提及郁证的病名，但首次对属于郁病的疾病作了辨证论治，在妇人杂病篇里，属于郁证的脏躁及梅核气两种证型，该书谓："妇人脏躁，喜悲伤欲哭，象如神灵所作，数欠伸，甘麦大枣汤主之。"脏躁指肺脏而言。肺藏魄，主忧，在声为哭，喜悲伤欲哭，像如神灵所作，此肺虚伤魄也。数欠伸者，肺主气，气乏则欠（呵欠也），体疲则伸也。"妇人气多郁闷，咽中如有炙脔，诸郁阻塞气道也。"张璐认为《金匮要略》记载的"妇人咽中如有炙脔"的半夏厚朴汤证实为因郁而致，其病机在于上焦郁闭，津液不行而积为痰，遇七情至而不发，则成火郁不发，如"火郁则焰不达，焰不达则气如焰，与痰涎聚结胸中，故若炙脔。""百合病者，百脉一宗，悉致其病也。意欲食复不能食，常默然，欲卧不能卧，欲行不能行，饮食或有美时，或有不用闻食臭时，如寒无寒，如热无热，口苦，小便赤，诸药不能治，得药则剧吐利，如有神灵者，身形如和，其脉微数。"

　　《内经》对于郁冒的描写都是关于症状的，如头晕如有物蒙，不甚清晰。在《伤寒论》中也有对郁冒的描写，书中沿用了《内经》中"郁冒"的病名，病机为"寒乘气虚，抑伏阳气不得宣发，遂成厥也"；而《金匮要略》中有确切的郁冒病名，与气机郁滞无关，如《金匮要略·妇人产后病脉证治》曰："亡血复汗，寒多，故令郁冒。"南宋张杲对郁冒作了定义，并认为郁冒多见于妇人，因女子以血为用，以肝为先天，而妇女素多忧郁，气郁则血结，血结则不涵阳，阳脱于上，阴阳气血不能相交，故晕厥。《医说·疾症郁冒》谓："人平居无苦疾，忽如死人，身不动摇，默默不知人，目闭不能开，口噤不能言，或微知人，恶闻人声，但如眩冒，移时方瘥。此由已汗过多，血少，气并于血，阳独上而不下，气壅塞而不行，故身如死，气过血还，阴阳复通，故移时方瘥，曰郁冒，亦名血厥。妇人多有之，宜白薇汤仓公散（《本事方》）。"即是此种。

（三）结气病、气病、奔豚气

隋·巢元方称郁为结气病、气病，隋·巢元方《诸病源候论》中有"气病""七气者，寒气、热气、怒气、恚气、忧气、喜气、愁气……怒气则上气不可忍，热痛上抢心，短气欲死，不得气息也；恚气则积聚在心下，心满不得饮食；忧气则不可极作，暮卧不安席；喜气即不可疾行，不能久立；愁气则喜忘不识人语，置物四方，还取不得去处，若闻急，即手足筋挛不举""结气病者，忧思所生也。心有所存，神有所止，气留而不行，故结于内……""夫百病皆生于气……思则身心有所止，气留不行，故气结矣""九气候……思则气结，气结则心有所止，故气留而不行"。《养生方》云："哭泣悲来，新哭讫，不用即食，久成气病。"关于奔豚气，《诸病源候论》云："夫奔豚气者，肾之积气。起于惊恐、忧思所生。若惊恐，则伤神，心藏神也。忧思则伤志，肾藏志也。"

（四）六郁

金元时期开始比较明确地把"郁"作为一种单独的病证来论述。元代朱丹溪创六郁之说，六郁者，气郁、湿郁、热郁、痰郁、食郁、血郁，并强调气郁为诸郁之诱因。如《丹溪心法·六郁》云："气郁者，胸胁痛，脉沉涩；湿郁者，周身走痛，或关节痛，遇寒则发，脉沉细；痰郁者，动则喘，寸口脉沉滑；热郁者，瞀闷，小便赤，脉沉数；血郁者，四肢无力，能食便红，脉沉；食郁者，嗳酸，腹饱不能食，人迎脉平和，气口脉繁盛者是。"还创立了六郁汤、越鞠丸等相应的治疗方剂，丰富了中医学对郁证的认识和治疗的内容。明代李梴在《医学入门》中归纳了朱丹溪六郁的症状表现，如"气痰满胸血能食""食胀湿痛热目蒙""血郁四肢无力，能食，小便淋，大便红，脉沉芤涩""食郁见黄疸鼓胀痞块""湿郁周身关节走痛，首如物蒙，足重亦然，遇阴寒便发，脉沉濡"等。

（五）五脏之郁

首次由明代的孙一奎提出，将五运之郁与五脏相应，提出五脏之郁。如《医旨绪余·三十四·论五郁》曰："木郁者，肝郁也""火郁者，心郁也""土郁者，脾郁也""金郁者，肺郁也""水郁者，肾郁也"。张景岳在《类经》中也说五运之郁与五脏相应，如"天地有五运之郁，人身有五脏之应"，且在《景岳全书》中也有描述五脏之郁，《景岳全书》言《内经》五郁乃五行之化，气运乖和所致，在人则气血一有不调而病，"或郁于气，或郁于血，或郁于表，或郁于里"，亦无非五气之化，故将五运之郁运用于脏腑论治。

（六）郁证

以郁证作为病证的名称最早出现在明代虞抟的《医学正传》，所论内容主要以《素问·六元正纪大论》及《丹溪心法·六郁》为依据，并在此基础上提出新的致郁的原因，如"夫所谓六郁者，气、湿、热、痰、血、食六者是也。或七情之抑遏，或寒热之交侵，故为九气怫郁之候。或雨湿之侵凌，或酒浆之积聚，故为留饮湿郁之疾。又如热郁而成痰，痰郁而成癖，血郁而成瘕，食郁而成痞满，此必然之理也。又气郁而湿滞，湿滞而成热，热郁而成痰，痰滞而血不行，血滞而食不消化，此六者皆相因而为病者也"。书中对前人所说的郁进行了总结，并详述五郁、六郁的病因病机和治法。

（七）郁症

由清代的李中梓所总结，涵括五脏郁症和七情郁症，并将二者出现的症状作了总结。在《证治汇补·内因门》卷二郁症篇对郁症的病因病机及辨治分型做了详细的论述，在篇中郁症分为五脏郁症和七情郁症。五脏郁症："有本气自郁而生病者，心郁昏昧健忘，肝郁胁胀嗳气，脾郁中满不食，肺郁干咳无痰，肾郁腰胀淋浊，不能久立，胆郁口苦晡热，怔忡不宁。"七情郁症："七情不快，郁久成病，或为虚怯，或为噎膈，或为痞满，或为腹胀，或为胁痛，女子则经闭堕胎，带下崩中，可见百病兼郁如此。"

（八）药食之郁

药郁是指因治疗失误而致郁。明清医家对药郁的认识仅局限于因服药杂乱而成，因药不合症，使得郁上加郁，实则为提示后世医工切忌妄药致郁，要准确辨证，明了疾病所处的时期，精准用药。如孙思邈所写《千金翼方》认为"凡用麻子皆不得用郁悒者"，即若用"陈郁麻子"则"益增其病"。《外台秘要》继承了孙思邈对药用麻子的认识和选择，亦认为"未入窖不郁悒者为佳"。

二、郁证病名的历史沿革

（一）先秦至宋时期郁证的病名

《内经》中无郁证的病名，但对其病因、病机及症状作了详细的描述。《素问》中所涉及的郁属于广义的郁，它不仅有因五运之气乘而致郁，还有因情志所伤而致郁，对于郁的命名是根据病机来定的，为后世医家研究郁证提供了依据。

汉代也无郁证的病名，但已经出现对属于郁的疾病的论述，如张仲景在《金匮要略》中提到的"梅核气""百合病""脏躁""奔豚气"。《金匮要略》已对它们的症状及治法作了论述，是最早出现的对郁的辨证。

隋代巢元方的《诸病源候论·卷十三·气病诸候之九·结气候篇》从不同的方面来说明郁，主要是因情志郁结不解，而致气机郁结，其中又有由忧所致的忧气，由愁所致的愁气。

（二）金元时代的郁证病名

金元时代医家辈出，是医学发展的黄金时代，这一时期的郁因不同的学派而有不同的发展，尤其受金元四大家的"寒凉派""攻邪派""补土派""滋阴派"四大派别的影响。刘完素提出"玄府郁结"，张子和注重邪气致郁，李东垣倡导因虚致郁，朱丹溪以专篇论郁，创六郁学说——气郁、热郁、湿郁、痰郁、血郁、食郁。

元代郁的病名没有变化，仅是在治法上进行了重新理解和扩充。王履所著的《医经溯洄集》列有五郁论的专篇，如："凡病之起，多由乎郁。郁者，滞而不通之义。或因所乘而为郁，或不因所乘而本气自郁，皆郁也。岂惟五运之变能使然哉？郁既非五运之变可拘，则达之、发之、夺之、泄之、折之之法，固可扩焉而充之矣。可扩而充，其应变不穷之理也欤。""木郁达之。达者，通畅之也……凡此之类，皆达之之法也。"书中所说不独五运乖戾可致郁，还有其他方面也可以，因此治法上也应扩充。如："火郁发之。发者，汗之也，升举之也……顺其性而从治之，使势穷则止，如东垣升阳散火汤是也。""土郁夺之。夺者，攻下也，劫而衰之也。金郁泄之。泄者，渗泄而利小便也，疏通其气也……王氏谓渗泄解表利小便，为金郁泄之，夫渗泄利小便，固为泄金郁矣。"

（三）明代的郁证病名

明代正式确立郁证病名，它的涵义也由广义的外在之郁和情志之郁转向只有情志之郁。在虞抟的《医学正传》中，全面论述了五运之郁、六郁以及情志之郁，"夫所谓六郁者，气、湿、热、痰、血、食六者是也。或七情之抑遏，或寒热之交侵，故为九气怫郁之候"。总结了前人所述的郁，不仅有五郁，还有六郁、情志之郁。徐春甫《古今医统大全》中的郁主要指情志之郁，该书曰："郁为七情不舒，遂成郁结，既郁之久，变病多端。"并将情志之郁与五脏郁相应来给证候命名。

张景岳对郁证作了比较详细的论述，将外邪所致的郁，称为"因病而郁"，将情志所致的郁，称为"因郁而病"，这样更为精确，从定义上即可将其区分。同时将情志之郁分为三类，如《景兵全书·郁证》说："凡五气之郁则诸病皆有，此因病而郁也。至若情志之郁，则总由乎心，此因郁而病也。"现代所称的郁证即是指因郁而病的情志之郁。情志之郁分为三类，"一曰怒郁，二曰思郁，三曰忧郁"。

（四）清代郁证的病名

在这一时期，有以郁症作为病名的，也有以郁证作病名的，但主要内容还是郁的病机，与前人名异实同，且郁的概念也开始泛化。在李用粹的《证治汇补·郁症》中，主要指的是五脏之郁和情志之郁，将郁症与五脏相连，更便于辨证诊断。张璐在《张氏医通》中将郁分为内郁与外郁，内郁即指七情郁证，多因情志不畅所致，有怒郁、思郁、忧郁、悲郁、惊郁、恐郁。外郁即指六气郁证，有风郁、寒郁、湿郁、热郁等。林佩琴则将郁的概念进行泛化，如《类证治裁》曰："凡病无不起于郁。"周学海的《读医随笔》则言"凡病之气结、血凝、痰饮、跗肿、臌胀、痉厥、癫狂、积聚、痞满、眩晕、呕吐、哕逆、咳嗽、哮喘、血痹、虚损，皆肝气之不得舒畅所致也。或肝虚而力不能舒，或肝郁而力不得舒"，更为关注肝之致郁。

（王小云、张玉串、黄旭春）

参考文献

[1] 李清. 中医学"郁"的理论研究. 中国中医科学院博士学位论文，2010，5，26：21.

[2] 李清. 中医学"郁"的理论研究. 中国中医科学院博士学

位论文，2010，5，26：22.

　　[3] 李清. 中医学"郁"的理论研究. 中国中医科学院博士学位论文，2010，5，26：27.

第二节　中医病名现代研究

　　疾病名称的具体方法应遵循属加种差的定义法，即把某一疾病概念包含在它所归属的病类概念中，并揭示它与同一类疾病概念下的其他疾病概念之间的差别[1]。这里的病类指按照疾病的某些共同的或相似的性质、特点而划成的疾病类别。可根据疾病的病因、病位、病理、病性、病状等不同的本质属性作为分类的轴心。《中医内科病症诊断疗效标准》这样定义"郁证"：郁证因情志不舒、气机郁滞而致病，以抑郁善忧、情绪不宁，或易怒善哭为主症。这一病名较为完整地描述了郁证这一病证的病因、病机以及主症。

　　中医"郁"的含义有二：一是指病机，表达疾病过程中人体气血、脏腑功能郁滞不能畅通的病理状态；二是特指郁病，即由情志怫郁导致气机郁滞为主要病机的一类病证。即有广义和狭义之分。广义的郁证包括情志、外邪、饮食等因素所致的郁证。狭义郁证多指因七情所伤而致的气机郁滞之证。

　　郁证作为一个独立的病证名称，首先由明代虞抟提出，但从历代医家对郁的论述可以看出，中医"郁"的概念源于《内经》，首先表达的是自然界气候对人体五脏之气的影响，强调由外因导致疾病的产生。宏观而言，《内经》理论对认识五郁变化的规律是有益的，但是在具体分析人体病机变化时，往往难以把握。金元时期，诸医家在承袭《内经》理论的基础上，将致郁的病因病机重点由外感逐渐转为内伤，成为"郁"学术发展过程中的转折过渡阶段。刘完素论"怫热郁结"，将重点放在外感热病的诊治上。李杲则重视脾胃气机升降之性，通过升阳益脾发散郁火，立论逐渐转向了内伤致郁。而朱丹溪成为内伤致郁学说的集大成者，把气、血、痰、郁致病总归为内伤杂病，他将《内经》的五郁论推而广之，把"郁"归结为内伤疾病的重要病因之一。从《内经》的五气之郁，到朱丹溪的六郁论，反映了对"郁"认识的深化过程。明清时期医家对"郁"概念的认识则有了更大的发展，理论更趋完善。这一时期有关"郁"的论述的特点是：重视情志因素在郁证产生中的作用，倡导外感内伤诸因素均可致郁，病位上突出五脏之郁。在情志致郁方面，各医家认识到情志异常变化的刺激可使人体气机失调，而产生郁证，明确了情志之郁在郁证发病中占有重要地位。另一方面，通过医疗实践，医家们逐步认识到六淫、七情等外感内伤诸因素均可成为致郁之病因而导致郁证之发生。明代赵献可则明确指出，情志之郁仅是郁证病因之一部分，主张郁产生的原因多端，而且应是广义的。清代何梦瑶《医碥·杂症·郁》也谈到"六淫、七情足以致郁"。此外，病位上突出五脏之郁也是明清时期论郁的一大特点。由此可见古代医家多倾向于广义郁证的研究。

近现代以来，中医对郁的论证和认识，一方面继承和发扬了前人对其病因病机及证候的认识，另一方面对于郁证的范围和肝郁气滞证的现代研究做了大量的工作。因此更倾向于狭义的郁证。在王永炎主编的第6版《中医内科学》中这样描述郁证：心情抑郁、情绪不宁、胁肋胀满、夜寐不安，或易怒善哭，或咽内如异物梗塞不适等等。并指出郁证"是内科病证中最为常见的一种"。

现代医学认为"郁证"这些表现可见于现代医学之抑郁症、焦虑症、更年期综合征、癔症等神经症。当前，有关中西医结合对郁证、焦虑症、抑郁症、癔症等进行研究的文献不断出现，其中一个较为共性的问题就是诊断概念上的模糊，经常主观或者想当然地把整个神经症相当于郁证，要么把焦虑症、抑郁症、癔症等简单地归属于郁证。以下先简单回顾以下几个概念。

抑郁症是一种包括多种精神症状和躯体症状的复杂的情感性精神障碍[2]。抑郁症属于抑郁发作的亚型诊断，在独立使用时需要注意定语以作区别。根据《中国精神障碍分类与诊断标准》[3]，抑郁发作主要症状以心境低落为主，与其处境不相称，可以从闷闷不乐到悲痛欲绝，甚至发生木僵，严重者可以出现幻觉、妄想等精神病性症状。诊断标准须符合以下症状中的四项：①兴趣丧失，无愉快感；②精力减退或者有疲倦感；③精神运动性迟滞或者激越；④自我评价过低、自责或有内疚感；⑤联想困难或自觉思考能力下降；⑥反复出现想死的念头或有自杀、自伤行为；⑦睡眠障碍，如失眠、早醒或者睡眠过多；⑧食欲降低或体重明显减轻；⑨性欲减退。病程标准需符合诊断标准症状至少持续两周，且本抑郁发作标准仅适用单次发作的诊断。根据症状不同分为轻型抑郁症、无精神病性症状的抑郁症、有精神病性症状的抑郁症、复发性抑郁症 4 个亚型。

焦虑症依据《中国精神障碍分类与诊断标准》[3] 中的定义，是一种以焦虑情绪为主的神经症，分为惊恐障碍和广泛性焦虑两种，诱因为社会心理因素。惊恐障碍以反复的惊恐发作为主要原发症状，诊断须符合四项标准：①发作无明显诱因，无相关的特定情境，发作不可预测；②在发作间歇期，除害怕再发作外，无明显症状；③发作时表现出强烈的恐惧、焦虑及明显的自主神经症状，并常有人格解体、现实解体、濒死恐惧或失控感等痛苦的体验；④发作突然开始，迅速达到高峰，发作时意识清晰，事后能回忆。病程标准在 1 个月内或者有 3 次惊恐发作，或在首次发作后继续害怕再发作的焦虑持续 1 个月。广泛性焦虑以缺乏明确对象和具体内容的提心吊胆、紧张不安为主要原发症状，诊断标准符合：①经常或者持续地无明显对象和固定内容的恐惧或提心吊胆；②伴自主神经症状或运动性不安。上述标准中的症状至少持续 6 个月。

癔症一词的原有注释为"心意病也"，也称为歇斯底里，是一种较常见的精神病。目前认为癔症患者多具有易受暗示性，喜夸张，感情用事和高度自我为中心等性格特点，常由于精神因素或不良暗示引起发病，可呈现各种不同的临床症状，如感觉和运动功能有障碍，内脏器官和自主神经功能失调以及精神异常。这类症状无器质性损害的基础，它可因暗示而产生，也可因暗示而改变或消失。癔症是在各科临床上较为常见的一类神经症。

更年期综合征是由雌激素水平下降而引起的一系列症状。更年期妇女，由于卵巢功能减退，垂体功能亢进，分泌过多的促性腺激素，引起自主神经功能紊乱，从而出现一系列程度不同的症状，如月经变化，面色潮红，心悸，失眠，乏力，抑郁，多虑，情绪不稳定，易激动，注意力难于集中等，称为"更年期综合征"。大多数妇女由于卵巢功能减退比较缓慢，机体自身调节和代偿足以适应这种变化，或仅有轻微症状。

西医抑郁症、焦虑症、更年期综合征、癔症等在中医病名中无法定位于一个特定的疾病。一一对应在中西医认识疾病的初始阶段是不可能实现的，对疾病进行合理的分类，是防病治病和医学研究的基础[4]。西医学对疾病的分类所遵循的原则主要有病因学分类原则和症状学分类原则。由于疾病的复杂性和医学发展的局限性，目前，只有传染性疾病可以遵循病因学的分类原则，对于精神疾病的分类，除了一些器质性的精神障碍可以查明确切原因外，多数属于功能性的精神障碍，至今尚无明确原因，所以仍按照临床表现的主要症状和症状群进行分类。中医病名的确定已经包括了病因、病机及病症，郁证即是因情志不舒、气机郁滞而致病，以抑郁善忧，情绪不宁，或易怒善哭为主症，而抑郁症、焦虑症、更年期综合征、癔症的病因并非可以那么简单地概括出来，症状方面也不是全部涵盖在郁证主症中，所以我们不能把郁证与西医学之抑郁症、焦虑症、更年期综合征、癔症等完全等同起来。

从现代科学研究的角度看，中医学的郁证就是一个以社会心理因素为主要病因，诱发生理、心理病理学改变，导致心身两方面出现复杂症状表现的一个病名诊断。对此，用传统中医学理论可以进行很好的阐释，理、法、方、药完备，可以取得满意的疗效。完全能够从循证医学研究的方向，建立自己的评价体系，形成科学的、独立的诊断标准，无需与现代精神医学的某些诊断套来套去。从严格意义上来讲，郁证、焦虑症、抑郁发作中的所谓相同症状只是各自疾病中症状的重叠，不同疾病中有数个症状的重叠，不能简单证明属于同一个疾病，更不能相当于或归属于某种疾病[5]。

中医学一直倾向于以古代朴素的自然哲学思想来推演尚未认识的人体生命活动。中医学因其特殊的历史文化原因，在辨证论治原则的指导下将疾病进行分类，虽与现代医学的分类有相似之处，中医学依循着自己特有的继承性和文化哲学视野审视疾病的分类，毕竟疾病分类体系是在其发展阶段不断形成而逐步完善的，在病因、病机方面的分析体现了中医学务虚的一面，而症状上的描述与治疗上的实效性则体现了中医学务实的医疗优势。简单的一一对应，只是一种善意的简化。医学的复杂性体现在诸多方面，在此可见一斑。

（成芳平、王小云）

参考文献

[1] 刘实. 中医病名定义规范化探讨. 陕西中医, 1998, 18

（2）：64 – 65.

［2］蔡焯基．抑郁症——基础与临床．北京：科学出版社，2001：20 – 23.

［3］中华医学会精神科分会．中国精神障碍分类与诊断标准［S］．第3版．济南：山东科学技术出版社，1997：87 – 88.

［4］田旭升．浅谈抑郁症与中医学相关疾病对应关系．新中医，2007，39（7）：97 – 98.

［5］王维勋．郁证、焦虑症、抑郁发作中西医辨析．江西中医药，2007，38（8）：54.

第二章　郁证的病因病机

第一节　病因病机的古代文献研究

　　郁证的病因，由《内经》首先提出，有外感六淫，还有七情内伤，后世所研究的郁病都在此基础上进行，主要是在其治法、病机上的发挥。魏晋唐宋医家将"郁"看做是病因病机，并极力发挥其病机治法。金元时期是学术发展的高峰，受金元四大家的影响，在"郁"的病因病机及辨证论治上都打上了流派的烙印，如刘完素的"怫热郁结"论认为气血壅塞是主要原因；张子和的"肝脾郁结"论，所论实质与今不同，认为外感者多为热郁，内伤者多为肝脾郁结[1]；李东垣的"气虚致郁"；朱丹溪的"六郁"等；戴思恭师承朱丹溪，在六郁的基础上提出六郁起于中焦，形成了朱丹溪一派以脾胃为本、六郁为体系的独特学派[2]；孙一奎在《内经》的基础上提出了"五脏之郁"，将《内经》中的五运之郁与五脏相应，形成五脏之郁；而清代的叶桂则提出郁初起伤及气分，久伤及血分；沈金鳌则吸取历代诸医家的经验，总结出"百病皆生于郁"。

对于郁证病因病机的认识，各家都是在《内经》的基础上对其作了相应的发挥，且历代医家观点各异，从《内经》至今对郁证病机认识的主导思想是气机不畅，但历代很多医家都提到虚和郁的关系，如中气不和说、脏气弱说[3]、积郁成虚说[4]等。治疗方面很多医家都遵循着"治郁不忘里虚"的治疗思想，如吴澄主张补益心脾、张景岳强调要分清虚实、叶天士重视顾护正气、陈士铎主张以补虚为本等。总的说来造成郁的原因有：外邪致郁，七情致郁，此外还有因虚而郁。无论是哪种病因所造成的，病机主要是人体五脏六腑气机壅滞，升降失司，脏腑气血功能紊乱。以下是对郁证病因病机的详述。

一、广义之郁的病因病机

1. 先秦时期对"郁"病因病机的认识

有关郁的病因，《内经》中提到五运之郁，指的是外感六淫侵入人体，使机体的气机出入受阻。而对于情志致郁在《素问·举痛论》中提到七情致郁，即"怒则气逆，甚则呕血及飧泄""悲则心系急，肺布叶举，而上焦不通，营卫不散""恐则精却，却则上焦闭，闭则气还，还则下焦胀，故气不行矣""思则心有所存，神有所归，正气留而不行，故气结矣"。《灵枢》中又有："悲哀愁忧则心动，心动则五脏六腑皆摇。"这些都说明七情过度，会使脏腑功能紊乱、气机郁滞、升降失序。汉代时张仲景从寒热致郁描述"郁"的病机。《伤寒论》中关于"郁"的论述出现在一些病机或症状的描述中，书中或言"怫郁"，或言"郁郁"，其主要内容为外邪侵袭，人体内阳郁不宣，如寒热之邪皆可致郁。也有因邪气袭人，导致三焦气乱而"内外不通，上焦怫郁"。又有"阳气怫郁在表"，当汗解之。三焦无形之热邪，郁滞于里而见"心下急，郁郁微烦者"，当下之。热积在中者见腹满，亦可"郁郁微烦"。诸实邪积于胸中，"郁郁而痛"，可吐之。这些论述都从症状上反映了气机郁滞的病机。

2. 魏晋南北朝时期对"郁"病因病机的认识

魏晋南北朝时期社会动乱不安，战乱频繁，当时的古医著流传至今者较少，现存文献中所见大多是转引《伤寒论》和《金匮要略》中对于"郁"的论述，因此关于郁的致病原因依然是广义的外感六淫和情志。这一时期的书记载了治郁方药，并发展了"郁"的病机理论。《肘后备急方》《脉经》等书转引了《伤寒论》中"阳气怫郁"和《金匮要略》中关于产后郁冒的论述。另外记载治郁之法的有《本草经集注》中"除郁"的羚羊角和《小品方》中治疗热伏于心胸之"烦闷郁郁"的方法。《刘涓子鬼遗方》中记载了"客热郁积在内"而成痈疽（疔），明确提出痈疽的病机与"郁"相关，发展了"郁"的病机理论。《褚氏遗书》中记载了痰积等物壅塞导致气郁气逆，进而继发血郁的疾病病机，其言"或痰聚上，或积恶中，遏气之流，艰于流转，则上气逆上，下气郁下，脏腑失常，形骸受害。暨乎！气本衰弱，运转艰迟。或有不周，血亦偏滞。风、湿、寒、暑，乘间袭之，所生痰疾，与痰积同"，谓后世气血瘀郁理论的先声[5]。

3. 宋代对"郁"病因病机的认识

陈言论郁的致病原因分内外，如《三因极一病证方论》曰："凡治病，先须识因，不知其因，病源无目。其因有三，曰内，曰外，曰不内外。内则七情，外则六淫，不内不外。"外因致病与"郁"相关，如四气兼中而"郁"，书中载方"治冒暑遭雨，暑湿郁发，四肢不仁"等湿温类疾病，多用温阳利水之品。不内外因所致亦可与"郁"相关，如"因事有所大惊，或闻虚响，或见异相，登高涉险，梦寐不详，惊忤心神，气与涎郁，遂使惊悸"，此病在心胆经，属不内外因。七情之郁归咎于脏腑异常，属于内因，如："七情，人之常性，动之则先自脏腑郁发，外形于肢体。""忧恐怒喜思，令不得以其次，故令人有大病矣。"

4. 金元时期对"郁"病因病机的认识

刘完素，金代医家，寒凉派，主要思想是"相火论"，对于郁证的阐释也与火热论有关。他认为郁证的主要病理机制是玄府闭结，阳热怫郁，如《素问玄机原病式·六气为病》（寒类）曰："阳气极甚而阴气极衰，则阳气怫郁；阴阳偏倾而不能宣行，则阳气蓄聚于内，而不能营运于四肢，则手足厥冷，谓之阳厥。"另一方面，刘完素还认为郁久可以化火或促使六气化火，如，寒与热不相及，但寒可化热，《素问玄机原病式·六气为病》（热类）曰："盖寒伤皮毛，则腠理闭密，阳气怫郁，不能通畅，则为热也。"

张从正，金代医家，攻邪派。张氏精研《内经》五十年，主张"人体气血贵流不贵滞"。人体在正常情况下，气

血应保持畅通无阻。若邪加诸身，留而不去，则气血抑郁
不伸，郁滞不通。他认为气血郁闭是致病原因，但根源是
"邪"——六淫、风痰、宿食、陈莝等"邪气"。因此无邪
则无郁，有郁即有邪，解郁当除邪，邪除则郁散。

　　李杲，金元时期的医家，补土派，以脾胃为出发点阐
述了"郁"的形成机理。根据《内经》"非出入，则无以
生、长、壮、老、已；非升降，则无以生、长、化、收、
藏"之旨，认为人体气机出入升降有序，是人体健康的必
备前提。而脾胃居于中焦，是升降运动的枢纽。脾胃健运，
则升降有序，机体才能"清阳发腠理，浊阴走五脏，清阳
实四肢，浊阴归六腑"。若脾胃虚损，则升降失常，气机郁
阻。除此之外他尚认为饮食失节，寒温不适，脾胃乃伤；
而喜、怒、忧、恐也可损耗元气，致脾胃气虚。最终导致
脾胃清阳之气不升而下沉，造成木火受遏，从而形成脾胃、
肝胆气郁。在《脾胃论·卷三·饮食劳倦所伤始为热中论》
中云："脾胃既为阴火所乘，谷气闭塞而下流，即清气不
升，九窍为之不利。""中土虚弱，阴火逆而上乘，清气降
而不升，则九窍不利。"其原因是"阳气虚弱，不得舒伸，
伏匿于阴中"。正因为当升不升，则"胃气下溜，五脏气皆
乱，其为病互相出见"。由此可见，脾虚是郁证的直接原
因，气郁是脾虚的必然结果。

　　朱丹溪，元末明初时的医家，寒凉派，师从河间之学，
旁开易水之门，在病机中强调气郁。在《丹溪心法·六郁》
中提到病机："气血冲和，万病不生，一有怫郁，诸病生
焉。"另一方面，他还提到："郁为七情不舒，遂成气结，

即郁日久,变生多端。""人身诸病,多生于郁。"同时忧愁思虑,气结胸中不散,而致心气郁结,或损伤神明,亦可发为郁证。

5. 明代对"郁"的认识

这一时期"郁"的病机开始出现泛化倾向,如《医方考》中言诸病之所生皆与"郁"相关,徐春甫也认为:"大抵七情六淫,五脏六腑,气血痰湿,饮食寒热,无往而不郁也。"张景岳言:"古人皆以结促止节为郁脉,使必待结促止节而后为郁,则郁证不多见矣。故凡诊郁证,但见气血不顺,而脉不平和者,其中皆有郁也。"这些都成为现代中医学广义郁证的认识基础。

明代医家戴思恭为朱震亨之高徒,在朱氏郁证论治的基础上,结合自己的临证经验,在《金匮钩玄》中对郁证作了进一步的阐发:"郁者,结聚而不得发越也。当升者不得升,当降者不得降,当变化者不得变化也。此为传化失常,六郁之病见矣。"认为升降失常,变化无权,气机不畅,是导致郁滞不通的关键。同时,亦承袭朱震亨"凡郁皆在中焦"的观点,从气机升降的角度对郁证的治疗进行了发挥。

赵献可,明代医家,他关于郁的理论承袭了《内经》与朱丹溪的一些观点。认为产生郁证的原因众多,情志之郁只是郁证的病因之一,并将致郁的原因分为五运致郁和七情致郁,如《医贯·郁病论》曰:"郁者,抑而不通之义。《内经》五郁,为五运之气所乘而致郁。不必作忧郁之郁。忧乃七情之病,但忧亦在其中。"在五运之郁中尤重木郁，因木郁可引起诸郁，并提出五郁相因为病的观点。

此时的医家对郁证的认识虽然日趋广泛，但仍囿于《内经》和朱丹溪的五运之郁及"六郁"，将郁证归为实证。到了明代的张景岳，对于郁证的病因有了新的阐述，一是详论了"因虚之郁"。他认为不仅实证可以致郁，虚证也可以。因虚致郁，在《景岳全书·论情志三郁证治》中提及："第自古言郁者，但知解郁顺气，通作实邪论治，不无失矣。""若病已既成，损伤必甚，而再行消伐，其不明也亦甚矣。又若忧郁病者，则全属大虚，本无邪实，此多以衣食之累，利害之牵，及悲忧惊恐而致郁者，总皆受郁之类。盖悲则气消，忧则气沉，必伤脾肺；惊则气乱，恐则气下，必伤肝肾。此其戚戚悠悠，精气但有消索，神志不振，心脾日以耗伤。凡此之辈，皆阳消证也，尚何实邪？使不知培养真元，而再加解散，其与鹭鸶脚上割股者何异？"虽然李东垣也主张虚（脾虚）可以致郁，但"尚未能尽斥一偏之谬"，也就是说阐述的不完整。清时医家张锡纯《医学衷中参西录·医话十八·答翁某某问呃逆气郁治法》曰："其呃逆终不愈者，以其虚而兼郁也。"他认为："理虚中之郁最为难事"，所用之药必丝毫不能伤气化，则郁得开一分，其气化自能复原一分。龚明的《古今医鉴》曰"或郁久而成病，或久病而成郁，久病兼补虚而兼解郁，陈症或荡涤而或销熔"，也说了虚病致郁，治疗时当补虚解郁同时进行。

张景岳比较关注运气郁发微甚。张氏认为："取证于下承之气，而郁发之微甚可知矣。""发有微甚，郁微则发微，郁甚则发甚也。"即郁之微者当见其本气，郁之甚者则兼见其下承之气，而五郁之治皆是治郁之甚者，这样就明确了五郁之治的运用范围。如木位之下，金气承之，故木郁之发，微者为风，甚者为毁折，金主杀伐，是兼乎金，见其下承之气，则郁发之甚可知[7]。"天地有五运之郁，人身有五脏之应"，《景岳全书》将郁证列入杂证范畴，言《内经》五郁乃五行之化，气运乖和所致，在人则气血一有不调而病皆为郁证，"或郁于气，或郁于血，或郁于表，或郁于里"，亦无非五气之化，故张氏将"五郁之治"直接应用于脏腑论治，并发挥运用，如"木郁之病，风之属也，其脏应肝胆，其经在胁肋，其主在筋爪，其伤在脾胃、在血分。然木喜调畅，故在表者，当疏其经，在里者，当疏其脏，但使气得通行，皆谓之达"。

6. 清代对"郁"的认识

沈金鳌，清代医家，将郁证理论进行了系统总结和比较，并归纳了各种郁证理论。他认为"结不解散，即谓之郁"，《内经》之论五郁是言脏气，论六气之郁是言客气；丹溪论郁是言病气[8]。此外，又言"有忧愁思虑之郁，先富后贫曰失精，先贵后贱曰脱营，此郁开之极难，然究不外木达火发之义"。治疗上他主张："治郁者唯以五郁为本，详察六气之害，参用丹溪、献可之论。"除此之外，沈金鳌对郁证发病也有独到见解，他特别强调内因"脏气弱"是发病的重要因素。《杂病源流犀烛·诸郁源流》谓："诸郁，脏气病也，其原本由思虑过深，更兼脏气弱，故六郁之病生焉。"冯楚瞻在《冯氏锦囊秘录》中探讨郁与伤寒、温病的关系，认为"传经伤寒是郁病"，其中恶寒者为寒郁，不恶寒者为郁火。其理在于人伤于寒，寒气凝闭腠理，玄府密闭，则卫气郁而不宣，又湿气内结，内外相搏，故伤于寒而转为热，此其外凝内郁之理。伤于寒而不即发，至春变为温病，不恶寒而渴。其人素有火，寒气伏藏于肌肤，火为寒郁于中日久，肾水被煎熬至枯竭故渴，至春则木无升发滋润之本。周学海《读医随笔》云："凡病之气结、血凝、痰饮、跗肿、臌胀、痉厥、癫狂、积聚、痞满、眩晕、呕吐、哕逆、咳嗽、哮喘、血痹、虚损，皆肝气之不能舒畅所致也。或肝虚而力不能舒，或肝郁而力不得舒。"凡治此类暴疾、痼疾必辅以解郁开结，内加疏肝之品。

二、狭义之郁的病因病机

狭义之郁单指情志异常所致的郁，更接近于现代的"郁"，当代的郁在中医理论中，多被认为是以心情抑郁，情绪不宁，胸部满闷，胁肋胀痛，或易怒易哭，或咽中如有异物梗塞等为主要表现的疾病。

1. 战国时期

这一时期，《内经》已有对于情志致郁的描述，《素问·举痛论》中曰："思则心有所存，神有所归，正气留而不行，故气结矣。"《灵枢·本神》说："忧愁者，气闭塞而不行。"《素问·本病》说："人忧愁思虑即伤心。""人或恚怒，气逆上而不下即伤肝也。"

2. 隋·巢元方

巢元方在《诸病源候论》中论情志致郁是以九气（怒、喜、悲、恐、寒、热、忧、劳、思）来说，情志异常导致人体的气机升降出入失调，如"怒则气逆，甚则呕血及食而气逆也；喜则其气缓，荣卫通利，故气缓；悲则气消，悲则使心系急，肺布叶举，使上焦不通，热气在内，故气消也；恐则气下，恐则精却，精却则上焦闭，闭则气还，气还则下焦胀，故气不行；忧则气乱，气乱则心无所寄，神无所归，虑无所定，故气乱；劳则气耗，气耗则喘且汗，外内皆越，故气耗也；九曰思则气结，气结则心有所止，故气留而不行"。

3. 宋·陈无择

陈无择将情志之郁单独列出论述，在《三因极一病证方论》中论述情志致郁，如"七情，人之常性，动之则先自脏腑郁发，外形于肢体""忧恐怒喜思，令不得以其次，故令人有大病矣"。在《三因极一病证方论·卷八·七气论》中提到七情致郁："夫五脏六腑，阴阳升降，非气不生。神静则宁，情动则乱，故有喜怒忧思悲恐惊七者不同，各随其本脏所生所伤而为病。故喜伤心，其气散；怒伤肝，其气击；忧伤肺，其气聚；思伤脾，其气结；悲伤心胞，其气急；恐伤肾，其气怯；惊伤胆，其气乱。虽七诊自殊，无逾于气。黄帝曰：余知百病生于气也。但古论有寒热忧恚，而无思悲恐惊，似不伦类，于理未然。"

除此之外，他尚认为各种内伤病是由于七情内伤，情志郁极而发所致，如"五劳者，皆用意施为，过伤五脏，使五神不宁而为病，故曰五劳。以其尽力谋虑则肝劳，曲运神机则心劳，意外致思则脾劳，预事而忧则肺劳，矜持志节则肾劳，是皆不量禀赋，临事过差，遂伤五脏"。正常情况下"人有五脏化五气，以生喜怒悲忧恐"，若七情过极，情志不调，则病自脏腑郁发。虽然不同情志所伤脏腑不同，但"本乎一气，脏气不行，郁而生涎，随气积聚，坚大如块，在心腹中"。陈无择是最早单独论述七情郁的医家，对后世情志致郁的研究颇有启发作用。

4. 宋·王怀隐

王怀隐所著《太平圣惠方·卷六十一·痈疽论》讲到了七情郁与痈疽发病的关系。七情郁滞，人体气血运行不畅，阻于血脉，日久会生痈疽，如"郁气伤于血脉，痈疽随积而生……寡妇尼僧，虽无房室之劳，而有忧思之苦"。还有王衮也认为痈疽的发生与人的情志郁结有关，如《博济方·卷五·疮科》云："人有愤郁不遂志欲者，血气畜积，亦多发此疾。"

5. 金·张子和

张子和认为妇女产后乳汁不下与情志郁结有关，《儒门事亲·卷五·乳汁不下》云："夫妇人有天生无乳者，不治。或因啼哭悲怒郁结，气溢闭塞，以致乳脉不行。"还有留饮也与情志郁结有关，因愤郁而情志不展，肝气郁结，乘客脾土，脾失运化，则水湿内停成饮，如《儒门事亲·卷三·饮当去水温补转剧论》中云："夫愤郁而不得伸，则肝气乘脾，脾气不化，故为留饮。肝主虑，久虑而不决，则饮气不行。脾主思，久思而不已，则脾结，故亦为留饮。"

6. 元·罗天益

罗天益认为情志致郁与人的社会境遇有关，如《卫生宝鉴·卷二·脱营篇》言一士人尝贵后贱，因仕途失意，心思郁结，忧虑不已，耽于饮酒，渐至精神萎靡，后病难治。"启玄子云，神屈故也。以其贵之尊荣，贱之屈辱，心怀慕眷，志结忧惶，虽不中邪，病从内生。血脉虚减，名曰脱营。""今病者始乐后苦，皆伤精气。精气竭绝，形体毁阻。暴喜伤阳，暴怒伤阴，喜怒不能自节。盖心为君主，神明出焉，肺为相辅，主行荣卫，制节由之。主贪人欲，天理不明，则十二官相使，各失所司，使道闭塞而不通，由是则经营之气脱去，不能灌溉周身，百脉失其天度，形乃大伤。"人的情志欲望得不到舒展，会使脏腑气血郁结，导致疾病产生。

7. 明·赵献可

赵献可论郁的病机主要从肝郁出发，《医贯·郁病》曰："凡病之起，多由于郁。郁者郁而不通之义。"意思是说在正常情况下，人体脏腑气血调畅，循行无阻，则健康无病。若邪气侵袭，使脏腑气机失调，气血运行失常，则诸病皆生。而气机之失常，多缘于情志忧郁不舒。忧郁则肝郁气滞，失其条达之性，影响少阳胆气，抑遏不伸，气血津液运化不利，即可出现多种病证。根据五行相因、母病传子之理，他认为五脏之郁往往相因为病，其中以肝郁引起诸郁最为普遍。《医贯·卷之二·主客辨疑郁病论》曰："木者生生之气，即火气，空中之火，附于木中，木郁则火亦郁于木中矣。不特此也，火郁则土自郁，土郁则金亦郁，金郁则水亦郁。五行相因，自然之理，唯其相因也，予以一方治其木郁，而诸郁皆因而愈。一方者何，逍遥散是也。"因为肝胆互为表里，为少阳春升之气，人体赖此以完成生化之机，即《素问》所说"凡十一脏取决于胆也"之理。肝郁不舒，气郁化火，则心火炎盛；火郁则脾土失去温煦，脾土亦郁，且木郁克土，则脾土壅滞，运化失常；脾土郁滞则水谷精微不能上输于肺，肺金失养，出现肺气郁之喘满诸症；肺为肾水上源，金郁不能滋养肾水，故肾水亦病，最终导致肾水枯乏，水不涵木，水不制火，木失柔润，相火妄炎，又加重了木郁和火郁。

8. 明·龚信

龚信将"情志之郁"总结为九气所为，在七情的基础上加了寒与暑，对于九气的说法，古已有论，如巢元方、虞抟都有涉及，而《古今医鉴·病机篇》则云："五郁七情，九气所为。怒则气上，喜则气缓，悲则气消，恐则气下，寒则气收，暑则气泄，惊则气乱，劳则气耗，思则气结。忧愁思虑，甚则伤心；形寒饮冷，过则伤肺；喜怒气逆，逆则伤肝；饮食劳倦，甚乃伤脾；坐卧湿地，强力入水，故乃肾伤。皆因气动。形神自病，喜怒不节"。若人体七情失调，太过即会损伤人体，使人体气机紊乱，邪气会乘虚而入。

9. 明·张景岳

张景岳将七情（除喜之外）按与郁的关系不同归为三类——怒郁、思郁、忧郁。病变过程中涉及的脏腑有肝脾肾。如《景岳全书·卷之十九·明集·杂证谟·郁证·论情志三郁证治》云："一曰怒郁，二曰思郁，三曰忧郁。如怒郁者，方其大怒气逆之时，则实邪在肝，多见气满腹胀。……惟中气受伤矣，既无胀满疼痛等证，而或为倦怠，或为少食，此以木邪克土，损在脾矣。""思郁者……思则气结，结于心而伤于脾也。及其既甚，则上连肺胃而为咳喘，为失血，为膈噎，为呕吐；下连肝肾，则为带浊，为崩淋，为不月，为劳损。若初病而气结为滞者，宜顺宜开；久病而损及中气者，宜修宜补。""忧郁病……盖悲则气消，忧则气沉，必伤脾肺；惊则气乱，恐则气下，必伤肝肾……心脾日以耗伤。"怒郁初病在肝，后病在脾；思郁初病在脾，病甚则上连肺胃，下连肝肾；其余悲忧惊恐四者皆可致忧郁，悲忧伤脾肺，惊恐伤肝肾，日久则耗伤心脾，多属虚证，故初郁之时即平调而不消散。此外，张景岳还将《黄帝内经》中与七情相关的条文一一收集，列入郁证经义之中，包括七情与五脏的对应关系，七情对气机的影响，七情太过伤五脏、伤神，五脏虚实对七情的影响，人们社会境遇的变化对精神形体的影响等等诸多内容，如《疏五过论》曰："尝贵后贱，虽不中邪，病从内生，名曰脱营……始富后贫，虽不伤邪，皮焦筋屈，痿为挛。"虽未直言其致郁，但也由此可见七情与郁证的密切关系。

10. 明·王肯堂

《证治准绳》中的霍乱篇提到了七情郁结与霍乱的关系，这里的霍乱不是传染病意义上的霍乱，只是指上吐下泻的症状。因为七情郁结，五脏六腑气机失调，阴阳不和，如"七情郁结，五脏六腑互相刑克，阴阳不和，吐利交作"。

11. 清·陈士铎

陈士铎认为郁的形成，其中重要原因之一是正气不足。其病机有二：一是郁发生于七情内伤，久则正气多有不足；二是扶正之品与解散之品同用，既可防止其伤正，又能鼓舞气血运行。《辨证录·卷之四·五郁门》曰："或疑郁病，宜用解散之剂，不宜用补益之味，如人参之类，似宜斟酌。殊不知人之境遇不常，拂抑之事常多，愁闷之心易结，而木郁之病不尽得之岁运者也。"因此，治疗上宜注意扶助正气。对于因情志致病者，妇女多见，并提出以五志的生克制化来治疗情志致郁，如"人之郁病，妇女最多，……谁知是思想结于心，中气郁而不舒乎？……大约思想郁症，得喜可解，其次使之大怒，则亦可解"。

12. 清·林佩琴

林佩琴认为情志之怫抑变生六郁之病，多损脏阴，损伤人体气血，初期伤及气分，久则伤及血分，终乃成劳。如《类证治裁·郁症论治》云："思虑则伤神，忧愁不解则伤意，悲哀动中则伤魂，喜乐无极则伤魄，盛怒不止则伤志，恐惧不解则伤精。此论气血之损。又言尝贵后贱，虽不中邪，病从内生，名曰脱营。尝富后贫，名曰失精，以及病发心脾，不得隐曲，思想无穷，所愿不得，皆情志之郁也。""思忧悲惊怒恐之郁伤气血，多损脏阴……七情内起之郁，始而伤气，继必及血，终乃成劳。"

（三）其他的郁证病机

1. 郁由于心

心为君主之官，神明出焉，神能驭气控精，而气又分属五脏，化五脏之志，故而情志内伤首伤心神。《素问·本病论》曰："人忧愁思虑即伤心。"《灵枢·口问》曰："悲哀忧愁则心动，心动则五脏六腑皆摇。"故心气郁则诸气皆结，五脏功能失和，气机不利，发为郁证。《素问·举痛论》曰："思则心有所存，神有所归，正气留而不行，故气结矣。"张景岳认为："凡五气之郁，则诸病皆有，此因病而郁也；至若情志之郁，则总由乎心。"提出了"郁由于心"等观点，治疗时也多从心理疏导方面入手。清代石寿棠认为情志郁先伤及心，如《医原》云："更有七情伤神之辈，为害尤甚。尝见情志怫郁，悲忧思虑过度，心阳郁结，而肝、脾、肺之气亦因之郁结。"情志之郁，首伤心神，次及肝脾。

2. 气郁是诸郁之源

肝气郁结是郁证最基本的发病机理，若所求不遂，志意不达，郁怒焦虑，情志怫郁，则肝气被郁，疏泄失司，气机郁结，损伤神明。《灵枢·本神》云："愁忧者，气闭塞而不行。"《景岳全书》云："凡病之为虚为实，为热为寒，至其变态，莫可名状。欲求其本，则止一气字足以尽之，盖气有不调之处，即病本所在之处也。"气郁为诸郁之始，亦为他郁之因。如气郁日久则化热化火，火邪内遏，发为火郁；气郁日久则由气及血致血郁；气郁则水湿潴留而发湿郁，湿聚酿痰而为痰郁；气郁不达则脾土壅滞，痰气郁结，湿浊不化则食滞不消而成食郁。痰湿食郁又可进一步影响气血郁结，形成血郁，气、痰、湿、食久郁，还可化火而成热郁，最终气、血、痰、湿、食、热六郁相因为病或错杂互见，故气郁可致诸郁。反之，诸郁又可反碍五脏气机而导致气郁，从而形成一种恶性循环。郁证的病因颇为复杂，其中肝失疏泄最为关键。故《医碥》提出："百病皆生于郁，郁而不舒则皆肝木之病矣。"《素问·本病论》曰："人或恚怒，气逆上而不下，即伤肝也。"恚怒忧思，气逆肝胆二经。肝郁致病非常广泛，正如清·周学海所说："凡病之气结、血凝、痰饮、胕肿、臌胀、痉厥、癫狂、积聚、痞满、眩晕、呕吐、哕逆、咳嗽、哮喘、血痹、虚损，皆肝气之不能舒畅所致也。"因此有"肝病多郁""郁病皆气""百病皆生于气""百病皆生于郁"之说。

综上，对于郁的病因病机的认识，古代医家都有各自的看法，无论是外感、情志还是内伤，因郁而病，还是因病而郁，最终可以归纳为外因与内因。前者则多由寒热之交侵，雨湿之侵凌，酒浆之积聚，郁遏人体气血津液；后者大多是本气自郁，由无形之气郁结而起，且多与情志异常有关，过度的情志刺激，超过了人体的调节能力，就会使机体气机运化失司，脏腑气血精液失常，进而影响到脏腑功能。

（王小云、张玉串、黄旭春）

参考文献

[1] 畅洪昇，段晓华. 中医郁证学说源流探析. 北京中医药大

学学报，2011，34（10）：655.

　　[2] 郭静，高颖．"郁病"从中焦论治．中国中医基础医学杂志，2007，13（9）：686.

　　[3] 沈金鳌．杂病源流犀烛．北京：中国中医药出版社，1994，10：290.

　　[4] 清·林佩琴．类证治裁．上海：上海古籍出版社，1995，1026：125.

　　[5] 李清．中医学"郁"的理论研究．中国中医科学院博士学位论文，2010，5（26）：27.

　　[6] 李清．中医学"郁"的理论研究．中国中医科学院博士学位论文，2010，5（26）：19.

　　[7] 李清．中医学"郁"的理论研究．中国中医科学院博士学位论文，2010，5（26）：21.

　　[8] 李清．中医学"郁"的理论研究．中国中医科学院博士学位论文，2010，5（26）：41.

第二节　病因病机的现代文献研究

一、郁证中医病因概述

　　中医学认为，人体各脏腑组织之间，以及人体与外界环境之间，既对立又统一，它们在不断地产生矛盾又解决矛盾的过程中，维持着相对的动态平衡，从而保持着人体正常的生理活动。当这种动态平衡因某种原因而遭到破坏，人体就会发生疾病。

　　在中医学中，病因是指破坏人体阴阳相对平衡而引起疾病的原因，又称为致病因素，习称"病原"，古作"病源"。致病因素是多种多样的，诸如气候的异常、疫疠的传染、饮食劳倦、持重努伤、跌仆金刃外伤，以及虫兽所伤等，均可导致疾病的发生。此外，在疾病过程中，原因和结果是相互作用着的，在某一病理阶段中的结果，在另一阶段中则可能成为原因，如痰饮和瘀血等，既是脏腑气血功能失调所形成的病理产物，反过来又能成为某些病变的致病因素。

为了说明致病因素的性质及其致病特点，古代医家曾对病因作过一定的归类。其中较有名的分类方法是宋代陈无择的"三因学说"，他认为六淫邪气侵袭为外因，情志所伤为内因，而饮食劳倦、跌仆金刃，以及虫兽所伤等则为不内外因。古人这种把致病因素和发病途径结合起来的分类方法，对临床辨别病证，有一定的指导意义。

中医学认为，临床上没有无原因的证候，任何证候都是在某种原因的影响和作用下，引起机体所产生的病态反应。中医认识病因，除了解可能作为致病因素的客观条件外，主要是以病证的临床表现为依据，通过分析疾病的症状、体征来审证求因，为治疗用药提供依据，这种方法称为"辨证求因"。所以，中医学的病因学，不仅研究病因的性质和致病特点，同时也探讨各种致病因素所致病证的临床表现，以便更好地指导临床诊断和治疗。

自古至今，郁证的病因探讨颇多，众医家对郁证的病因看法论述甚详且广，《医宗己任编·四明心法》将郁之病因分成内因和外因，内者指的是喜、怒、忧、思、悲、恐、惊七情也。其云："七情之病起于脏，七情过极，必生怫郁之病。"外者指的是风、寒、暑、湿、燥、火六淫也。所以又说："六淫所感，必生怫郁之病，此怫郁从外入，故必皮毛先闭，外束其所感之邪，而蒸蒸发热也。"《古今医统大全》也云："大抵七情六淫，五脏六腑，气血痰湿，饮食寒热，无往而不郁也。"

随着医学的发展，现代医家将古代医家的思想与现代医学相结合，将郁证的病因概述为先天禀赋不足，年老体弱，饮食内伤，酗酒无度，劳逸失度，病久成郁，内伤七情等内因，及外感六淫，四时季节性改变等外因。同时现代医家认为该病是多种因素综合作用的结果，目前已基本达成共识，即抑郁症的发生，是遗传、生化、精神动力及社会环境之间综合作用的结果。因此抑郁症的致病因素尚有生物因素、遗传因素、社会心理因素等。这些因素不能概括为单纯的内因和外因，我们将此归属为不内外因。因此在以下的论述中我们将病因概括为三个部分，按疾病的发病途径及形成过程将病因分为外因、内因、不内外因三类。其他病因如外伤、社会环境、药毒等归入不内外因之列。

二、郁证的病因现代文献研究

（一）郁证的内因

郁证的内因以情志所伤为主，与精神刺激强度和持续时间的长短有关，有的甚至无任何外界因素而发病，这就与机体本身的状况有着密切的联系，个性、体质的不同，也影响着疾病的发生发展。所以情志致病，一方面取决于七情变化是否超出了人体的适应范围，另一方面与个体耐受能力的强弱有关。

内源性病因主要是患者先天禀赋不足，或年老体弱，饮食内伤，酗酒无度，劳逸过度，情志内伤，病久损伤，都会使元神失养，出现精神症状的产生。

1. 先天禀赋不足

现代医家丁德正[1]根据多年临床观察，认为："盖人禀赋于先天，受父母生殖之精所含特定之物质基础之影响，呈先天遗传性特定体质类型，即颇具上代特异性体质，并具上代所发某些疾病致病因子易感性及该病易发倾向性。郁症、脏躁、梅核气等情志类疾病亦然，此类患者具父系或母系一方所患症禀赋性脏气不足、阴或阳寡、阴柔脆弱、气易郁、血易瘀等特异体质，并具上代所患症致病因子情志异常之易感易伤性及该症易发倾向性，以此易感素质为基础，即稍遇七情伤及，病则作矣。"因此，先天禀赋性体质是促成郁证致病之因。

现代研究认为先天禀赋体质包括现代医学所说的遗传、性别和体质三方面。

（1）先天禀赋之遗传因素

余殿飞[2]表明，遗传因素与抑郁症的发生紧密相关，在抑郁症患者的调查中发现有40%～70%的患者具有遗传倾向，遗传是抑郁障碍产生的原因之一，这点是肯定的，临床上常把亲属患抑郁障碍疾病作为诊断本人患同类疾病的重要依据，因为郁证患者的家属患同类疾病的几率远远高于普通人群。寄养子研究发现，寄养在正常家庭中的抑郁障碍父母所生的子女，其患抑郁障碍的概率远高于正常人，但与非寄养子抑郁障碍的患病率近似，这证实遗传因素在抑郁障碍发病中起重要作用。祁曙光等[3]研究证实，在单相情感性障碍发病的家系中调查结果表明单相情感性障碍存在明显的家族聚集现象。

（2）先天禀赋之体质差异

抑郁症的形成与体质因素有关。《灵枢·行针》指出："多阳者多喜，多阴者多怒。"说明阳气盛则兴奋而多喜，阴气盛则抑郁而恼怒。素体阳气不足、阴气偏盛的人更容易发生抑郁症，表现为精神抑郁而不振奋，脑神呆钝而不机敏。张剑[4]认为，老年人若素体禀赋多属阴液不足，阳气有余，或性格急躁，则易患心肝火旺，瘀血阻滞型抑郁症。若素体禀赋多属痰湿偏盛，脾胃不足，或性格内向，多思多虑，较易患肝郁痰阻、心脾两虚型抑郁症。

许沛虎[5]认为抑郁症病人的病前性格类型为性格沉静、严肃、遇事认真、多愁善感，受到挫折易陷于消极，常带有轻微的抑郁气氛，称为抑郁素质，而且还认为肥短体型人的抑郁症发病率高于一般人，冯文林[6]系统地阐述了抑郁症的发病与中医学体质因素的密切关系。

黄跃东[15]教授认为抑郁症的发病基础是体质因素。日常生活中，在相似强度社会、心理因素作用下，多数人并不因此而发病，而那些具有易感倾向或易感体质的人群则成为高危的发病群体。

（3）先天禀赋之性别差异

在性别方面，Sherrill[7]发现，抑郁症女性发病率往往比男性高。中医学认为，女性患者经历经、孕、产、乳的生理变化，尤其在产后和更年期阶段更加容易产生抑郁症，青春期女性，生理上正逢气血旺盛之时，各种生理功能发育加快直至完全成熟。但此时期人的心理状态的培育却远跟不上发育成熟的身体，内心的冲突和矛盾在这一时期表现得尤为强烈。由于周期性的生理变化，容易发生气机失调引起抑郁。中医学认为新产之后亡血、伤津、耗气导致气虚血少，精神失养容易引起抑郁症。产后生理上正处于一个特殊时期，雌激素、孕激素急剧下降，泌乳素增高，内分泌处于相对紊乱状态。若个性脆弱，依赖性强，一时难以适应角色和地位的突然改变极易引发抑郁症。更年期是女性抑郁症的高发期。妇女进入更年期后，卵巢功能逐渐衰退，雌激素分泌逐渐减少，下丘脑－垂体－卵巢的协调关系发生改变，导致内分泌紊乱。在心理上感情易于波动，多愁善感，敏感多疑是更年期女性的主要心理特征。更年期女性抑郁的体质因素较其他年龄段复杂，但阴阳失调、气机紊乱是更年期女性抑郁症的主要生理体质特点。

Maciejew[8]等采用生存分析技术发现，经历应激性生活事件后女性抑郁发病率是男性的 3 倍。胡晓梅[9]对住院抑郁症病人自杀未遂情况进行调查发现女性自杀意念、准备自杀、自杀念头、终生自杀行为均高于男性。国内患病率的调查结果显示抑郁症发病率为 0.16% ~ 2.89%，男性明显低于女性。欧美[10]的调查发现，该病的患病率为

1%～3.7%，男性亦明显低于女性。

2. 年老体弱

肾为先天之本，能生髓、通脑、主骨。头脑主神明，为精神、意识、思维、聪明之府。一切精神、意识、思维、情感、记忆等活动皆受脑的支配。因此，肾精充足，髓海得养，脑发育健全，则思维敏捷，精力充沛。反之，若年老肾衰，年老体弱，肾精不足，脑髓损伤，浊气杂于脑窍，神明被扰，易致精神、意识、思维活动的异常，出现精神抑郁、性情急躁等精神异常的症状。即所谓"脑转耳鸣，胫酸眩冒，目无所见，懈怠安卧"（《灵枢·海论》）。因此郁证的一大发病原因为年老体弱，肾精损伤。

冼慧[11]指出，郁证病位重在肝肾，总属本虚标实、虚实夹杂之证，以肾精亏虚为本，肝气郁滞为标。刘氏[12]认为，郁证病位以肾脑为主，涉及心、肝、脾、肾等脏腑。从国外研究[13-14]综合来看，老年期首次发病的抑郁障碍占所有老年期疾病的40%～50%。据国内门诊病例统计，本病约占全年老年出诊病例的7%。上海及北京的发病率为1.28%～5.2%，因本病住院治疗者占全部老年疾病总数的21%～54%。

黄跃东[15]研究发现抑郁发作时老年组焦虑激越、疑病、消极自杀意念和精力减退症状的出现率显著高于非老年组，有显著或非常显著差别。同时研究显示年龄因素与抑郁症的严重程度有一定的关系，他根据多年临床经验发现，不同年龄阶段有不同的抑郁特点，对于青年人来说，多与先天的性格缺陷、学业压力、成长环境有关，着重心理治疗，病情轻，疗效好；中年人一般是长期的工作压力、突发事件刺激造成，尤其女性还与体内激素水平失调相关，相对于药物治疗效果较好；对于老年人来说，一般是由身体疾病、认知功能下降、丧亲和生理缺陷造成的，特点是病程较长，病情重，较难治愈。

3. 饮食内伤

饮食不节，容易损伤中焦脾胃[16]，体内易湿聚生痰，瘀浊相互凝结，蒙蔽脑窍，即可导致神志混乱，发为郁证。《内经》[17]认为，五味通过对五脏不同的归属特性而对情志发挥不同的调节作用，具有"酸入肝、辛入肺、苦入心、咸入肾、甘入脾"的属性。《素问·生气通天论》云："味过于辛，筋脉沮弛，精神乃央。"药食性味可以影响五脏功能，进而影响情志。明代医家戴思恭在《金匮钩玄》中云："郁者，结聚而不得发越也。当升者不得升，当降者不得降，当变化者不得变化也。此为传化失常，六郁之病见矣。"

王洪图[18]根据多年临床经验总结，以改善饮食、调理脾胃气机之法治疗抑郁症等神志疾病取得显著疗效。孙氏[19]的《脾胃与神志的生理病理关系探析》，吴氏[20]的《脾胃对神志活动平衡的调节作用》等更加说明了脾胃对于神志的重要性。故《素问·八正神明论》云："血气者，人之神。"强调了气血充足对人体活动的重要性。饮食正常，脾胃化源充足，则心神内藏。反之，气血化生不足，则血不养心神，就会发生抑郁的情志疾病，因此饮食失节是抑郁症发生的重要原因。

4. 酗酒无度

古代医家认为，酒性湿热，酒食无度，皆可损伤脾胃，致脾失健运，易酿湿滞，痰浊停滞，气机不畅，致络阻窍闭，则现郁证之象。目前现代医学对酗酒缺乏科学的定义，一般认为一次喝 5 瓶或 5 瓶以上啤酒，或者血液中的酒精含量达到或高于 80mg/100mL（0.8%）。饮酒过量，可对身体多器官造成损害，尤其体内摄入大量酒精后，酒精能杀死大脑神经细胞。

周建平[21]对 134 例慢性酒精中毒性精神障碍患者进行分析发现慢性酒精中毒性抑郁障碍患者出现抑郁症状与其饮酒持续时间长短有关，他认为抑郁是酗酒的结果。现代医家对慢性酒精中毒性抑郁障碍的发生率报道不一。刘绍梅[22]报道酒精中毒性抑郁障碍发生率为 35%。析其原因，一是可能因长期饮酒产生酒依赖，而一旦停饮或减量则出现戒断反应，产生焦虑、抑郁。二[23]是可能由于酒精是具有神经毒性的物质，对中枢神经系统有抑制作用。慢性酒精中毒损害大脑出现不可逆的记忆障碍。三[24]是长期酒精摄入导致胃肠吸收障碍，营养不良，即脾胃受损、精神失养而出现神经系统症状。

5. 劳逸失度

劳逸失度指过劳或过逸。过逸是包括体力过逸和脑力过逸。中医理论中，"劳"作为病因包括劳力过度、劳神过度和房劳过度三个方面。劳力太过易损及肌内筋骨，脾主四肢和肌肉，肝主筋，为罢极之本，故劳力太过，也易内伤脾与肝等脏，气血生化无源出现精神失养，发为抑郁症。

劳神过度易致血虚，且易伤内脏，出现情绪不稳、急躁易怒、头目昏眩等症。明·张景岳《类经·虚损当辨阴阳论》曰："凡劳伤之辨，劳者劳其神气，伤者伤其形体。如喜怒思虑则伤心，忧思悲哀则伤肺，是皆劳其神气也。饮食失度则伤脾，起居不慎则伤肝，色欲纵肆则伤肾，是皆伤其形体也。"

过逸同样是影响抑郁的重要因素。过度安逸，虽无耗气之虞，但少动则脾气失运，内生痰浊瘀血，影响脏腑功能，引发抑郁。

现代医家鲍正宇[25]对146名心绞痛患者抑郁障碍进行分析发现，劳累性心绞痛患者发病率与抑郁障碍程度成正相关，由此证明过劳容易引起抑郁。王斌[26]调查发现约50%的疲劳综合征患者有抑郁表现。

6. 病久成郁

中医认为，病久损伤肾气，肾虚致脏腑失于滋养，功能失调，阴阳失于平衡，精神紊乱出现郁证。现代研究认为，躯体疾病或神经系统疾病患者精神障碍的发病率明显高于一般人群，久病患者容易引起抑郁症的发生，关于继发于各种脑器质性及躯体性疾病的抑郁障碍，国内外报道，脑梗死后发生率为24.2% ~70%；国外报道，脑梗死后及帕金森病患者存在抑郁症的几率为40% ~60%[27]，阿尔茨海默病[28]患者中30%存在抑郁，而且经常被忽视。

躯体疾病尤其是慢性躯体疾病是老年抑郁症的主要诱因。脑梗死、高血压、糖尿病、心肌梗死都是老年抑郁的重要危险因素。印海翔[29]研究发现52%的难治性抑郁症患者患有亚临床型甲状腺功能减退。在难治性抑郁症患者中56.7%的患者出现甲状腺激素水平的异常，主要表现为TSH上升，T_3、T_4、FT_4下降，说明甲状腺功能障碍与抑郁症之间存在一定的联系。黄永进[30]做了相关实验，测试结果显示抑郁性神经症患者甲状腺功能 FT_4 在正常偏高水平上，明显高于对照组，有显著的统计学意义。

7. 情志失调

《医宗己任编·四明心法》云："七情过极，必生拂郁之病。"因此，七情过激就会出现精神情志活动的异常。中医学将人之神分成神、魂、魄、意、志五个部分，分属于五脏。把人的情志精神活动归纳为"五志""七情"，并把五志、七情分属五脏所主。孙子云《慈济医话》云："心在志为喜，在变动为忧，忧动于心则肺应，思动于心则脾应，怒动于心则肝应，恐动于心则肾应。"指出每种情志的变化都起于心而应于五脏。七情所伤，既可伤及相应五脏，可单独发病，亦可相兼为害，有些强烈的情绪反应可引起体内平时最薄弱的脏腑最先受损。

所谓的七情内伤，类似于现代医学的心理创伤，认知理论认为，抑郁病人一般存在认知上的误区和认知性曲解，普遍对生活经历产生扭曲体验、消极否定的自我评价、悲观和无助，这些都可引起行为和情绪上的异常。心理创伤可诱发精神疾病，心理创伤是应激源作用于机体而发生应激反应，在应激反应的情况下发生一系列生物化学的改变，这些改变很容易破坏机体的内稳定状态，使易感人群发病。现根据七情与五脏的对应关系，对七情内伤进行论述。

（1）郁怒难伸，肝伤致郁

明·赵献可提出："凡郁皆肝病。"其认为肝胆的升发调达之性因郁而不遂，从而产生了一系列郁证的病证。中医学认为肝藏血，主疏泄，性喜条达而恶抑郁，生理功能为主藏血和主疏泄。肝气的生理特点是主升主动，这对于全身气机的疏通、畅达是一个重要的因素。肝疏泄功能正常，则气机调畅，气血和调，情志活动正常。肝在志为怒，郁怒不解引起肝气郁结，气机不畅，精血津液运行输布障碍，痰饮瘀血及癥瘕积聚内生，而表现为精神抑郁、性情急躁、情绪低落。五脏中与思维情绪变化等精神活动联系密切的是肝。

李萍[31]认为抑郁症涉及脏腑以肝为主。韩毳[32]认为肝郁可能是抑郁症的重要发病环节；神经内分泌功能失调是抑郁症和肝失疏泄共同的病理学基础。

（2）忧思不解，谋虑不遂，脾伤致郁

《医原》认识到"情志怫郁，悲忧思虑过度，心阳郁结，而肝、脾、肺之气亦因之郁结"。思虑忧愁，情志不遂，曲意难伸，肝郁及脾，脾失健运，蕴湿生痰，导致气滞痰郁。痰蒙神窍，则易出现情志疾患。脾在志为思，但与心神有关，故有"思出于心而脾应之"之说。思虑过度，或所思不遂，会影响机体正常的生理活动，并且主要影响气的运动，导致气滞或气结。

张丽萍[33]认为抑郁症病变机制不离痰、热、风、虚等病理因素，而这些病理因素的产生与思虑过度，脾胃不能运化输布气血津液的功能密切相关。

（3）悲哀忧愁，肺伤致郁

《灵枢·本神》曰："愁忧者，气闭塞而不行。"《素问·至真要大论》言："诸气膹郁，皆属于肺。"《素问·阴阳应象大论》说："在脏为肺……在志为忧。"忧和悲的情志变化，略有不同，但其对人体生理活动的影响是大体相同的，因而忧和悲同属肺志。

郁证多以七情为诱因造成，而在七情（喜、怒、忧、思、悲、恐、惊）中，肺一脏独占"七情"中"两情"（悲与忧），可见肺与郁证的形成关系非同小可。张景岳亦指出："自古言郁者，但知解郁顺气，通作实邪论治，不无失矣。兹予辨其三证，庶可无误。盖一曰怒郁，二曰思郁，三曰忧郁。"明确指出除了肝、脾可致郁外，肺也可致"忧郁"。肺的功能异常，则气机不畅，气郁结于内而导致心情郁闷。

肺在五行属金，肝在五行属木，肺肝之间存在着相克关系，金气亢盛，对木过度克制谓"金旺乘木"，导致木气抑制不展，可出现肝气疏泄障碍的肝气郁结证[34]。王煜坤[35]从肺论治抑郁症，遣方用药时重视对肺气的调理，明显提高了抑郁症的临床疗效。

（4）情志过激，心伤致郁

心主血脉，主藏神，在志为喜，主宰人体整个生命活动。人体之神有广义与狭义之分，心所藏之神，既主宰人体生命活动，又包括精神意识思维情志等。心神正常，则人体各脏腑的功能互相协调，彼此合作，全身安泰。心为神明之脏，主宰精神意志思维及情志活动，如《灵枢·本神》说："所以任物者为之心。"心是可以接受外界客观事物并作出反应，进行心理、意志和思维活动的脏器。

其次，心主血脉与藏神功能是密切相关的。心血充足则能化神养神而使心神不惑，《灵枢·口问》曰："悲哀愁忧则心动，心动则五脏六腑皆摇。"描述了心神受损，则主神明功能不调，从而可出现一系列精神、躯体症状。

现代研究中关于心与郁证的研究较少。

（二）郁证的外因

1. 外感六淫

正常情况下，自然界中存在风、寒、暑、湿、燥、火这六种不同的气候变化，称为"六气"。当自然界季节更替、气候变化出现异常，超过了人体的适应能力，或人体的正气不足，不能适应气候的变化时，均可引起发病。而六气成为致病邪气时，即称为"六淫"。

六淫之气能引起脏腑功能失调，《内经》首先从天时五运之气之乖和而分五行五郁之病，而王肯堂从外邪内伤的不同分论郁证，其云："郁有外邪内伤。外邪者有六气五运胜克之郁，内应乎人气而生病者是也。"

《素问·风论》说："故风者，百病之长也……肝风之状，多汗恶风，善悲，色微苍，嗌干善怒，时憎女子。"《灵枢·厥病》也说："风痹淫泺……烦心头痛，时呕时愧，眩已汗出，久则目眩，悲以喜恐，短气不乐，不出三年死也。"可见外邪可以导致善悲、不乐等抑郁症状。究其原因，由于外邪侵袭，郁遏卫阳，使肺气不利，而肺主一身之气，与肝共同调节一身之气的升降运行，故肺失宣降可以导致抑郁症发病。

现代文献关于外感和情志病的临床研究较少。

2. 四时阴阳失常，气运乖和

中医学常将四时阴阳与人体生理、疾病的诊断和转归等方面密切联系起来。中医理论认为，自然界的一切生物与四时阴阳变化息息相关。四季递嬗，五行运转，六气更迭，人体的生命活动不仅表现为四时节令的密切对应关系，同时四时与精神活动有关，指出自然界有春、夏、秋、冬四时的更迭，有木、火、土、金、水不同的变化，因此产生了风、暑、燥、湿、寒的气候。它影响到自然界的万物，形成了生、长、化、收、藏的规律，人与天地相应，喜、怒、忧、思、恐五种不同的精神活动也与五脏相应，反映了中医"天人合一"的中心思想。

《内经》理论也十分重视天地阴阳周期性变化对人生命活动的影响，自然界四时推移而发生气候、光照等变化，可用四时阴阳消长来概括，春夏阳长阴消，秋冬阴长阳消，使万物呈现春生、夏长、秋收、冬藏的变化规律。人体通过五脏系统的调节、控制，使机体功能活动与四时阴阳消长相应。脏腑气机在春夏升发、长旺，功能活跃，生机勃发，精神情志也趋于兴奋。在秋冬收敛、闭藏，功能低下，生机内藏，精神情志趋于抑制。因肝与春相应，当春季阳之气升发之时，不能应时而旺，肝气当升不升，更易致气机郁结，故抑郁春季多发。

临床研究证实，春季是抑郁症的高发季节[36]，但其机理仍不明了。基于抑郁症发病的单胺假说，Wirz - Justice[37]等发现，抑郁症患者脑脊液中多巴胺（DA）及 5 - 羟色胺（5 - HT）的代谢产物春天低、夏天高。Malmgren[38] 报告，正常人血小板 5 - 羟色胺再摄取的最大结合速度最低值在春秋二分，最高值在冬夏二至，而抑郁症病人上述节律明显紊乱。研究还发现，抑郁症患者脑脊液中的吗啡样肽类物质浓度的峰值分别在 8 月末和 10 月末，春季为低值，与抑郁症发病和自杀频度的季节变动相似。赵英日等[39]研究发现抑郁症好发或复发于春三月，并且往往伴有平旦晨起困难、症状加重的现象，即所谓"晨重暮轻"的特点。

（三）郁证的不内外因

随着医学的发展，现代医家发现，尚有部分致病因素不能单纯地用中医理论去概括，如生化因素、免疫因素、社会因素，及生活经历等，故我们将此归属于不内外因。

1. 生化因素

在抑郁症中的致病机理中[40]，目前多数学者认为抑郁的发病与单胺类神经递质传递功能下降有关。大多数学者认为中枢单胺类递质如 5 - 羟色胺、去甲肾上腺素（NE）、多巴胺、乙酰胆碱、γ - 氨基丁酸（GABA）等特定神经递质的含量及其受体功能异常，导致抑郁症发病。

近 10 年来，抑郁障碍的 5 - HT 假说越来越受到重视。认为 5 - HT 直接或间接参与调节人的心境。5 - HT 水平降低与抑郁症有关，研究发现自杀者和抑郁症患者脑脊液中 5 - HT代谢产物 5 - 羟吲哚乙酸（5 - HIAA）含量降低；还发现 5 - HIAA 水平降低与自杀和冲动行为有关；5 - HIAA 浓度与抑郁严重程度相关，浓度越低，抑郁程度越重；抑郁症患者和自杀者的尸脑研究也发现 5 – HT 或 5 – HIAA 的含量降低。

关于去甲肾上腺素与郁证的关系，主要是研究发现抑郁症患者尿中 NE 代谢产物 3 – 甲氧基 – 4 – 羟基苯乙二醇（MHPG）较对照组明显降低；酪氨酸羟化酶（TH）是 NE 生物合成的限速酶，而 TH 抑制剂 α – 甲基酪氨酸可以导致轻度的抑郁，利血平可以耗竭突触间隙的 NE，而导致抑郁。

关于多巴胺与郁证的发病，主要基于某些抑郁症患者脑内 DA 水平降低，多巴胺激动剂，如 Piribedil 和溴隐亭等有抗抑郁作用，新型抗抑郁药，如安非他酮（Bupropion）主要阻断多巴胺的再摄取而发挥作用。

此外还有乙酰胆碱（ACh）假说和 γ – 氨基丁酸假说，研究发现脑内乙酰胆碱能使神经元过度活动，可能导致抑郁；抑郁障碍患者血浆和脑脊液中 GABA 水平下降。

2. 神经内分泌系统

研究发现[41]，促肾上腺皮质激素释放激素（CRH）、促肾上腺皮质激素（ATCH）、皮质醇（CORT）、促甲状腺激素（TSH）、促甲状腺激素释放激素（TRH），以及催乳素（PRL）、生长激素（HGH）等应激性激素与抑郁症的发病和某些机制有关。抑郁症患者的皮质醇和促肾上腺皮质激素升高，而且由于 ACTH 过高，使 NA 及 5 – HT 含量下降。在地塞米松试验中，多数病人不出现皮质醇分泌抑制。促甲状腺激素释放素兴奋试验（TRHST）抑郁症患者反应迟钝。近年还发现病人脑脊液中促肾上腺皮质激素释放激素浓度增高，亦提示抑郁病人 HPA 轴功能障碍。

3. 免疫因素

一般研究表明抑郁患者的免疫功能呈抑郁性改变，免疫细胞尤其是细胞因子不仅是免疫系统中细胞间相互作用的调节者，也是免疫系统与中枢神经系统间相互作用的关键因子，如白细胞介素（ILs）、干扰素（IFNs）和肿瘤坏死因子（TNF），其他还包括一氧化氮（NO），前列腺素和兴奋性氨基酸等。病人的淋巴细胞总数下降，T、B 淋巴细胞增殖抑制，Th/Ts 下降，NK 功能降低等，其机制可能与抑郁症者大脑左半球损害和下丘脑－垂体－肾上腺功能亢进有关。Maie 等[42]认为大脑和免疫系统组成了一个双向的联络网，其中免疫系统是大脑的一种"弥散感觉器官"，免疫细胞的激活就可以引起一系列生理、行为、情感和认知的改变。

关于难治性抑郁症中的众多临床研究证实，功能性精神病与免疫系统的改变有关。多位学者[43]研究显示血清 IL－6 及 TN－α 水平的改变与抑郁症发病之间密切相关。抑郁症组血清 IL－6 水平较正常人显著升高。

4. 心理社会因素

生活事件、工作压力及环境应激事件可以引起抑郁症，这点较为肯定。人的情绪变化与社会环境有着密切的关系，如果长期处于高压力的社会环境之下，机体无力应付这些刺激就会产生抑郁悲观的心境，这种消极、压抑的情绪如果长期存在，且未能合理释放就会使情绪失调，继而导致抑郁症[44]。

许多研究发现一些社会因素，如婚姻状况、子女问题、夫妻关系、社会经济地位和职业状况及一些应激性生活事件都与抑郁症的发生有关[45]。赵更力[46]等对北京城区419例更年期女性研究认为，性兴趣降低和对丈夫、家庭经济收入、居住环境、工作生活不满意者，抑郁症状的发生率明显高于性兴趣无明显变化者和对生活较满意者。马丽爽[47]等调查发现，更年期妇女的抑郁发生与未工作、伴侣有慢性病或离异、丧偶者、经济收入低下有关。

大量临床观察发现，在难治性抑郁症发作前常存在应激性生活事件，Joca[48]等发现抑郁症患者经历的生活事件平均强度明显高于正常人，提示高强度的生活事件与抑郁症可能存在直接关系。Mark[49]等研究表明，实验室诱发的应激和生活中的急慢性生活事件应激均能改变机体内分泌系统功能，且内分泌功能的改变受到人格类型、个体应对方式、负性情绪等多种心理因素的影响。

5. 跌仆外伤

《内经》称突然跌倒为"仆击、僵仆、徇仆"等。相当于现代医学所指的各种外伤，如车祸、刀伤、高处坠落，各种手术后等。可导致有形之痰浊瘀血的形成，痰浊瘀血阻滞神窍，神机不运，可并发抑郁[50]。

美国研究人员分析第二次世界大战中老兵健康数据后发现[51]，二战时曾受过脑外伤的人患抑郁症的可能性比一般人要大。据美国《普通精神病学文献》报道，在1996年至1997年间，美国杜克大学的研究人员对1700多名参加过第二次世界大战的老兵的健康情况进行了调查。结果显示，曾受过脑外伤中有 18.5% 被发现患有抑郁症。而未受过脑外伤的老兵中，患抑郁症的比例仅有 13.4%。

张浩[52]回顾性分析 92 例颅脑损伤并发精神障碍患者的临床资料，结果显示随着外伤的加重，其精神障碍越明显，这种现象可能与挫裂伤、血肿引起脑组织的缺血、缺氧坏死，水肿，自由基产生，从而诱发精神障碍有关。

用分层整群概率比率方法在北京地区抽取 7232 名 40～65 岁更年期妇女[53]，发现抑郁症状与妊娠次数多少（特别是流、早产次数）、骨折有明显正相关性。

6. 药物毒性

临床研究发现抑郁症的发生与口服药物有关，白汝芬[54]回顾性分析药物副作用 42 例，结果显示应用复方降压片出现抑郁嗜睡者 6 例。利血平可以耗竭突触间隙的 NE，而导致抑郁。

三、郁证病机的现代文献研究

关于郁证病机，现代医家众说纷纭，究其根本为"七情"内伤所致气血郁结，脏腑功能失调，气血逆乱影响大脑清气，神不导气而致。笔者查阅近现代文献后，总结归纳为以下几种：

1. 脏腑失和学说

脏腑病机是疾病在其发生、发展过程中，脏腑的正常生理功能发生失调的内在机理。任何疾病的发生，无论是外感还是内伤，都势必导致生理功能紊乱而出现脏腑阴阳气血失调。因此，脏腑失调的病机，在病机理论中占有重要的地位，是辨证论治的主要理论依据。

疾病既已发生，则患病机体势必出现一系列的病理变化及临床表现。一般来说，这些病理和临床表现反映出人体发生疾病时的邪正盛衰、阴阳失调、气血失调以及升降失常等变化。但若要确切判明病变的部位、性质及对机体功能活动的影响，则必须将病机分析落实到脏腑上，才能保证其具有较强的针对性。因此，研究脏腑病机，对于进行临床辨证论治具有非常重要的现实意义。

郁证的病机从脏腑失和来说，主要为肝失疏泄，脾失健运，心失所养，肾精亏虚，肺气不宣，从而导致脏腑阴阳气血失和而发病，现将其分述如下：

（1）肾精亏虚，脑髓失养

中医认为脑髓之盈亏关系着"脑主神明"的功能。脑髓以五脏所产生的气、血、精、津液作物质基础，尤其是肾最为关键。肾为先天之本，"主骨生髓"，诸髓汇于脑，肾是脑发生、形成的基础。正如《灵枢·五癃津液别》曰："五谷之津液和合而为膏者，内渗于骨空，补益脑髓。"素体肾精亏虚的患者，精少髓亏，脑海空虚则见情绪低落、悲观失望、兴趣索然、疏懒退缩、意志减退、行为迟滞等表现。而且肝肾同源，肾精亏虚，则水不涵木，肝失所养，肝失疏泄，气机不畅，而致肝气郁结，形成郁病。因虚而致实之肾虚肝郁证候，多以情绪低落、悲观失望与烦躁易怒并见为主要表现，在临床亦不少见。

现代医家蔡光生[55]从干细胞分化研究"肾通于脑"，认为胚胎干细胞与先天之精十分相近，而胚胎干细胞可以诱导出神经板、分化为所有神经细胞，认为"肾－脑"与"胚胎干细胞－神经细胞"存在某种平行关系。现代研究认为中医学肾的功能不仅包括解剖学的肾脏，还包括神经、内分泌、免疫、生殖、造血等多个系统的功能。蔡定芳[56]等观察补肾的代表名方左归丸对左旋单钠谷氨酸（MSG）大鼠 HPA 轴的影响。结果表明左归丸能有效参与 MSG 大鼠 HPA 轴的调节。

现代医学也认为[57]，抑郁症主要是因为下丘脑－垂体－性腺轴（HPA）功能紊乱，进而影响中枢单胺类神经递质5－羟色胺、多巴胺、去甲肾上腺素、乙酰胆碱能等系统平衡失调所引起。蔡氏[58]提出"肾－神经－内分泌－免疫（NEI）网络学说"，并证实了肾与 NEI 网络的本质联系。何氏[59]用补肾调肝清心方治疗更年期抑郁症，检测血5－HT、NE，结论为该方调节单胺类神经递质的合成与释放，调节生殖内分泌功能，协调神经内分泌功能。

（2）情志过激，心失所养

《景岳全书·郁证》谓："至若情志之郁，则总由乎心，此因郁而病也。"强调了心在抑郁症发病中的重要作用。心藏神，亦称"心主神明"，是指心具有主宰人的精神意识和思维活动以及主持协调全身脏腑组织功能活动的作用。《素问·灵兰秘典论》曰："心者，君主之官也，神明出焉。"又谓："主明则下安，主不明则十二官危。"强调了以心为主导的五脏整体观，人的精神意识思维活动，虽分属于五脏，但主要由心主持。心的气血阴阳充沛协调，心藏神功能正常，才能调节机体与周围环境的关系，维持正常的精神意识与思维活动，反之，心藏神功能失常，则表现为精神萎靡不振，思维迟钝或健忘失眠，以及机体脏腑功能失调。

《灵枢·本神》曰："心藏脉，脉舍神。"指出心主血脉与心主神明的功能密切相关。血液是神志活动的物质基础，而神志是血液的功能表现，只有气血充足，神志思维才正常，表现于外则为精神饱满，意识清楚，思维敏捷，如心血不足，心神失养，心主血脉的功能异常，必然出现神志的改变，如抑郁、怔忡、恍惚、失眠多梦等，提示了心主血脉与抑郁症临床症候群的密切关系。

现代医学认为心脏不仅是一个血液循环的器官，也是人体内一个重要的内分泌器官，心脏和血管一方面受全身神经、激素、细胞因子的支配和调节，另一方面能产生和分泌多种激素和血管活性物质，直接作用于心脏血管影响局部或全身的血循环，同时又通过血循环运送到各子系统、器官，发挥生物活性，进行机体神经－内分泌－免疫系统调节[60]。这从分子生物学角度为抑郁症与心密切相关的观点提供了依据。现代研究肝郁大鼠的动物实验证实，肝郁可影响心主血脉的生理功能，长期恼怒、忧思、精神紧张可造成高级神经活动紊乱，直接引起交感中枢神经一系列情绪应激反应，使血管运动功能紊乱，促进瘀血发生，而心肌电活动兴奋性变化又是导致血瘀的重要环节[61]，提示抑郁与心有一定的联系。现代很多医家从心论治抑郁症，取得了良好的临床疗效[62]。

（3）情志抑郁，肝失疏泄

中医理论认为肝为刚脏，五行归木，喜条达，恶抑郁，主疏泄，主情志及气机的升降。中医七情学说认为，人有七情，七情乃人之常情，调畅顺达的情志是"阴平阳秘，精神乃治"的保障。肝主疏泄，调畅情志与气机，是一身气机的枢纽。《素问·灵兰秘典论》谓："肝者，将军之官，谋虑出焉。"说明在五脏中与思维情绪变化等精神活动关系密切的，除心之外，就是肝。肝的疏泄功能正常与否与精神、情绪、心理行为等密切相关。当肝脏维持正常的疏泄功能时，不但可以使气机舒畅，气血和调，经络通利，人的精神意识活动正常，而且还可调节控制七情的变化[63]。如果七情变化过激（过急、过久），超越了肝的调节限度，就会打破机体内在的平衡状态，出现肝失疏泄、气机逆乱，并造成一系列心身反应疾病。朱丹溪正是在这种背景下创建了肝郁学说，提出"气血冲和，万病不生，一有怫郁，诸病生焉"。奠定了抑郁症从肝郁论治的基础。《医碥》中也有："郁则不舒，则皆肝木之病矣。"进一步论证了情志所伤导致气机郁结的病理机制[64]。

现代研究发现[65]，肝阳上亢证、肝火上炎证、肝胆湿热证等肝经实证患者血浆 NE 较正常人高（P < 0.05），因而认为血浆 NE 与肝病证候有密切关系。朱虹[66]等检测 30 例肝阳上亢证病人，发现其尿中 5 - HT 代谢产物 5 - 羟丁吲哚乙酸（5 - HIAA）显著高于 30 名健康人。实验研究显示[67]肝郁患者脑内单胺类神经递质显著降低，且多巴胺含量也较正常偏低，肝郁病模型大鼠脑内去甲肾上腺素和多

巴胺与对照组比较明显下降，说明肝主疏泄功能与调节单胺类神经递质有关。对肝郁脾虚证大鼠研究证实，疏肝解郁类药物对大鼠脑内单胺类神经递质有提升作用，并减轻动物焦虑程度，增加其活动次数，具有抗焦虑作用[68]。这与现代医学中抑郁症与神经中枢单胺类递质如5-羟色胺、去甲肾上腺素、多巴胺等有关相吻合。

（4）忧愁思虑，脾失健运

"脾藏意，在志为思"，进一步说明了脾与人的精神意识思维活动的关系。《灵枢·本神》上记载："脾愁忧而不解则伤意，意伤则悗乱，四肢不举。"而抑郁症发病与七情中"思"关系最为密切，思又由脾的功能活动和心神共同产生，所以抑郁症主要因过度思虑而致情绪郁闷，心境低落。《素问·五运行大论》曰："思则伤脾。"说明了七情中的"思"可影响脾的功能[69]。

《素问·举痛》说："思则心有所存，神有所归，正气留而不行，故气结矣。""脾主中气，中气受抑则生意不伸，故郁而为忧。"所以七情不遂，则情志不畅，思虑过度，情志不遂，而使气行交阻则气结，气结即气机运行不畅，引起脾气不升，脾意失常；进一步说明了脾虚与气结之间相互影响、相互制约的关系，也说明了脾与情志之间相互依存和相互制约的辩证关系。

中医学没有"心理应激"这一概念，但中医藏象及七情学说很早就认识到不良的环境或精神刺激与躯体疾病的发生发展有着密切的关系。人体应激后首先会导致神经系统失调，从而引起情志的改变，从中医的气机失调[70]理论来讲，情志改变可以引起气结，使气机不畅，引起脾胃升降异常而导致脾虚，脾气不升，水谷精微和津液不能运化和输布，人体就会缺乏充沛的元气从而缺乏生机。

现代很多医家认识到脾与抑郁症的发生存在密切联系，故治疗上从脾入手，均取得良好的临床疗效[71-72]。

（5）肺失宣降

《医方论·越鞠丸》亦说："凡郁病必先气病，气得流通，郁于何有？"由此可见气机不畅与郁证的关系。肺主气功能与郁证关系密切。人禀气而生，含气而长，人之一生，一气而已。气运行不息，推动和调控着人体内的新陈代谢，维系着人体的精神活动。当气的运动出现异常变化，升降出入之间失去协调平衡，精神活动异常时，则出现抑郁[73]。

抑郁症常表现为悲哀、委屈易泣、兴趣丧失和能力下降，委屈易泣在七情上属于悲忧的范畴，而悲忧在五脏的归属上由肺所主。《素问·阴阳应象大论》则说："精气并于肺则悲。"说明悲忧为肺之本志。现代医家有不少从肺论治抑郁症取得了很好的疗效。故抑郁症患者，尤其是病史长久者，应该考虑到肺的病变。

现代有学者发现[74-75]，重症抑郁症患者脑脊液中促皮质激素释放激素（CRH）含量增加，认为抑郁症下丘脑-垂体-肾上腺素轴（HPA）异常的基础是CRH分泌过多。同时现代研究表明，肺除了主要的呼吸功能外，还具有非呼吸功能，表现在对CRH的灭活功能。由此可见肺在抑郁症治疗中不可或缺的地位。

现代医家魏绪华[76]用百合汤加味治疗抑郁症 85 例，总有效率达85.19%。浅见隆康[77]使用补脾肺的六君子汤加减治疗抑郁症 15 例，抑郁量表分数呈明显减少。综观以上古今名家治抑郁经验，以从肺论治为主导，辅以五脏相关的思想去辨证施治，均取得良好的临床疗效。

人体是一个有机整体，人体各脏腑之间，在生理上是密切联系的，在病理上也是相互影响的。任何一个脏腑发生病变，都会影响到整个机体，而使其他脏腑发生病理改变，脏病及脏、脏病及腑、腑病及脏、腑病及腑，产生了脏腑组织之间病变的传移变化，因此，在研究脏腑病机时，不仅要注意脏腑本身的病理变化，而且要重视脏腑之间病理变化的相互影响。

通过以上分析，抑郁症的病机与肾、心、肝、肺、脾五脏失和均有关，不能孤立地认为抑郁症的病机为某个脏腑失调，因各脏腑间是相互依存、相互影响的。因此，中医学在对抑郁症进行辨证论治时，并不局限于一脏一腑，而是以某脏腑为主，兼及其他脏腑。

2. 少阳枢机不利，胆郁痰扰学说

"少阳为枢"一语出自《素问·阴阳离合论》与《灵枢·根结》。历代医家多有注解。综观各家注释，主要是从少阳与阳气运行关系的角度理解"少阳为枢"的意义。即认为"少阳为枢"是指少阳为阳气运行的枢纽。少阳为枢，主开合，它既是病邪由表及里、病情转变的一道门户，也是病变由重转轻出入的枢纽，同时也是调节情志的场所。若病邪向里传变，必然客于少阳。七情过极亦可为病，平素喜怄之人，遇事耿耿于怀，皆是少阳枢机不利所致。先天因素为决断能力小（俗称胆怯），不耐变故，后天由于境遇等原因，导致自身耐受能力降低，少阳枢机功能降低，常表现为闷闷不乐、叹气、两胁肋部胀闷不适、烦躁易怒、纳差等。

少阳包括手少阳三焦、足少阳胆，并分别与手厥阴心包、足厥阴肝相表里。胆附于肝，内藏胆汁，司相火而主疏泄，故《灵枢·本经》称其为中精之腑气少阳经脉行于人身之两侧，胁肋部，居于太阳、阳明之夹界，主半表半里，外可从太阳之开，内可从阳明之阖，具有表里出入枢轴的作用，故曰“少阳枢机”。

手少阳三焦主决渎而通调水道，为水火气机运行之通路。足少阳胆附于肝，内藏胆汁而主疏泄，胆腑清利则肝气条达，脾胃自无贼邪之患。手足少阳经脉互相联系，故胆气功能疏泄正常，则枢机运转，三焦舒畅，水火契机才能升降自如。《素问·灵兰秘典论》曰：“胆者，中正之官，决断出焉。”本句以中正之官比喻胆具有不偏不倚的特性，有稳定情绪、不使偏激的作用，情绪稳定才能有助于正确判断事物、做出决定。从精神上来说，肝胆正常的疏泄，少阳胆气不虚，则主决断功能正常，人体精神就愉快而少抑郁。从心情的角度来说，少阳疏泄、主决断的功能如常，人就精神轻松而少焦虑。胆主疏泄的功能正常，则思维果断而少犹豫。故胆喜疏泄、胆主决断，具有调畅情志的作用。当七情内伤，气郁化火，火灼津液为痰，痰火扰胆，则胆的功能失常，其正常的决断能力随之失常，不能控制自己的意识和行为，表现为精神运动性迟滞，动作迟缓等。此时抑郁症的病位在"胆"。

林晓冰在《抑郁性神经症的六经证治规律》研究中详细阐述了郁证与少阳枢机不利的关系，认为抑郁性神经症的病机主要为少阳枢机不利，但是现代文献中关于胆火痰扰的现代论述尚少。

3. 阴阳失调学说

（1）相火不足学说

朱丹溪认为"五志七情过极，皆属火也"（《丹溪心法·火六》），相火能温百骸、养脏腑、充九窍，所以亦称之谓元阳、真阳、真火也是人神志活动的动力，认为人的意志活动属"火"性。"相火"是相对"君火"而言的，"君火"在上，"相火"在下，"相火"听命于心，守位禀命，故名之曰"相火"。"相火"寄于肝肾，故肝肾之阴为相火之源。相火是推动脏腑运动和升降运动的原动力，对人体精神活动有激发作用，相火生于虚无，有名无形，可以说人的生命源于相火之动，相火是人身之动气，造化之枢，生命之源泉，相火得肝肾之阴滋养，则动而有制，精神活动则正常。由于"阴常不足"，肝肾阴虚无以制约相火，则相火妄动，变生诸疾，包括情志活动异常。

心为君火，心藏血，血中有真阴之液，流降于下；肾为水火之脏，藏肾精，蕴真水真火，真火炎生于上，从而心肾相交，即坎离之交构也[78]。真阳炎升于上，亦即精化为气，心血降于下，精与气升降互生。肾精以化气，由气以化神，精气充足，心神则旺。肾中炎上之真火，即为相火，喻为"龙雷之火"，寄寓于肝肾精血中，化生阳气，促进温煦、气化的功能，充养脑髓，以养元神。相火不足，心肾失交，心神与肾志不能协调，心神失养，则出现心神不宁、精神恍惚、注意力难集中和夜寐欠安。少阳相火寄居于胆，与肝相表里，是肝主疏泄的动力源泉，相火不足，则肝伸展疏泄无力，则出现心情抑郁、情绪低落。

现代医家陈家旭[79]发现补肾益阴药物能明显改善抑郁症模型大鼠的行为表现，降低下丘脑β-内啡肽表达，上调海马 CA1 区神经营养蛋白 3（NT3）表达，有一定的抗抑郁作用。但尚未有现代研究对抑郁症进行具体分析，未能揭示出抑郁症属相火不足、心神无力振奋的病机。

（2）阳气失常学说

《素问·生气通天论》云："阳气者，若天与日，失其所则折寿而不彰。"强调人以阳气为本。阳气的推动和温煦作用是生命活动的动力，气血的周流、肢体的运动、精神的爽慧等，都依赖于阳气的作用。阴阳平衡则精神正常、情绪平和，阳气不足则神疲寡欢，情绪低落。

《素问·生气通天论》认为："阳气者，精则养神，柔则养筋。"阴主静，阳主动。若阳气不足，或郁而不行，则神失温养振奋，见精神抑郁不乐，忧愁伤感，甚至悲观绝望；或见思维迟钝，思考问题困难；或见身形倦怠，不爱活动等。

现代医家提出：阳郁不达、营卫不和、神机失调为抑郁症的主要病机。抑郁症患者即是人身之阳气郁滞，不能与天阳保持同步性，引发以心神失养、神机不振为特征的外在表现。

唐瑛[80]发现温阳药巴戟天具有良好的抗抑郁作用，也反证了阳虚在抑郁症发病中的作用。在临证时运用柴胡桂枝汤合温胆汤加减以温补心阳，振奋胆阳，取得了较为理想的疗效。崔晓萍[81]等进行雌雄激素与中医阴阳及抑郁障碍的相关性研究，得出结论：抑郁障碍与持续高水平的雌激素有直接关系；雄激素水平降低与抑郁障碍有直接关系，雌激素对应于中医之阴，雄激素对应于中医之阳，因此将抑郁障碍归属于中医学说中的阳虚阴盛，研究还认为中医温补阳气法可能为治疗阳虚抑郁的有效方法，以上研究均佐证了抑郁症的阳虚本质。

从上可见，阴阳失调，相火不足，或阳气不足均与郁证有直接的关系，古人常云：一切病证，本于阴阳，阴平阳秘，精神乃治。阳气虚则气不行，阴气虚则血不畅，郁久多伤在气血，耗损脏阴，且肝脏体阴用阳，充足的阴血是肝气疏泄发散的生理基础。肝气郁结不疏与肝的阴血不足，失于濡养有关，阴虚不能化生阳气，阴损及阳，若阳虚则经络、脏腑失于温煦，寒凝气滞，阻碍气机，则加重气郁。《素问·脉解》云："厥恶人与火，闻木音则惕然而惊者，阳气与阴气相薄，水火相恶，故惕然而惊也。所谓欲独闭户牖而处者，阴阳相薄也，阳尽而阴盛，故欲独闭户牖而居。所谓病至则欲乘高而歌，弃衣而走者，阴阳争，而外并于阳，故使之弃衣而走也。"又说："少气善怒者，阳气不治，则阳气不得出，肝气当治而未得，故善怒，善怒者，名曰煎厥。所谓恐如人将捕之者，秋气万物未有毕去，阴气少，阳气入，阴阳相薄，故恐也。"故郁证的病机和阴阳失和有直接关系。

4. 经络功能异常学说

所谓经络学说，即研究人体经络的生理功能、病理变化及其与脏腑相互关系的学说。它补充了藏象学说的不足，是中药归经的又一理论基础。它是在阴阳五行学说指导下，与中医学其他基础理论互相影响、互为补充而逐渐发展起来的。该学说认为人体除了脏腑外，还有许多经络，其中主要有十二经络及奇经八脉。每一经络又各与内在脏腑相联属，人体通过这些经络把内外各部组织器官联系起来，构成一个整体。体外之邪可以循经络内传脏腑，脏腑病变亦可循经络反映到体表，不同经络的病变可引发不同的症状。中医临床治病明辨病变的脏腑经络，把握疾病的传变，以及中药方剂的归经理论等，都以经络学说为基础。《灵枢·经别》曰："十二经脉者，人之所以生，病之所以成，人之所以治，病之所以起，学之所以始，工之所止也。粗之所易，上之所难。"《扁鹊心书》曰："学医不知经络，开口动手便错。"经络遍布全身，内属脏腑，外络肢节，沟通内外，贯穿上下，将人体各部组织器官联系成为一个有机的整体；并借以运行气血，营养机体，使人体各部分的功能活动保持协调和相对平衡。若经络功能异常，则脏腑功能异常，出现相应的病变。

抑郁症病位在脑。十二经之阳会聚于头，五脏六腑之清阳也汇聚于头脑，脑为诸神之聚，是机体全部思维活动的物质基础。各种精神症状的出现均与脑的损害或功能紊乱有关。督脉统领五脏六腑经脉，为阳脉之海。具有全身整体调节作用。《素问》云："督脉者……与太阳起于目内眦。上额交巅，上入络脑，还出别下项。"说明督脉与足太阳经相交，而足太阳经在背部循行路线上的背俞穴具有直接调节脏腑功能的作用[82]。

足太阳经为诸阳之属，对脑的主神功能有着重要作用。其一，足太阳经交于督脉，通行阳气。督脉总领诸阳的作用是通过足太阳经的作用实现的。其二，足太阳经散心络脑，调养元神。足太阳经是完成脑在形神两方面与五脏六腑联系的重要途径，一方面，上通于脑，络肾，经别当心入散，其背俞为脏腑之精气输注于背部的穴位，联系诸经，将肾精、心血以及其他脏腑之精微上输于脑，养脑益髓以奉元神。另一方面，将五脏六腑之精微输布于心，调养神气，足太阳为诸阳之属，发挥"阳气者，精则养神"的作用[83]。现代研究认为针刺治疗抑郁症大多以任督脉、足太阴、手少阴、手厥阴、足少阳、足阳明经穴为主。并且已经涉及神经元再生领域，临床主方多以督脉穴位为主，足太阳经背俞穴仅作为配穴使用[84]。李晓泓[85]研究表明电针百会、三阴交对脑源性神经营养因子（BDNF）的影响及对海马神经元再生的促进作用是电针治疗抑郁症的机制之一。研究发现[86]艾灸大椎对慢性应激大鼠BDNF有良性调节作用，并在海马神经元再生方面有积极作用。而针刺百会、印堂对慢性应激模型大鼠HPA轴相关激素有良性调节作用。由此可见经络中与郁证发病有关的主要是督脉和足太阳经功能异常。

5. 气血失调学说

气属于阳，血属于阴，气和阳，均有温煦和推动脏腑生理活动的作用，故阳与气合称为"阳气"；血和阴，均有濡养和宁静脏腑组织及精神情志的作用，故阴与血合称为"阴血"。一般来说，脏腑的阴阳，代表着各脏生理活动的功能状态，是兴奋还是抑制，是上升或下降，还是发散或闭藏。脏腑的气血，是各脏腑生理活动的物质基础。

郁病起因，多为七情所伤，但从气血津液而言，当以气为先。"郁病虽多，皆因气不周流。"故郁证，最基本的病机是气机不畅，传化失常，升降无权。气机运化失常同时贯穿在病变发生发展的过程中，首先情志不遂直接导致肝气郁结，肝主疏泄，性喜条达而恶抑郁，其疏泄之功对全身气机有调节作用。这个阶段郁结未到一定程度，蓄积于内不得发越，表现为善太息，抑郁状态不持久，也无严重的躯体症状，患者一般不会因此而就诊。

但若忧思过度，而脾失健运或肝郁抑脾则初犯脾胃，病证在前一阶段的基础上又出现了脾气郁结的症状，表现为情绪低落，兴趣减退，不思饮食。盖脾胃是人体气机升降运动的枢纽，且为后天之本，气血生化之源，肝郁长期横逆脾胃，则脾胃气机升降失调，转输运化不利，气机郁滞，可直接导致痰饮水湿等病理产物的形成和堆积。若生化无源，则气血不足，心失所养，神失所藏，即表现为善悲喜哭、心悸、气促、失眠、健忘等。再有土虚不能生木，或血少不能养肝皆可加重肝郁。又有"肝虚而力不能舒"，肝主疏泄，肝郁亦影响气机的运行，进而也影响血液运行、津液敷布及饮食运化等。肝脾不调，气机郁滞，痰气郁结而精神受扰出现抑郁。

郁证后期，久郁则阻滞气血的运化，则五脏六腑皆伤，以心肾为主，由气及血，由阴及阳，阴液亏乏或阳气虚损，表现为精神萎靡，倦怠等。臧佩林[87]教授提出抑郁症"因情而郁，气血失调是病机关键"。臧教授遵"疏其血气，令其条达，而致和平"之经旨，自拟中药复方保神汤，理气调血，运用于临床治疗抑郁症，多能得心应手。现代医家江柏华[88]指出郁证之病机在于气血逆乱。

6. 卫气营血失和学说

卫气营血的理论源于《黄帝内经》，叶天士温病辨证体系中的"卫气营血"，是以病理变化和临床特征为主要依据而划分的不同证候类型，叶天士所讲的将疾病的病变过程分为卫气营血四个阶段不仅用于温病，而且还适用于各科许多疾病的分期。此种病机重在强调"分期"和辨病机的浅深层次："初，终，转，变"。根据卫气营血理论，结合现代医学的观点，初步对郁病作出了较为精准的定义，揭示了郁病的病因病机分为四个阶段：抑郁症卫分证属于疾病初起阶段，在此阶段内存在较长时间的低落心境甚至有兴趣和愉快感丧失、精力下降、睡眠障碍等症状，病机是卫气外耗。气分证为病变的第二阶段，其典型的抑郁症状在卫分证的基础上进一步加重但又没有营分证的症状严重，可谓是半卫半营之证，是包含症状范围最广的一个阶段。病机是气机失调，营卫不和。营卫不和，同时营气的功能亦受影响，营分证为第三阶段病变，此阶段的症状包括心境低落、兴趣和愉快感丧失、精力下降、睡眠障碍、注意力下降、自我评价和自信降低、自罪感和无价值感，自伤及自杀的观念及行为，发作时间大于 2 周且程度远重于气分证。病机是外耗于卫，内夺于营。血分证为第四阶段，病机是卫气虚衰、营血大伤。故除见营分证的症状外，还可见严重的心神惑乱之象，或激越或迟滞。

所谓的卫气营血理论与现代医家所谓的郁证分期论相类似，彭计红等[89]认为抑郁症中医辨证当以初、中、后期为纲。马欢[90]认为抑郁症病机演化从轻到重，从单纯至复杂。郁证之初以气滞为主，继发血瘀、痰结、火郁、食滞等，经久不愈，由实转虚，随其影响的脏腑及耗损气血阴阳的不同，而形成心、肝、脾、肾亏虚的不同病变。赵建民[91]等通过对大量郁证患者的临床观察，认为郁证治疗当"立足于脾胃，兼顾心肝"，并据脾胃受伤程度将其治疗分为初期保脾调肝，中期祛邪兼扶正，后期扶正兼顾祛邪三步。

现代医家富文俊[92]结合临床实践、古代文献、现代研究的成果，以卫气营血理论辨证论治抑郁症，从理论上初步论证卫气营血理论辨证论治郁病的可行性及疗效。

7. 精、气、血、津液失常学说

精、气、血、津液是产生神的物质基础，神是不能脱离这些精微物质而存在的。《素问·六节藏象论》又说："气和而生，津液相成，神乃自生。"都说明了精、气、血、津液不仅是构成人体的基本物质，而且还是神之所以产生的基本物质。精、气、血、津液充足，脏腑功能强健，则神旺；精、气、血、津液亏耗，脏腑功能衰败，则神衰。精、气、神三者之间存在着相互依存、相互为用的关系。精可化气，气能生精，精与气之间相互化生；精气生神，精气养神，精与气是神的物质基础，而神又统驭精与气。因此，精、气、神三者之间可分不可离，称为人身"三宝"。故《内经》倡导"积精全神"以养生。气充则神明，气虚则神衰，故称气为"神之母"。《黄帝内经》认为人体气血津液通畅无阻是维持人体健康的基本保证，一旦郁滞不通则为病，血液运行不畅，或血液瘀滞不通使新血生化无源，形成津亏。故精、血、津亏一旦形成，必然影响和加重气机郁滞，使心神活动失养，出现精神抑郁。

有医家认为，抑郁症是由于情志不舒、气机郁滞而引起的一类病证，并认为情志波动、失其常度则气机郁滞，气郁日久不愈，由气及血，瘀血内阻，津液生化无缘，出现精神抑郁。朱丹溪的六郁，是从气、血、津液的角度上分析郁证的表现及治法。李凯平[93]也揭示了温病郁证中的正邪消长实离不开气、血、津液等三大方面。

李艳秋[94]对顽固性郁证进行了研究，认为精、气、血、津液失调是一个重要因素，郁证病程缠绵日久，久病必有郁[94]。

8. 痰阻气滞学说

痰既是病理产物，又是致病因素，与抑郁症有着密切的联系。情志为病，往往以气机变化为先导，持续的精神刺激在引起气机紊乱的同时，进一步影响津液的输布。气郁生湿，湿郁生痰，导致痰浊内停，痰气胶着，随病情发展，痰成为最终的病理产物；由此可见，情志病多有痰相随而生，许多医家对此都有类似论述。李用粹在《证治汇补》中提出："惊怒忧思，痰乃生焉。"《三因极一病证方论》有"七情扰乱，郁而生痰"之论。可见，痰是情志病的致病因素和病理产物，与抑郁症紧密相关。痰邪致病广泛，故有"怪病皆痰"之说。痰郁化火，蒙蔽心神，上扰清窍，可表现为神志失常。

抑郁症多呈慢性病理过程，不同阶段病理表现各异。初期多以气机郁滞为主，症状较轻，时间较短，常被认为是正常的心情低落而忽视。随着病情发展，气郁生湿，湿郁生痰，久则痰气互结，后期大多出现较为明显的躯体症状如以疏肝理气治疗，虽能暂时改善症状，但痰邪不除，病理基础未彻底改变，仍会演变为痰阻气滞。大多数患者就诊时往往进入后期阶段。因此现代医家修丽娟[95]认为痰与抑郁症紧密相关。姜荣华[96]认为抑郁症为痰气互结胸中、上蒙神明所致。

现代研究表明[97]，半夏厚朴汤有抗抑郁作用，为从痰论治抑郁症提供了依据，同时研究认为半夏厚朴汤能够降低下丘脑 CRH、血浆 ACTH 及血清 CORT 的表达。其抗抑郁作用与抑制 HPA 轴功能亢进有关。魏品康[95]教授总结多年临床经验，运用消痰解郁法治疗抑郁症取得良好疗效。

9. 血虚肝郁学说

《素问·八正神明论》说："血气者人之神，不可不谨养。"血虚则神不守舍。说明血液与人的精神情志和思维感知的一切活动密切相关。可见重视血液和体质的调护对本病的防治有着十分重要的意义。无论是脏腑器官还是一切精神、思维、运动等都离不开血液的供养。《素问·五脏生成》说："肝受血而能视，足受血而能步，掌受血而能握，指受血而摄。"特别当处在生活、学习、工作、情感等高负荷的压力下，极易耗血伤心。《素问·本病》说："忧愁思虑即伤心。"一旦心血本虚，不耐重负，血虚失养，就会见到心情抑郁，情绪低落，厌恶所事，易惊善恐，多疑，甚则精神恍惚，寝食不安等血虚心神失养，神不守舍的复杂表现。尤其是青少年因体质不壮，阴血未充，更易受外来的压力所影响而发生本病。据有关报道：近年来年青少年本病的发生率每年递增30%。

血虚肝郁患者检查身体多无异常，治难取效，因反复求医不愈，疑虑从生。阴血再耗，肝气更郁，此时病情多愈加复杂，表里寒热虚实阴阳诸症迭出，给医生辨证和治疗带来重重困难。若细心揣度则整个病情仍不离血虚肝郁，气乱神疑。现代医家赖永德[98]认为血虚肝郁是抑郁症的基本病机，依此论治抑郁症疗效显著。曹丽静[99]采用养血疏肝之解郁消愁汤治疗郁证，疗效显著，由此证明血虚肝郁为郁证病机之一。

10. 脑神紊乱说

中医理论认为"脑为元神之府""脑主神明"。强调了脑神的主导地位，同时把情志变化与五脏功能密切联系在一起。脑髓是接受外界各种刺激产生情志活动的场所，各种致病因素首先犯脑。"脑神"气化运动的特点为"出入五官七窍，以启为用，以闭为废"。"脑神"伤则气机逆乱，七窍郁闭，情志失常。"脑神"不用，气机逆乱还会影响心、肝、脾、肺、肾等脏腑的正常功能，引发脏腑功能失调病变。《素问·阴阳应象大论》曰："人有五脏化五气，以生喜怒悲忧恐。心在志为喜，肝在志为怒，脾在志为思，肺在志为忧，肾在志为恐。"五脏虚实的病理变化，会导致异常的情志改变。而脑神正常，则五脏顺应安和；脑神失常，则五脏功能失调。故抑郁症患者除有心境低落、思维缓慢、意志活动减退、失眠等精神症状外，常有心血管系统、消化系统等功能失调的躯体症状。

现代多数医家认为，患者的精神症状，责之于应激事件导致的"脑神紊乱"。患者的躯体症状，则责之于"脑神紊乱"后，"神不导气，五脏不安"。

黄跃东[100]等提出"脑神-心神-五脏神-情志-活动"为信息反馈轴心，是郁证产生的机理。他们在中医"脑主神明"理论指导下，结合西医学对抑郁症的认识，提出郁证病机核心在于五官九窍郁闭、神机不运。强调了郁证是"脑神"为病。郝万山[101]认为此症属神窍疾病，其发病诱因多与精神刺激有一定的关系。刘兰英等[102]以"脑为元神之府"为理论基础，提出郁证的病位在脑，病变机理为脑神失调的学说。

现代医学关于抑郁症的发病机制的研究[41]空前活跃，假说很多，但抑郁症的病因和发病机制仍不甚明了。根据目前的研究，抑郁症是一个与遗传因素有关的由环境因素所致的精神情感性疾患，属多基因性疾病。即在基因因素的基础上，在环境的应激作用下，使基因易损个体脑内特定部位，主要是边缘系统，特别是海马、额叶皮层中的神经细胞凋亡与再生共扼平衡失调，失调状态的持续，导致神经细胞的丢失，甚至局部性脑萎缩，机体 HPV 轴负反馈机制失调和单胺特别是 5－羟色胺（5－HT）神经功能下降，导致机体神经元的可塑性下降而不能适应环境应激因素的作用，认知功能和情绪自我调节能力下降，呈现过度反应，引起以情感改变为主，并伴有免疫内分泌功能改变和其他神经功能异常的疾病。

黎凯[103]认为本病是边缘系统、蓝斑、丘脑等不同脑区在分子水平出现的病理变化，即促肾上腺皮质激素、促肾上腺皮质激素释放激素、糖皮质激素等基因表达的增强，5－羟色胺、去甲肾上腺素等递质合成的减弱，造成认知障碍、情绪抑郁、失眠等各种心身症状。

11. 奇经受损学说

抑郁症精神症状责之于脑神紊乱，从病机上来说与奇经受损关系密切[104]。脊髓上通于脑。8 条奇经中有 7 条在循行过程中，直接与脑或通过脊髓间接与脑腑相关。《奇经八脉考》载有，阴维脉"上至项而终"。阳维脉"上循耳后，会手足少阳于风池，循头，入耳，上至本神而止"。《灵枢·寒热病》云："足太阳有通项入于脑者，正属目本，名曰眼系……在项中两筋间。入脑乃别阴跷、阳跷，阴阳相交……交于目内眦。"《灵枢·五音五味》载："冲脉、任脉皆起于胞中，上循脊里。"《难经·二十八难》曰："督脉者，起于下极之俞，并于脊里，上至风府，入属于脑。"由此可知，阴维脉、阳维脉、阴跷脉、阳跷脉、冲脉、任脉、督脉，在循行的过程中直接或间接与脑腑相关。若奇经中任何一经受损，均影响脑神功能，引起郁证，即"经之所过，治之所及"。"奇经入脑"是从奇经调理脑神，治疗抑郁症的生理基础。因此奇经受损后容易出现相应的精神神经症状。

奇经中的冲任二脉与女性性激素分泌关系密切[105]，现代研究发现抑郁症与雌激素水平有明显的相关性。研究证实，雌激素能增加乙酰胆碱转移酶的表达，促进乙酰胆碱（ACh）的合成与释放，并能降低单胺氧化酶的水平，从而使 5 – HT、NE、DA 含量上升[106]。雌激素通过雌激素受体（ER）在中枢神经系统起作用，雌激素与受体结合，通过调节合成酶，调节神经递质、神经肽的合成[107]。Bao[108]等提出，雌激素通过 ER 和 CRH 神经元的共区域化直接影响促肾上腺皮质释放激素水平，提高下丘脑 – 垂体 – 肾上腺轴活性，从而增加抑郁症的患病率。

由于冲任二脉与女性激素有关，现代医家通过对产后抑郁的患者进行研究发现，雌激素、孕激素和甲状腺功能均与抑郁症的发生有相关性，产后孕妇孕激素水平突然下降，造成抑制性神经冲动不足，多巴胺功能亢进，产生抑郁情绪。激素表现在甲状腺方面，Ljuin[109]等研究发现，甲状腺抗体阳性的产妇其抑郁发生率明显高于甲状腺抗体阴性的产妇。甲状腺素分泌不足可以引起 13 – NE 受体及 5 – HT 受体功能低下，使突触间隙中 NE 含量下降，出现抑郁症状。这些都反证了奇经受损后影响机体的神经内分泌而引起人体精神神经症状。

12. 六郁学说

朱丹溪在《内经》"木、火、土、金、水"五郁和《伤寒论》"水、火、痰"三郁的基础上提出了"气郁、湿郁、痰郁、火郁、血郁、食郁"的"六郁"学说。他指出："气血冲和，万病不生，一有怫郁，诸病生焉，故人身诸病，多生于郁。"现代医家在其理论的基础上，对"六郁学说"进一步进行了阐述。现代医家认为[110]，其主要病因是情志怫郁，气失通畅，影响气机，由于气机"结聚而不得发越也，当升者不升，当降者不降，当变化者不得变化"，从而导致郁证。所以六郁以气郁为先，其他郁证相因为病，气、血的郁滞是导致发病的重要因素。人以气和为本，气和则病无由生。喜怒无常，忧思过度，或饮食失节，寒温不适等因素，均可引起气机郁滞。气滞则肝气不舒，肝病及脾，脾运失司，聚湿生痰，或食滞不化。故形成湿、痰、食郁。此外气郁日久，多虑伤神，心主神明，为情志思维活动的中枢，气郁日久包络之火受阻，则为火郁。或湿滞而化热，成热郁，气郁日久，性情暴怒则伤肝，肝伤则冲脉血海之血不能统运循经，则为血郁。

有医家[111]发现近年来运用"六郁学说"指导临床，使用越鞠丸及加减方为主治疗郁证的相关研究日趋活跃，取得了许多重要成果。从病种看：临床治疗主要集中于常见的原发抑郁证、中风后抑郁证和更年期抑郁证三类。从疗效看：越鞠丸治疗组总计报道 551 例，西药对照组报道 177 例，总有效率分别为 93.65% 和 74.58%，两组间具有显著性差异。说明临床运用越鞠丸治疗抑郁证疗效显著。

并且没有不良反应产生。可以说"六郁"学说为情绪障碍顽症抑郁症的治疗提供了一条有效的线索；使越鞠丸的应用领域得到了拓展。

中医是数千年来历代医家临床实践经验的荟萃和积累，并结合古代的哲学思想而逐渐形成的经验医学体系。郁证长久以来是古今中医学家论述及研究的常见病之一。由于时代的背景有异，南北医家所处的地域有寒温之别等因素，使得医家对郁证的认识各有不同，故而郁证的发展受到限制。随着社会的发展，生活节奏的加快，郁证患者日益增多。现代医学目前对于郁证的病因病机多停留在假说阶段，中医论治郁证具有悠久的历史，积累了大量的宝贵经验，其优势在当今社会也越来越得到体现。但也正是由于中医药论治郁证的独特疗效，近代以来，对郁证的病因病机理论认识一直没有较大的突破，思想多沿袭古人。因此，在全面总结中医学有关郁证证治认识的基础上，结合现代科学方法对其进行系统深入的研究，拓宽其新思路和新方法是我们面临的新课题。

（成芳平、王小云）

参考文献

[1] 丁德正. 论先天禀赋性体质与躁狂抑郁性精神病. 辽宁中医学院学报，2000，2（2）：81-83.

[2] 余殿飞，谢铜华. 战胜人类第一心理杀手：抑郁症的早期认识和有效防治. 北京：中国医药科技出版社，2001：28.

[3] 祁曙光，陈德沂，姜厚璧. 单相抑郁症遗传效应的研究.

中华精神科杂志，2001，34（2）：106－108.

［4］张剑．李辅仁治疗老年抑郁症经验．中医杂志，2000，41（4）：208.

［5］许沛虎．中医脑病学．北京：中国医药科技出版社，1998：925.

［6］冯文林．抑郁症与体质因素的关系．中国民间疗法，2002，10（2）：8.

［7］Sherrill JT，Anderson B，Frank E，et al. Is life stress more likely to provoke depressive episodes：In women than in men. Depress Anxiety，1997，6（3）：95.

［8］Maeiejew ski PK，Prigerson HG，Mazm'e CM. Sex diferences in eventralated risk for major depression. Psychol Med，2001，31（4）：593.

［9］胡晓梅，胡金明．住院抑郁症病人自杀未遂情况调查．护理研究（中旬版），2011，25（9）：2372－2373.

［10］Soares JC，Mann JJ. The anatomy of mood disorders－review of structural neuroimaging studies. Biol Psychiatry，1997，41（1）：86.

［11］冼慧，裴清华．抑郁症的中医辨治．北京中医，2007，26（3）：1.

［12］刘兰英，王玲玲．"脑为元神之府"理论在针灸治疗抑郁症中的指导意义．针灸临床杂志，2003，19（8）：6－8.

［13］Fruneiso Gs. On over view of post－stroke depression. NJ Med，1993，90（9）：686.

［14］Terija Antero L，Irina S，et al. Frequency and dinical determinats of post－storke depression. Stroke，1998，29（11）：123－125.

［15］黄跃东，江开达．老年与非老年情感性精神障碍的临床对照分析．中华神经精神科杂志，1992，25（6）：338－340.

［16］栾宁，韩红．脾胃枢机与抑郁症关系浅析．实用中医内科

杂志, 2011, 25 (1): 46-47.

[17] 秦绍林, 王玉来.《内经》对抑郁症病因的系统认识. 中华中医药学刊, 2008, 26 (1): 54-56.

[18] 王洪图. 黄帝医术临证切要. 北京: 华夏出版社, 1993: 283.

[19] 孙迎节. 脾胃与神志的生理病理关系探析. 辽宁中医杂志, 1988, (3): 1.

[20] 吴朝栋. 试论脾胃对神志活动平衡的调节作用. 新中医, 1993, 25 (10): 7.

[21] 周建平, 陈文清. 慢性酒中毒性抑郁障碍46例临床分析. 中国民康医学, 2007, 19 (17): 764-764, 766.

[22] 刘绍梅, 周长智. 非情感性精神病中的抑郁症状. 四川精神卫生, 1996, 9 (增刊): 50-51.

[23] 夏镇夷. 中国医学百科全书精神医学. 上海: 上海科学技术出版社, 1982: 95.

[24] 胡建, 杨德森. 慢性酒中毒的临床特点研究. 中国心理卫生杂志, 1999, 13 (6): 344.

[25] 鲍正宇, 毛家亮. 劳累性心绞痛患者冠脉病变和抑郁障碍相关性分析. 实用临床医药杂志, 2006, 10 (6): 59-61.

[26] 王斌, 洪永峰. 慢性疲劳综合征的临床特征与研究进展. 中国临床康复, 2004, 8 (35): 8078-8081.

[27] Caeiro L, Ferro JM, Santos CO, etal. Depression in acute stroke. Psychiaty Neuro Sci, 2006, 31 (6): 377-383.

[28] 刘永华. 老年人抑郁症研究现状. 国外医学·老年医学分册, 2000, 21 (4): 183-185.

[29] 印海翔, 钮伟芳. 难治性抑郁症患者甲状腺激素水平的分析. 神经疾病与精神卫生, 2007, 7 (3): 178-179.

［30］黄永进．抑郁性神经症患者甲状腺功能初步研究．四川精神卫生，1999，2（12）：79．

［31］李萍，薛国维．中药蒺藜合欢饮治疗抑郁证60例疗效分析．广西医科大学学报，1996，13（1）：96－97．

［32］韩毳，李晓泓．抑郁症与中医肝脏关系探讨．山东中医杂志，2001，20（5）：326－328．

［33］张丽萍．抑郁症治疗中重视调理脾胃气机的作用探讨．陕西中医，2005，26（1）：45－47．

［34］孙广仁．肝气郁结证从肺论治的理论探讨．山东中医药大学学报，2008，17（2）：63－64．

［35］王煜坤．从肺论治抑郁症．光明中医，2010，8（25）：1332－1333．

［36］金光亮，梁怡．有关抑郁症季节性发病机理的研究及其启示．北京中医药大学学报，1997，20（1）：15－16．

［37］Wirz－Jusitice A，Richard R. Seasonality in bicchemical determinations. A source of variance and a clue to temporal incidence of affective illness. Psychiatry Res，1979（1）：53．

［38］Malmgren R，Aberg－Wistedt A，Martensson B. Aberrrant Seasonal varialtions of platelet serotonin uptake in endogenous depression. Bio Psycchiatry，1989，25：393．

［39］赵英日，崔红，花瑞芳，等．抑郁症发病时间的探析．实用中西医结合临床，2006，86（4）：87－88．

［40］刘莹，王苏．抑郁症的神经内分泌学研究进展．实用预防医学，2007，14（5）：1639－1970．

［41］丁桂霞，胡大吉．抑郁症发病机理的研究进展．中华中医药学刊，2007，25（4）：733－734．

［42］Maier SF，Watkins LR. Cytokines for Psychologists implications of bidirectional immune – to – brain communication for understanding behavior, mood, and cognition. Psychological Rev, 1998, 105 (1): 83.

［43］谢光荣，陈风华，朱荣华，等．抑郁症患者血清炎症细胞因子和急性期反应蛋白水平及其意义．中国神经精神疾病杂志，2000，5（26）：272 – 275．

［44］左玲俊，罗星光．抑郁症的防治．上海：复旦大学出版社，2001：90．

［45］崔妫．女性更年期抑郁症状的心理干预．中华护理杂志，2005，40（9）：702 – 705．

［46］赵更力，鲍月琴，渠川琰，等．更年期妇女抑郁症状的发生情况及其影响因素．中华妇产杂志，1996，1（10）：614 – 616．

［47］马丽爽，陈长香，李淑杏，等．女性更年期综合征及抑郁影响因素的研究．中国老年学杂志，2009，29（3）：354 – 355．

［48］Joca SR, Padoran CM, Guimaraes FS, et a1. Stress depression and the hippocampus. Rev Bras Psychiatry, 2003, 25 (2): 46 – 51.

［49］Mark RL, Robert A, Jan AM. Heart Rate, Neuroendocrine, and immunological reactivity in response to an acute laboratory stressor. Psychosomatic Medicine, 2001, 63: 493.

［50］张有为．抑郁症中医病因病机探讨．中医学报，2010，25（148）：435 – 436．

［51］晓华．脑部受伤易引起老年抑郁症．新疆医药保健，2002，4（X）：54．

［52］张浩，姜德国．颅脑外伤并发精神障碍的临床分析．实用医学，2011，23（5）：523 – 524．

［53］张淞文，王军华，周红，等．北京地区更年期妇女抑郁症

状调查. 中国心理卫生杂志, 2003, 17 (5): 348 – 350.

[54] 白汝芬. 老年患者药物治疗副作用 42 例分析. 中华医学写作杂志, 2004, 11 (11): 918 – 919.

[55] 蔡光先, 刘柏炎. 从干细胞分化研究肾通于脑的策略. 湖南中医学院学报, 2004, 24 (1): 30.

[56] 蔡定芳, 刘彦芳, 陈晓红, 等. 左归丸单钠谷氨酸大鼠下丘脑 – 垂体 – 肾上腺轴的影响. 中国中医基础医学杂志, 1999, 5 (2): 24.

[57] 张文渊. 抑郁症中枢神经递质及治疗研究进展. 中国临床药理学杂志, 2010, 26 (7): 540 – 544.

[58] 蔡定芳, 沈自尹. 中西医结合神经内分泌免疫网络的思考. 中国中西医结合杂志, 1997, 17 (7): 442.

[59] 何军琴, 汤希伟, 岑幻仙, 等. 补肾调肝清心方治疗更年期抑郁症的临床研究. 中国中西医结合杂志, 2004, 24 (10): 88.

[60] 汤健, 唐朝枢. 循环系统的内分泌功能. 北京: 北京医科大学 中国协和医科大学联合出版社, 1989: 23 – 241.

[61] 刘长平. 试论肝与心主血脉的关系. 天津中医学院学报, 1997: 16 (3): 31.

[62] 刘淋利. 抑郁症从心论治探讨. 贵阳中医学院学报, 2008, 30 (3): 1 – 2.

[63] 李玲. 浅述从肝论治抑郁. 中国中医药咨讯, 2011, 3 (7): 85.

[64] 谢一民. 抑郁症从肝论治探讨. 现代中西医结合杂志, 2009, 18 (12): 1354 – 1376.

[65] 金益强, 朱崇学, 刘爱平, 等. 中医肝病五类证候血浆去甲肾上腺素和肾上腺素含量及诊断意义. 湖南医科大学学报, 1997, 22 (1): 29 – 31.

[66] 朱虹，王树槐，王晓铃，等．肝阳上亢证自主神经功能及其递质的实验研究．辽宁中医杂志，1993，20（3）：3－4．

[67] 毛海燕．肝郁病大鼠中枢神经递质变化的观察．福建中医药，2002，33（2）：17－18．

[68] 徐志伟，王文竹，苏俊芳，等．逍遥散和丹栀逍遥散抗焦虑作用的实验研究．广州中医药大学学报，2006，23（4）：330－331，335．

[69] 彭训．抑郁症与脾脏之关系考释．中医药学刊，2003，21（11）：833．

[70] 吴晓青．郁证皆在中焦说略．辽宁中医学院学报，2005，7（5）：452．

[71] 马妮，陈林庆．从脾论抑郁症与情志及心理应激的相关性．世界中西医结合杂志，2010，5（1）：79－80．

[72] 赵晶．抑郁症从脾论治．吉林中医，2011，31（6）：506－507．

[73] 杨建．抑郁症从肺论治．天津中医药．2011，28（3）：230－231．

[74] 陈惠军，蔡彦，吴宗艺．浅述从肺论治抑郁．光明中医，2007，22（7）：13－15．

[75] 马欢．肺与抑郁的关联．抑郁症病因病机研究探析．辽宁中医杂志，2005，32（6）：735．

[76] 魏绪华．自拟百合汤加味治疗抑郁证85例．中国社区医师，2002，18（15）：38．

[77] 浅见隆康．六君子汤在精神科领域的治疗经验：关于抗抑郁效果．新药与临床，1993，42（1）：75－80．

[78] 马书玖．抑郁症为相火不足之管见．光明中医，2009，24（6）：1125－1126．

[79] 陈家旭,李伟,赵歆,等.三种中药复方对慢性束缚应激大鼠行为及皮层和海马 NH_3 的影响.北京中医药大学学报,2004, 27 (2):29.

[80] 唐瑛,蒋璋.中草药提取物的抗抑郁作用研究概况.湖南中医药导报,2004.20 (8):50.

[81] 崔晓萍,张庆文,陈玉娟,等.雌雄激素与中医阴阳及抑郁障碍的相关性研究.陕西中医,2007, 28 (7):862 - 864.

[82] 罗文舒.督脉和足太阳经在郁证针灸治疗中的作用.中国医药导报,2008, 5 (20):96 - 96, 99.

[83] 贾杰,赵京生.脏腑背俞主治与足太阳膀胱经之关系.中国针灸,2005, 25 (6):414 - 416.

[84] 汪桂清,卫桂娜.针灸治疗抑郁症30例.针灸临床杂志, 2006, 22 (7):29 - 30.

[85] 李晓泓,韩毳,张露芳,等.艾灸大椎穴对慢性应激大鼠神经营养因子的影响.中医药学报,2002, 30 (6):51.

[86] 韩毳,李晓乱,郭顺根,等.电针对抑郁大鼠中枢及外周单胺类神经递质的影响.中医药学刊,2004, 22 (1):185.

[87] 张华,臧佩林.臧佩林教授治疗抑郁症经验介绍.新中医, 2007, 39 (3):12 - 13.

[88] 成菲.江柏华教授应用柴胡加龙骨牡蛎汤治疗自主神经功能紊乱临床经验.中外医学研究,2010, 8 (19):76 - 77.

[89] 彭计红,梅晓云.抑郁症的辨证分型概况.南京中医药大学学报,2004, 20 (1):62 - 64.

[90] 马欢.抑郁症病因病机研究探析.辽宁中医杂志,2005, 32 (6):537 - 538.

[91] 赵建民,张润杰,赵占宏,等.郁证从脾分期论治.河北中医,2004, 26 (5):349 - 350.

[92] 富文俊,徐志伟.从卫气营血辨证论治抑郁症的理论探讨.中国中医药现代远程教育,2008,11(6):1310-1313.

[93] 李凯平.温病六郁.中华中医药杂志,2006,21(2):92-94.

[94] 李艳秋.顽固性郁证从瘀论治.中医研究,2000,13(3):47-48.

[95] 修丽娟,魏品康.从痰论治抑郁症相关理论探讨.中国中医药信息杂志,2007,14(3):77-78.

[96] 姜荣华.从气痰火论治郁病.辽宁中医杂志,2004,31(11):924.

[97] 程林江.半夏厚朴汤对慢性应激抑郁模型大鼠下丘脑-垂体-肾上腺轴的影响.中医药信息,2009,26(4):45-46.

[98] 赖永德,金红波.探讨血虚肝郁与抑郁症的发生.四川中医,2009,27(2):30-31.

[99] 曹丽静.刘保和教授抓主症运用解郁消愁汤治验4则.河北中医,2007,29(7):583-584.

[100] 黄跃东,李珀.试论七情发生和脑主神明与抑郁症病机证治的关系.北京中医药大学学报:中医临床版,2005,12(3):39-41.

[101] 郝万山.柴桂温胆定志汤为主治疗精神抑郁症.北京中医药大学学报,1997,20(3):64-65.

[102] 刘兰英,王玲玲.脑为元神之府理论在针灸治疗抑郁症中的指导意义.针灸临床杂志,2003,19(8):6-8.

[103] 王连军.黎凯老年人脑卒中后抑郁症的发病机制及预防.实用中医内科杂志,2010,24(3):38-39.

[104] 张昶,谭程.抑郁症从奇经论治浅析.北京中医,2010,29(3):196-198.

［105］黄颖，周艳华，崔海峰等．雌激素与肾－冲任－胞宫轴调节作用内涵探讨．中国中医基础医学杂志，2010，16（11）：1060－1061.

［106］Methods of assessing the impact of climacteric complaints on quality of life. Maturitas, 2003, 29：41－50.

［107］陈静，仇剑崟．雌激素与抑郁相关性研究新进展．上海精神医学，2007，19（1）：43－46.

［108］Bao AM, Hesfian toro A, Van Someren EJ, et al. Colocalization of corticotrophin－releasing hormone and oestrogen receptor－alpha in the para-ventricular nucleus of the hypothalamus in mood disorders. Brain, 2005, 128：1301－1313.

［109］Ljuin T, Douchl T, et al. The relationship between maternity blues and thyroid dysfunction. Obstet Gynaecol Res, 1998, 24：4.

［110］蔺焕萍．朱丹溪与"六郁"学说．陕西中医学院学报，2004，27（6）：12－14.

［111］于雷．朱丹溪"情志致病"理论探析．山东中医杂志，2011，30（7）：458－460.

第三章 郁证的辨证治疗

第一节 辨证治疗的古代文献研究

一、辨证的古代文献研究

所谓辨证，就是通过病因、病机、四诊八纲、脏腑等中医基础理论对病人表现的症状、体征进行综合分析，辨别属于何种证候。纵观历代对郁证的认识，中医学的郁证学说包括了七情、病邪、药物等因素作用于机体后出现的一系列郁滞状态，涉及脏腑功能、气血津液等诸多因素，其研究内容包括脏气郁、病气郁、客气郁、情志郁、药郁等，其中包含的辨证论治思想可以用于指导我们认识和治疗各种疾病。

（一）隋唐时期以前

1. 《黄帝内经》

中医学的"郁"最早见于《黄帝内经》。在《黄帝内经》中，对郁证就有了初步的辨证认识，郁证辨证分类为五郁和情志致郁。把自然界气候的变化和人体发病的规律统一起来，根据天人相应的观念，运用取类比象的认识方法而形成五郁理论；并对情志引起人体气机闭塞而发病的辨证为情志致郁，从而形成了情志致郁理论。

（1）辨五郁

《素问·脏气法时论》曰："忧，郁也，三焦不通，五郁之为病也。"《素问·六元正纪大论》曰："木郁之发……民病胃脘当心而痛，上支两胁，鬲咽不通，食饮不下。甚则耳鸣眩转，目不识人，善暴僵仆。""火郁之发……民病少气，疮疡痈肿，胁腹胸背、面首四肢，膹愤，胪胀，疡痱，呕逆，瘛疭骨痛，节乃有动，注下温疟，腹中暴痛，血溢流注，精液乃少，目赤心热，甚则瞀闷懊憹，善暴死。""土郁之发……民病心腹胀，肠鸣而为数后，甚则心痛胁䐜，呕吐霍乱，饮发注下，胕肿身重。""金郁之发……民病咳逆，心胁满引少腹，善暴痛不可反侧，嗌干，面尘，色恶。""水郁之发……民病寒客心痛，腰椎痛，大关节不利，屈伸不便，善厥逆，痞坚腹满。"

（2）辨情志致郁

《灵枢》云："悲哀愁忧则心动，心动则五脏六腑皆摇。"《素问·脏气法时论》云："肝气内郁，故善怒。"《素问·通评虚实论》云："鬲塞闭绝，上下不通，则暴忧之病也。"《灵枢·本神》云："愁忧者，气闭塞而不行。"《素问·举痛论》曰："余知百病生于气也。怒则气上，喜则气缓，悲则气消，恐则气下，思则气结。""思则心有所存，神有所归，正气留而不行，故气结矣。"《素问·本病论》曰："人或恚怒，气逆上而不下，即伤肝也。"

（3）辨体质

《灵枢·本脏》云："五脏皆小者，少病，苦憔心，大愁忧。"认为人的情志反应与体质有关。

2.《难经》

《难经》较早对郁证的脉象作了描述，对后世察脉辨郁提供了一定的认识基础。

《十四难》中有一种脉象表现为"上部有脉，下部无脉，其人当吐，不吐者死"，当为有形之物郁于上部所致。《十八难》又有如郁久而成积聚则见脉结，"诊病在右胁有积气，得肺脉结，结甚则积甚，结微则气微"。

3. 张仲景

汉代医家张仲景把郁视为疾病发生的关键因素，并初步形成了较完整的郁证辨证论治体系，在治疗上树立了处方用药的典范，这些成为后世郁证治疗学发展的基础。

《金匮要略》中的许多内容也体现了与"郁"相关的病证和治法，如旋覆花汤主治的肝着证等。"妇人杂病篇"中"咽中如有炙脔"的梅核气以及"喜悲伤欲哭"的脏躁都是情志之郁的常见病证。

《金匮要略浅注》云："妇人咽中（贴贴）如有炙脔，吐之不出，吞之不下，俗谓之梅核气，病多得于七情郁气，痰凝气阻，以半夏厚朴汤主之。""肝主疏泄，气血滞而不行，如物之粘着，为病名曰肝着。其人常欲（以手）蹈其胸上，借按摩以通其气也。盖血气之郁滞，遇热略散，苟至大苦时，则病气发而为热，又非饮热所能胜矣。故必先于未苦时，但欲（求其散而思）饮热，旋复花汤主之。"

4. 褚澄

《褚氏遗书》中记载了痰积等物壅塞导致气郁气逆，进而继发血郁的疾病病机，其言"或痰聚上，或积恶中，遏气之流，艰于流转，则上气逆上，下气郁下，脏腑失常，形骸受害。暨乎！气本衰弱，运转艰迟，或有不周，血亦偏滞，风湿寒暑乘间袭之，所生痰疾，与痰积同"，可谓后世气血痰郁理论的先声。

5. 王冰

王冰补注《黄帝内经素问》，对郁证理论的描述，除了沿用了《黄帝内经》五郁理论以外，还对"五郁之治"的具体治法做了明确阐发，开创了后世医家理解和运用"五郁之治"的先河。

《黄帝内经素问》云："木郁之发，太虚埃昏，云物以扰，大风乃至，屋发折木，木有变……火郁之发，太虚肿翳，大明不彰，炎火行，大暑至，山泽燔燎，材木流津，广厦腾烟，土浮霜卤，止水乃减，蔓草焦黄，风行惑言，湿化乃后……土郁之发，岩谷震惊，雷殷气交，埃昏黄黑，化为白气，飘骤高深，击石飞空，洪水乃从，川流漫衍，田牧土驹。化气乃敷，善为时雨，始生始长，始化始成……金郁之发，天洁地明，风清气切，大凉乃举，草树浮烟，燥气以行，雾数起，杀气来至，草木苍干，金乃有声……水郁之发，阳气乃辟，阴气暴举，大寒乃至，川泽严凝，寒雾结为霜雪，甚则黄黑昏翳，流行气交，乃为霜杀，水乃见祥。"

6. 巢元方

隋·巢元方在《诸病源候论》中对疾病的发生病机作了详细的描述，并提出痈疽发病与情志致郁有关，黄疸、中暍与湿热、热毒郁结相关，丰富了郁证的内容，为后世医家治疗疾病开拓了思路。

（1）辨情志致郁

隋·巢元方在《诸病源候论·痈疽病诸候》中提出痈疽发病与情志致郁有关，曰："诸气愤郁，不遂志欲者，血气蓄积，多发此疾。"其中痈由六腑不和所生，疽由五脏不调所生，并把从背而发之丹命名为郁火丹。

《诸病源候论·气病诸候》中还记载了因"忧思所生"的"结气病"以及"除结气"的导引法。曰："结气病者，忧思所生也。心有所存，神有所止，气留而不行，故结于内。其汤熨针石，别有正方，补养宣导，今附于后。"

（2）辨湿热、热毒郁结

《诸病源候论》中认为"郁"是黄疸、中暍等病的重要病机，进一步发展了"郁"的病机概念。黄疸之病，多由酒食过度，湿热蓄于脾胃，"热气相搏，则郁蒸不散"，"令身体面目爪甲及小便尽黄"，此为脾胃内伤导致湿热内郁。中暍之病多因"夏月炎热，人冒涉途路，热毒入内，与五脏相并"，而不宣，"致阴气卒绝，阳气暴壅"，中热暍，此为热毒外邪导致阳气暴郁，治疗上禁用寒冷，宜宣发其郁热。

（二）宋金元时期

至宋金元时期，随着对情志致郁以及郁证研究认识的深入，逐渐形成了两派，一是从《黄帝内经》五郁论出发认识郁证者，如张子和；另一是以仲景法六郁理论为主导，强调临床辨证体系的建立者，如刘完素、朱丹溪等。治疗方面的研究也较前丰富和多样化。

1. 宋·陈言

陈言用内因、外因、不内外因三者来归纳疾病的病因，并据三因辨证治疗。其中内因与"郁"的关系最为密切。陈氏将七情作为郁证发生重要内因及辨证内容之一，从此情志致郁完全独立出来。

（1）辨七情内郁

陈氏所言的内因主要是指喜怒忧思悲恐惊。《三因极一病证方论》曰："七情，人之常性，动之则先自脏腑郁发，外形于肢体，为内所因。"相比而下，外因乃淫邪自经络而及于脏，内因则"郁满于中，必应于经，亦须徇经说证"，此为"情意内郁，自脏腑出而应于经"。

（2）察脉于气口

察脉应候于气口。《三因极一病证方论》云："以内气郁发，食气入胃，淫精于脉，自胃口出，故候于气口。"五脏之气各有郁发，而皆享气于胃，脏气不能自至手太阴，必因胃气而至。喜怒忧思悲恐惊七者不同，各随其所应脏腑而为病，但皆无越于气。《三因极一病证方论》中对七情致郁而为病有段精辟论述："七者虽不同，本乎一气。脏气不行，郁而生涎，随气积聚，坚大如块，在心腹中，或塞咽喉如粉絮，吐不出，咽不下，时去时来，每发欲死，如神灵所作，逆害饮食，皆七气所生所成。"病在咽隘名噎，病在膻中之下名膈。

2. 金·刘完素

刘完素以"闭"论郁，将玄府的概念扩充为人体气液隧道，郁证理论多着眼于阳气的流通及其对阴液的宣发作用。玄府闭结是许多疾病产生的共同基础，治疗常以启闭开郁为主。

（1）辨阴阳郁结

《素问玄机原病式》言："阳气极甚而阴气极衰，则阳气怫郁，阴阳偏倾而不能宣行。则阳气蓄聚于内，而不能营运于四肢，则手足厥冷，谓之阳厥。"

（2）辨郁热互生

刘河间的"郁结"理论，认为郁结是孕育火热的机制之一，为病变化多端，遍及人体上下内外。郁可化火或促使六气化火。例如寒与火热不相及，然寒可化火，《素问玄机原病式》言："盖寒伤皮毛，则腠理闭塞，阳气怫郁，不能通畅，则为热也。"

3. 金·张从正

张子和的学术思想深受《内经》五郁论的影响，与《内经》五郁为病观点一致。从"邪"论郁，认为气血郁闭的根源是六淫、风痰、宿食、陈莝等邪气，解郁当除邪，邪除则郁散。张子和是金元时期对情志致郁认识较为深刻的一位医家，这在他的医案中也有反映。

（1）辨五郁

张子和的学术思想深受《内经》五郁论的影响。他所论风木、暑火、湿土、燥金、寒水等郁病，与《内经》五郁为病观点一致。

《儒门事亲·卷十》云："风木郁之病，故民病胃脘当心而痛，四肢、两胁、咽膈不通，饮食不下，甚则耳鸣眩转，目不识人，善僵仆，筋骨强直而不用，卒倒而无所知也。""暑火郁之病，故民病少气、疮疡、痈肿，胁肋、胸背、首面、四肢胪胀，疡痱呕逆，瘛疭，骨痛节疼，及有动泄注下，温疟，腹中暴痛，血溢流注，精液衰少，目赤心热，甚则瞀闷，懊恼。""湿土郁之病，故民病心腹胀，腹鸣而为数后，甚则心痛胁。""燥金郁之病，故民病咳逆，心腹满引少腹，善暴痛，不可反侧，嗌干，面尘色恶，金胜而木病也。""寒水郁之病，故民病寒客心痛，腰椎痛，大关节不利，屈伸不便，善厥，痞坚腹满，阴乘阳故也。"

（2）辨七情

《儒门事亲·卷三·五积六聚》云："此皆抑郁不伸而受其邪也，岂待司天克运，然后为之郁哉？且积之成也，或因暴怒、喜、悲、思、恐之气。"

张从正认为，七情交战于人体，导致气机紊乱，可变生多种病证。他在《儒门事亲·卷三·九气感疾更相为治衍二十六》中言："气，本一也，因所触而为九。所谓九者，怒、喜、悲、恐、寒、暑、惊、思、劳也。"并列出七情所致病证60余种。

（3）辨热郁

《儒门事亲·卷七》云："头痛或额角，是三焦相火之经及阳明燥金胜也。燥金胜，乘肝则肝气郁，肝气郁则气血壅，气血壅则上下不通，故燥结于里，寻至失明。治以大承气汤。"

（4）辨肝脾郁结

《儒门事亲·卷三》云："夫愤郁而不得伸，则肝气乘脾，脾气不化，故为留饮。肝主虑，久虑而不决，则饮气不行。脾主思，久思而不已，则脾结，故亦为留饮。"

4. 金·李东垣

李东垣对郁证的辨证以注重脾胃为出发点。他认为饮食失节，寒温不适，脾胃乃伤；及喜、怒、忧、恐也可损耗元气，致脾胃气虚，最终导致脾胃清阳之气不升而下降，造成木火受遏，从而形成脾胃、肝胆气郁。这一思想为后世气虚辨郁及补虚治郁理论了奠定基础，对郁证学说的发展起了重要的推动作用。《脾胃论》云："胃虚则五脏、六腑、十二经、十五络、四肢，皆不得营运之气。""何为曲？乃伤胃气是也；何为直，而升发胃气是也。"李杲在《内外伤辨惑论·辨气少气盛》中云："外伤风寒者，故其气壅盛而有余，内伤饮食劳役者，其口鼻中皆气短促，不足以息。"认为郁证无论虚实，皆与脾胃密切相关。

5. 元·朱丹溪

朱丹溪首先强调气血壅塞是郁证发生的关键，同时认为机体内的一切物质发生传化失常均可导致郁证的发生，在继承"五郁"的基础上，阐发了气郁、湿郁、痰郁、热郁、血郁、食郁之六郁论，并详细描述了六郁的症状特点。

（1）辨六郁

《丹溪心法·六郁五十二》云："气血冲和，万病不生，一有怫郁，诸病生焉。故人身诸病，多生于郁。苍术、抚芎，总解诸郁，随证加入诸药。""六郁之病见矣。气郁者，胸胁痛，脉沉涩；湿郁者，周身走痛，或关节痛，遇寒则发，脉沉细；痰郁者，动则喘，寸口脉沉滑；热郁者，瞀闷，小便赤，脉沉数；血郁者四肢无力，能食便红，脉沉；食郁者，嗳酸，腹饱不能食，人迎脉平和，气口脉繁盛者是。"

（2）辨脾胃

《丹溪心法·六郁五十二》云："凡郁皆在中焦，以苍术、抚芎开提其气以升之。假如食在气上，提其气则食自降矣。余戴云：郁者，结聚而不得发越也。当升者不得升，当降者不得降，当变化者不得变化也，传化失常。"

（3）辨七情

《丹溪心法·破滞气七十九》云："人有七情，病生七气，七气者，寒、热、怒、恚、喜、忧、愁，或以为喜、怒、忧、思、悲、惊、恐，皆通也。""不然，七情相干，痰涎凝结，如絮如膜，甚如梅核，窒碍于咽喉之间，咯去，咽不下，或中艰食，或上气喘急，曰气隔，曰气滞，曰气秘，曰气中，以至五积六聚瘕，心腹块痛，发则欲绝，殆无往而不至矣。"

6. 元·危亦林

《世医得效方·集证说》云："脏气不行，郁而不舒，结成痰涎，随气积聚，坚大如块，在心腹间，或塞咽喉，如粉絮梅核样，咯不出，咽不下，每发欲绝，逆害饮食。"

7. 元·王好古

《本草品汇精要·六郁脉证第四十一》云："六郁多

沉，滑痰紧食，气涩血芤，数火细湿，此言六郁证之脉也。郁有六种，亦为内因，故脉多沉，然不尽沉也；沉而滑停痰之郁也，沉而紧食积之郁也，沉而涩气虚不舒之郁也，沉而芤血虚不濡之郁也，沉而数火伏之郁也，沉而细湿着之郁也，（《内经》曰）木郁则达之，火郁则发之，土郁则夺之，金郁则泄之，水郁则折之，然调其气过者折之，以其畏也，所谓泻之。"

（三）明清时期

1. 明·张景岳

张景岳总结了历代医家对《内经》五郁证治的见解。并创新地提出"因郁致病"和"因病致郁"的观点，认为外感属于因病致郁，情志所致则为因郁致病。他将情志郁病分为怒郁、思郁、忧郁。

（1）辨情志三郁

张景岳"因郁致病"明确了情志郁病的含义，《景岳全书·郁证》曰："凡五气之郁，则诸病皆有，此因病而郁也；至若情志之郁，则总由乎心，此因郁而病也。第自古言郁者，但知解郁、顺气，通作实邪论治，不无失矣。兹予辨其三证，庶可无误，盖一曰怒郁；二曰思郁；三曰忧郁。如怒郁者，方其大怒气逆之时，则实邪在肝，多见气满，腹胀，所当平也……又若思郁者，则惟旷女、嫠妇，及灯窗困厄，积疑在怨者皆有之……又若忧郁病者，则全属大虚，本无邪实。此多以衣食之累、利害之牵，及悲忧惊恐而致郁者。总皆受郁之类。盖悲则气消，忧则气沉，必伤脾肺；惊则气乱，恐则气下，必伤肝肾。此其戚戚悠悠，精气但有消索，神志不振，心脾日以耗伤。"并以《类经》中"离者失其亲爱，绝者断其所怀，菀谓思虑抑郁，结谓深情难解"为例，说明生离死别、忧愁思虑等皆可引起强烈情绪变化而致郁。

《景岳全书·郁证》云："凡诸郁滞如气血食痰风湿寒热，或表或里或脏或腑，一有滞逆，皆为之郁。""怒郁者，气满腹胀，思郁者，上连肺胃而为咳喘、为失血、为噎膈、为呕吐；下连肝肾，则为带浊、为崩淋、为不月、为劳损，忧郁者……神志不振。"

（2）辨脉象

《景岳全书·郁证》云："凡郁证之脉，在古人皆以结促止节为郁脉，使必待此结促止节而后为郁，则郁证不多见矣。故凡诊郁证，但见气血不顺而脉不和平者，其中皆有郁也。惟情志之郁，则如弦紧、沉涩、迟细、短数之类皆能为之。至若结促之脉，虽为郁病所常有，然病郁者未必皆结促也，惟血气内亏，则脉多间断；若平素不结而因病忽结者，此以不相接续，尤属内虚。故凡辨结促者，又当以有神无神辨之，其或来去有力，犹可以郁证论，若以无力之结促，而悉认为气逆痰滞，妄行消散，则十误其九矣。"该篇细陈了郁证之脉不能一概而论，尤其是情志之脉，更是变化莫测，有结促有间断等外实、内虚之别，即便是结促脉，也有有力无力，有神无神之分，并从中暗示诊断情志之郁决不可忽略虚脉以及其他脉象。所以，该篇既融合了景岳对情志之郁虚实辨证的体会，更充分表现了景岳重视四诊合参特别是脉诊的思想。"凡诊郁证，但见气血不顺，而脉不平和者，皆郁也。"

2. 明·赵献可

（1）辨五郁，以木郁为本

以五郁辨证，推崇《内经》治郁五法，他论述五郁治法颇多沿用王履之注解。强调郁病以木郁为本，并提出"以一法代五法"之致郁观点，对后世影响较大。《医贯·郁病论》云："以一法代五法，神而明之，屡获其效，故表而书之。盖东方先生木，木者生生之气，即火气。空中之火，附于木中，木郁则火亦郁于木中矣，不特此也。火郁则土自郁，土郁则金亦郁，金郁则水亦郁，五行相因，自然之理。唯其相因也。"

（2）七情之病

《医贯》云："《内经》五法，为因五运之气所乘而致郁，不必作忧郁之郁。忧乃七情之病，但忧亦在其中。"

3. 明·戴思恭

戴思恭继承朱丹溪之说，对其治六郁皆在中焦的辨证理论作了详尽的阐述，由此形成了丹溪一派郁证以脾胃为本、六郁为体系的思想。

（1）辨脾胃，主中焦说

《金匮钩玄·六郁》为戴思恭订正校补，戴云："郁者，结聚而不得发越也。当升者不得升，当降者不得降，当变化者不得变化也。此为传化失常，六郁之病见矣。气郁者，胸胁痛，脉沉涩；湿郁者，周身走痛，或关节痛，遇阴寒则发，脉沉细；痰郁者，动则即喘，寸口脉沉滑；热郁者，瞀，小便赤，脉沉数；血郁者，四肢无力，能食，便红，脉沉；食郁者，嗳酸腹饱不能食，人迎脉平和，气口脉紧盛者是也。气血中和，万病不生，一有怫郁，诸病生焉。"

《推求师意·郁病》云："郁病多在中焦。六郁例药，诚得其要。中焦者，脾胃也。胃为水谷之海，法天地，生万物，体乾坤健顺。备中和之气，五脏六腑皆禀之以为主，荣卫天真皆有谷气以充大。东垣谓人身之清气、荣气、运气、卫气、春升之气，皆胃气之别称。然岂尽胃气，乃因胃气以资其生。故脾胃居中，心肺在上，肾肝在下。凡有六淫、七情、劳役妄动，故上下所属之脏气；致有虚实克胜之变。而过于中者，其中气则常先四脏，一有不平，则中气不得其和而先郁，更因饮食失节，停积、痰饮寒湿不通，而脾胃自受者，所以中焦致郁多也……下郁乃燥之别名，属肺金之化。治郁之法，有中外四气之异。在表者汗之。在内者下之。兼风者散之。热微者寒以和之；热甚者泻阳救水，养液润燥，补其已衰之阴。兼湿者审其温之太过不及，犹土之旱涝也。寒湿之胜，则以苦燥之，以辛温之；不及而燥热者，则以辛温之，以寒调之。大抵须得仲景治法之要，各守其经气而勿违。"

4. 明·王肯堂

（1）辨郁重胃气

《证治准绳·杂病》云："然而诸气岂尽是胃气者哉，乃因胃气以资其生故也。脾胃居中心，肺在上，肾肝在下，凡有六淫七情劳役妄动上下，所属之脏气，致虚实胜克之变，过于中者，而中气则常先，是故四脏一有不平，则中气不得其和而先郁矣。更有因饮食失节，停积痰饮，寒温不适所，脾胃自受，所以中焦致郁之多也。今以其药兼升降而用之者，盖欲升之，必先降之，而后得以升也。欲降之，必先升之，而后得以降也。"

（2）辨脉象

《证治准绳·杂病》云："郁脉多沉伏，郁在上则见于寸，郁在中则见于关，郁在下则见于尺。郁脉，或促，或结，或涩。滑伯仁云：气血食积痰饮，一有留滞于其间，则脉必因之而止涩矣。但当求其有神，所谓神者，胃气也。"

5. 明·王履

王履的贡献在于，将五郁与五脏功能结合进行辨证。并对《内经》发之、夺之、泄之、折之等五郁治法进行精辟阐述。"肝性急，怒气逆，胁或胀，火时上炎，治以苦寒辛散而不愈者，则用升发之药，加以厥阴报使而从治之。"

6. 明·孙一奎

（1）辨五脏五郁

将五郁分属五脏进行辨证治疗，其五郁五脏相关论，在明清时期颇有影响。

《医旨绪余·论五郁》云："夫五脏一有不平则郁。……故凡胁痛耳鸣，眩运暴仆，目不认人，皆木郁症也。当条而达之，以畅其挺然不屈之常。""火郁发之，火郁者，心郁也。发者，发越之谓也。火性炎上，怫逆不遂，则郁。故凡瞀闷目赤，少气疮疡，口渴溲黄，卒暴僵仆，呕哕吐酸，瘛疭狂乱，皆火郁症也。当发而越之，以返其自然之常。""土郁夺之，土郁者，脾郁也。夺者，攘夺之谓也。土性贵燥，惟燥乃能运化精微，而致各脏也。壅滞溃濡，则郁。故凡肿满痞塞，肿，大小便不利，腹疼胀，皆土郁症也。当攘而夺之，以复其健运之常。""金郁泄之，金郁者，肺郁也。泄者，疏泄之谓也。金贵空清，壅塞窒密，则郁。故凡咳逆，喉疼声哑，胸满喘息，抬肩撷项，肌热，鼻塞呕脓，皆金郁症也。当疏而泄之，以肃其清降之常。""水郁折之，水郁者，肾郁也。折者，决折之谓也。水贵沉静，搏激窒塞，则郁。故凡冷唾上涌，水肿腹胀，腰膝不利，屈伸不便，皆水郁症也。决而折之，以导其东归之常。"

（1）辨七情致郁

《医旨绪余》云："盖人于日用之间，不能恬淡虚无，而纯合乎天和；惟不能恬淡虚无而合乎天和，是以七情一有不遂则生郁，郁久则生火，壅遏经隧，充塞清道，而痛作矣。至于痛极而涌吐酸水者，犹洪范所谓曲直作酸，乃肝胆之咎征也。"

7. 明·虞抟

虞抟在《医学正传》中曰："夫所谓六郁者，气、湿、热、痰、血、食六者是也，或七情之抑遏，或寒热之交侵，故为九气怫郁之候。或雨湿之侵凌，或酒浆之积聚，故为留饮湿郁之疾。如热郁而成痰，痰郁而成癖，血郁而成瘕，食郁而成痞满，此必然之理也。又气郁而湿滞，湿滞而成热，热郁而成痰，痰滞而血不行，血滞而食不消化，此六者皆相因而为病者也。"

虞抟还对六郁脉象进行了补充，认为痰郁脉必弦滑，血郁脉必芤而结促，食郁脉必滑而紧盛，自此才形成了较完整的六郁脉象。《医学正传·郁证》："脉多沉伏，气郁则必沉而涩，湿郁则脉必沉而缓，热郁脉必沉数，痰郁脉必弦滑，血郁脉必芤而结促，食郁脉必滑而紧盛，郁在上则见于寸，郁在中则见于关，郁在下则见于尺，左右亦然。"

8. 明·吴正伦

明代医家吴正伦在其所著《脉症治方》中对诸郁的脉、症、治、方进行了总结，提出诸病多兼郁，但有"郁久而生病"与"病久而生郁"之不同。

《脉症治方·诸郁》云："郁脉多沉弦，或结伏。又沉涩，为血郁。沉伏为气郁，沉细为湿郁，沉数为热郁，沉滑为痰郁，气口紧盛为食郁；又忧郁则脉涩，怒郁则脉弦，思郁则脉缓，时一止，名曰结脉。""病作矣。大抵诸病多有兼郁者，或郁久而生病，或病久而生郁。凡治气血痰火之病，必兼郁而治之，斯无憋矣。"

9. 明·徐春甫

《古今医统大全》云："大抵七情六淫，五脏六腑，气血痰湿，饮食寒热，无往而不郁也。治之宜各求其属而施之，则无不愈者。""郁为七情不舒，遂成郁结，既郁之久，变病多端。"故《内经》曰："悲哀动中者，竭绝而失生，故精气竭绝，形体残毁，心神沮丧矣。"

10. 明·龚廷贤

龚廷贤著有《万病回春》一书，他不仅认识到"郁证者，郁结而不散也"，在区别五郁与六郁时则总结出："五郁者，金水木火土，泄折达发夺之义是也。六郁者，气血痰湿热食结聚而不得发越也。"

《寿世保元·郁症》云："夫郁者，结聚而不得发越也，当升者不得升，当降者不得降，当变化者不得变化也，此为传化失常，六郁之病见矣。气郁者胸膈痛，脉沉涩；湿郁者周身走痛，或关节痛，遇阴寒则发，脉沉细；痰郁者动则喘，寸口脉沉滑；热郁者瞀闷，小便赤，脉沉数；血郁者四肢无力，能食便红，脉沉；食郁者，嗳酸腹饱，不能食，人迎脉平和，气口脉紧盛者是也。一论丹溪曰：血气冲和，百病不生。一有怫郁，诸病生焉。其症有六，气血痰湿热食是也，此方开诸郁之总司也。"

11. 清·叶天士

（1）辨六气致郁

《临证指南医案》云："六气着人，皆能郁而致病，如伤寒之邪郁于卫，郁于营，或在经在腑在脏，如暑湿之蕴结在三焦，瘟疫之邪，客于膜原，风寒湿三气杂感而成痹证，总之邪不解散即谓之郁，此外感六气而成者也。"叶天士对外感六气致郁作了描述。

（2）辨情志致郁

《临证指南医案》曰："七情之郁居多，如思伤脾，怒伤肝之类是也，其原总由于心，因情志不遂，则郁而成病矣。""因情志不遂，则郁而成病也……郁则气滞，气滞久则必化火热。热郁则津液耗而不流，升降之机失度，初伤气分，久延血分，延及郁劳沉疴。"

12. 清·吴澄

《不居集·诸郁》曰："内郁者，七情之郁也。""外郁者，六气之郁也。"提出郁分内外而言。并将郁证分为五郁（即木、火、土、金、水）、脏腑郁（心、肝、脾、肺、肾、胆）及气血痰食火湿风寒热等郁，并进行分类论证。此外，吴澄还提出"药郁"，"更有一种汤药杂乱，滋补妄投，病无增减，心中愤愤，无可如何之状，因药不合症，郁上加郁，固结弥深，有成药郁者"，提示医者药物错投亦可致郁。

13. 清·李用粹

（1）辨六郁

《证治汇补·郁症》曰："气郁胸满胁痛，噫气腹胀；痰郁胸满喘促，起卧倦怠；血郁能食肢倦，溺淋便赤；食郁嗳酸作胀，恶食痞硬；湿郁关节重痛，首如物蒙，遇阴则甚；热郁目蒙溺涩，口干烦躁，遇暖便发。"《证治汇补》谓："郁火有三：有平素内热，外感风寒，腠理闭塞而为郁热者；有恚怒不发，谋虑不遂，肝风屈曲而为郁火者；有胃虚食冷，抑遏阳气于脾土之中，四肢发热，扪之烙手而为郁火者。"

（2）辨五脏郁症

《证治汇补·郁症》云："有本气自郁而生病者。心郁昏昧健忘，肝郁胁胀嗳气，脾郁中满不食，肺郁干咳无痰，肾郁腰胀淋浊，不能久立，胆郁口苦晡热，怔忡不宁。"

（3）辨七情郁症

《证治汇补·郁症》云："七情不快，郁久成病，或为虚怯，或为噎膈，或为痞满，或为腹胀，或为胁痛，女子则经闭堕胎，带下崩中，可见百病兼郁如此。"

14. 清·林佩琴

《类证治裁》曰："此论气血之损。又言尝贵后贱，虽不中邪，病从内生，名曰脱营。尝富后贫，名曰失精，以及病发心脾，不得隐曲，思想无穷，所愿不得，皆情志之郁也。夫六气外来之郁，多伤经腑，如寒火湿热痰食，皆可以消散解。"

15. 清·喻昌

《医门法律》云："气郁者胸胁痛；湿郁者周身疼，或关节痛，遇阴寒则发；痰郁者动则气喘，寸口脉沉滑；热郁者昏瞀，小便赤，脉沉数；血郁者四肢无力，能食；食郁者嗳酸，腹饱不能食，左寸脉和平，右寸脉紧盛。"

16. 清·程杏轩

《医述》在《内经》五郁及丹溪六郁基础上，亦记载了七情之郁："七情不快，郁久成病，或为虚怯，或为噎膈，或为痞满，或为腹胀，或为胁痛。女子则经闭堕胎，带下崩中。可见百病兼郁如此。"《程杏轩医案》云："盖女子以肝为先天，素性多郁，木郁生火，火灼阴伤，以致经血日耗，地道不通。经言二阳之病发心脾，有不得隐曲，女子不月者，此也。"

17. 清·沈金鳌

沈金鳌将郁证理论进行了系统总结和比较，他归纳了各种郁证理论，《杂病源流犀烛·诸郁源流》载："《内经》之论五郁是言脏气，论六气之郁是言客气；丹溪论郁是言病气，皆当稔悉。此外，又有忧愁思虑之郁，先富后贫曰失精，先贵后贱曰脱营，此郁开之极难，然究不外木达火发之义。"

沈金鳌强调内因，《杂病源流犀烛·诸郁源流》曰："诸郁，脏气病也，其原本于思虑过深，更兼脏气弱，故六郁之病生焉。"这一论述深合《黄帝内经》郁证发病体质之旨。

18. 日本·丹波元坚

《杂病广要》云："凡郁证之脉，在古人皆以结促止节为郁脉，使必待结促止节而后为郁，则郁证不多见矣。故凡诊郁证，但见气血不顺而脉不和平者，其中皆有郁也。惟情志之郁，则如弦紧沉涩迟细短数之类，皆能为之。至若结促之脉，虽为郁病所常有，然病郁者未必皆结促也。惟血气内亏，则脉多间断，若平素不结而因病忽结者，此以不相接续，尤属内虚。"

二、治疗的古代文献研究

由于历代医家对于郁证的病因病机及辨证认识不断深入，各有侧重，故对郁证的具体治则治法也各有特点。

（一）根据历史源流分类

1. 隋唐时期以前

（1）《黄帝内经》

①提出五郁治疗大法

《素问·六元正纪大论》曰："郁之甚者，治之奈何？……木郁达之，火郁发之，土郁夺之，金郁泄之，水郁折之，然调其气。过者折之，以其畏也，所谓泄之。"虽未能进一步给出治疗方药，但这一论述成为后世治疗郁证遣方用药的原则，具有很大的指导意义。《素问·汤液醪醴论》云："平治于权衡，去菀陈莝。"

②提出五味治五脏病

《素问·脏气法时论》曰："肝欲散。急食辛以散之。""夫肝病者，厥阴之胜也。邪盛则正虚，故以辛之发散，以散其木郁。以辛之润，以补其肝气。以酸之泄，以泻其有余。所谓以所利而行之，调其气使其平也。""脾病则土郁矣，故用苦味之涌泄，以泻夺之，以甘之缓补之。"

（2）汉·张仲景

张仲景，在继承《内经》论郁要旨的基础上，结合临床实践，创立了治郁诸法，散见于六经辨证之中，其论精辟，治法精详，用药精当，为历代医家所遵循。

①提出治疗和预防大法

《金匮要略·脏腑经络先后病脉证第一》特别强调："若五脏元真通畅，人即安和。"

治疗和预防疾病的大法就是"勿令九窍闭塞"，并创立了一系列治疗郁证的方剂。

②调心脾、缓肝急以治情志郁结

治疗情志郁结的甘麦大枣汤，提示治疗情志郁当以调心脾、缓肝急为基本治疗方法。"麦甘大枣出名师，安养心神急缓之；情志恍然悲欲哭，妇人脏躁最相宜。"

③提出六郁之治

《伤寒论》记载：对"气郁"以小柴胡汤开肝胆之郁，能通六腑、安五脏、平阴阳、调气血，并可随证加减化裁；

对"火郁"以栀子豉汤消火开郁，宣泄气机；对"水郁"的治疗，仲景抓住"小便不利"这个主症，用桂枝去桂加茯苓白术汤健脾利尿以祛水邪；对"痰郁"的治疗，仲景遵《内经》"在上者因而越之"的原则，采取因势利导的方法，用瓜蒂散吐之，使痰郁从口而出；对"湿热郁结"，仲景抓住"周身发黄"这一主症，将其分为湿热郁结于里、湿热郁结表邪不解和湿热郁阻三焦三种情况，设茵陈蒿汤、麻黄连翘赤小豆汤和栀子檗皮汤；对于"血郁"设桃核承气汤以攻之。

（3）唐·王冰

王冰最大的贡献是补注《黄帝内经素问》。其对《黄帝内经》"五郁之治"的具体治法做了明确阐发。认为木郁达之，"达，谓吐之，令其条达也"；火郁发之，"发，谓汗之，令其疏散也"；土郁夺之，"夺，谓下之，令无壅碍也"；金郁泄之，"泄，谓渗泄之，解表利小便也"；水郁折之，"折，谓抑之，制其冲逆也，通是五法，乃气可平调，后乃观其虚盛而调理之也"，开创了后世医家理解和运用"五郁之治"的先河。

（4）唐·孙思邈

《备急千金要方》全面继承了《伤寒论》对"郁"的认识，并记载了治疗心胸烦郁的方药和针刺穴位。书中言，春三月"源从少阴而涉足少阳"，"从少阳而发少阴气"，阴阳之气易郁，"主肝胆病"，首次把"郁"与肝胆病紧密联系起来。"薯蓣丸治头目眩冒心中烦郁，惊悸狂癫。方：薯蓣二十八分，甘草二十分，鹿角胶、大豆黄卷、桂心各七分，山药、白术各六分，柴胡、桔梗、茯苓、杏仁、川芎各五分，白蔹、干姜各三分，大枣一百枚取膏。上二十二味为末，枣膏和白蜜，丸如弹丸，先食服一丸，日三。"

此时期的医家随着对郁证病因病机认识侧重不同，治疗亦有不同。《黄帝内经》提出五郁之治，为后世郁证治疗奠定了基础；汉·张机提出"勿令九窍闭塞"的治疗及预防大法，并有详细的六郁治疗法；唐·孙思邈以疏利肝胆为法治疗郁证。

2. 宋金元时期

（1）宋·陈无择

陈无择在《三因极一病证方论》中用内因、外因、不内外因三者来归纳疾病的病因，并根据"三因"不同而分别处方。"三因"证治，总的治疗原则是"先推其岁运以平其外，察其郁结以调其内，审其所伤以治不内外"，则不至妄投。《三因极一病证方论》载大七气汤实即半夏厚朴汤，主治"喜怒不节，忧思兼并，多生悲恐，或时振惊，致脏气不平"。

（2）金·刘完素

刘完素对治郁方法——"开郁"的运用颇具特色，其在《内经》思想指导下，采用发散、清解与通泄等方法调畅气机以治疗郁证，取得了较好效果。而他所倡导的辛凉甘寒开郁、寒热并用开郁等法，对后世有着很大的指导意义。

①寒药开郁

刘完素开郁之法，以辛凉或甘寒药开表热郁结，以辛苦寒药开湿热郁结，以苦寒药开燥热郁结，此皆以寒药开郁。在《素问玄机原病式》中刘氏也多结合火热病的证治而提出治疗方法，根据"郁"的部位在表、在里或表里同病而有所不同。佛热郁结于体表，燥而无汗，刘氏认为："以其本热，故得寒则散。"多用辛凉甘寒之品发表，如石膏、滑石、甘草、葱、豆豉等，趁热服之，借其热力而使玄府郁结得通，而佛热无由再作。

②郁热互生，开通散结治热郁

刘氏对火热病的治疗也不是一味地阳强治阳，而是以开通散结治热为主法，并不一味以寒治热。在刘氏的很多治法中均有使用少量热药以开郁结者，也是基于郁热互生这个道理。《素问玄机原病式》中刘氏认为有时腠理闭密，也可用辛甘热之品强开郁结，使经络开通，气宣行。如治耳聋一证，刘氏先以干蝎、生姜、附子、醇酒之类，开发玄府，令耳中郁滞通泄，其后再用他法调理。但以热治热之开郁法仅作治标之用，不可过用，宜中病即止。

③辛甘热药开郁，寒药散热治表里郁结

对于表里郁结者，刘氏认为：或先投辛甘热药开冲郁结，使郁热稍退，再改用寒药治其根本，或从一开始即寒热并用，以辛甘热药开郁，寒药散热。当避免单纯使用寒药使得腠理郁闭，反而影响郁积的发泄。郁结在里则主要以寒凉之品治之，亦可间或投以辛热之品调之。例如燥热郁结肠道，刘氏多用大承气汤以开郁泄热，疏达气机，并为防止寒热格拒出现的药不能进，巧妙采用寒药热服而取效。

（3）金·张从正

①五郁治法与五脏病机结合

张从正将《内经》五郁治法与五脏病机结合，在《儒门事亲》中作出"诸风掉眩，皆属于肝。甲乙木也，木郁达之。诸寒收引，皆属于肾。壬癸水也，水郁泄之。诸气愤郁，皆属于肺。庚辛金也，金郁折之。诸湿肿满，皆属于脾。戊己土也，土郁夺之。诸痛痒疮疡，皆属于心。丙丁火也，火郁发之"等论述，从而将五郁治法同脏腑辨证有机联系起来，使五郁论的内涵得到了丰富。

②以情解郁，注重运用七情相胜的原理来治疗疾病

《儒门事亲》载："故悲可以治怒，以怆恻苦楚之言感之；喜可以治悲，以谑浪亵狎之言娱之；恐可以治喜，以恐惧死亡之言怖之；怒可以治思，以污辱欺罔之言触之；思可以治恐，以虑彼志此之言夺之。凡此五者，必诡诈谲怪，无所不至，然后可以动人耳目，易人视听。"张从正在郁证的治疗中也充分地运用这些理论。例如在他的著作《儒门事亲》中就记载着这样一个故事：金元时期，项关之妻因爱子病故，悲伤过度，饮食不进，整日抑郁寡欢，故请张从正前来诊治。一番诊查以后，张从正认为，此乃心病，唯有喜气可解其郁，故次前去逗其开心，夫人的心情因此好转，饮食也逐渐正常，再过一段时间，就完全好了。由此可知，张从正多以情解郁，通过言语改变患者认知和情感的方法来治疗疾病。

（4）元·李东垣

①以虚论郁，注重调理脾胃

李东垣认为治郁之关键在于调节脾胃功能，恢复气机升降，并创立了以补中益气汤和调中益气汤为代表的解郁诸方。其中，前者所针对的是脾胃虚弱、气机下陷而形成的内郁之患；后者则在前者的基础上，加强调中醒脾、行气解郁的功能。补中益气汤不仅可治疗"饮食失节，寒温不适则脾胃乃伤"，同样用于"喜、怒、忧、恐、损伤元气"致使"脾胃之气下流，使谷气不得升浮"，而成气机下陷内郁之患。

②升阳散火解郁

李杲所创立的"升阳散火"法是其治疗郁证的又一特色。《素问·六元正纪大论》言："火郁发之。"发，乃发越、升散之义，却非独指从汗而解。李杲承其深意而善用风药以升阳散火。风药，其性轻扬，既脾胃清气出坤土，又可鼓荡少阳春生之气，如此清气升腾，气运有序，则诸郁自解。因此，李杲之"升阳散火"法不单局限于火郁证的治疗，也可通治一切之郁。《脾胃论》曰："引脾胃中清气行于阳道及诸经，升发阴阳之气，以滋春气之和也。"选药上，李杲分经论治，根据各经郁滞的不同特点配以不同的归经药，归纳起来，其用药规律大致如下：太阳经：羌活、藁本；阳明经：白芷、升麻、葛根；少阳经：柴胡、青皮；太阴经：白芷、升麻；厥阴经：青皮、柴胡；少阴经：独活、防己。后朱丹溪在其基础上总结得出："火郁可发，当看何经。"

（5）元·朱丹溪

①提出治郁以"调中为法，顺气为先"的治疗大法

朱丹溪治郁强调以调中为大法，突出顺气为先之原则，创制越鞠丸等解郁方，并具体提出随气、血、痰、火、湿、食六郁之不同而采用辨证治疗之法。《丹溪心法·六郁五十二》曰："气郁［香附（童便浸）、苍术（米泔浸）、抚芎］；湿郁（白芷、苍术、川芎、茯苓）；痰郁［海石、香附、南星（姜制）、栝蒌（一本无南星、栝蒌，有苍术、川芎、栀子）］；热郁［山栀（炒）、青黛、香附、苍术、抚芎］；血郁［桃仁（去皮）、红花、青黛、川芎（抚芎亦可）、香附］；食郁［苍术、香附、山楂、神曲（炒）、针砂（醋炒七次研极细），春，加芎；夏，加苦参；秋冬，加吴茱萸］。越鞠丸解诸郁，又名芎术丸，苍术、香附、抚芎、神曲、栀子（各等份），上为末，水丸如绿豆大。"

②六郁之治，气郁为基础

朱丹溪治郁心法，六郁之中以气郁为中心环节和病机基础。内伤外感均可致气郁，而朱丹溪尤重火热和虚损两途，治以温散之法，配以寒凉清泻。血郁以疼痛为主，或由气而生，或因郁生热，治疗则活血泻火并行。湿郁有内外之分，上下之异，治有散渗之别、汗利之殊。食郁之治，或行气消导，或疏涤通下。热郁之治，用汗、吐、开诸法"开提其气以升之"。痰郁则各随所兼而立法用药。朱丹溪论病时有内热为本，外寒为诱因，郁滞肌表之说。《丹溪心法·火六》曰："火郁当发，看何经，轻者可降，重者则从其性而升之。实火可泻，黄连解毒之类；虚火可补，小便

降火极速。凡气有余便是火，不足者是气虚。火急甚重者，必缓之以生甘草，兼泻兼缓，参术亦可。人壮气实火盛癫狂者，可用正治，或硝黄冰水之类；人虚火盛狂者，以生姜汤与之，若投冰水正治，立死。有补阴即火自降，炒黄柏、生地黄之类。凡火盛者，不可骤用凉药，必兼温散。可发有二，风寒外来者可发，郁者可发。"

《金匮钩玄·六郁》曰："气郁：香附子、苍术、川芎。湿郁：苍术、川芎、白芷。痰郁：海石、香附、南星、栝蒌。热郁：青黛、香附、苍术、川芎、栀子。血郁：桃仁、红花、青黛、川芎、香附。食郁：苍术、香附、针砂（醋炒）、山楂、神曲（炒）。春加芎，夏加苦参，秋冬加吴茱萸。越鞠丸，解诸郁，又名芎术丸。苍术、香附、抚芎、神曲、栀子等份为末，水丸，如绿豆大。凡郁皆在中焦，以苍术、抚芎开提其气以升之。假如食在气上，提其气则食自降。余皆仿此。"

③心理治疗

《丹溪心法》曰："五志之火，因七情而生……宜以人事制之，非药石能疗，须诊察由以平之。"强调了七情致病需予相应的心理疗法治疗才能治愈。

金元时期的医家尤其以四大家为代表，他们相互影响，完善和发展了郁证的治疗，对后世医家影响深远。

3. 明清时期

（1）明·张景岳

①提出"世人治郁不可仅知攻伐"的思想

《景岳全书·传忠录·阴阳篇二》说到："自刘河间

出，以暑火立论，专用寒凉，伐此阳气，其害已甚，赖东垣先生论脾胃之火必须温养，然尚未能尽斥一偏之谬，而丹溪复出，又立阴虚火动之论，制补阴、大补等丸，俱以黄柏、知母为君，寒凉之弊又复盛行。夫先受其害者，既去而不返，后习而用者，犹迷而不悟。"《景岳全书·郁证·论情志三郁证治》云："自古言郁者，但知解郁顺气，通作实邪论治，不无失矣。"张景岳认为，在疫情频繁的明末时期，当时医家多拘守宋元的刘河间与朱丹溪等学说，却没有从病人的实际情况出发，滥用攻伐寒凉一派的药物，致使许多患者变成过用药物后的虚寒体质，同时直指当时论治郁证仅知攻伐的错误思想。

②情志三郁证治

《景岳全书·郁证·论情志三郁证治》中，景岳将情志之郁从病因上分成三类，怒郁、思郁和忧郁，顾名思义是因过怒、过思和过忧这三种情志损伤引起的。同时又从这三郁出发，沿虚实两纲对病位、病机以及预后转归进行分析，最后讲述虚证实证的遣方用药。《景岳全书·郁证·论情志三郁证治》曰："怒郁之治：若暴怒伤肝，逆气未解，而为胀满或疼痛者，宜解肝煎、神香散，或六郁汤，或越鞠丸。若怒气伤肝，因而动火，以致烦热，胁痛胀满或动血者，宜化肝煎。若怒郁不解或生痰者，宜温胆汤。若怒后逆气既散，肝脾受伤，而致倦怠食少者，宜五味异功散，或五君子煎，或大营煎、归脾汤之类调养之。思郁之治：若初有郁结滞逆不开者，宜和胃煎加减主之，或二陈汤，或沉香降气散，或启脾丸皆可择用。凡妇人思郁不解，致伤冲任之源，而血气日亏，渐至经脉不调，或短少渐闭者，宜逍遥饮，或大营煎。若思忆不遂，以致遗精带浊，病在心肺不摄者，宜秘元煎。若思虑过度，以致遗精滑泄及经脉错乱，病在肝肾不固者，宜固阴煎。若思郁动火，以致崩淋失血，赤带内热，经脉错乱者，宜保阴煎。若思郁动火，阴虚肺热，烦渴，咳嗽见血，或骨蒸夜热者，宜四阴煎，或一阴煎酌宜用之。若生儒寒厄，思结枯肠，及任劳任怨，心脾受伤，以致怔忡健忘，倦怠食少，渐至消瘦，或为膈噎呕吐者，宜寿脾煎，或七福饮；若心膈气有不顺或微见疼痛者，宜归脾汤，或加砂仁、白豆蔻、丁香之类以微顺之。忧郁内伤之治：若初郁不开，未至内伤，而胸膈痞闷者，宜二陈汤、平胃散，或和胃煎，或调气平胃散，或神香散，或六君子汤之类以调之。若忧郁伤脾而吞酸呕恶者，宜温胃饮，或神香散。若忧郁伤脾肺而困倦、怔忡、倦怠、食少者，宜归脾汤，或寿脾煎。若忧思伤心脾，以致气血日消，饮食日减，肌肉日削者，宜五福饮、七福饮，甚者大补元煎。"

③诸郁滞证治

《景岳全书》认为凡五气之郁则属因病而郁，情志之郁乃因郁而病。故治疗上《景岳全书》载："当各求其属，分微甚而开之，自无不愈。"在《类经》中记载"夺，直取之也。凡土郁之病，湿滞之属也。其脏应脾胃，其主在肌肉四肢，其伤在胸腹。土畏壅滞，凡滞在上者夺其上，吐之可也；滞在中者夺其中，伐之可也；滞在下者夺其下，泻之可也。凡此皆谓之夺，非独止于下也。"

《景岳全书》："凡诸郁滞，如气、血、食、痰、风、湿、寒、热，或表或里，或脏或腑，一有滞逆，皆为之郁，当各求其属，分微甚而开之，自无不愈。气郁者，宜木香、沉香、香附、乌药、藿香、丁香、青皮、枳壳、茴香、厚朴、抚芎、槟榔、砂仁、皂角之类。血郁者，宜桃仁、红花、苏木、肉桂、延胡、五灵脂、牡丹皮、川芎、当归、大黄、朴硝之类。食郁者，宜山楂、麦芽、神曲、枳实、三棱、蓬术、大蒜、萝卜，或生韭饮之类。痰郁者，宜半夏、南星、海石、栝蒌、前胡、贝母、陈皮、白芥子、玄明粉、海藻、皂角、牛黄、天竺黄、竹沥之类。风郁者，宜麻黄、桂枝、柴胡、升麻、干葛、紫苏、细辛、防风、荆芥、薄荷、生姜之类。湿郁者，宜苍术、白术、茯苓、泽泻、猪苓、羌活、独活之类。寒郁者，宜干姜、肉桂、附子、吴茱萸、荜茇、胡椒、花椒之类。热郁者，宜黄连、黄柏、黄芩、栀子、石膏、知母、龙胆草、地骨皮、石斛、连翘、天花粉、玄参、犀角、童便、绿豆之类。以上诸郁治法，皆所以治实邪也。若阳虚则气不能行，阴虚则血不能行，气血不行，无非郁证，若用前法则愈虚愈郁矣，当知所辩，而参以三法如前，庶无误也。"

④治郁亦重温补思想

张景岳曰："凡临证治病，不必问其有虚证无虚证，但无实证可据而为病者，便当兼补，以调荣卫精血之气。亦不必论其有火证无火证，但无热证可据而为病者，便当兼温，以培命门，脾胃之气。"此话充分说明了景岳注重温补的思想，同时，他又擅长使用温补药物如黄芪、人参、熟地等入脾肾二经。在《景岳全书·郁证·论情志三郁证治》中，便有了对三种情志之郁的温补治法，例如于"忧郁内伤之治"一段里说道，"若忧郁伤脾肺而困倦、怔忡、倦怠、食少者，宜归脾汤，或寿脾煎。若忧思伤心脾，以致气血日消，饮食日减，肌肉日削者，宜五福饮、七福饮，甚者大补元煎。"这对后来现代抑郁证研究起到了启发的作用。

（2）明·赵献可

①对《内经》五郁之治提出新见解

明代赵献可在《素问·六元正经大论》确立"木郁达之，火郁发之，土郁夺之，金郁泄之，水郁折之"治则的基础上，与脏腑病密切联系起来，提出了新的观点。在《医贯·郁病论》中指出："火郁则发之，发之汗之也……但非汗之谓也；土郁夺之，谓下夺之……愚意谓夺不止下……《内经》所谓高者因而越之，以吐为上夺，而衰其胃土之郁，亦无不可……金郁泄之，如肺气满，胸凭仰息，非解利肺气之剂，不足以疏通之，只解表二字，足以尽泄金郁之义，不必更渗泄利小便，而渗利自在其中，况利小便是涉水郁之治法矣……水之郁而不通者，可调其气而愈。"

②以一法代五法

赵献可根据五郁之中木郁为首的特点，主张郁病当以治木郁为首，指出"以一法代五法""一法可通五法"的观点，以逍遥散为主方配合左金丸、六味地黄丸等治郁，疗效颇佳。《医贯·郁病论》："予以一方治其木郁，而诸郁皆因而愈。一方者何，逍遥散是也。方中唯柴胡、薄荷二味最妙。盖人身之胆木，乃甲木少阳之气，气尚柔嫩，像草穿地始出而未伸，此时如被寒风一郁，即萎软抑遏，而不能上伸，不上伸则下克脾土，而金水并病矣，唯得温风一吹，郁气即畅达。盖木喜风，风摇则舒畅，寒风则畏，温风者，所谓吹面不寒杨柳风也。木之所喜，柴胡、薄荷辛而温者，辛也故能发散，温也故入少阳，古人立方之妙如此。其甚者方中加左金丸。"

（3）明·王履

①结合实践阐释《内经》五郁之治

王履著《医经溯洄集》的贡献首先在于，他能将五郁与五脏功能及病理因素相联系，对《内经》前五句治郁之法作出贴近实际的阐释。如木郁达之，王履反对以吐训达，他举例说明了达木郁的具体方法。如"肝性急，怒气逆，胁肋或胀，火时上炎，治以苦寒辛散而不愈者，则用升发之药，加以厥阴报使从而治之"，又如风入土中为飧泄，则以"清扬之剂举而散之"。此外，王履对发之、夺之、泄之、折之等治法也有精辟阐释。总之，王履能结合《内经》以后医家的经验对五郁治法作出实践性的阐释，极大地丰富了郁证的治疗方法。

②扶正解郁

王履认为五郁治法不仅在于攻邪解郁，也包括扶正解郁。他指出郁证日久，正气必损，即使邪气去，也要注意调其正气，这就是《内经》"然调其气"的深层含义，这种认识颇有新意。

（4）明·戴思恭

戴思恭治郁，宗丹溪越鞠法，认为丹溪之法"皆自《内经》变而致之"（《推求师意·郁病》）。但又谓丹溪之越鞠丸"殆于受病未深者设"。戴思恭特别赞赏丹溪以苍术、香附二味治郁。"苍术，阳明药也，气味雄壮辛烈，强胃健脾，开发水谷气，其功最大；香附子，阴血中快气药也，下气最速，一升一降以散其郁；抚芎，手足厥阴药也，直达三焦，俾生发之气，上至目头，下抵血海，疏通阴阳气血之使也。然此不专开中焦而已，且胃主行气于三阳，脾主行气于三阴，脾胃既有水谷之气行，从是三阴三阳各脏腑自受其燥金之郁者，亦必用胃气可得而通矣，天真等气之不达者，亦可得而伸矣！况苍术尤能径入诸经，疏泄阳明之湿"（《推求师意·郁病》）。其"治郁之法，有中外四气之异。在表者汗之，在内者下之，兼风者散之，热微者寒以和之，热甚者泻阳救水，养液润燥，补其已衰之阴。兼湿者审其温之太过不及，犹土之旱涝也。寒湿之胜，则以苦燥之，以辛温之。不及而燥热者，则以辛温之，以寒调之。"务使"各守其经气而勿违"。但临证千变万化，犹当化裁成法，灵活应用。

清代医家魏之琇在其著作《续名医类案·卷二十一》中记载戴思恭（字原礼）治疗郁证的医案，曰"原礼曾治一妇，病长号数十声，暂止复如前，人以为厉所凭，莫能疗。原礼曰：此郁病也。痰闭于上，火郁于下，故长号则气少舒。经曰火郁发之是已。遂用重剂涌之，吐痰如胶者数升乃愈。"

(5) 明·孙一奎

《医旨绪余·论五郁》："如食塞胸中，而肝胆之气不升，故胸腹大痛，宣而吐之，以舒其木之气，是在上者因而越之也。木郁于下，胁疼日久，轻则以柴胡、川芎之类开而提之，亦条达之意也；重则用当归龙荟丸摧而伐之，孰非通达之意欤。""又如五心烦热，肌肤大热，过食冷物，抑遏阳气于脾土之中，以火郁汤、升阳散火汤，皆发之之意也，又谓从其性而扬之。思想无穷，所愿不遂，悒郁不乐，因生痰涎，不进饮食，或气不升降，如醉如痴，以木香、石菖蒲、生姜、雄黄之类帅而动之，亦发之之意也。小便混浊，疮疡舌疳，以黄连解毒汤、导赤散、八正散之类引而下之，孰非越之之意欤。""又如腹中窒塞，大满大实，以枳实导滞丸、木香槟榔丸、承气汤下而夺之，是中满者，泻之于内也。饮食伤脾，痞闷，痰涎日生，以橘半枳术丸；忧思痞结，不思饮食，腹皮微急，以木香化滞汤、消痞丸消而磨之，亦攘之之意也。诸湿肿满，肿，湿热发黄，以实脾利水之剂燥之，孰非攘而夺之之意欤。""又如伤风，咳嗽鼻塞，以参苏饮、人参败毒散，皆疏之之意。胸膈停饮，或水饮入肺，喉中如水鸡之声，或肺痈呕脓血，以葶苈大枣泻肺汤治之，孰非泄之之意欤。""又如肾气抑郁，邪水泛上而冷唾，以茯苓、泽泻之类导而下之，决之之意也。腰脐疼痛，不可俯仰，或如奔豚之状，以桂心之类折之，或小便癃疼，久亢不泄，而为白浊，以小茴香、泽泻、黄柏之类治之，孰非决之之意欤。"

（6）明·虞抟

《医学正传·郁证》说："其证有六：曰气郁，曰湿郁，曰热郁，曰痰郁，曰血郁，曰食郁。气郁（戴氏曰：胸胁痛，脉沉）：香附（此味而能横行胸臆间，必用童便浸，焙干用，否则燥）、苍术（米泔浸五七次）、抚芎（即蘼芜芎苗头小块，气脉上行，故能散郁也）。湿郁（戴氏曰：周身走痛，或关节痛，遇阴寒则发，脉沉）：苍术、白芷、川芎、茯苓。热郁（戴氏曰：目瞀，小便赤，脉沉数）：栀子、青黛、香附、苍术、抚芎。痰郁（戴氏曰：动则喘，寸口脉沉滑）：海石、香附、南星、栝蒌子。血郁（戴氏曰：四肢无力，大便红，脉沉）：桃仁、红花、青黛、川芎、香附。食郁（戴氏曰：咽酸腹闷，不能食，左寸脉平和，右寸脉紧盛）：香附、苍术、山楂、神曲、针砂（醋炒）或保和丸。""诸郁药，春加防风，夏加苦参，秋、冬加吴茱萸。""凡药在中焦，以苍术、抚芎开提其气以升之。假令食在气上，气升则食降。余仿此。"

（7）明·吴正伦

明代医家吴正伦在其所著《脉症治方》中对诸郁的脉、症、治、方进行了总结，提出诸病多兼郁，但有"郁久而生病"与"病久而生郁"之不同，并将朱丹溪所论六郁的治法归纳为"气郁则开之""血郁则行之""痰郁则消而导之""湿郁则燥之，利之""热郁则清之""食郁则消之"。又兼论寒郁，认为"凡久恶寒，亦须解郁，郁开病亦随愈"。并以越鞠丸为主方，列举了诸郁（五郁、六郁、情志郁）治疗用药加减。

《脉症治方·诸郁》："经云：'木郁则达之，谓吐之，令其条达也。'此治郁大法。惟火所属不同，随其经而治之，故曰火郁则发，当看何经。随其经而治之也……余仿此。凡久恶寒，亦须解郁，郁开病亦随愈。""气郁，加白术、陈皮各八分，木香、槟榔各七分，乌药一钱，虚者，兼用四君子汤。血郁，加当归、白芍药各一钱，桃仁、红花青黛、郁金各八分，虚者，兼用四君子汤。痰郁，加南星（牛胆制）、海石、栝蒌仁各一钱，贝母一钱五分，桔梗七分，白芥子八分。痰盛者，兼用二陈汤。湿郁，加防风、白芷、羌活、白茯苓各八分，倍苍术。热郁，加黄连（吴茱萸炒）八分，青黛八分，甚者，加酒蒸大黄二钱五分。食郁，加山楂、神曲各一钱五分，砂仁、陈皮、枳实各八分，针砂（醋炒）一钱。"

（8）明·李梴

明代李梴在《医学入门·郁类》中记载了治疗郁证的方药越曲丸、六郁汤、阴虚生内热汤等。并指出"以顺气为先，降火化痰消积分多少治""如郁在中焦，以苍术、川芎开提其气以升之；如食在气上，提其气则食亦自消；痰郁火邪在下，二便不利者，二陈汤加升麻、柴胡、川芎、防风以升发之；热郁，升阳散火汤；火郁，火郁汤主之，当看发在何经，加各经火药"。

（9）明·王肯堂

①调气为治则

《证治准绳·杂病》："调其气一句，治郁之余法也。过者折之三句，调气之余法也。夫五法者，经虽为病由五运之郁所致而立，然扩而充之，则未尝不可也。"

②进一步阐释五郁之治

《证治准绳·杂病》："郁既非五运之变可拘，则达之、发之、夺之、泄之、折之法，固可扩焉而充之矣。木郁达之，达者，通畅之也。如肝性急，怒气逆，胁或胀，火时上炎，治以苦寒辛散而不愈者，则用升发之药，加以厥阴报使而从治之。又如久风入中为飧泄，及不因外风之人而清气在下为飧泄，则以轻扬之剂，举而散之。""火郁发之，发者，汗之也，升举之也。如腠理外闭，邪热怫郁，则解表取汗以散之。""金郁泄之，泄者，渗泄而利小便也，疏通其气也……王氏谓渗泄、解表、利小便，为金郁泄之。""水郁折之，折者，制御也，伐而挫之也，渐杀其势也……今土气衰弱不能制之，故反受其侮，治当实其脾土，资其运化，俾可以制水而不敢犯，则渗道达而后愈。或病势既旺，非上法所能遽制，则用泄水之药以伐而挫之，或去菀陈，开鬼门，洁净府，三治备举，迭用以渐平之。"

（10）清·李用粹

①提出治郁总则

《证治汇补》曰："郁病虽多，皆因气不周流，法当顺气为先，开提为次。至于降火化痰消积，犹当分多少治之。""五郁之治，各有其法。然邪气之客，正气必损，故必调平正气，以复其常于治郁之后。苟调其气而尚未平复，则当益其所不胜以制之，如木郁不已，当清肺金；火郁不已，当滋肾水；水郁不已，当补脾土；金郁不已，当引火归原；土郁不已，当养肝调气。"

②治郁宜调脾胃

《证治汇补》曰："治郁之法，多以调中为要者，无他，盖脾胃居中，心肺在上，肾肝处下，四脏所受之邪，过于中者，中气常先受之，况乎饮食不节，寒暑不调，停痰积饮，而脾胃亦先受伤，所以中焦致郁恒多也。治宜开发运动，鼓舞中州，则三阴三阳之郁，不攻自解矣。"

（11）清·张璐

《张氏医通·诸气门上》曰："治法总不离乎逍遥、归脾、左金、降气、乌沉七气等方，但当参究新久虚实选用，加减出入可也。"所谓"参究新久虚实选用"，即郁初起在气分，宜先用越鞠、四七，郁久耗伤正气，当用逍遥、归脾之类。

（12）清·叶天士

①以阴阳偏失论治七情病

叶氏根据《内经》五郁治则，即"木郁达之，火郁发之，土郁夺之，金郁泄之，水郁折之，然调其气，过者折之，以其畏也，所谓泻之"，以及丹溪气、血、痰、火、湿、食六郁治法，在《临证指南医案》中体现治郁之要在于疏泄肝胆郁结，调畅三焦气机。根据病情病位之异，治法有清泄郁火，宣畅少阳，开降肺气，通补肝胃，泄肝补脾，宣通脉络，滋水清肝等不同，在于临证之灵活运用，故叶氏认为"医药中七情致损，两千年来，从未有一方包罗者，然约旨总以阴阳迭偏为定评"。

②提出移情易性治七情病

《临证指南医案》中主张医者治此疾，须要病者能移情易性，医者巧用药，用药之时要注意：用苦寒泄热而不损胃，用辛理气而不破气，用滑润燥涩而不滋腻气机，用宣通而不揠苗助长。

（13）清·沈金鳌

沈金鳌将郁证理论进行了系统总结和比较，他归纳了各种郁证理论，《沈氏尊生书》认为："《内经》之论五郁是言脏气，论六气之郁是言客气；丹溪论郁是言病气，皆当稔悉。此外，又有忧愁思虑之郁，先富后贫曰失精，先贵后贱曰脱营，此郁开之极难，然究不外木达火发之义。"治疗上沈氏主张："治郁者唯以五郁为本，详察六气之害，参用丹溪、献可之论，庶乎得之矣。总之，凡治诸郁，均忌酸敛滞腻，宜开发意志，调气散结，和中健脾。"以五脏为本，审查致郁之因，参用丹溪、献可之法，这些论述颇能提纲挈领。

（14）清·危亦林

《世医得效方·大方脉杂医科》云："调顺荣卫，通流血脉，快利三焦，安和五脏。治诸气痞滞不通，胸膈膨胀，口呕吐少食，肩背走注刺痛。及喘急痰嗽，面目虚浮，四肢肿满，大便秘结，水道赤忧思太过，怔忪郁积，脚气风湿，聚结肿痛，喘满胀急不宁。"

（15）清·王清任

清代名医王清任则提出郁证中瘀血的重要性，《医林改错》载"急燥是血瘀""无故爱生气，是血府血瘀"。

（16）清·林佩琴

《类证治裁·郁证》云："丹溪立越鞠丸以治六郁，用香附理气，川芎调血，苍术去湿，山栀泄火，神曲疗食，有痰加贝母。开郁利气为主。""若思忧悲惊怒恐之郁伤气血，多损脏阴，可徒以消散治乎！七情内起之郁，始而伤气，继必及血，终乃成劳，主治宜苦辛凉润宣通。苦能泻热，辛能理气，凉润能濡燥，宣通能解结。用剂必气味相投，乃可取效。"

（17）清·戴天章

《广瘟疫论》治疗时疫夹气郁者，"宜先宣通其郁，然后清里"。

（18）清·周慎斋

①指出养生防郁

命门的水火即人体的阴阳，《医贯》中云："郁者，抑而不通之义。"故养生特别注重温养命门之火，以免寒气抑制机体气机而致郁。遂周慎斋在《周慎斋遗书》中，其对郁证的看法和滑寿相似。从升降失调来论，他说："郁证，乃地气不升，天气不降，致浊气上行而清阳反下陷也。"清代医家将郁证做了更为精详的论述。

（19）清·程杏轩

①提出"通"为治则

《医述》云："郁者，郁塞不通也。一有所郁，通之而已。"为郁证用通法的治则做了最佳的诠释，并对《内经》五郁之治的理解进行了详细的阐述。

（20）清·何梦瑶

①从"肝"治郁

何梦瑶不从肺论郁，认为应该从肝来论，其曰："盖郁未有不病火者也，火未有不由郁者也。第郁而不舒，则皆肝木之病矣。"又将气郁细分为风寒郁热、饮食郁热、痰饮郁热、瘀血郁热、水湿郁热、肝气郁热、脾气郁热等七种。

②以"理气"为先

何梦瑶《医碥·郁》曰："丹溪分六郁……大要以理气为主，盖气滞则血亦滞，而饮食不行，痰湿停积，郁而成火，气行则数者皆行，故所重在气，不易之理也。"人以气和为本，气和则病无由生。若喜怒常，忧思过度，或饮食失节，寒温不适等因素，均引起气机郁滞。气滞则帆行不畅，或郁久化火，脾运欠司，聚湿生痰，或食滞不化，遂发血、火、湿、痰、食诸郁。故病虽育六郁，但都需理气为先。认为朱震亨之越鞠丸是治疗郁证的首推方剂。组方之深意有二：其治郁重在调中焦而升降气机。其二，可根据六郁的偏重，择对应君药，并随症加减。

（21）日本·丹波元坚

《杂病广要》曰："郁证多缘于思虑不伸，而气先受病，故越鞠、四七始立也。郁之既久，火邪耗血，岂苍术、香附辈能久服乎，是逍遥、归脾继而设也。然郁证多患于妇人，《内经》所谓二阳之病发心脾，及思想无穷，所愿不得，皆能致病。""为证不一，或发热头痛者有之，喘嗽气乏者有之，经闭不调者有之，狂癫失志者有之，火炎失血者有之，骨蒸劳瘵者有之，疳生虫者有之。治法总不离乎逍遥、归脾、左金、降气、乌沉、七气等方，但当参究新久虚实选用，加减出入可也。（《医通》）（宜参《骨蒸》门和解方）"

（二）根据证候确定治法治则

《素问·脏气法时论》曰："肝欲散，急食辛以散之。""夫肝病者，厥阴之胜也，邪盛则正虚，故以辛之发散，以散其木郁，以辛之润，以补其肝气，以酸之泄，以泻其有余。所谓以所利而行之，调其气，使其平也。""脾病则土郁矣，故用苦味之涌泄，以泻夺之，以甘之缓补之。"

《伤寒论》记载：对"气郁"以小柴胡汤开肝胆之郁，能通六腑、安五脏、平阴阳、调气血，并可随证加减化裁；对"火郁"以栀子豉汤消火开郁，宣泄气机；对"水郁"的治疗，仲景抓住"小便不利"这个主症，用桂枝汤去桂加茯苓白术汤健脾利尿以祛水邪；对"痰郁"的治疗，仲景遵《内经》："在上者因而越之"的原则，采取因势利导的方法，用瓜蒂散吐之，使痰郁从口而出；对"湿热郁结"，仲景抓住"周身发黄"这一主症，将其分为湿热郁结于里、湿热郁结表邪不解和湿热郁阻三焦三种情况，设茵陈蒿汤、麻黄连翘赤小豆汤和栀子蘖皮汤；对于"血郁"设桃核承气汤以攻之。

《儒门事亲》中作出："诸风掉眩，皆属于肝，甲乙木也，木郁达之；诸寒收引，皆属于肾。壬癸水也，水郁泄之；诸气愤郁，皆属于肺。庚辛金也，金郁折之；诸湿肿满，皆属于脾。戊己土也，土郁夺之；诸痛痒疮疡，皆属于心。丙丁火也，火郁发之。"

《丹溪心法·六郁五十二》曰："气郁［香附（童便浸）、苍术（米泔浸）、抚芎］；湿郁（白芷、苍术、川芎、茯苓）；痰郁［海石、香附、南星（姜制）、栝蒌（一本无

南星、栝蒌，有苍术、川芎、栀子）］；热郁［山栀（炒）、
青黛、香附、苍术、抚芎］；血郁［桃仁（去皮）、红花、
青黛、川芎（抚芎亦可）、香附］；食郁［苍术、香附、山
楂、神曲（炒）、针砂（醋炒七次研极细）］。"［具体见本
节（二）宋金元时期 5. 元·朱丹溪］

《景岳全书·郁证·论情志三郁证治》曰："怒郁之
治……宜解肝煎、神香散，或六郁汤，或越鞠丸……思郁
之治：若初有郁结滞逆不开者，宜和胃煎加减主之，或二
陈汤，或沉香降气散，或启脾丸皆可择用……忧郁内伤之
治：若初郁不开，未至内伤，而胸膈痞闷者，宜二陈汤、
平胃散，或和胃煎，或调气平胃散，或神香散，或六君子
汤之类以调之。"［具体见本节（三）明清时期 1. 明·张
景岳］

（三）古代郁证其他治疗方法

在古代，除了传统的汤药、针灸治疗方法外，像按摩
导引、膏丸成药等方法也很常见。

1. 膏丹丸散

膏丹丸散治疗郁病，在古代涉及范围广泛，现将其分
列如下。

（1）《全生指迷方》

菖蒲散："若病患喜怒不常，独闭户牖而处，恶闻人声
者，盖阳气常动，因暴折而难决，肝胆气郁而不伸，故令
喜怒，谓之阳厥，宜铁落饮，无食肉，及菖蒲散。"

（2）《太平惠民和剂局方》

牛黄清心丸："治诸风缓纵不随，语言謇涩，心怔健

忘，恍惚去来，头目眩冒，胸中烦郁，精神昏愦。又治心气不足，神志不定，惊恐怕怖，悲忧惨戚，虚烦少睡，喜怒无时或发狂癫，神情昏乱。"龙脑芎犀丸："消风化痰，除心肺邪热，去头面诸风。治偏正头痛，心忪烦郁，面热目赤，痰热咳嗽，咽膈不利。"辰砂五苓散："治伤寒表里未解，头痛发热，心胸郁闷，唇口干焦，神思昏沉，狂言谵语，及治瘴疟烦闷未省者。"五香散："升降诸气，宣利三焦，疏导壅滞，发散邪热。治阴阳之气郁结不消，诸热蕴毒核，或似痈疖而非，使人头痛恶心，寒热气急。"预知子丸："治心气不足，志意不定，神情恍惚，语言错妄，怔悸烦郁，愁忧惨戚，喜怒少睡，夜多异梦，寐即惊魇，或发狂眩，暴不知人，并宜服之。"平补镇心丹："治丈夫、妇人心气不足，志意不定，神情恍惚，夜多异梦，怔悸烦郁，及少气多，四肢倦怠，足胫酸疼，睡卧不隐，梦寐遗精，时有白浊，渐至羸瘦。"

（3）《严氏济生方》

大藿香散："治忧、愁、思、虑、悲、恐、惊七情伤感，气郁于中，变成呕吐。或作寒热、眩满，不进饮食。"

（4）《世医得效方》

小七香丸："治郁怒忧思……气滞腰疼。"团参饮子："治因抑郁忧思，喜怒饥饱，病失节，至脏气不平，咳嗽脓血，渐成肺痿。憎寒壮热，羸瘦困顿，将成痨瘵。"

（5）《医方考》

阿胶散："肺虚有火，嗽无津液，咳而哽气者，此方主之。"大补丸："肾火从脐下起者，肾水衰也，此方主之。"

凉膈散："火郁上焦，大热面赤者，此方主之。"越鞠丸："诸郁者，此方主之。"郁金丸（出海上方）："治失心及心恙风。""七情内郁者，宜苏合香丸宽中散。""调肝散（出《直指方》）治郁怒伤肝，发为腰痛。"真珍散："治喜怒不常，忧思兼并，致脏气郁结，渐积涎饮，胸胀满闷，或腹疼痛，憎寒发热。"大藿香散（出《济生方》）："治忧愁思虑悲恐惊，七情伤感，气郁于中，变成呕吐，或作寒热，眩晕，痞满，不进饮食。"

（6）《古今名医方论》

逍遥散："治肝家血虚火旺，头痛，目眩，颊赤，口苦，倦怠，烦渴，抑郁不乐，两胁作痛，寒热。"

（7）《古方汇精》

开郁散："治惊痰瘀血，流滞心窍，及忧郁气结，致成失心癫痫诸症。"

2. 导引

导引术作为一种保健养生方法，主要是以呼吸吐纳、俯仰屈伸、运动关节的方式达到治病养生的目的。《养生导引法》详细论述了导引法。

"一法：两手向后，合手拓腰向上极势，振摇臂肘来去七。始得手不移，直向上向下尽势来去二七。去脊心肺气壅闷。"

"二法：两足两指相向，五息止，引心肺。去厥逆上气。极用力，令两足相向，意止引肺中气出，病患行肺内外展转屈伸，随无有违逆。"

"四法：以左手按右胁，举右手极形。除积及老血。"

3. 按摩神术

《华佗神方》曰："凡人肢节腑脏，郁积而不宣，易成八疾：一曰风；二曰寒；三曰暑；四曰湿；五曰饥；六曰饱；七曰劳；八曰逸。凡斯诸疾，当未成时，当导而宣之，使内体巩固，外邪无目而入。迨既感受，宜相其机官，循其腠理，用手术按摩疏散之。其奏效视汤液丸散神速。述如下：（一）两手相捉纽捩如洗手法。（二）两手浅相差翻复向胸。（三）两手相捉共按，左右同。（四）以手如挽五石力弓，左右同。（五）两手相重按徐徐捩身，左右同。（六）作拳向前筑，左右同。（七）作拳却顿，此是开胸法，左右同。（八）如拓石法，左右同。（九）以手反捶背，左右同。（十）双手据地，缩身曲背，向上三举。（十一）两手抱头宛转上，此是抽胁。（十二）大坐斜身，偏欹如排山，左右同。（十三）大坐伸两脚，即以一脚向前虚掣，左右同。（十四）两手拒地回头，此虎视法。左右同。（十五）立地反勾身三举。（十六）两手急相叉，以脚踏手足，左右同。（十七）起立以脚前后虚踏，左右同。（十八）大坐伸两脚，用当相手勾所伸脚着膝中，以手按之，左右同。上十八法不问老幼，日则能根据此三遍者。一月后百病悉除，行及奔马，补益延年，能食，眼明轻健，不复疲乏。"

（王小云、殷一红、黄旭春）

第二节　辨证治疗的现代文献研究

一、郁证中医证候的现代文献研究

随着人类疾病谱的变化和生活规律的改变，郁证的发病率逐年升高。郁证，有广义和狭义之分。广义之郁证在人体可表现在多种疾病过程中，或因病而郁，或因郁而病，可由诸多因素而致。狭义之郁证是指因情志不舒、气机郁滞所致的一类病证。临床以抑郁善忧、情绪不宁，或易怒善哭为主症。相当于现代医学"神经症""癔病""忧郁症""焦虑症""更年期综合征"等疾病。中医药治疗郁证具有一定优势，但是中医疗效的基础在于精准的辨证。现代文献关于郁证证候的研究集中于辨证、症状体征实验室指标和研究方法上，现分述如下：

（一）郁证的辨证研究

现代有关于郁证的辨证分型需要分清虚实、脏腑、气血等关系，如气郁、血郁、化火、食积、湿滞、痰结均属实，而心、脾、肝的气血或阴精亏虚所导致的证候则属虚。一般说来，气郁、血郁、火郁多与肝相关；食郁、湿郁、痰郁多与脾相关；而虚证证型则多与心脾相关。临床上亦常见虚实夹杂情况。

1. 实证

（1）气郁——肝郁

肝属木为阴尽阳生之脏，喜条达而恶抑郁，一有怫郁，即伤肝气。肝气郁结，则血行不畅，湿浊内生。浊阴上逆，扰乱神明而变生诸症。症见胸胁作胀或痛、精神抑郁、烦躁易怒、口苦、胸闷、善太息、脉弦。临床上多见于以下病种：

抑郁症：天津市中医医院程洪燕[1]对81例抑郁症患者中医证候特征的临床调查研究得出：抑郁症患者证候类型分布以气滞气逆为主，呈现多脏腑气机失调的特点，以脏腑兼证居多；认为抑郁症情志致病的核心病机是以气滞气逆为主的气机失调，核心证候是气机失调证。

围绝经期综合征（PPS）：陈家旭[2]对102篇期刊文献中围绝经期综合征的分型研究，归纳出PPS中医辨证分型中肝郁证为主要证型之一，其证候表现为胸胁作胀或痛、精神抑郁、烦躁易怒、口苦、胸闷、善太息、脉弦。

脏躁：陈柏莲[3]认为，人的精神意识和思维活动虽由心所主，但与肝的疏泄功能密切相关，肝的疏泄功能，有调畅气机，促进血液运行的生理作用，临床上如肝气郁结、肝火炽盛、肝血不足、肝阴不足、邪入少阳、枢机不利、肝木本虚等均可致肝的疏泄功能失常，气机失调，从而使情志活动异常而出现脏躁。

郑吉民等[4]抽取680例内科住院病历进行分析研究，其中符合肝郁证者计146例，占21.47%。在多系统的疾病中，以内分泌、消化、神经、心血管系统疾病为多；肝郁证具有女性较多（占55.48%）及中年人较多（占60.98%）的特点；中医辨证以兼有脾虚、血瘀、化热为多见。作者建议将胸胁腹部胀闷、疼痛、病势波动性大、脉弦列为肝郁证临床辨证的简化指标。

王岩岩[5]认为，肝郁证亦可根据郁证的深浅、轻重、虚实分为：初郁气结型——病程较短，情志失调，为肝气郁结，气机不畅升降失常，症见：心情抑郁、多疑善怒、易烦躁、胸胁胀满、嗳气太息、女性见乳房胀痛、月经失调等、舌质暗、脉弦；气郁化火型——部分患者气郁日久，则化火生热或患者体阳盛、肝气郁遏而有余，木火同气，相火悉成壮火，扰心而动，症见：焦虑、烦躁易怒、咽干口渴、便秘、失眠多梦、舌红苔黄燥、脉弦数等；肝郁脾虚型——症见：精神萎靡、多愁善感、倦怠乏力、胁胀、悲伤欲哭、厌食或喉中有异物感、纳呆、舌胖有齿痕、苔白腻、脉弦滑；阴虚火旺型——素体阴虚或郁证日久，肝阴渐耗，阴不制阳，虚火妄动，扰乱心神，症见：虚烦不眠、头目昏眩、急躁妄动、口渴咽干、女性或伴月经量多、经期延长等、舌红少苔、脉弦细。

（2）火郁——肝郁化火

刘燕红[6]认为其根本成因是情志致伤，肝失条达，疏泄失司而气滞；气滞郁结而化热生火。而郁热互结是其病理机制，临床表现特点，既有气滞，又有郁热，以头晕、胸闷、口干、脉弦、苔燥、舌质红为主症，一般都属实证，可分为下述三型：轻型——临床表现：头晕、胸闷、嗳气、情志不舒、咽中如梗状、胃脘痞满、口干而不多饮、手心热、便黄、纳谷乏味、夜寐多梦、有时两胁胀痛或周身窜痛、性情易怒、女子常见月经先后无定期、腹痛、乳胀、经量或多或少、经色紫、夹有瘀块、舌质红、苔薄、脉弦。

治以理气为主，清热为辅；中型——临床表现：头晕、心中懊恼、胸脘痞闷、两肋胀痛、不思饮食、口苦咽干、喜凉饮、手足心热、失眠多梦、牙龈出血、多言善怒、多疑善虑、小便深黄、大便干结 2~3 日一行、舌质红赤、舌底有青紫筋、苔薄微黄、脉弦数或弦滑。治以理气清热为主，佐以平肝；重型——临床表现：头晕胀痛、口干而苦、性情急躁、胸闷胁胀、嘈杂吞酸、五心烦热、夜不能寐、小便黄赤、大便秘结、女子月经闭而不行或经行量多或面颊烘热、四肢逆冷、口燥烦渴、舌质红赤、苔薄黄或黄腻、脉弦数有力。治应以清泄肝火为主，辅以理气解郁，调其升降之机，使肝经郁热得以解除。

吴健[7]认为，六淫外感、七情内伤，以及痰饮、瘀血、宿食内停、气血不足、津液亏乏等，甚至火热病邪也会阻滞气机，成为加剧火郁的因素，而产生新的火热病证。火郁形成于内，必有病证形诸于外。火郁的基本特征是：情绪易激易怒、胸中灼热如焚、目眩多泪、口苦便结。常见的临床表现有：每因精神刺激而发、起病急骤、头痛目眩、耳鸣耳聋、口苦咽干、胁肋灼痛、胸膈灼热如焚、烦躁易怒、身目尿黄、间有失眠、恶梦惊扰、大便干结、舌红、苔黄干、脉弦数，甚或面红耳赤、吐衄、咯血。肝脉系于两目，上额与督脉会于巅顶，肝胆互为表里，经气相通，火郁内盛，伤津损血，冲逆内扰。

李健美[8]认为，更年期郁证病理特点以肾阴虚为本，心肝郁火为标，患者每因郁致病，复因病致郁，互相影响，恶性循环。心肝郁火则症见月经失调、经行不畅、胸闷烦躁或郁郁不乐、夜寐不熟、时悲伤欲哭、健忘、口渴不欲饮、舌苔黄白腻、脉细弦。

（3）血郁

肝气郁结，气血瘀滞，患者表现为精神抑郁、性情急躁、头痛、失眠、健忘、胸胁刺痛或身体某部有发冷或发热感、妇女经闭或月经不调、舌质紫暗或有瘀点瘀斑、脉沉弦或涩。程洪燕等[1]统计81例抑郁症患者中气滞血瘀证占7.41%。

李凤文等[9]对100例高血压病、冠心病、胃溃疡病中辨证为肝郁证的患者进行5-羟色胺含量、甲皱微循环、血小板聚集率及其超微结构、细胞免疫功能等实验指标观察研究，发现肝郁多伴有血瘀证。结合动物实验，提出了关于肝郁-气滞-血瘀的理论构图："肝郁"是高级神经活动紊乱而表现出的一组症候群，情志异常是主要原因；"气滞"为情志异常引起机体调控功能失常而致内环境稳态失衡而导致的生理病理过程；"血瘀"是在上述气滞病理变化过程的综合影响下最后造成血液有形成分的黏凝聚状态，或出现高脂浑浊血液或渗出出血等病理特征。

（4）食郁

崔瑛[10]详细论述了有关食郁证候，认为有以下4步：一是要辨识所郁脏腑，食郁证责之于肝脾，辨证时不可将病证归结于某个单一脏腑，但要有所侧重，如果情志过极，神志异常症状明显，还需要将心主神明考虑在内；二是要辨识证候虚实，气滞食郁性多为实，饥饱无常，食积难消亦属实，素来脾胃虚弱，不能运化水谷精微，又遇情志刺激而患食郁，这就属于虚实夹杂之证；三是辨识症状：情志忧郁、精神不振、胸胁胀闷、善太息、不思饮食、脘腹胀满、嗳腐吞酸等；四是辨识脉象，食郁之脉多为沉滑，沉者主里，滑者主食滞。

（5）痰郁

痰郁证每因肝郁乘脾、脾不健运、湿浊内生、凝聚为痰、痰气郁结所致。临床上症见咽中不适、如有异物梗阻、咯之不出、咽之不下、有时咳嗽吐痰、胸中满闷或胸胁痛、舌苔白腻、脉弦滑。

痰郁证在郁证的辩证分型中占据非常重要的地位。王东梅[11]等总结有关文献，将抑郁症大致分为5型：肝郁气滞型、肝郁化火型、痰湿郁结型、心脾两亏型、肝肾不足型。李杰[12]将抑郁症也分为5型：肝气郁结型、痰浊内蕴型、瘀血遏阻型、心脾两虚型、肝肾阴虚型。武成[13]等参考1981年中国中西医结合学会精神卫生专业委员会制定的《精神疾病中医辨证分型诊断标准》将抑郁症分为：痰热型、寒湿型、虚热型。赵志升[14]对于神经性焦虑、抑郁症症候群统辨为肝气郁结、痰气交阻。李辅仁[15]把老年性抑郁症分为心肝火旺、瘀血阻滞型及肝郁痰阻、心脾两虚型论治。胡随瑜等[16]采用临床流行病学调查方法，对全国东西南北方8个调查点1977例情感性障碍抑郁发作患者进行了中医辨证及证候指标调查。结果抑郁症患者存在12种证候类型，依据其构成比大小，肝郁痰阻证13.4%，排在第3位。

（6）湿郁

湿郁证多因肝郁抑脾、脾不能运化水湿、湿郁于中、清阳不升、浊阴不降所致。症见胁胀脘闷、肢节酸痛、身重、头昏而沉、倦怠嗜卧、不思饮食、遇阴天寒凉或情志所伤则发、舌苔薄腻、脉沉涩而缓。临床易与痰郁合并出现。

2. 虚证

（1）心脾两虚

脾为后天之本，主升清而司运化。郁证日久，脾失健运，则血之化源不足致血虚，心失血养，临床可见多思善虑、精神萎靡、对生活工作不感兴趣、食欲不振、面色不华、心悸胆怯、少寐健忘、头晕乏力、舌质淡、脉细弱。

临床中有许多情志不遂的郁证患者，不但有性情抑郁、多愁善虑、易怒善哭等表现，还多兼有脾郁或脾虚症状，临证时往往以不思饮食或食欲不振为主诉，多见神情疲怠、脘腹胀满或胀痛、吞酸嗳气、纳呆食少、肠鸣、大便不调、苔腻等。现代实验研究亦表明[17]，绝大多数抑郁症存在胃电节律紊乱，以胃蠕动减弱为主，体表胃电参数 AP、FP 明显低于正常健康人，发现其餐后胃运动优势幅值较正常人低。病人就诊时往往希望医生能帮助改善其食欲，增强消化动力。病人一旦胃口开，食欲转好，则性情抑郁亦有明显改善。

胡随瑜等[16]调查 1977 例情感性障碍抑郁发作患者，发现心脾两虚证占 12.8%，为抑郁症常见中医证型的第 4 位。临床上多因肝气久郁伤脾、脾气不足而致虚证，临床上以精神恍惚、心悸胆怯、食少、腰酸腿软、面色不华、舌质淡为主要表现；久郁伤神，心气耗伤，营血暗耗，不能奉养心神，症见精神恍惚、心神不安、多疑易惊、悲忧善哭、喜怒无常或时时欠伸、舌质淡、苔薄白、脉弦细。此证多见于妇女，常因情志刺激而诱发；忧愁思虑，久则损伤心脾，气血化源不足，气血亏虚，心失所养，则症见心脾两虚证候：多思善虑、心悸胆怯、失眠多梦、健忘、头晕目花、神疲气短、食欲不振、面色不华、舌质淡、脉细弱。

（2）阴虚火旺

由于久郁化热，耗伤阴血，不能奉养于心，又阴虚内热，虚阳上浮，扰动心神，则心烦、少寐、眩晕、易怒、手足心热或滑精腰酸、妇女则月事不调、舌质红、脉弦细而数，治宜滋阴清热，养心安神。

赵建民[18]等考虑郁证后期，脾胃大伤，脾胃阴液亏乏或阳气虚损，表现为痴呆状、默默不欲饮食、失眠烦躁，此时应扶正兼顾祛邪。

虚实二证临床上多有兼夹。

3. 其他

（1）从脾辨治

杨正春[19]等通过临床研究认为在抑郁症的中医辨证中，应重视与气虚的关系，治疗上也应充分考虑调理脾胃，鼓舞中州，促进气机升降运动，使机枢通利，由此则气旺流畅，情绪正常，诸证皆除。

彭计红[20]、张丽萍[21]认为脾胃与神志相关在抑郁症的发病中占有重要地位，导致抑郁症的诸多病理因素的产生与脾病密切相关，因此，调理脾胃气机对抑郁症的治疗具有重要的作用。

赵建民等[18-22]通过对大量郁证患者的临床观察，总结了治郁证当立足于脾胃，兼顾心肝，并据脾胃受伤程度将郁证分为初期、中期、后期。郁证初期——分为肝气郁结、肝郁化火两型，肝气不调，初犯脾胃，病证表现为急躁易怒、焦虑不安、两胁胀满、不思饮食、失眠多梦、脉弦或细；郁证中期——分为肝郁脾虚、痰湿中阻、心脾两虚、痰瘀互结四型，脾胃受伤，气机郁滞而化痰、化湿、化火、化瘀，病证表现为不欲饮食、胃部或胀或堵、身乏头重、面呆情痴；郁证后期——分为肝肾阴虚、脾肾阳虚两型，脾胃大伤，脾胃阴液亏乏或阳气虚损，表现为痴呆状、默默不欲饮食、失眠烦躁。伴有精神病性症状者，必为中后期，多为夹瘀夹痰，甚或肝肾亏虚。抑郁症临床辨证，往往过于繁杂，难于掌握，而从脾分期辨治，用一条主线贯穿，易于把握。

（2）从肝辨治

陈柏莲[3]认为，肝的疏泄功能，有调畅气机，促进血液运行的生理作用，临床上从肝气郁结、肝火炽盛、肝血不足、肝阴不足、枢机不利、肝木本虚论治脏躁，均可获良效。

（3）从肺辨治

韩承谟[23]认为，肺主气、主治节，气调则营卫气血、五脏六腑皆协调而顺，反之则病。郁证之病因是情志内伤，病理变化与脏腑关系密切。肺是主脏，病变以气滞为主，病机是气血不畅，升降之机失常。

（4）从卫气营血辨治

富文俊等[24]认为，按照卫气营血辨证论治抑郁症，基本可与现代医学的抑郁症对应起来，并且对应得相当自然。卫分证对应恶劣心境，气、营、血分证分别对应抑郁症的轻、中、重三种程度。

（二）郁证的症状体征实验室指标的研究

1. 常见症状

杨关林等[25]对100例抑郁症患者进行中医证候的临床流行病学调查。结果显示抑郁症患者最常见的症状分别是精神抑郁、神疲、烦躁、面色异常、睡眠质量差等，这些症状的发生率均在95%以上；患者以肝气郁结和肝郁脾虚型最为多见，二者所占的百分比均为35%，其次为心胆气虚型和忧郁伤神型。所以，治疗抑郁症患者时要着重改善其主要症状，应重点从肝论治，同时注意调理脾胃。

中国中医科学院西苑医院[26]探讨了抑郁证核心症状、其他症状在中医辨证分型的分布规律。根据中医辨证分型将入组患者分为5个证型组，肝郁气滞、肝郁脾虚、肝郁痰阻、心脾两虚、心肾不交。中医证候由核心证候、基本证候、其他证候组成。其中核心症状为情绪低落、兴趣丧失、缺乏愉快感、多愁善感、易哭善太息、抑郁悲观厌世。研究发现，核心症状在五组证型中的分布比例无明显差异，但肝郁痰阻型的核心症状评分最高，说明肝郁痰阻型的症状较其他四型为重；其他症状为动作减少、动作迟缓、多动、入睡困难、睡眠浅、多梦、早醒、嗜睡、焦虑、易激动、强迫思维、行为阻滞、言语阻滞、情绪不稳、思维阻滞。在其他症状中，动作迟缓在肝郁痰阻型中所占比例较心脾两虚、心肾不交型均高。早醒与嗜睡为两个相对症状，早醒在肝郁脾虚组出现频率较心脾两虚多，嗜睡则恰恰相反。强迫思维在肝郁气滞型中分布最多，明显高于肝郁痰阻型和心脾两虚型。情绪不稳在心脾两虚型中分布最多，在肝郁痰阻型中分布最少。

2. 舌象研究

陈文姬[27]等发现，在 200 例抑郁症患者中，舌象异常者 176 例。舌色异常以暗红最多，红舌、青紫舌次之；舌形异常依次为舌点刺、舌齿痕、舌胖大、舌娇嫩；舌苔异常为白腻苔、黄腻苔多见。

3. 心率变异特点

张谦等[28]对焦虑抑郁病人按不同中医证型分组，测定其心率变异性的时域、频域指标，并与正常对照组进行比较来探讨不同中医证型的焦虑抑郁病人的自主神经功能的变化。发现肝郁痰阻型、心脾二虚型和肝郁气滞型焦虑抑郁病人存在心率变异性自主神经功能的紊乱和心率变异性的降低，以迷走神经功能的降低更明显。肝郁痰阻型和肝郁气滞型比心脾二虚型焦虑抑郁病人上述改变更明显，更需尽早发现自主神经功能紊乱引起的病变。

4. 其他指标的研究

杜巧琳[29]等对辨证属肝郁气滞、肝郁脾虚、心脾两虚、肝肾阴虚证的 150 例抑郁妇女，进行抑郁量表的评定以及内分泌和 T 淋巴细胞亚群的测定，并进行中医证候量表的评定，进行内分泌、免疫指标和中医证候的相关性分析。发现肝肾阴虚证 FSH 与证候分成正相关,肝肾阴虚型抑郁症的内分泌表现紊乱,其中 FSH、LH 升高可能是其特异性的指标;其免疫系统处于抑制状态。

沈莹[30]等通过对文献的学习,认识到,P300 作为认知电位,对抑郁症的认知功能评定有着确切的意义。目前抑郁症在中医中的分型尚不统一,对于某一种抑郁症的中医分型,其辨证论治一直缺乏客观的指标来支持,所以设想 P300 对于不同的中医分型可能存在不同的 P300 结果,如果该假设成立,那对于中医证候学在基础理论方面的研究会有很大的指导意义。

李蕾等[31]随机选取了 60 例抑郁症患者和 40 例健康者,抑郁症分为痰热型、瘀血型、虚热型、寒湿型 4 型,分别与健康者的 10 种血清微量元素对照。结果显示 4 型中的碘元素含量均较正常人偏低,痰热型铁、锂含量升高,锌含量降低;瘀血型锌含量降低;虚热型锂、镍含量升高;寒湿型铜、镍升高,锌、锰含量降低。提示证型不同,10 种血清微量元素的结果不同,为中医郁病的辨证论治可提供客观化依据。

(三)郁证证候的方法学研究

1. 证候自评量表的研制

王哲等[32]采用临床流行病学调查、条目分析及经验性筛选等方法建立量表,通过对 454 例受试者的检测(307 例抑郁症患者,147 例健康人对照),从 75 项未经临床检验的条目中最终筛选 21 项条目,编制简明抑郁症中医证候自评量表。结果量表 Cronbach's 为 0.915,重测相关系数是

0.916，分半信度系数为 0.894，因子分析显示量表结构效度较好，从而为中医、中西医结合提供临床筛查、评估抑郁症的工具。

刘兰英等[34]对 80 例抑郁症患者进行了中医辨证分型。首次将不同证型的四诊结果，按照精神症状、躯体症状、饮食二便、睡眠、舌苔脉象等 5 项因子进行归纳分类，制定出中医证型量化评分量表，观察该量表评分情况。结果发现各证型之间在躯体症状、饮食二便、睡眠评分上有显著差异。提示中医证型量化评分量表可相对定量地反映患者不同证型之间的严重程度差异（P < 0.05），预示治疗后其临床疗效可能也不尽相同。

2. 证候流行病学调查的研究

陈泽奇[34]等用 Kappa 一致性检验抑郁症常见中医证候临床流行病学调查表，提示其具有可靠性和实用性。

唐启盛等[35]制订了《抑郁症中医证候观察表》，进行中医症状和汉密尔顿抑郁量表（HAMD）评定，并将中医症状归纳为 16 个因子，与 HAMD 因子进行相关性研究。结果：对于代表抑郁症核心症状的 V 阻滞因子，各项中医证候因子仅肾精不足、肾阳虚与之有相关性。相关性较高的为肾精不足因子，相关系数为 0.290。故结论认为，肾精不足是抑郁症的基本病机之一，肾虚肝郁是抑郁症的主要证型之一。

周玲等[36]根据临床流行病学调查获得的抑郁症病例四诊资料，经过动态聚类和探索性因子分析，结合中医辨证，得到每个病例所属的证候，而后，比较不同群体特征的证候类型构成及其与西医临床类型的关系。结果发现397例抑郁症患者6种证型构成从高到低依次为肝气郁结、心神不宁证，心脾两虚、湿浊中阻证，心肝气郁、痰浊阻滞证，心肝气郁、经络不和证，心肾两亏、气滞络痹证和心肝气郁、化热扰神证。

陈文垲等[37]根据临床流行病学调查获得的抑郁症病例四诊资料，通过动态聚类和探索性因子分析等方法，分析抑郁症的主要特征，归纳基本证候类型，分析不同群体特征的证候类型及其与西医临床类型的关系。结果：抑郁症主要证候为心脾两虚、湿浊中阻，肝气郁结、心神不宁，心肾两亏、气滞络痹，心肝气郁、痰浊阻滞，心肝气郁、化热扰神和脾肾两虚。病位在心（脑）肝，涉及五脏。病机以神气郁结为主，实多虚少。实为气郁、痰湿、火热、络阻，虚为气阴不足、血亏，少见阳虚。

曲淼等[38]通过聚类分析方法分析抑郁症中医证候的分型。初步拟订6个中医证型，即：心胆气虚型、气虚血瘀型、心肾不交型、脾肾两亏型、肾虚肝郁型、气郁化火型。

彭计红等[39]从循证医学角度把抑郁症的中医辨证分型研究与临床流行病学及医学统计学接轨，运用聚类分析方法，结合专业知识，对所有调查资料进行分型研究。结果提示，抑郁症临床可分为肝气郁结、心神抑郁型，痰瘀交阻、阴虚神郁型，肝郁化火、心神被扰型，脾气亏虚、心神失养型，心阴不足、虚火内扰型，心血亏虚、气机郁结型6种主要证型，使抑郁症辨证分型更客观明了，临床实践也更有可操作性。

3. 文献研究

章洪流[40]等遵循循证医学的原则，系统检索并分析了1994年1月至2004年1月共10年的相关文献，对抑郁症常见证候进行了总结分析，检索到的有关抑郁症中医证型研究的文献51篇，其中2篇内容相同，以1篇计，共50篇文章，其中出现率在5次以上的中医证型分别为肝气郁结、心脾两虚、肝郁脾虚、肝肾阴虚、气滞血瘀、肝郁化火、阴虚火旺。

赵燕等[41]对近10年抑郁症文献资料的统计分析，遵循循证医学原则，应用EpiData 3.0建立数据库，将符合纳入标准的文献进行二次录入核对，运用SPSS 12.0软件对证候及证候要素进行频次分析。结果显示，出现频次前3位的证候是肝气郁结、心脾两虚和肝郁脾虚，出现频次前3位的病位类证候要素为肝、脾、心，出现频次前3位的病机、病性类证候要素是气滞、气虚和阴虚。由于目前抑郁症中医临床证候类型分布十分分散，所以临床辨证的个体性差异大。而证候要素对临床辨证的覆盖率较好，能够更好地统一、规范临床辨证。

陈家旭[42]对102篇期刊文献中围绝经期综合征（PPS）的分型，通过百分位数计算结果，取累积频率为25百分位数以上的证型作为PPS的主要证型；取各证型累积频率为75百分位数以上的症状、体征作为各证型的主要症状体征；归纳出PPS中医辨证分型为肾阳虚证、肾阴虚证、肾阴阳两虚证、心肾不交证、肝郁证、心脾两虚证。肾阳虚证的主要症状和体征为：舌边有齿痕、舌淡、舌胖嫩、形寒肢冷；肾阴虚证为：头晕、舌质红、耳鸣、烘热汗出、腰膝酸软；肾阴阳两虚证为：头晕、腰膝酸软、耳鸣；心肾不交证为：心悸、怔忡、失眠；肝郁证为：胸胁作胀或痛、精神抑郁、烦躁易怒、口苦、胸闷、善太息、脉弦；心脾两虚证为：心悸、舌淡、纳少、失眠。

4. 专家问卷

根据两轮专家问卷[43-45]，采用德尔菲评价法进行问卷分析，结果表明：肝郁气滞证、肝郁脾虚证、肝郁痰阻证、心脾两虚证、肝郁血瘀证是抑郁症的备选常见中医证候。情绪抑郁、多愁善虑、倦怠乏力、舌质淡红或淡白、纳差、脉细或弦细等证候指标可作为抑郁症肝郁脾虚证的主症；情绪低落、面色萎黄、舌质淡胖或有齿痕、脉沉细或细弱、心悸、疲怠乏力、纳差等证候指标可作为抑郁症心脾两虚证的主症；情绪抑郁、善叹息、胸胁、乳房或少腹胀痛和脉弦可作为肝郁气滞证的主症；情绪抑郁、表情沮丧、神思迟钝、胸胁胀闷和苔白腻、脉弦滑可作为肝郁痰阻证的主症。

抑郁症现存中医证候诊断标准主要有以下几个：1997年发布的《中华人民共和国国家标准中医临床诊疗术语·证候部分》（简称"国家标准"）、1994年发布的《中华人民共和国中医药行业标准·中医病证诊断疗效标准》（简称"行业标准"）、中国中西结合精神障碍学会1991年昆明会议制定的《抑郁症的中西医结合辨证分型诊断标准》（简称"学会标准"），另外就是科研课题标准，如国家十五攻关课题"抑郁症中医证治规律研究"制定的标准（简称

"科研标准")。由于人们普遍认识到目前抑郁症的中医药研究中存在着许多问题，主要是诊断标准不统一，疗效评价标准不统一，导致诊断不明确以及疗效评价不够客观，因此难以对中医药治疗抑郁症的整体状况给以客观、科学的评估。实现抑郁症中医证候诊断的标准化和规范化，是客观评价中医药治疗抑郁症的整体状况并进一步提高疗效的前提。吴崇胜等[46]提出可以以循证医学与临床流行病学的方法，通过规范名词术语、专家问卷、流行病学调查、隐变量分析、受试者工作特性曲线法确定诊断临界值等步骤，建立起具有科学性、权威性的抑郁症中医证候诊断标准。南京中医药大学的科研团队[20,27,37,39]、中南大学湘雅医院中西医结合研究所[43-45]等单位已经在此领域做了大量的工作，亟待他们能尽快研制出统一规范的中医郁证诊断标准、疗效评价标准。

（肖静、王小云）

参考文献

［1］程洪燕，武成．81 例抑郁症患者中医证候特征的临床调查．天津中医药大学学报，2010，29（3）：130-131.

［2］陈家旭，万霞，胡立胜．围绝经期综合征辨证分型的文献研究．中华中医药杂志，2006，21（11）：649-651.

［3］陈柏莲．脏躁从肝论治．光明中医，2003，18（1）：24-25.

［4］郑吉民，罗仁，陈健，等．试探肝郁证的临床规律：附 146 例资料分析．中医杂志，1989，（10）：39-40.

［5］王岩岩．浅析郁证治疗中治肝诸法的运用．光明中医，

2008，23（10）：1593 – 1594.

［6］刘燕红．浅谈气郁化火致郁证的辨证施治．江西中医药，2007（12）：20.

［7］吴健．火郁证的辨证论治探析．上海中医药杂志，2009，43（11）：39 – 40.

［8］李健美．更年期郁证的辨治体会．南京中医学院学报，1990，10（2）：50 – 51.

［9］李凤文，须惠仁，张问渠，等．肝郁气滞血瘀的临床和实验研究．中医杂志，1991（10）：46 – 48.

［10］崔瑛．浅谈对食郁证的认识．江西中医药，2008，39（4）：12 – 13.

［11］王东梅，段华．抑郁症的中医药治疗现状，中医研究，2000，13（3）：40.

［12］李杰．浅谈抑郁症的辨证施治．湖北中医杂志，2002，24（4）：28.

［13］武成，李慧吉．心理疾病——抑郁症的诊断与中医分型．天津中医，2001.18（1）：5.

［14］赵志升．抑虑康治疗神经性焦虑、抑郁征群90例，江苏中医，1998，19（10）：26.

［15］张剑．李辅仁治疗老年抑郁症经验．中医杂志，2000，41（4）：208.

［16］胡随瑜，张宏耕，郑林.1977例抑郁症患者中医不同证候构成比分析．中国医师杂志，2003，5（10）：1312 – 1314.

［17］童强，王小虎．抑郁症患者体表胃电参数的变化及盐酸帕罗西汀影响的研究．中华实用医学，2001（9）：9 – 10.

［18］赵建民，张润杰，赵占宏，等．郁证从脾分期论治．河北中医，2004，26（5）：349 – 350.

［19］杨正春，童建明．抑郁症的中医病机再探讨．泸州医学院学报，2006，29（3）：220．

［20］彭计红．抑郁症与脾脏之关系考释．中医药学刊，2003，21（11）：1833．

［21］张丽萍．抑郁症治疗中重视调理脾胃气机的作用探讨．陕西中医，2005，26（1）：45．

［22］赵健民，赵占宏，陈红梅．再论郁证从脾分期论治．全国中西医结合学会精神疾病专业委员会第十届学术会议论文集，2010：185－186．

［23］韩承谟．从肺论治郁证刍议．中医药学刊，1989（1）：21．

［24］富文俊，徐志伟．从卫气营血辨证论治抑郁症的理论探讨．中国中医药现代远程教育，2008，（11）：1310－1312．

［25］杨关林，王文萍，王健，等．抑郁症中医证候的临床流行病学调查．辽宁中医杂志，2008，35（2）：180－181．

［26］李跃华，肖爽．抑郁证核心症状、其他症状在中医辨证分型的分布规律．环球中医药，2010，3（6）：431－434．

［27］陈文姬，陈文垲．200例抑郁症患者舌象研究．南京中医药大学，2006，22（1）：16－17．

［28］张谦，栾童，吴爱勤．不同中医证型焦虑抑郁病人心率变异特点．医学研究杂志，2008，37（9）：77－80．

［29］杜巧琳，王小云，韩丽琳．女性抑郁症内分泌免疫与中医证候相关性考释．中医药学刊，2004，20（10）：1836－1838．

［30］沈莹，王伟，金卫东．不同中医证型抑郁症与P300的关系．浙江中医杂志，2011，46（5）：385－388．

［31］李蕾，郭小青，白泽慧．抑郁症中医证型与10种血清微量元素相关性探讨．辽宁中医杂志，2007，34（4）：385－386．

[32] 王哲，胡随瑜，陈泽奇，等. 简明抑郁症中医证候自评量表初步编制. 中国行为医学科学，2005，14（10）：945-947.

[33] 刘兰英，孙建华. 抑郁症中医证型量化评分特点研究. 中医药临床杂志，2008，20（6）：573-574.

[34] 陈泽奇，郑林，张宏耕，等. 抑郁症常见中医证候临床流行病学调查的 Kappa 一致性检验. 中国现代医学杂志，2003，13（14）：32-33.

[35] 唐启盛，曲淼，徐向青，等. 抑郁症中医证候的相关性研究. 中医药学刊，2005，23（12）：2031-2133.

[36] 周玲，陈文垲，梅晓云，等. 抑郁症中医证候的群体分布特点及其相关因素研究. 中国中西医结合杂志，2006，26（2）：106-109.

[37] 陈文垲，周玲，梅晓云，等. 571 例抑郁症中医证候学临床流行病学调查. 浙江中医杂志，2007，42（5）：262-264.

[38] 曲淼，唐启盛，裴清，等. 抑郁症中医证候的聚类研究. 吉林中医药，2007，27（11）：10-12.

[39] 彭计红，张同远，梅晓云. 抑郁证辨证分型研究. 中医学报，2011，26（12）：1448-1449.

[40] 章洪流，王天芳，郭文. 抑郁症中医证型的近 10 年文献分析. 北京中医药大学学报，2005，28（3）：79-81.

[41] 赵燕，王天芳，于春光，等. 抑郁症中医证候及证候要素分布特点的文献研究. 中医杂志，2006，17（9）：691-693.

[42] 陈家旭，万霞，胡立胜. 围绝经期综合征辨证分型的文献研究. 中华中医药杂志，2006，21（11）：649-651.

[43] 张海男，胡随瑜，陈泽奇，等. 抑郁症常见中医证候类型第一轮专家问卷分析. 湖南医科大学学报，2002，27（6）：519-521.

[44] 彭贵军，胡随瑜，张海男. 抑郁症肝郁脾虚、心脾两虚证

证候标准第二轮专家问卷分析. 湖南中医学院学报，2003，23（5）：37－39.

［45］宋炜熙，胡随瑜，张海男，等. 抑郁症肝郁气滞、肝郁痰阻证证候标准第二轮专家问卷分析. 中国临床康复，2004，8（3）：488－489.

［46］吴崇胜，陈家旭，胡立胜. 抑郁症中医证候诊断标准研究方法探讨. 中医药学刊，2006，24（6）：1015.

二、郁证治则的现代文献研究

实者泻之，虚者补之，调整脏腑、气血，扶正祛邪为郁证论治的重要治则。郁证的辨证论治应当以此治则为指导，根据患者虚实、脏腑、气血、正邪，制定郁证的各种治法进行辨证论治。

（一）实证：疏通气机

一般来说，疾病的转变是由表入里，由轻变重，由简单到复杂的过程，因此，在治疗郁证的过程中掌握其发生、发展规律及其传变途径，做到早期诊断，有效治疗，治在疾病发作、加重之先。郁证的基本病机是气机郁滞，气机运行失常，气血逆乱，升降失司，故在治疗的过程中以理气开郁、疏通气机为基本原则，也是郁证最重要的治则，故治疗要采取调气开郁之法，使气血调和，气机流畅。调气之法，逆则降之，滞则行之，结则开之，实则泻之，以调气开郁。根据病机变化，初病因气滞而兼有化火、血瘀、痰聚、湿滞、食积等属实证者，在理气同时应兼施降火、活血、化痰、除湿、消食之法，"木郁达之，火郁发之，土郁夺之，金郁泄之，水郁折之"，用药不宜峻猛，注意理气而不耗气，清热而不败胃，活血而不破血，祛痰而不伤正，除湿而不伤阴，以防实证转化为虚证，使病情加重，病程延长。

（二）虚实夹杂：虚实兼治

由于郁证病程较长、病机复杂，受体质与宿疾之影响，易出现本虚标实、虚实夹杂之证。郁证之本虚即气血亏虚，脏腑功能下降，邪实即气郁、痰阻、阳亢、血瘀等，治当补虚泻实。对虚实互见者，则当虚实兼顾，依据病情调整攻补的比例，或扶正祛邪并重，或祛邪为主，兼以扶正，或扶正为主，兼以祛邪。如实证表现重于虚证时，以理气、活血、降火、化痰、祛湿、消食为主，而以养心安神、补肾益脑、调理脾胃、滋养肝肾为辅。当郁结之症稍减，或郁证日久虚象渐现，虚证表现重于实证时，就应逐渐加大补益之力，而不可专事攻伐，从而做到攻补兼施，补虚而不留邪，攻邪而不伤正，最终达到邪去正存的目的。

（三）虚证为主：虚则补之

如素体体虚，或天癸竭，脏腑功能不足，或病情失治，病程缠绵不愈，久病由气及血，由实转虚，而见久郁伤神、心脾俱亏、肝肾阴虚、气血俱损等虚证时，应根据损及的脏腑及气血阴阳亏虚的不同给予不同的治法，或养心安神，或补益心脾，或滋养肝肾，或补益气血。在虚证的治疗中，应注意补益心脾而不过燥，滋养肝肾而不过腻。

（四）怡情易性，贯穿始终

中医认为，郁证涉及脑、肝、脾、肾、肺、心等多个脏腑和全身的气血阴阳，从始至终与全身的气机活动密切相关。郁证论治一定要有从多脏腑出发的整体观念，全面考虑影响机体的相关问题并有机地协调起来。在中医治疗郁证中，五脏藏五神主五志是中医学情志学说的核心内容，也是指导郁证诊治的理论基础。情志治疗通过调动患者战胜疾病的积极性，树立起乐观主义精神，正确对待疾病，则有利于本病的康复和痊愈。清代叶天士在《临证指南医案·郁》中指出："郁证全在病者能移情易性。"因此情志治疗应当作为郁证治疗的重要措施贯穿于治疗始终。

三、郁证治法的现代文献研究

郁证是由于各种原因引起的气机郁滞，神机不畅，脑神与心神、肝魂、脾意、肺魄、肾志及其之间的功能失调，脑神不得伸展导致的以情绪低沉为主要精神症状的疾病。《内经》关于以五脏为主体、藏五神主五志，外应四时气候变化，内与六腑、五官、筋骨肌肉等相联系的藏象学说，奠定了中医从多脏腑论治郁证的理论基础。气机的升降出入是人体脏腑功能的体现，也是人体各脏腑之间相互影响从而实现和保持人体整体性的重要途径。郁证的治疗应以升清降浊为治疗大法，调整五脏六腑功能。升清，即温阳益气滋阴养血，以扶正、调和五脏；降浊，即行气活血化痰除湿，以祛邪、通利脏腑[1]。

（一）脏腑论治

中医学认为郁证为情感病，以气郁为先导，治疗强调理气解郁，调畅气机，调整全身气血，从而使人体的气畅郁舒，同时施以精神治疗，调畅情志。五脏中与思维情绪变化等精神活动联系最密切的是肝，杨林[2]认为肝在郁证的发生、发展中起主要作用，其从肝论治，将郁证分为肝郁气滞、肝郁化火、肝郁血瘀、肝郁脾虚、肝郁血虚、肝郁痰阻、肝郁气虚、肝郁肾虚等证型，分别给予疏肝理气、清肝泻火、疏肝活血、疏肝健脾、疏肝养血、疏肝涤痰、疏肝补肝、养肝滋肾等治法。

1. 从肝论治

（1）疏肝解郁

郁证的基本病机是气机郁滞，故治疗的基本原则是理气开郁。"肝主疏泄"，因此疏肝法是治疗郁证的常用法则，目的在于解除肝郁气滞，恢复肝的升发疏泄功能。王桂平[3]等总结了疏肝法在郁证中的临床运用，认为可以从疏肝理气、疏肝健脾、疏肝通络等三个方面进行治疗。肝性喜条达而恶抑郁，若情志不遂，肝气郁结于肝经，胸胁胀痛，走窜不定，疾病随情志波动而增减，则以疏肝理气为法，予柴胡疏肝散加减；若因脾虚气弱，运化失健，肝木乘虚，横逆脾所致，则以疏肝健脾为法，予四逆散合四君子汤加减；肝主疏泄，主要是指人体气机的升降与调畅，若气机不畅，升降失司则表现为肝气郁结，气血不畅，瘀血阻滞于肝络，不通则痛，则以疏肝通络为法。但王桂平[3]等同时提出应用疏肝法时应注意两点：一是不能泛用、过用，使用时做到中病即止，因理气药多为辛温苦燥之品，易耗气伤津，特别对于气虚及阴虚者，更应掌握其适应证；二是要根据肝失疏泄的病因及其所影响脏腑的寒热、虚实不同情况，而结合应用其他治法，这样方可提高疗效。

人的情感是以五脏为生理基础的。如果肝脏禀赋不足，肝之疏泄不及，就会使人体气机失于调畅，五脏六腑气血失和，因此肝失疏泄，气机郁滞，以致脏腑阴阳气血失调而引起郁证。翟丽丽[4]等认为肝脏与思维情绪变化等精神活动联系最为密切，肝失疏泄，气机郁滞不能舒展，出现情绪低落、悲伤忧虑等，随着病情的发展，精神和躯体症状会进一步加重，故应以疏肝解郁为郁证治疗大法，改善诸症，应用柴胡疏肝散合逍遥散来治疗抑郁症，并与西药阿米替林相比较，其临床疗效无统计学差异。关晓光[5]等认为抑郁症属情志方面疾病，是情志不舒引起的脏腑气机不畅、肝气郁滞、疏泄功能失调导致的。通过对临床30例抑郁症患者的观察，治疗以疏肝行气为主，以柴胡疏肝散为基本方，有效率达83.3%。张金茹[6]认为郁证总因郁怒、思虑、悲哀、忧愁七情之所伤，导致肝失疏泄，脾失运化，心神失常，脏腑阴阳气血失调而成，依照"木郁达之"之法，应用小柴胡汤为主治疗，观察70例郁证患者，中药治疗组疗效明显优于西药百优解对照组，且无任何副作用，发挥了中医辨证论治的优势。

尚俊平[7]认为郁证的病因病机可概括为情志失调、体质因素或内外合因而导致肝气郁结，脾失健运，心失所养，脏腑阴阳气血失调而发病。理气开郁，调畅气机是治疗郁病的基本原则。胡秀润[8]以疏肝解郁为主治疗，辅以和胃健脾，清肝泻火，养心安神等，以柴胡疏肝饮合丹栀逍遥散加减可以取得较好的临床疗效。李显雄[9]提出由于肝气郁结，气郁化火生痰，痰瘀互结，上扰清窍，元神失养导致郁证的发生。该病病位在脑，病机以气郁为先，同时夹有火郁、痰郁、血郁，针对此病机特点，采取疏肝解郁、化痰开窍、镇惊的治法。郑景莉[10]等主张宜疏肝理气、养血柔肝、清热除烦，在临床上观察了34例抑郁症患者，总有效率81.48%。徐志伟[11]等认为郁证的发生主要与机体情志不畅，气机紊乱，心、肝、脾三脏功能失调等有关，临床上主要采用疏肝解郁、调和气血以及整体调节脏腑功能的治法，研究证明疏肝解郁法能明显缩短悬尾及强迫游泳实验中小鼠的不动时间，而对其自主活动无显著影响，表明疏肝解郁法有较好的抗抑郁作用，且无中枢兴奋性作用。

国家中医药管理局中西医结合治疗抑郁症重点专病中心[12]，选取112例抑郁症患者为研究对象，治疗组在西药常规治疗的基础上，经辨证论治给予口服中药治疗，肝气郁结证以疏肝解郁调神为法，气郁化火证治以行气泻火安神为法，痰气郁结证以疏肝解郁、化痰开窍为法，心脾两虚证以健脾养心为法，对照组给予氟西汀。治疗组56例，其中治愈26例，显效18例，好转8例，无效4例，总有效率为92.9%；对照组56例，其中治愈16例，显效20例，好转9例，无效11例，总有效率为80.4%。熊抗美[13]等提出郁证治疗的核心主要在于调理肝的疏泄功能，刚柔相济是肝疏泄正常的保证，并从肝论治郁证，对于肝气郁结型以疏肝解郁和胃为法，肝郁化热型以清热凉肝为法，肝郁脾虚型以疏肝健脾化湿为法，心肝火旺型以清肝泻热安神，肝肾阴虚火旺型以滋补肝肾降火为法，均取得较好的临床效果。治疗后汉密尔顿抑郁量表、汉密尔顿焦虑量表及焦虑/躯体化平均分值与治疗前比较明显降低，睡眠时间较治疗前明显增多。39 例郁证患者治疗前做了脑地形图检查，其中 37 例异常，2 例正常。异常表现为 θ 波功率值增高，以额区、运动区、颞区显著，慢波增多，少部分表现为枕部 α 波功率值降低，向前头部扩散。治疗后 14 例做了复查，其中 12 例转为正常，2 例改善。

（2）养肝补肝

陈柏莲[14]强调了肝脏在郁证病因病机中的重要作用，并提出了养肝血而安神、疏肝气而调枢机，补肝气而定志的治法。认为肝脏以血为体，以气为用，体阴而用阳，易动而难静，人卧则血归于肝，魂亦随之回归于肝，潜藏涵养于血中。若素体肝血不足，阴血亏损，或肝郁久而化火，耗伤阴血，血难归肝，魂不归藏而病郁证，治拟养肝安神，方选四物汤加味；又肝气谓之精气，肝的精气有升发疏泄的功能。若正气不足，肝脏本虚，无力疏泄，或疏泄太过，损伤肝气，以致气血郁滞，神魂不守而病郁证，乃肝脏本虚，神魂不守，治拟培补脾土，荣养肝木，安魂定志。现代研究表明，肝气虚的临床特征以女性、中年、人格特征不稳定、倾向内向或内向居多，情绪异常以抑郁、焦虑为主，证实了本病与肝气虚的密切关系。治疗郁证肝气虚证，包祖晓[15]宗《内经》提出的"辛补""酸泻""甘缓"和张仲景提出的"补用酸，助用焦苦，益用甘味药调之"之大法，临床常用滑伯仁的补肝散为基本方。

（3）清肝泻肝

陈柏莲[16]提出如素体阳盛，相火亦旺，或五志过极，气郁化火，或外感六淫，郁久化火，或嗜食辛辣肥甘厚味，日久积热，火热蕴结肝经，肝火炽盛，内扰神魂，神志不宁，魂不归舍，因此治当清肝宁神。但肝火炽盛的治疗要注意三点：一是因肝火旺则必影响肝的疏泄，致气机不畅，失于条达，故治疗时不可专事清泻肝火，法为清泻中寓疏肝解郁（柴胡、郁金）；二是泻肝中寓补肝，临证时肝火旺宜清泻，但泻肝之品，既能使病去，又恐肝亦伤，故方中用当归、生地、白芍补血以养肝，肝为藏血之脏，补血即所以补肝，而意在泻肝之剂中反作补肝之药，寓有战胜抚缓之义；三是取"实则泻其子"之意，用黄连泻心火，心火清，神魂安，使魂归于肝，用治肝火肝燥每获良效。

（4）疏肝健脾

肝脾二脏是调达人体气机最主要的脏腑器官，肝郁脾虚的病理基础主要为气机的运行失调，具体在郁证中主要表现为气郁，因此疏肝健脾是治疗郁证的大法。叶淑静[17]认为其病因病机主要涉及肝脾心三脏，临床尤以肝郁脾虚多见，始病于肝，伤及心脾，情志失调，心情压抑，则肝郁气结。肝郁可犯脾，致脾失运化，气血生化乏源，痰湿内生，痰气郁结而成郁证。曹忠义[18]等用逍遥散疏肝解郁，健脾养心，并随证配伍。经临床应用证明，其对改善脑卒中后抑郁症患者的临床症状有明显效果，值得进一步研究运用。肖劲松[19]等采用随机分组对照研究的方法。对脑卒中后抑郁症患者进行 HAMD 等疗效指标的观察，发现逍遥散治疗脑卒中后抑郁症疗效确切、副作用轻。

（5）疏肝补肾

郁证主要病因是情志因素和脏气虚弱，病位主要在肝，与心脑肾亦密切相关，以肝郁肾虚、心神不安为主要病理特点。人之精神思维活动与心肾关系密切，因心藏神，肾藏精生髓充脑；而肾精不足，则不能上济于心以改善忧悲、情志消沉等。因此，疏肝解郁、益肾宁神是治疗本病的重要治法。丁朝荣[20]等运用疏肝解郁、益肾宁神治法治疗女性抑郁症，按年龄、病情等因素运用分层随机分组法将60例女性抑郁症患者随机分为妇人解郁方治疗组30例和帕罗西汀对照组30例，记录治疗前后各组进行HAMD评分和中医症状评分并进行比较，同时测定抑郁患者与健康者的血清雌二醇（E_2）、孕酮（P）和催乳素（PRL）水平。研究结果是生殖内分泌激素水平与HAMD评分及HAMD四个因子具有相关性，经疏肝益肾法治疗后，患者血清E_2显著升高，PRL显著下降，治疗效果与帕罗西汀相当，但减轻了帕罗西汀的食欲不振、恶心呕吐等副作用。

（6）疏肝法的实验证据

现代医学证实，郁证与中枢神经系统5－羟色胺、去甲肾上腺素等神经递质紊乱有关。很多证据说明，5－HT是抑郁症发病中重要的神经递质，5－HT降低可引起抑郁发作。因而，提高5－HT的含量，使之稳定平衡，是抗抑郁的重要环节之一。闫东升[21]等发现慢性应激抑郁模型小鼠脑中5－HT含量明显降低，与郁证发病的5－HT低下相吻合，理气解郁法能有效提高小鼠脑内的5－HT，有较好的抗抑郁作用。研究又从皮质醇的角度说明了理气解郁法的作用机制，抑郁症与皮质醇有密切关系，抑郁症病人的脑脊液、血浆和尿皮质醇升高，而在实验研究中也可观察到模型组的血浆皮质醇浓度明显高于空白组，证明了抑郁症与皮质醇升高的相关性；给予理气解郁法后血浆皮质醇浓度明显低于模型组，可见其治疗的作用机理可能与降低血浆皮质醇有关。研究同时发现，在抑郁症发病过程中，机体免疫功能发生改变，部分脑区的血流量以及血超氧化物歧化酶含量亦有降低现象。逍遥散具有疏肝解郁、调和肝脾、疏肝和胃的功效。研究发现，逍遥散可改善大脑微循环，对大脑皮质和纹状体的去甲肾上腺素、多巴胺系统有调节作用，并有一定的免疫调节功能及抗氧化功能。

2. 从心论治

治心以调神怡性是郁证治疗的重要治法。郁证主要表现为精神的异常，心藏神，为人身精神生理活动之总司，因此，治心以调神是郁证证治中的重要一环。

（1）清心安神

心为君主之官，主神明，为一身之大主。情志不舒可致心失所主，影响五脏六腑，使肝失疏泄，脾失健运，造成脏腑阴阳气血失调。张世筠[22]认为郁证虽有思伤脾、怒伤肝等分别，但其根源在于心的功能失调。他指出"其原总由于心"，遣方用药应"不重在攻补，而在乎用苦泄热，而不损胃；用辛理气，而不破气"。以清心安神为基本治法随症加减治疗，可取得良好效果。徐国祥[23]认为抑郁症多由肝郁化火，伤及心阴，阴虚火旺导致，因此以清心养阴为治疗大法，选用黄连阿胶汤为主方来治疗抑郁症。他通过38例患者临床观察，得到黄连阿胶汤对轻中度抑郁症疗效较好的结论。

（2）养心滋阴

肖长莘[24]认为，本病的病因是以精神刺激为诱因，在正常情况下，七情并不致病，而当其遭受到强烈的或长期持久的精神刺激时，就会引起情感方面的病变，气机郁滞不通而致心阴不足，心血亏虚。心阴不足、心血亏虚为抑郁症的主要病机，治疗则以养血滋阴、益气扶正为主，因此取甘麦大枣汤加味用于郁证治疗，本方甘草缓急，养心润燥，取其益心气而安心神。吴鉴明[25]认为抑郁症为心气不足，心血失养，兼之精神刺激所致，选用甘麦大枣汤，同时考虑到病机兼有心气不足与肝气不舒两个方面，且悲忧过度，气机郁滞，久则导致气虚阳虚，兼以温阳升清治法，在与氟西汀的对照中，发现两者的疗效差异无统计学意义。现代药理研究表明，甘麦大枣汤可抑制多巴胺、胆碱能神经及间接抑制中枢性肾上腺素能神经，具有养心、安神、缓急和镇静作用。李校[26]等用加味甘麦大枣汤治疗冠心病介入术后抑郁，研究表明加味甘麦大枣汤既有效地改善了患者的抑郁情绪，同时也提高了患者的心功能。张德利[27]应用甘麦大枣汤与针刺疗法合并文拉法辛治疗单相抑郁或双相障碍抑郁患者，具有疗效好、起效快、副作用较少、复发率低等特点。

（3）温补心气

郝万山[28]认为，清晨是人体阳气由内敛潜闭转为外发隆盛的时候，也是各器官的功能开始活跃，需要消耗更多阳气的时候。既要借助肝阳、肝气的展发疏泄，又要仰赖少阳相火、少阴君火的温煦长养。而心与肝胆阳衰气弱者，清晨得时当旺而不得旺。当疏泄而无力疏泄，但机体耗能却应时而增加，此时脑神失养也必然加重。何况阳虚者浊阴必乘，气郁者痰浊必生。于是痰浊蒙蔽、精神抑郁、思维迟钝乃至疲倦无力诸症就有了清晨乃至上午加重的特征，心胆阳虚，脑神失养，肝虚气郁，神窍痰蒙为主要病机。据此，采用温补心胆阳气，益肝兼助疏泄，养脑涤痰醒神，当属治本之法。

（4）疏肝宁心

王发渭[29]等认为内伤之郁，多为情志所伤、心神失养所致，主要涉及心肝二脏。心肝调和是情志舒畅的生理基础，心肝失调是抑郁发生的基本病机，郁证主要是由于气机不畅，而症状却见于精神改变，气机不畅其责在肝，而精神改变其责在心，其病变部位在心、肝二脏。盖心为君主之官，精神之所舍，即主人的精神意识和思维活动。若各种情志活动太过，都能伤及心脏。心藏神的功能正常，人的精神、情志、思维能力才能正常。反之，则可能会出现思维迟缓、意志活动减退等与心相关的抑郁症主要症状。而肝主疏泄气机，调畅情志的作用，若肝的疏泄功能不及，气机郁结，不但导致情志的抑郁，还可以生痰、化火、动风而表现出复杂的临床证候。因此抑郁症大多属心肝失调型，应以舒郁宁心为主，兼顾其他，使其气机调畅，气血调和，促使人的精神意识活动正常，而且还可调控七情的变化。王发渭提出抑郁症病变部位在心、肝，病机在于"气机郁滞，心肝失调"，在舒郁宁心治法的指导下，结合现代药理研究成果而自拟舒郁宁心复方（由郁金、酸枣仁、茯神、栀子、五味子等药物组成）。抑郁等负性情绪可导致下丘脑-垂体-肾上腺轴负反馈失调、引起免疫功能的异常。有研究表明，抑郁症存在免疫激活，抑郁症患者血中炎症细胞因子增加与病情严重程度和 HPA 轴活性呈正相关。有研究[30]从动物实验的角度采用孤养和慢性应激相结合的经典方法造成抑郁大鼠模型，发现模型大鼠血清中白细胞介素-2、白细胞介素-6 和肿瘤坏死因子-α（TNF-α）含量较正常组有明显升高，说明抑郁症伴有多种细胞因子的过度分泌，给予舒郁散中药治疗后大鼠血清 IL-2、IL-6 和 TNF-α 含量较抑郁模型组显著下降，说明舒郁散对慢性应激性抑郁大鼠的细胞因子具有调节作用。陈利平[31]等采用慢性轻度不可预见性应激抑郁模型观察舒郁散对慢性应激性抑郁大鼠行为、大脑皮质神经递质含量变化，结果显示舒郁散大剂量组大鼠旷场活动次数明显多于抑郁模型组；且大剂量舒郁散能明显提高抑郁模型大鼠大脑皮质内 NE 和 5-HT 含量，上述作用与其剂量呈正相关。实验研究结果证实调理心肝、疏肝理气、清心解郁之法可改善抑郁症状，调节细胞因子和大脑神经递质水平。

3. 从脾论治

脾胃为后天之本，是气血生化之源，情志以气血为物质基础，因此郁证与脾胃有密切的联系。傅义[32]等认为情志疾病与脾胃关系密切，脾胃为情志生化之源，脾胃为情志病变之本，故提出情志病治脾胃当为先要，一者脾胃健运可加快因五脏失调而致的神志异常的恢复，再者又可防止五脏失调影响脾胃这一枢纽而致病情恶化。赵建民[33]等认为，治郁证当立足于脾胃，兼顾心肝，初期保脾调肝不令疾病发展传变，中焦气机调达而病自愈。郁证中期脾胃受伤，气机郁滞而成痰，宜化湿、化火、化瘀，治以三仁汤醒脾化湿，平胃散加强运化之力，湿浊去而脾运复。郁证后期脾胃大伤，脾胃阴液亏乏或阳气虚损此时应扶正兼顾祛邪，宜增液汤、交泰散等加减应用。

（1）健脾养血

褚薇[34]总结郁证兼有脾失健运患者的临床表现，将其分为脾胃气郁证、脾虚失神证进行治疗取得满意疗效。脾胃气郁证是因中焦脾胃之气失其冲和，升降失其常度，清阳不升，浊阴不降，影响神机出入，治宜理脾助运开郁；脾虚失神证是因脾失健运，则血之化源不足致血虚，血不养肝，可导致肝血虚衰，故脾虚可致肝郁或进一步加重郁证，治宜健脾养血安神。陈日宙[35]提出人之所主者心，心之所藏者神，神之所养者血，而血之化源则在脾胃，郁证属心神之变，治宜养心生血，然而心为主血之官，却非生血之府。忧思过度，损耗心血，不补后天之本则无以得复。反之，若脾胃健壮，化源旺盛，精血充沛，即使偶伤心阴，也能随时滋复，从而心神安定，自无忧郁之理。

（2）健脾疏肝

张丽萍[36]认为中焦脾胃对五脏神志活动具有重要的调节作用，与抑郁症的发病密切相关。李硕[37]等主张从脾论治，认为肝郁脾虚型抑郁症主要由情志不舒、思虑抑郁致气机郁滞、脏腑功能失调引起，涉及五脏，与肝脾关系最密切，以健脾疏肝为法来治疗抑郁症。李奕祺[38]从思则气结谈抑郁症的治疗，由于"脾在志为思"，故"思伤脾"。过度思虑伤脾，导致心脾气机结滞，运化失职，临床大法是健脾疏肝理气。从理论到应用而言，应是健脾为主疏肝为辅。因为土旺则木荣，木荣则木疏，不用疏肝而达疏肝之目的，不可拘于抑郁之"郁"者而一味疏肝，应先健脾益气为主，常用归脾汤治疗。国外亦有从脾论治抑郁症的验案报道，如日本学者中田辉夫[39]以健脾养血法治疗抑郁症，浅见隆康[40]报道六君子汤可改善抑郁症患者的抑郁症状等，说明了脾在抑郁症发病过程中的重要性，也证明了脾在抑郁症中医五脏辨证治疗中的作用。

（3）醒脾燥湿

忧思伤脾，思则气结，思虑太过，气行交阻，可致气机郁滞，升降失常，纳呆等脾胃症状，从而抑郁不舒。基于"郁在中焦"的认识，许多学者提出健脾渗湿、补脾益气的治法，以冀脾健湿除，使其恢复运化升清之功，则营血充盛，心神得养，髓海得充，神气得复。清代李用粹[41]认为，"治宜开发运动，鼓舞中州。即调畅中焦气机，继而鼓舞三焦气机，诸郁可解"。王永炎院士[42]基于临床证候学研究，认为抑郁症多具有气郁湿阻的特点，抑郁症患者多见忧郁寡言、少动、思维及行动迟缓等临床表现，符合气郁湿滞的病机特点，运用醒脾开郁法以芳香燥湿醒脾，从而使湿化而气行，情志之郁滞亦可随之而消，使情志畅达，以不换金正气散加减治疗，认为湿去则脾郁亦解，三焦气机枢纽即通畅，故周身郁结则除。临床显示，不换金正气散相对西药显效较快，可全面改善临床症状。王永炎院士[42]进而从神经递质的角度论治了醒脾开郁法的作用机制，抑郁症的发生与海马关系密切，海马是介导应激反应的最重要的脑区之一，既能调节应激反应，又受到应激反应的影响，慢性的应激可引起海马结构及功能的损害，最终导致抑郁症的发生。动物实验结果显示，醒脾开郁法通过降低海马和皮层 5 – HT 及 DA 的代谢，相对升高海马 5 – HT、DA 及皮层 5 – HT 含量而发挥抗抑郁作用。

4. 从肺论治

郁证与肺的密切关系为中医从肺的角度去治疗郁证提供了科学的依据，而大量的临床实践也证明了抑郁症从肺论治的正确性和必要性。郁证从肺论治应当受到更多的重视，以在临床上收到更好的疗效。韩晶杰[43]等认为应从肺论治郁证，抑郁悲忧，主从肺治；肺肝同治，二脏在气机升降上的密切关系，特别是在肝郁气滞、肺虚不伸的病理中表现得更加明显；肺心同治，多因心气不足，心神亏虚所致。心为神之主，心肺同居上焦，肺又为心之辅，故有忧发于心而肺应之说，所以悲忧之病亦可心肺同治；肺脾同治与肺肾同治，土为金母，肺为脾子，脾化水谷精微，上输于肺，生气血津液润养脏腑神志，脾气不足，致肺气阴不足，或致痰结于肺，也常致情绪郁闷悲忧，喉中异物感等。金水相生，肺气阴虚日久可损及肾，而肾气阴虚亦多影响肺，故抑郁症久病者多与肾水不足有关，治疗时应以滋养肝肾为主，兼养肺阴。刘紫凝[44]等认为抑郁症主要表现为悲哀、兴趣丧失和能力下降，而悲忧在五脏的归属上由肺所主，所以主张以润肺养阴法、宣肺逐痰法、补肝泻肺法这三法来治疗抑郁症。

（1）调肺疏肝

王煜坤[45]认为"郁证"为气病，郁证的根本病机在于气机郁滞，因此，疏通气机为郁证总的治则。肺主一身之气，郁证即为气病，理应治肺以调畅全身气机，而全身气机的通畅又有利于脏腑、经络生理功能的正常发挥，通过调肺可调节全身之气，使气机条畅而治疗郁证。肺与肝在气机的升降方面联系密切，两者一升一降，一阴一阳，维持全身气机的平衡。其次，两脏在经络上相互联系，两脏在五行上相互制约。肺为金，肝为木，金克木。肺气充足，肃降正常，有利于肝气的升发；肝气疏泄，升发条达，有利于肺气的肃降。肝升与肺降相互依存，相互为用。故调肺可以疏肝，治疗上达到相辅相成的效果。

韩承谟[46]提出从肺论治郁证有 3 种不同的思路与方法：①宣发肃降以升清降浊。肺主肃降，对整体气机的升降出入至关重要，没有正常的宣发，就不能很好地肃降，没有正常的肃降，就不能很好地宣发。欲调整脏腑功能，协调相互关系，必须重调治肺气。②宣达太阴以消郁闭。宣达华盖，启越玄府，乃其独擅之功，使郁闭升降失常之火借此宣散，内脏和谐，气血流畅，徒疏肝理气，辛热耗气，重镇安神，闭遏郁火，使太阴宣发之令不行，乏效之理即在。应拟宣达太阴，发启玄府，以疏散闭郁之火。③

佐金平木以肃肺抑肝，如木过，当益金，金能制木，则木斯服。若肺气失调，金不能制肝木时，肝木失性，郁滞而升发太过，这是肺金不足的一方面。如果肺金不足也同样会导致肝郁，此须佐金平木，肃肺抑肝。肺金一清，肝木得制，郁积之肝气遂平，不治肝而肝得制，非解郁而郁自平。

（2）益气理肺

人身之气为肺所主，通过肺的宣降来调理人体气机的升降出入。人届老年，脏腑虚衰，始见于肺，肺虚则气机失于宣肃，肺气郁闭则可导致全身气机不畅，引起其他脏腑功能失常而波及脑神。临床多表现为情绪不宁、胸中憋闷、心烦失眠、气息急促、动则气喘、神疲倦怠、舌淡、脉沉迟等，故治宜益气理肺[47]。

5. 从肾论治

雷英菊[48]等认为补肾之法在郁证临床中应用广泛，并具有重要意义。郁证的中医辨证应以虚证为纲，以心、脾、肾三脏亏虚为主，兼有肝郁症状，其中又以肾虚为最常见，老年性郁证、更年期郁证多以肾虚为病理基础。

（1）益肾补虚

很多文献指出郁证与肾的关系密切，都强调了脏气虚弱是郁证发生的内在因素，也是影响郁证日久转归的重要原因。郁久必有虚损，而"久病必虚，穷必及肾"。其病机在于久病脏腑功能失调，肾虚精亏，气机不调，而致元神失养。同时郁证其病变机制多不离虚、痰、瘀等病理因素，这些病理因素的产生也与肾密切相关，故郁证属本虚标实证，肾精亏虚为本，气机壅滞、痰湿瘀结为标。中医治疗讲究治病求本，因此郁证从肾论治，以益肾补虚、调气安神为大法进行治疗，临床上能取得较好的疗效。

（2）益肾疏肝

谢利军[49]等认为抑郁症临床上主要表现为情绪低落、悲观失望与烦躁易怒，故本病实为本虚标实之证，肾精亏虚为本，肝气郁结为标。治疗宜益肾调气、解郁安神。唐启盛教授结合古代文献和多年辨治抑郁症的临床经验，提出抑郁症并不能单纯辨为实证，其治疗也不应一味疏肝理气。因为肝郁症状是伴发于抑郁症的次要症状，其基本病机还应是肾精不足，如果仅仅一味疏肝解郁，只能是治标不治本，甚至还会损伤正气。唐启盛[50]教授依据抑郁症的核心症状以及抑郁症证候研究的结果，提出抑郁症的基本病因病机为脏腑功能失调，肾虚精亏，气机不调，元神失养，属本虚标实证，肾精亏虚为本，气机壅滞为标，以此病因病机为依据，从肾论治，自拟培元解忧方，以益肾补虚、调气安神为大法治疗抑郁症，观察中药培元解忧方和西药氟西汀对抑郁症肾虚肝郁型患者的疗效，结果发现培元解忧方起效较氟西汀快，并且在胁肋胀痛，腰酸背痛等躯体症状和睡眠障碍的改善方面优于氟西汀，且没有口苦口干、嗳气、恶心等胃肠道副作用，体现了中医辨证论治的优点和疗效。

（二）从脑和奇经论治

1. 从脑论治

"脑为元神之府"理论是明代医家李时珍所提出。曹铁

175

军[51]等从"脑为元神之府"理论看脑与郁证关系，认为"人之神在脑，心脑息息相通"，精神活动有赖于大脑与脏腑、躯体配合共同完成。王玮[52]运用"脑主神明"理论来指导临床诊疗，如醒脑开窍、安神健脑、息风清脑等治法，立法处方用药当以治"肝"为先，实质是治"脑"为先，兼顾其他诸脏腑。同时对患者进行一定的精神心理疏导，帮助患者正确认识疾病，树立战胜疾病的信心。实践证明，该立法处方用药和恰当的精神心理疏导不仅提高了疗效，对患者预防失眠症或其他精神疾病的发生或巩固疗效均有好处。临证从虚实两方面进行思辨：虚证者，髓海不足，可用益气养血、填精益髓诸法，常用滋润多津之药，如河车大造丸、八珍汤、人参养荣丸等。实证者，一是髓海为邪气困扰，一是病理产物内阻于脑，常加镇肝息风、化痰通络、醒脑开窍诸法。高杰[53]等认为肾为先天之本，主骨而生髓，诸髓汇于脑，肾是脑发生、形成的基础，肾与脑相同，故抑郁症应该从肾、脑论治。

2. 从奇经论治

奇经八脉循行分布与脑、脊髓均相关。督脉通过主干及其分支与脑发生了直接与间接的联系，成为与脑联系密切、与各脏器联系广泛的经络。在生理功能上，督脉与脑的关系更是密不可分。若阳气不达，督脉运行不畅，甚则脉络瘀阻，经脉之气不能上注于脑，或阴气偏盛，浊阴不降，气机逆乱，则可能出现抑郁、睡眠障碍等症状。因此，可以说督脉的通畅与否与脑的神明之府功能密切相关。通过针刺通调督脉之气，达到通阳活络、养脑安神之功效。

据统计，督脉 28 穴中有 21 穴常用于治疗神志疾病。导气法最早见于《灵枢·五乱》，其适应证为气机逆乱，抑郁症其神志异常也是一种气机逆乱的表现，故导气法的应用能促使逆乱的清浊营卫之气各归其位，各行其职，从而达到调神之举[54]。

从奇经论治抑郁症，取督脉之百会、神庭为主穴，根据督脉与脑的密切联系，以针刺督脉的百会、神庭穴为主治疗郁证。《灵枢·海论》曰："脑为髓海，其输上出于盖（百会），下在风府。"百会又名"三阳五会"，为足太阳膀胱经、足少阳胆经、手少阳三焦经及足厥阴肝经与督脉之会，位居头之巅顶，犹天之极星居北，可调补中气，健脾宁神，是调神之要穴。通阴维脉之内关穴亦为主穴，内关穴为手厥阴心包经络穴，又是八脉交会穴。通阴维脉，常用来治疗阴维脉的病证。阴阳维脉维系、联络全身阴阳经脉，维持人体阴阳间的协调平衡，诸证均加太冲穴以疏肝理气。

（三）从温阳论治

1. 宣阳开郁

神是生命活动的外在体现，由阳气所主。营卫之昼夜循行与阳气的昼夜消长密切相关，郁证所表现出的症状都是神郁的表现。由于营卫运行失度，人体阳气循行规律不能与自然界之阳气消长协调一致，以致郁证出现晨重暮轻的周期性变化。因此阳郁不达、营卫不和、神机失调是郁证的主要病机之一，对郁证的治疗当以调和营卫、宣阳开郁为基本方法，同时配伍和营、调神之治，使营卫调和、阳气宣达从而诸证或可向愈。张华[55]在宣阳开郁法的指导下制定怡神方，观察其治疗郁证的临床疗效，结果显示怡神方治疗郁证总有效率为71.43%，对中医证候的改善率为89.29%，在证候积分的观察中，大部分的证候积分都有明显改善，其中改善率较高的证候包括失眠多梦43.68%，精神抑郁41.26%，疲乏无力、懒动懒言39.23%，思维迟缓38.54%，提示怡神方在改善患者症状方面疗效显著，说明在治疗郁证的过程中应当注重宣阳开郁，振奋阳气，调畅神机。

人以阳气为本，阳气的推动和温煦作用是生命活动的动力，气血的周流、肢体的运动、精神的爽慧等，都依赖于阳气的作用，鲁明源[56]强调郁证的基本病机是阳气失常，郁证的体质基础是阳气不足，从而认为温通阳气为郁证的治疗法则，治疗应以温补阳气和透解阳郁为主，阳气虚衰者宜温补，阳气郁滞者宜宣通。导致阳气郁滞的原因很多，如外邪束表、卫阳被郁，则以发散外邪，宣通卫气为法，如经气不利、阳气郁遏，则以透解阳郁、疏达气机为法。总以疏达阳气为主，体现了《内经》阳郁不达而致郁证的病机特点，为后世论治郁证提供了思路和方法。

2. 温通心肾

人身阳气之根本在于心肾，振奋心肾之阳气可振奋精神而神机灵动，可鼓舞脏腑气化，畅达气机，匀调气血。阳气畅旺，脏腑气化正常，气血调和则神得其养而能安宁静谧。神宁则静，神静则安。赵杰[57]认为心主神明，肾为先天之本，脾为后天之本，人体的正气主要来源于脾肾两脏的阳气，由于脾肾阳气不足，不能温心阳，养心神，导致心主神明的能力下降，成为郁证发病的主要内在因素。七情伤五脏，五脏主五志，但归根到底都出自心神。心阳不足，神明失主是其他四脏受损的根本，从而提出补益心脾肾的治法。

3. 温通肝脾

张晓雪[58]认为情志内伤是郁证发病的主要病因，而在七情中又是以属阴性的郁怒、忧愁、思虑、悲哀和恐惧为主。除情志内伤外，劳逸失调也是导致郁证的常见病因。临床调查发现，郁证患者的体质以气虚阳弱者为多见，平素脾气偏弱者更易患本证，黑龙江中医药大学黄柄山教授[59]等运用 Dy 量表对病人进行气质分析测定，表明以太阴之人最多见。太阴之人禀性柔弱，耐心细致，缺乏主动，其情绪特点是不易流露情感而内省深刻，易孤独悲观，忧愁寡欢。肝阳虚弱，肝气的激发动力不足，疏泄无力，不能条达气机，郁证诸症势必加重，此时非温通、温补不能宣达。郁证的病理特点是阳虚阴寒之邪凝结，乃虚中夹实，因此既以温热直接通阳，有正复邪自去之意；又以祛痰间接通阳，有邪祛正自安之意，治疗应舒肝解郁，温通肝脾之阳气。他观察到自拟的温阳抗郁方加减治疗郁证病程较长，表现为肝阳虚者，疗效较好。

（四）从痰、瘀论治

1. 从痰论治

抑郁症初期多以气机郁滞为主，症状较轻，时间较短，常被认为是正常的心情低落而忽视。随着病情发展，气郁生湿，湿郁生痰，久则痰气互结，后期大多出现较为明显的躯体症状。如以疏肝理气治疗虽能暂时改善症状，但痰邪不除，病理基础未彻底改变，仍会演变为痰阻气滞，大多数患者就诊时往往已进入后期阶段，因此治疗重点应是治痰，兼顾理气。对于素体多痰的患者，往往起病初期就以痰邪为主，更应以化痰为治则。魏品康[59]教授总结多年临床经验，运用消痰解郁法治疗抑郁症取得良好疗效。

赵志升[60]采用以涤痰醒神、芳香开窍、理气宁心为主要治法研制的抑虑康胶囊，治疗肝气郁结、痰气交结引起的抑郁症，疗效较好。丁德正[61]用涤痰化瘀理神汤加减，治疗痰瘀垢结、滞碍心脑神明所致抑郁症，认为抑郁长期不愈，反复发作，气郁阻津生痰，或气滞致血行不畅为瘀，导致痰瘀互结证。此证患者抑郁忧悔，疑虑愁怅多较重，且痛不欲生，治疗重在涤痰化瘀，少辅疏郁之品。孙圣羽[62]等报道川柴芩温胆汤加减与西药并用治疗痰热内扰型抑郁症，疗效显著。欧阳锜[63]研究员从痰辨治抑郁症，总结了三法分别为化痰安神法，适用于痰扰心神证；降痰清热法，适用于痰热上扰证；化痰醒神法，适用于痰瘀互结证。胡思荣[64]以疏肝利胆、解郁化痰、豁痰开窍为大法，兼以清泻痰火、宁心定志为辅助疗法，采用自拟平心忘忧汤配合心理疗法，治疗抑郁症470例，收效满意。李琳[65]提出由于性格内向，忧思气结，肝郁乘脾，脾失健运，湿聚为痰，痰气交阻，阻滞清阳，蒙闭清窍，痰郁化热，痰热扰心，神明不爽引起的抑郁症，以化痰醒神、健脾调肝为大法，用涤痰汤和半夏厚朴汤加减治疗。

郭小青[66]等以行气开郁、化痰散结为大法，兼以清热化痰、理气化痰等辅法，用半夏厚朴汤、黄连温胆汤、痰郁汤等化裁治疗抑郁症。张凌志[67]认为以芳香健脾、化浊开郁为法，重用芳香化浊之品，予温胆汤加减治疗抑郁症，使湿浊去而脾运得健，气机畅而木郁得开。沈莉[68]等发现抑郁症患者多为痰湿为患，由肝失疏泄，脾失运化，聚湿生痰所致，以祛湿化痰法治疗抑郁症33例，以HAMD减分率评定疗效，显著好转12例，好转14例，无效7例，总有效率为78.79%。姜荣华[69]提出从气痰火论治郁病，郁病起因，为七情所伤，但从气血津液言，当以气为先。郁病的始动病机乃是肝气郁结。而气郁，实为六郁之首，其余五郁为气郁之果。故气郁理应先见、常见。然当今因郁病就医者多滞后，肯服汤剂者症状已变化，病机已多由肝气郁结向痰气、痰火郁结方面转化，成为痰气郁结型、痰火郁结型。以温胆汤加减进行治疗，结果痰气郁结型31例，其中痊愈10例，显效14例，好转7例；痰火郁结型69例，其中痊愈24例，显效33例，好转11例，无效1例。总有效率99%，而痊愈加显效率占81%，服药剂数多在10~20剂之间。

2. 从瘀论治

李艳秋[70]认为顽固性郁证从瘀论治，顽固性郁证，迁延日久，邪气扩散，由气传血，由经入络，而络主血，脉络阻滞则络中之血亦随之而瘀，此即前人所谓之"久病入络""久病必瘀"。郁证一病一般病程较长，病情亦由浅入深，所以病久常兼血瘀。另遵从古人"怪病多痰、怪病多瘀"之说，用王清任《医林改错》血府逐瘀汤治疗，常获得较好疗效。

戴淑青[71]等提出从瘀论治血管性抑郁症的思路与方法。血管性抑郁症属中医郁证的范畴，瘀血内积是郁证的重要病理环节，而血管性抑郁症与脑血管性疾病密切相关，脑血管疾病的发生多有瘀血阻滞脑脉、经络，故瘀血积滞在血管性抑郁症发病过程中尤显重要，因而在治疗中应用活血化瘀方法是至关重要的。瘀血是导致血管性抑郁症发生的直接且重要的因素，在此基础上出现脑髓神机失用，气化失调，脏腑功能减退，肝气郁结，痰瘀内阻，或脾肾亏虚，神明被抑等。他提出了4种辨证分型和治则治法，强调在治疗血管性抑郁症的过程中要注意辨证和辨病相结合。黄梓平[72]等用血府逐瘀汤合针刺百会治疗脑卒中后抑郁36例，取得较好疗效，张姣兰[73]等认为卒中后抑郁症总的病机为气血瘀滞，而选用桃红四物汤随证化裁，并认为大量活血化瘀药物能促进机体代谢，提高大脑皮质兴奋性，配合理气解郁药物，可改善抑郁状态。秦俊岭[74]从瘀、从痰、从郁论治，用鸡血藤汤加味治疗脑卒中后抑郁症174例，总有效率为93%。所以在治疗本病时，应在辨证施治的基础上，始终贯穿着活血化瘀的治法。

3. 从气血痰论治

殷学超[75]运用消法对气、血、痰进行论治，一是理气、解郁、散结治气郁。气郁的轻、中、重程度不同，行气药可相对分为理气、行气、破气三个层次。对气郁较轻浅，仅表现为一般的精神抑郁、情绪低沉等肝气不舒的症状，则应采用疏肝理气之法。若气郁较重，已经影响了脏腑功能，当选用行气药，对邪郁较盛，形成有形之结的重度气郁，速当破气消结。气机不畅常可导致多种疾病，如痰饮、血瘀、食积、水湿等，所以在行气的同时往往根据不同的邪实相应的配伍祛痰、活血、消食、祛湿之品。二是理血、活血、破血治血郁。治当理血以消除瘀滞，临床上理血药也可以相对分为理血、活血、破血三个层次，根据血郁轻、中、重程度不同，当选用不同层次的行血药。对于仅有精神症状的轻度血郁，当选用理血药；对于血行不畅或一般的瘀血产生的中度血郁，当选用活血药；对于血郁滞于重要脏腑，如心，或久郁之坏血，当用破血药。三是化痰、消痰、涤痰治痰郁。治当根据痰的不同性质予以温化、清热、燥湿、润燥、治风等化痰之法。郁证实证在折其有余的同时，须考虑邪郁的程度不同，采用轻、中、重不同的消法，故三消法是符合辨证论治原则的。

（五）从卫气营血论治

郁证卫分证属于疾病初起阶段，在此阶段内存在较长时间的低落心境，甚至有兴趣和愉快感丧失、精力下降、睡眠障碍等症状，病因七情内伤或外因导致，病机是卫气外耗。若按照郁证之卫分证辨证论治，中药早期干预，疾病可望未病先防，早期痊愈。治法以补益卫气为法，方剂为玉屏风散加四君子汤。气分证为病变的第二阶段，其典型的抑郁症状在卫分证的基础上进一步加重但又没有营分证的症状严重，可谓是半卫半营之证，是包含症状范围最广的一个阶段。病因是七情内伤或外因所致，病机是气机失调，营卫不和。治法以调和气机、通达营卫为法，方以小柴胡汤随症加减。营分证为第三阶段病变，病因是七情内伤或外因，病机是外耗于卫，内夺于营。治法以调和阴阳、补益营卫为法，方用小建中汤随症加减。血分证则是在营分证的基础上进一步加重，为病程的第四阶段。病因是七情内伤或外因所致，病机是卫气虚衰、营血大伤。治法以调理气机、温补气血为法，方用归脾汤[76]。

（六）分期论治

应针对不同时期的不同致病因素进行辨证施治，将抑郁证分为早、中、晚3期分别论治。发病早期，气证居多，多因长期情志不遂，影响肝主疏泄的功能而导致，故病位在肝，以疏肝行气解郁为法，选用逍遥散为主方加减治疗。若早期失治，气滞日久导致痰瘀搏结，病难速已，则进入中期阶段，临床以瘀证、痰证多见，以活血化瘀、祛痰化湿为法。偏于瘀者多用血府逐瘀汤加减治疗，偏于痰者惯用温胆汤为主方。当本病进入晚期，因迁延日久，耗损气血，脏腑亏虚，故临床多见虚证，多择用归脾汤加减治疗本证。然久病多虚、久病多瘀，常虚实夹杂。倘虚中夹瘀，则多加活血养血之品。顾明昌教授认为本病主要责之于心肝两脏。由于情志刺激致肝气郁结，气机不畅，心气失常而致心神不安；或郁久化热灼津，耗伤阴血，血不养心致心神失常导致。病变早期尚在气分，治疗以疏肝理气、宁心安神为主，故而选用柴胡疏肝散加减。迁延日久，此时病已入血分，出现心肝血虚之象，常用甘麦大枣汤加丹参、白芍药加减[77]。

冯辉[78]亦提出抑郁症要分期论治，分为3期，初期为肝郁，中期为心脾两虚，后期为肾虚。在本虚的同时，也会夹有血瘀、痰湿等标实表现。气滞则血瘀，扰及心神，此为抑郁症的最初表现，最根本原因为血虚肝郁。如肝郁日久则横逆犯脾，脾失运化，气血生化乏源，心神失养，导致心脾两虚。脾失健运，水液代谢紊乱，会产生痰湿等病理产物，进而影响气血化生，甚则蒙蔽心神，此为抑郁症的中期变化。只有肾中精气逐渐耗尽，出现肾精亏虚时，才会导致肾精上养脑髓的功能下降，出现脑髓失养、神志虚衰的表现。因此抑郁症的后期可伤及肾脏，使心肾不交，情志失常，此时名为肾虚，实则五脏俱虚。

（七）辨病论治

1. 更年期郁证

更年期肾气渐衰，天癸将竭，精血亏损，脏腑功能衰退，故该证的病理特点以虚证为多，心、肝、脾、肾受累为主，在脏腑亏虚、气血失和的基础上，加上情志刺激的因素而发病，临床常表现出虚中有实，实中有虚，虚实夹杂的复杂证候。阴虚内热证，宜滋水涵木，清心达郁；心脾亏虚证，宜健脾养心，宁神舒郁；脾虚肝郁证，宜调肝扶脾，化痰解郁[79]。

（1）振奋心肾

围绝经期抑郁症是以生理性衰老的肾气亏虚为发病的内在基本条件，阳气不振、阳衰神颓、气机郁滞是本病的重要病机。路少忠[80]认为围绝经期抑郁症，以"懒、散、呆、变、忧"的心理症状和脾肾阳虚、气机郁滞的躯体症状为临床特征，治疗以振奋心肾之阳气为根本，畅达气机、活血化痰、安定神志为治疗之重点，因此振奋阳气、彰明神志、畅逸气机为抑郁症的主要治法。围绝经期抑郁症以阳气不振为发病基础，临床初期所见多为气分病证，以肝气郁结最为常见。中医认为，治郁先治气，调气先调肝，本病气郁气结的病理改变，是在围绝经期心肾阳气不振的基础上发生的，疏肝理气治疗本病仍当不忘振奋阳气。此外，辅以认知疗法等心理治疗亦是必不可少，可在药物治疗基础上缩短病程，避免病情反复。

（2）益肾疏肝

肾为先天之本，寓元阴元阳，是生命的本元，曾伟刚[81]认为绝经期郁证总属肾虚肝郁，故补肾为治疗本病的根本，疏通气机为治疗本病的关键。同时还应根据情况，或滋水涵木，或温阳散寒。阴虚热郁，给予滋水涵木解郁；阳虚寒郁，给予温阳散寒开郁。何军琴[82]等亦提出更年期郁证的主要病理特点是肾虚肝郁，病变可涉及心肝脾各脏，病久可兼血瘀征象，故临证时宜谨守病机，审证度微，分清主次，标本兼顾。治疗原则以补肾为主，调肝为标，化瘀相辅，佐以养心安神。①补肾：肾虚是该证发病与转归的关键，且贯穿始终。研究表明，补肾药物对于下丘脑－垂体－靶腺轴三个水平上各个环节均有调节作用，对于性腺的不同水平如脏器水平、细胞水平、受体水平均有作用，不仅是双向调节，而且是从多环节多途径进行调节；②调肝：从临床观察发现肝郁为该证主要表现，依程度可分"气郁""气逆"两阶段。现代医学认为肝郁、悲伤、焦虑会破坏人体免疫功能，导致细胞免疫和体液免疫系统紊乱，使机体抗病能力降低；③化瘀：《血瘀证》云："久病留瘀""久病入络"；④清心：更年期抑郁症患者以精神情志改变为主要表现，中医认为"心主神明"，"心"在该症发病过程中起重要作用。中药药理研究证实，安神中药含有中枢神经内重要的抑制性递质，能改善心肌缺血，抗心律失常，提高耐缺氧能力，增强细胞免疫和体液免疫能力。从经络走向来看，安神药主要归心肝两经，所以在治疗中佐以养心安神药，可明显改善症状。他[83]观察了补肾调肝清心方对更年期抑郁症患者 HAMD 评分、单胺类神经递质及内分泌功能的影响，结果补肾调肝清心方改善症状的总有效率为 87.2%，并说明其通过增加 5 - HT 的合成，促进去甲肾上腺素能神经元的功能，调节单胺类神经递质，使其重新达到平衡状态。而且能从根本上调节性腺轴，多环节调节生殖内分泌功能，无明显的不良反应。

2. 老年性郁证

老年性郁证首辨七情所伤，次察阴阳见症，三审五脏气血之虚实，明斯诊道，施治不悖。喜怒久延，可肝郁及脾；积思竭虑，劳倦伤脾，脾失健运，蕴湿生痰；或肝郁抑脾，耗伤心气，心血渐耗。脾伤则食少纳呆，生化乏源，气血不足必心脾两虚。郁久化火伤阴，必累及肾，可致虚火上炎，故老年性郁证可累及五脏而兼涉六腑，尤以肾、肝、心、脾四脏相关最密切[84]。

（1）补益肝肾

张泰康[85]认为老年抑郁症关键在肝肾不足，精血亏耗，脑府失养。病之初期多在肝，以气滞、痰浊内阻为主，治以疏郁涤痰、清脑开郁，祛邪勿耗精血而损正气。病积日久，损及于肾，精血亏耗，脑府失养，神机运转不利，虚多实少，阴精亏耗，元阳不足，阴阳两虚，以滋补肝肾，填精养血，补脑益智。滋补之中又当根据肝肾之阴阳偏衰之程度，以补阴为主，补阳为辅，或温阳为重，养阴为辅，兼以疏郁。

任德启[86]等认为肾精亏虚为老年期郁证发病的病理基础，七情过极，肝气郁结为本病的主要发病因素，从而提出补肾疏肝为老年期郁证的基本治则。因此本病的治疗以补肾为主，合以疏肝解郁，以标本兼治。俞冠华[87]提出老年性郁证从肾论治，对肝郁肾虚者以益肾养肝、理气宣郁为法进行治疗，采用柴胡疏肝散作为基本方随症加减；对肝肾阴虚、气郁化火者以滋肾清肝、泻火除烦为法进行治疗，采用一贯煎和丹栀逍遥丸作为基本方随症加减；对脾肾两虚、心失所养者以健脾益肾、补血养心为法进行治疗，采用归脾汤作为基本方随症加减；对肾精不足、阴虚火旺者以滋阴补肾为法进行治疗，采用三甲复脉汤作为基本方随症加减；对肾阳不足、忧郁伤神者以养心安神、滋补肾阳为法进行治疗，采用右归丸合甘麦大枣汤作为基本方随症加减。结果证明老年性忧郁症的病因机制比较复杂，采用中医从肾论治的方法进行治疗，把机体当成一个完整的系统来治疗调理，能起到标本兼治的功效。

（2）补益肺脾肾

喻松仁[47]等从肺脾肾三脏谈中医对老年抑郁症的认

识，①肺虚则气机失于宣肃，肺气郁闭则可导致全身气机不畅，治宜益气理肺；②肺气本虚，而致宣肃失常，水道不畅，通调失司，津液内停，聚湿生痰，痰气互结，扰及脑神而发病，治宜理气化痰，开郁醒神；③肺气不足或肺气郁闭，气不行血，血瘀内阻，而致心血不行，瘀阻脑络，治宜活血化瘀、理气解郁而安神。④若年迈体弱，或素嗜烟酒而损伤脾胃，脾虚失运，气血生化无源，以致气血亏虚或升举无力，不能奉养神明，致脑神失养而发病，治宜补益气血，健脾安神；⑤老年人脾胃气衰，饮食减少，运化温煦功能障碍，加之素感痰湿，或饮食不节，肆食膏粱厚味，则中焦失运，痰饮浊邪，停滞中脘，升清降浊功能失常，清气无力升发，浊气壅塞清窍，致神失清灵，甚或痰郁化火，上扰神明，治宜健脾利湿，醒脑解郁；⑥老年期精气衰少，髓海空虚，则脑神失养，伸展无力可生郁证，治宜滋肾填精，益髓补脑；⑦人真气逐耗，肾阳不足，阳气失于温煦鼓动，致精不生髓，髓虚不能充脑，脑髓空虚，神明失养而为病，治宜温补肾阳，养脑安神；⑧肝阴亏虚，肝肾精血无力上养脑神，脑神失养；水不涵木，阴虚阳亢，易致肝阳上亢，上扰脑神而为病，治宜滋补肝肾，解郁安神。老年抑郁症多为虚证，因年老体衰，脏腑功能减退，气血阴阳俱虚。因此治疗重在补益调养，滋补心肾，养肝健脾。但补不可急，剂量要小，服药时间要长[88]。

（3）从肝论治

张丽朵[89]提出从肝论治老年抑郁症，具体治法为清肝泄胆、柔肝和志法，化痰醒神、健脾调肝法，补益心脾、养肝益志法。①清肝泄胆、柔肝和志法，适用于肝胆火郁之老年抑郁症。多因情志刚戾，情志不遂，屈无所伸，怒无所泄，气机怫郁，升发不及，郁而化热，刚柔不济，肝火鼓燥，火热扰胆，胆府不宁；②化痰醒神、健脾调肝法，适用于痰浊内生、迷蒙清窍之老年抑郁症。多因性格内向，忧思气结，肝郁乘脾，脾失健运，湿聚为痰，痰气交阻，痰随气升，阻滞清阳，蒙闭清窍，痰郁化热，痰热扰心，神明不爽。③补益心脾、养肝益志法适用于心脾两虚、清窍失荣。多因思虑过度，劳役过极，心脾两伤，气血不足致心肝血虚，心神失养，气虚脾弱，阳气不振，清窍不充，神机不用。④滋阴潜阳、抑肝明志法，适用于阴阳失于平秘，心神不定。禀赋阴虚火旺或阳盛之体，遇意外刺激，气机逆乱，致阴虚于下，阳越于上，阴阳失衡，痰火随阳越于上，扰乱清空，精神失守，治以滋阴潜阳，抑肝明志。

（4）从痰瘀论治

由于老年人脏腑功能渐衰，肺脾肾三脏功能失调，水液运化失常，凝聚成痰，加之情志失调，肝失条达，痰气郁结，痰瘀既成，阻滞经络气血津液的运行、生成、输布，痰瘀交阻而产生一系列疾病，痰蒙心窍、痰热扰心、痰浊中阻、肝郁痰扰等均可引起"郁证"。痰瘀既是病理产物，又是致病因素，血瘀痰凝可加速老年抑郁症的发生和发展。"老年多瘀""久病必瘀"，伴随增龄的五脏虚衰与瘀血的产生有着密切的因果关系。栾晓文[90]等认为治疗的关键应从化痰活血入手，辅以疏肝、补益调节心脾肾等脏器功能，以健脾化痰活血、开窍解郁为法，采用菖郁温胆汤加减为

主方临证加减，显效 12 例，有效 16 例，进步 9 例，无效 9
例，总有效率为 80.4%。治疗前后 HAMD 评分结果，治疗
前平均 23.7 ± 1.9，治疗后平均 14.2 ± 1.6，治疗前后
HAMD 评分比较差异有统计学意义（P < 0.05），且在治疗
过程中观察无明显的副作用。

郁证是一个涉及全身多个脏腑，以躯体和精神症状共
见的复杂病证，古今医家认为气机郁滞是最基本的病机，
疏通气机为最基本的法则。气郁同时可夹杂痰、湿、瘀、
火等实邪，或伴阳气虚、脏腑功能不足等虚象，因此辨证
论治可从脏腑论治、从气血痰瘀论治、从卫气营血论治、
从病程分期论治。郁证随不同的年龄阶段有着不同的病机
特点，更年期郁证、老年性郁证常表现为虚中有实，实中
有虚，虚实夹杂的复杂证候，当明辨病机，指定正确的治
则和治法，方事半功倍。

（黎霄羽、肖静、王小云）

参考文献

[1] 李彩勤，李惠敏，王彤，等. 从多脏腑论治抑郁症 64 例临
床观察. 河北中医，2008，30（12）：1246 - 1248.

[2] 杨林. 论肝郁与抑郁症. 陕西中医，2000，21（6）：260 - 261.

[3] 王桂平，蒋绿英. 疏肝法在郁证中的临床运用. 河南中医
学院学报，2004，19（6）：56 - 56.

[4] 翟丽丽，胡俊杰，郭清华. 疏肝解郁治疗抑郁症 50 例临床
观察. 光明中医，2009，24（7）：1291 - 1292.

[5] 关晓光，安春平，侣雪平. 柴胡疏肝散加减治疗抑郁症 30
例临床观察. 中国中医药科技，2007，14（5）：330.

［6］张金茹．小柴胡汤治疗抑郁症40例．北京中医，2003，22（5）：38－39．

［7］尚俊平，李巧兰，石洲宝．柴胡加龙骨牡蛎汤治疗老年抑郁症30例．甘肃中医，2010，23（2）：47－48．

［8］胡秀润．疏肝解郁法治疗隐匿性抑郁症32例疗效观察．河南科技大学学报（医学版），2005，23（4）：263－264．

［9］李显雄．柴胡加龙骨牡蛎汤合盐酸氟西汀治疗中风后抑郁症的临床观察．现代医院，2010，10（4）：73－74．

［10］郑景莉．丹栀逍遥汤加减治疗抑郁症34例临床观察．河北中医，2010，32（1）：59．

［11］徐志伟，吴丽丽，严灿，等．逍遥散和丹栀逍遥散抗抑郁作用的实验研究．中医研究，2003，16（3）：14－15．

［12］李清亚，张松，祝杨，等．辨证论治抑郁症临床观察．中国中医药信息杂志，2008，15（5）：75－76．

［13］熊抗美，赵志付，刘国．从肝论治抑郁症57例临床观察．中国中医药信息杂志．2003，10（1）：60－61．

［14］陈柏莲．从肝论治脏躁六法．中医药学刊，2006，24（10）：1901－1902．

［15］包祖晓．精神抑郁症从肝气虚论治的体会．四川中医，2001，19（8）：11－12．

［16］陈柏莲．脏躁从肝论治．光明中医，2003，18（104）：24－25．

［17］叶淑静．越鞠丸治疗抑郁症的临床运用．传统医药，2009，18（12）：76－77．

［18］曹忠义，高颂．逍遥散加味治疗脑卒中后抑郁症69例．中医研究，2000，13（3）：45．

［19］肖劲松，章军建，黄朝云，等．逍遥散治疗中风后抑郁68

例.数理医药学杂志,2004,17(4):333.

[20]丁朝荣,连方.疏肝益肾法治疗女性抑郁症30例临床研究.中医杂志,2006,47(3):202-204.

[21]闫东升,周小琳,石和元,等.越鞠丸对抑郁症模型小鼠行为学、5-羟色胺及血浆皮质醇的影响.江西中医学院学报,2007,19(2):64-67.

[22]张世筠.从心论治抑郁症49例.天津中医药,2005,22(4):269-269.

[23]徐国祥.黄连阿胶汤加减治疗抑郁症38例小结.时珍国医国药,2000,11(1):74.

[24]肖长莘.补心丹加减治疗抑郁性神经症.四川中医,1998,16(8):25.

[25]吴鉴明.加味甘麦大枣汤抗抑郁疗效的对照研究.中国临床医生,2002,30(11):18-19.

[26]李校,童林根.加味甘麦大枣汤治疗冠心病介入治疗术后抑郁症32例.浙江中医杂志,2008,43(2):88-89.

[27]张德利.甘麦大枣汤与针刺疗法合并文拉法辛治疗郁症的对照研究.光明中医,2011,26(8):1633-1635.

[28]郝万山.柴桂温胆定志汤为主治疗精神抑郁症.北京中医药大学学报,1997,20(3):64-65.

[29]王发渭,陈利平,骆敏.舒郁宁心法治疗抑郁症思路探析.中国中医药信息杂志,2011,18(3):99-100.

[30]陈利平,王发渭,林明雄,等.舒郁散对慢性应激抑郁大鼠细胞因子的影响.标记免疫分析与临床,2008,15(1):36-38.

[31]陈利平,王发渭,段东梅,等.舒郁散对慢性应激抑郁大鼠行为及脑神经递质的影响.中国中医药信息杂志,2009,16(5):37-38.

[32] 傅义，陈冰．从脾胃论治情志疾病述略．中医药学刊，2001，19（7）：320.

[33] 赵建民，张润杰，赵占宏，等．郁证从脾分期论治．河北中医，2004，26（5）：349-350.

[34] 褚蔚．浅谈郁证从脾论治．国医论坛，2003，18（4）：15-16.

[35] 陈日宙．忧郁证从脾肾论治．光明中医杂志，1995，（6）：7.

[36] 张丽萍．抑郁症治疗中重视调理脾胃气机的作用探讨．陕西中医，2005，26（1）：45-47.

[37] 李硕，孙书坤，温绍琴，等．疏肝健脾汤辅助治疗肝郁脾虚型抑郁症40例．山东医药，2010，50（3）：103.

[38] 李奕祺．从思则气结谈抑郁症的治疗．光明中医，2008，23（2）：140-141.

[39] 中田辉夫．加味归脾汤治疗轻度抑郁症．日本东洋医学杂志，1996，46（6）：136.

[40] 浅见隆康．六君子汤在精神领域的治疗经验：关于抗抑郁效果．国外医学·中医中药分册，1994，16（2）：21.

[41] 王文玲，宋广来，王文录，等．"疏通气机"及治疗郁证的总则．黑龙江中医药，2005，（2）：58-59.

[42] 郭静，高颖，朱陵群，等．醒脾开郁方对抑郁症大鼠模型的中枢单胺类递质的影响．北京中医药大学学报，2005，28（3）：55-57.

[43] 韩晶杰，烟建华．从肺论治抑郁症的思路探讨．中华中医药杂志，2005，20（6）：349-350.

[44] 刘紫凝，曹诗丹．浅议抑郁症从肺论治的中医理论基础．光明中医，2009，24（3）：399-400.

[45] 王煜坤．从肺论治抑郁症．光明中医，2010，25（8）：

1332 – 1333.

[46] 韩承谟. 从肺论治郁当议郁症刍议. 中医药学刊, 1989,
(1): 21 – 21.

[47] 喻松仁, 饶建波, 刘春燕. 从肺脾肾三脏浅谈中医对老年
抑郁症的认识. 卫生职业教育, 2009, 27 (24): 135 – 136.

[48] 雷英菊, 刘菊妍, 梁喆盈. 浅谈抑郁症从肾论治. 四川中
医, 2007, 25 (8): 26 – 27.

[49] 谢利军, 唐启盛, 常立果. 从肾虚肝郁探讨抑郁症的治
疗. 吉林中医药, 2007, 27 (1): 15 – 16.

[50] 曲淼, 唐启盛, 裴清华. 益肾疏肝法治疗抑郁症肾虚肝郁
型的随机对照临床研究. 中华中医药学刊, 2007, 25 (11):
2343 – 2346.

[51] 曹铁军, 黄芳, 李霞, 等. 从奇经论治抑郁症的临床观
察. 中华中医药学刊, 2007, 25 (7): 1401 – 1402.

[52] 王玮. 从脑论治焦虑症、抑郁症. 中华中西医学杂志,
2008, 6 (3): 51 – 52.

[53] 高杰, 陈晓阳, 李晟, 等. 抑郁症从肾、脑论治研究概
况. 中国中医药科技, 2006, 13 (3): 205 – 207.

[54] 王俊. 督脉导气法治疗抑郁症睡眠障碍的探讨. 针灸临床
杂志, 2006, 22 (3): 33 – 34.

[55] 张华. 宣阳开郁法治疗抑郁症的理论探讨与临床观察. 山
东中医药大学学报, 2006, 30 (2): 140 – 143.

[56] 鲁明源.《内经》重阳思想对抑郁症治疗的启示. 江苏中
医药, 2011, 43 (3): 9 – 11.

[57] 赵杰. 温阳法治疗抑郁症的探讨. 世界中医药, 2009, 4
(1): 5 – 6.

[58] 张晓雪. 治疗抑郁症应重视温通阳气和温补阳气. 中华中

医药学刊，2007，25（2）：272 – 273.

[59] 修丽娟，魏品康. 从痰论治抑郁症相关理论探讨. 中国中医药信息杂志，2007，14（3）：77 – 78.

[60] 赵志升. "抑虑康"治疗郁证（焦虑、抑郁）的疗效观察. 上海中医药杂志，1999，（2）：12 – 13.

[61] 丁德正. 涤痰化瘀理神汤在精神疾病治疗中的运用. 河北中医，1998，20（3）：157 – 158.

[62] 孙圣羽，李明渊. 中西医结合治疗抑郁症35例. 中医研究，2000，13（4）：26 – 27.

[63] 周慎，欧阳剑红，杨维华. 欧阳锜研究员从痰辨治精神病经验. 湖南中医杂志，1995，11（4）：10 – 11.

[64] 胡思荣. 平心忘忧汤治疗抑郁症470例. 湖北中医杂志，1996，12（2）：10.

[65] 李琳. 治疗老年抑郁症四法. 铁道医学，1999，27（6）：418.

[66] 郭小青，马晓军，贾红声，等. 抑郁症中医辨证分型探讨. 陕西中医，2003，24（3）：241 – 242.

[67] 张凌志. 开郁三法治疗抑郁症的临床体会. 中国医药学报，2002，17（6）：331 – 333.

[68] 沈莉，颜红. 祛湿化痰法治疗抑郁症33例. 新中医，2007，39（7）：66 – 67.

[69] 姜荣华. 从气痰火论治郁证. 辽宁中医杂志，2004，31（11）：924.

[70] 李艳秋. 顽固性郁证从瘀论治. 中医研究，2000，13（3）：47 – 48.

[71] 戴淑青，苏莉. 从瘀论治血管性抑郁症的思路与方法. 中医药学刊，2006，24（10）：1902 – 1903.

［72］黄梓平，王钦和．血府逐瘀汤合针刺百会治疗脑卒中后抑郁36例．福建中医药，2004，（3）：19.

［73］张姣兰，周莉．中西医结合治疗中风后抑郁症28例．山西中医，2001，17（5）：21-22.

［74］秦俊岭．中风后抑郁症174例临床疗效总结．黑龙江中医，1998，（2）：5.

［75］殷学超．三消法在郁证治疗中的运用．中国医药学报，2002，17（11）：650-651.

［76］富文俊．从卫气营血辨证论治抑郁症的理论探讨．中国中医药现代远程教育，2008，6（11）：1310-1312.

［77］韦婧，沈琳．抑郁症的中医药治疗概况．老年医学与保健，2011，17（4）：247-250.

［78］冯辉．抑郁症病机及临证治疗思路．天津中医药，2006，23（5）：383-385.

［79］薛静燕．围绝经期抑郁症中医治法辨析．河北中医，2003，25（11）：823-824.

［80］路少忠．围绝经期抑郁症的中医证治．四川中医，2008，25（5）：14-15.

［81］曾伟刚．绝经期郁证的辨治体会．井冈山医专学报，2001，8（5）：61-61.

［82］何军琴，李玛建．中医药防治更年期抑郁症的思路与对策．浙江中医学院学报，2005，29（6）：1-2.

［83］何军琴，汤希伟，岑幻仙，等．补肾调肝清心方治疗更年期抑郁症的临床研究．中国中西医结合杂志，2004，24（10）：889-892.

［84］谷励，周立平．老年抑郁症诊治略识．中医药学报，1992（2）：18-19.

［85］张泰康. 谈老年妇女精神抑郁症的辨治. 山东中医杂志，1989，8（4）：4 - 6.

［86］任德启，周萍，刘志华. 从肝肾论治老年期抑郁症. 四川中医，2007，25（3）：24 - 25.

［87］俞冠华. 老年性忧郁症从肾论治探析. 中国中医药咨讯，2011，3（14）：216 - 216.

［88］郭保全，石长珍. 老年抑郁症治疗体会. 国医论坛，2004，19（4）：28.

［89］张丽朵. 从肝论治老年抑郁症. 上海中医药大学学报，2004，18（3）：19 - 20.

［90］栾晓文，宁亚功. 从痰瘀论治老年抑郁症 46 例疗效观察. 云南中医中药杂志，2008，29（11）：13 - 14.

第四章　郁证的治疗方药

第一节　方药的古代文献研究

郁证在宋代以前主要以"广义郁病"学说为主,多以"外邪致郁"立论,直到宋代首次确定了因情志致病的"郁证"病名并引起人们关注,这是郁证学术史上的一大转折。明清以后,各医家从不同角度深化和发展了郁证的病因病机学说。历代医家在探讨郁证病因病机基础上,逐渐形成了完善的辨证理论和理法方药,现根据郁证历代发展源流,将部分郁证常用方药摘录如下。

一、汉唐时期

甘麦大枣汤

【出处】汉代《金匮要略》。

【组成】甘草三两,小麦一升,大枣十枚。

【用法用量】分温三服。

【制备方法】上三味,以水六升,煮取三升。

【主治】治妇人脏躁，悲伤欲哭，像如神灵所作，数欠伸。

【各家论述】《金匮方歌括》：妇人脏躁欲悲伤，如有神灵太息长（数欠伸），小麦一升三两草，十枚大枣力相当。魏念庭云：世医竞言滋阴养血，抑知阴盛而津愈枯，阳衰而阴愈燥，此方治脏躁大法也。

半夏厚朴汤

【出处】汉代《金匮要略》。

【别名】半夏厚朴汤。

【组成】半夏一升，厚朴三两，茯苓四两，生姜五两，苏叶二两。

【用法用量】分温四服，日三服，夜一服。

【制备方法】上五味，以水一斗，煮取四升。

【主治】妇人咽中如有炙脔；喜、怒、悲、思、忧、恐、惊之气结成痰涎，状如破絮，或如梅核，在咽喉之间，咯不出，咽不下，此七气所为也；或中脘痞满，气不舒快，或痰涎壅盛，上气喘急，或因痰饮中结，呕逆恶心。舌苔白润或白腻，脉弦缓或弦滑。

【各家论述】

1. 唐代《备急千金要方》：治妇人胸满心下坚，咽中贴贴，如有炙肉脔，吐之不出，咽之不下方。咽中贴贴如有炙肉，吐之不出，吞之不下，即所谓咽中如有炙脔也，俗名梅核气。盖因内伤七情，外伤寒冷所致，宜用《金匮》半夏厚朴汤主之，即半夏、厚朴、苏叶、茯苓、生姜煎也。

2. 宋代《全生指迷方》：若咽中如炙肉脔，咽之不下，吐之不出，由胃寒乘肺，肺胃寒，则津液聚而成痰，致肺管不利，气与痰相搏，其脉涩，半夏厚朴汤主之。

3. 明代《医方考》：该方证多因痰气郁结于咽喉所致。情志不遂，肝气郁结，肺胃失于宣降，津液不布，聚而为痰，痰气相搏，结于咽喉，故见咽中如有物阻、咯吐不出、吞咽不下；肺胃失于宣降，还可致胸中气机不畅，而见胸胁满闷或咳嗽喘急或恶心呕吐等。气不行则郁不解，痰不化则结难散，故宜行气散结、化痰降逆之法。方中半夏辛温入肺胃，化痰散结，降逆和胃，为君药。厚朴苦辛性温，下气除满，助半夏散结降逆，为臣药。茯苓甘淡渗湿健脾，以助半夏化痰；生姜辛温散结，和胃止呕，且制半夏之毒；苏叶芳香行气，理肺舒肝，助厚朴行气宽胸、宣通郁结之气，共为佐药。全方辛苦合用，辛以行气散结，苦以燥湿降逆，使郁气得疏，痰涎得化，则痰气郁结之梅核气自除。

4. 清代《医宗金鉴》：此病得于七情郁气，凝涎而生，故用半夏、厚朴、生姜辛以散结，苦以降逆，茯苓佐半夏，以利饮行涎，紫苏芳香，以宣通郁气，俾气舒涎去，病自愈矣。

5. 清代《金匮方歌括》：如有炙脔状，即《千金》所谓咽中贴贴状，吞之不下，吐之不出者。今人名曰梅核气是也。主以半夏厚朴汤者。方中以半夏降逆气，厚朴解结气，茯苓消痰，尤妙以生姜通神明助正祛邪，以紫苏之辛香散其郁气。郁散气调，而凝结焉有不化者哉。后人以此汤变其分两，治胸腹满闷呕逆等症，名七气汤，以治七情之病。

华佗治痴呆神方

【出处】汉代《华佗神方》。

【组成】人参一两，柴胡一两，当归一两，半夏一两，酸枣仁一两，菖蒲一两，茯苓三两，白芍四两，甘草五钱，天南星五钱，神曲五钱，郁金五钱，附子一钱。

【用法用量】水十碗，煎取一碗，强饮之。

【制备方法】上切细，作一服。

【主治】治抑郁不舒，有由愤怒而成者，有由羞恚而成者。

二、宋金元时期

牛黄清心丸

【出处】宋代《太平惠民和剂局方》。

【组成】羚羊角（镑，另研）一两，麝香（另研）一两，龙脑（另研）一两，人参（去芦）二两半，蒲黄二两半，白茯苓（去皮）二钱半，川芎一两六钱半，柴胡一两六钱半，杏仁（另研）一两六钱半，桔梗一两六钱半，防风（去芦）一两半，白术一两半，白芍药一两半，麦门冬一两半，黄芩一两半，神曲一两半，当归一两半，阿胶（炒）一两七钱半，大豆黄卷一两七钱半，肉桂一两七钱半，干姜七钱半，牛黄（另研）一两二钱，犀角①（另研）二两，雄黄（另研）八钱，金箔一千二百箔，甘草五钱，干山药十两，白蔹七钱半，大枣（另研）一百个。

---

① 犀角：现用水牛角代，下同。

【用法用量】每服一丸，温水化下，食后服之。

【制备方法】上除大枣、杏仁、金箔、羚羊角、犀角、麝香、龙脑、雄黄另研，余药别研为细末，入羚羊角等七味。入内再研和匀。将大枣煮熟去皮核，捣烂如泥。同炼蜜为丸，每一两作十丸，金箔为衣。

【主治】治诸风缓纵不随，语言謇涩，心忪健忘，恍惚去来，头目眩冒，胸中烦郁，精神昏愦。又治心气不足，神志不定，惊恐怕怖，悲忧惨戚，虚烦少睡，喜怒无时或发狂癫，神情昏乱。

龙脑芎犀圆

【出处】宋代《太平惠民和剂局方》。

【组成】石膏（细研）四两，川芎四两，生龙脑（别研）一两，生犀角一两，山栀子（去皮）一两，朱砂（研飞）内一两为衣四两，人参（去芦）二两，茯苓（去皮、用白者）二两，细辛（去苗）二两，甘草（炙）二两，阿胶（碎炒）一两半，麦门冬（去心）三两。

【用法用量】每服一圆至二圆，细嚼，茶、酒任下，食后服。

【制备方法】上除别研、后入外，并捣，罗为细末，炼蜜为圆。

【功效】消风化痰，除心肺邪热，去头面诸风。

【主治】治偏正头痛，心忪烦郁，面热目焮，鼻塞脑昏，痰热咳嗽，咽膈不利。

辰砂五苓散

【出处】宋代《太平惠民和剂局方》。

【组成】辰砂（研）十二两，白术（去芦）十二两，木猪苓（去黑皮）十二两，泽泻（洗锉）十二两，赤茯苓（去皮）十二两。

【用法用量】每服二钱，沸汤点服，不拘时。

【制备方法】上为细末。

【主治】治伤寒表里未解，头痛发热，心胸郁闷，唇口干焦，神思昏沉，狂言谵语及治瘴疟烦闷未省者。

分心气饮

【出处】宋代《太平惠民和剂局方》。

【组成】木香（不见火）半两，桑白皮（炒）半两，丁香皮一两，大腹子（炮）半两，桔梗（去芦）半两，炒参（锉）半两，甘草（炙）一两。

【用法用量】每服二钱，水一盏，入生姜三片，枣子一个，擘破去核，及灯心十茎，煎至七分，去滓温服，不拘时候。

【制备方法】上咬咀。

【主治】治男子、妇人一切气不和，多因忧愁思虑，怒气伤神，或临食忧戚，或事不随意，使郁抑之气留滞不散，停于胸膈之间，不能流畅，致心胸痞闷，胁肋虚胀，噎塞不通，呕哕恶心，头目昏眩，四肢倦怠，面色萎黄，口苦舌干，饮食减少，日渐羸瘦，或因病之后，胸膈虚痞，不思饮食，并皆治之。

木香流气饮

【出处】宋代《太平惠民和剂局方》。

【组成】半夏（汤洗七次）二两，陈皮（去白）二斤，厚朴（去粗皮，姜制，炒）、青皮（去白黑皮）干木瓜各八两，蓬莪术（煨，通去节）八两。

【用法用量】每四钱，水盏半，姜三片，枣二枚，煎七分，去滓热服。

【制备方法】上为粗末。

【功效】调顺荣卫，通流血脉，快利三焦，安和五脏。

【主治】治诸气痞滞不通，胸膈膨胀，呕吐少食，肩背腹胁走注刺痛，及喘急痰嗽，面目虚浮，四肢肿满，大便秘结。又治忧思太过，怔忪郁积，脚气风热，聚结肿痛，喘满胀急。

【各家论述】宋代《新添诸局经验秘方》：如伤寒头痛，才觉得疾，入连根葱白三寸煎，升降阴阳，汗出立愈。脏腑自利，入粳米煎。妇人血气癥瘕，入艾醋煎，并不拘时。

预知子丸

【出处】宋代《太平惠民和剂局方》。

【别名】镇心丸。

【组成】枸杞子（净）、白茯苓（去皮）、黄精（蒸熟）、朱砂（研，水飞）、预知子（去皮）、石菖蒲各等份。

【用法用量】每服一丸，细嚼。

【制备方法】上件一十二味，捣，罗为细末，炼蜜丸，如龙眼核大，更以朱砂为衣。

【主治】治心气不足，志意不定，神情恍惚，语言错妄，怔悸烦郁，愁忧惨戚，喜怒少睡，夜多异梦，寐即惊魇，或发狂眩，暴不知人，并宜服之。

平补镇心丹

【出处】宋代《太平惠民和剂局方》。

【组成】酸枣仁（去皮，隔纸炒）二钱半，车前子（去土，碾破）一两二钱半，白茯苓（去皮）一两二钱半，五味子（去枝梗）一两二钱半，肉桂（去粗皮，不见火）一两二钱半，麦门冬（去心）一两二钱半，茯神（去皮）一两二钱半，天门冬（去心）一两半，龙齿一两半，熟地黄（洗，酒蒸）一两半，山药（姜汁制）一两半，人参（去芦）半两，朱砂（细研为衣）半两，远志（去心）一两半，甘草（炙）一两半。

【用法用量】每服三十丸，空心，饭饮下，温酒亦得，加至五十丸。

【制备方法】细研为上为末，炼蜜丸，如梧桐子大。

【功效】益气养血，镇心安神。

【主治】治丈夫、妇人心气不足，志意不定，神情恍惚，夜多异梦，怔悸烦郁，及少气多，四肢倦怠，足胫酸疼，睡卧不隐，梦寐遗精，时有白浊，渐至羸瘦。

【附注】常服益精髓，养气血，悦色驻颜。翰林刘活庵云：平补镇心丹方有二，此方有五味子、白茯苓、车前子、肉桂、人参、酸枣仁，非惟可以治心气不足，而白浊消渴尤为切要之药。《局方》无此六味，却有生地黄、苦梗、柏子仁、石菖蒲、当归，只宜治心气不足，肾气伤败，血少气多耳。

清心莲子饮

【出处】宋代《太平惠民和剂局方》。

【组成】黄芩半两，麦门（去心）半两，地骨皮半两，车前子半两，甘草（炙）半两，石莲肉（去心）一两半，白茯苓一两半。

【用法用量】每三钱，麦门冬十粒，水一盏半，煎取八分，去滓，水中沉冷，空心，食前服。

【制备方法】上锉散。

【功效】清心养神，秘精补虚，滋润肠胃，调顺血气。

【主治】治心中蓄积，时常烦躁，因而思虑劳力，忧愁抑郁，而致小便白浊，或有泄，遗沥涩痛，便赤如血；或因酒色过度，上盛下虚，心火炎上，肺金受克，成消渴，睡卧不安，四肢倦怠，男子五淋，妇人带下赤白；及病后气不收敛，心烦热。

【各家论述】

1. 明代《内科摘要》：又治热在气分，口干作渴，小便白浊，夜安昼热，或口舌生疮，咽干烦躁作渴，小便赤淋。

2. 清代《成方切用》：治忧思抑郁，发热烦躁，或酒色过度。火盛克金，口苦咽干，渐成消渴精淋浊，过劳即发。四肢倦怠，五心烦热，夜静昼甚。及女人崩带（烦躁遗精淋浊者，而有热也。心火妄动，不能下交于肾，故元精失守也。过劳即发为劳淋，劳则动其心火，昼偏热者，阳虚也。崩中，由损伤卫任，气血俱虚。经曰：阴虚阳搏谓之崩，由阴虚而之，血得热而妄行也。带者，病本于带脉而得名。赤属血，白属气。由阴虚阳竭，营气卫气下陷，或湿痰湿热蕴积而下流也。

异香散

【出处】宋代《太平惠民和剂局方》。

【组成】蓬莪术六两，益智仁六两，甘草六两，京三棱六两，青皮三两，陈皮三两，石莲肉一两，厚朴（去粗皮，姜汁炙）二两。

【用法用量】每服二钱，水一盏，生姜三片，枣一个，盐一捻，煎至七分，通口服，不计时候。盐汤点或盐、酒调，皆可服。

【制备方法】上为细末。

【主治】治忧郁气滞不散，腹中膨满刺痛，下痢不止。

妙香散

【出处】宋代《太平惠民和剂局方》。

【组成】山药（姜汁炒）二两，人参一两，黄芪一两，远志（炒）一两，茯苓一两，茯神一两，桔梗三钱，甘草二钱，木香二钱五分，麝香一钱，辰砂（另研为末）二钱。

【用法用量】每服二钱，酒下。

【制备方法】上为细末。

【主治】治梦遗失精，惊悸郁结。

【各家论述】

1. 明代《证治准绳》：病之初起，亦有不在肝肾而在心肺脾胃之不足者，然必传于肝肾而精乃走也。又曰：心肾乃水火之脏，法天地，生化成之道，故藏精神，为五脏之宗主，若由他脏而致肾之泄者，必察四属以求其治。大抵精自心而泄者，则血脉空虚，本纵不收；自肺而泄者，则皮槁毛焦，喘急不利；自脾而泄者，色黄肉消，四肢懈怠；自肝而泄者，筋痿色青；自肾而泄者，色黑髓空而骨坠。即脉亦可辨也。朱丹溪曰：主闭藏者肾也，司疏泄者肝也，二脏皆有相火，而其系上属于心。心，君火也，为物所感，则易于动，心动则相火翕然随之，虽不交会，精亦暗流而渗漏矣。所以圣贤只是教人收心养性，其旨深矣。山药益阴清热，兼能涩精，故以为君；人参、黄芪所以固其气，远志、二茯所以宁其神，神宁气固，则精自守其位矣；且二茯下行利水，又以泄肾中之邪火也；桔梗清肺散滞，木香疏肝和脾（行气故疏肝，肝疏则木不克土而脾和），丹砂镇心安神，麝香通窍解郁，二药又能辟邪，亦所以治其邪感也。加甘草者，用以交和乎中。是方不用固涩之剂，但安神正气，使精与神气相根据而自固矣。以其安神利气，故亦治惊悸郁结。

2. 清代《医方论》：此方颇有作意，但参之固，终不敌麝香之开，诚恐耗散心气，神不能藏，君火不安，相火亦动。以之开解惊悸郁结则有余，以治梦遗失精则不足。不如减去，加沉香、琥珀等为佳。

3. 清代《医方集解》：此手足少阴药也。心，君火也，君火一动，相火随之，相火寄于肝胆，肾之阴虚，则精不藏，肝之阳强，则气不固，故精脱而成梦矣。山药益阴清热，兼能涩精，故以为君；人参、黄芪所以固其气，远志、二茯所以宁其神，神宁气固，则精自守其位矣，且二茯下行利水，又以泄肾中之邪火也；桔梗清肺散滞；木香疏肝和脾；丹砂镇心安神，麝香通窍解郁，二药又能辟邪，亦所以治其邪感也；加甘草者，用于交和于中也。是方不用固涩之剂，但安神正气，使精与神气相依而自固矣。以安神利气，故亦治惊悸郁结。

逍遥散

【出处】宋代《太平惠民和剂局方》。

【组成】当归一钱，芍药（酒炒）一钱，白术（炒）一钱，茯苓一钱，甘草（炙）一钱，柴胡一钱。

【用法用量】每服二钱，水一大盏，加烧生姜（切破）一块，薄荷少许，同煎至七分，去滓热服，不拘时候。煎服。

【制备方法】上为粗末。

【主治】治肝家血虚火旺，头痛，目眩，颊赤，口苦，倦怠，烦渴，抑郁不乐，两胁作痛。

【各家论述】

1. 明代《医方集宜》：妇人血虚烦热，月水不调，时作潮热，宜用逍遥散；产后虚损发热或作寒作热宜用逍遥散。

2. 明代《普济方》：逍遥散治妇人血风气，烦躁口干，咳嗽四肢无力，多卧少起，肌骨蒸热。

3. 明代《医贯》：盖东方先生木，木者生生之气，即火气，空中之火，附于木中，木郁则火亦郁于木中矣。不特此也，火郁则土自郁，土郁则金亦郁，金郁则水亦郁，五行相因，自然之理。唯其相因也，予以一方治其木郁，而诸郁皆因而愈，一方者何，逍遥散是也。方中唯柴胡、薄荷二味最妙，盖人身之胆木，乃甲木少阳之气，气尚柔嫩。像草穿地始出而未伸，此时如被寒风一郁，即萎软抑遏。而不能上伸，不上伸则下克脾土，而金水并病矣。唯得温风一吹，郁气即畅达，盖木喜风，风摇则舒畅。寒风则畏，温风者，所谓吹面不寒杨柳风也，木之所喜。柴胡、薄荷辛而温者，辛也故能发散，温也故入少阳，古人立方之妙如此。

4. 清代《医方论》：逍遥散，于调营扶土之中，用条达肝木，宣通胆气之法，最为解郁之善剂。五脏惟肝为最刚，而又于令为春，于行为木，具发生长养之机。一有怫郁，则其性怒张，不可复制；且火旺则克金，木旺则克土，波及他脏，理固宜然。此于调养之中，寓疏通条达之法，使之得遂其性而诸病自安。加丹参、香附二味，以调经更妙，盖妇人多郁故也。

5. 清代《成方切用》：肝虚则血病，当归、芍药养血而敛阴。木盛则土衰，甘草、白术和中而补土。补土生金，亦以平木……惟得温风一吹，郁气始得畅达也。盖木喜风摇，寒则摧萎，温即发生。柴胡、薄荷，辛能发散，温能入少阳，古人立方之妙如此。其甚者，方中加吴茱炒连，即左金丸。黄连清心火，吴茱气臊，肝气亦臊，同气相求，以平肝木。木平则不生心火，火不刑金，而金能制木，不直伐木，而佐金以制木，此左金所以得名也。此法之巧者，然犹未也。继用六味地黄，加柴胡、芍药以滋肾水，俾能生木。逍遥散，风以散之也，地黄饮，雨以润之也，木有不得其天者乎！此法一立，木火之郁既舒，木不下克土，土亦得滋润，无燥熇之患，金水自能相生，予谓一法可通五法者如此。推而广之，凡寒热往来，恶寒恶热，呕吐吞酸，嘈杂，胸痛，胁痛，小腹膨胀，头晕盗汗，黄疸，瘟疫，疝气，飧泄等证，皆对证之方。推之伤寒，伤风，凡外感者，皆作郁看，以逍遥散加减出入，无不获效。如小柴胡汤、四逆散、羌活汤大同小异，然不若此方之附应也。偿一服即愈，少顷复发，或频发而愈甚，此必下寒上热之假证，此汤不可复投，当改用温补之剂。如阳虚以四君子汤加温热药，阴虚以六味汤加温热药，玄机之士，不须予赘矣。又曰：予以冬月正伤寒，麻黄桂枝证作寒郁治，不恶寒者作火郁治，此予创论也。既曰寒邪，何故入内而反为热，不知即是本身之火，为寒所郁，一步返归一步，久则纯热矣。三黄解毒，解其火也，葛根、升麻，火郁发之也，三承气，土郁夺之也。小柴胡，木郁达之也，此理甚简易。刘守真谓用麻黄、桂枝，必加凉药。子和六神通解加石膏于麻黄、苍术中。陶氏谓九味羌活，可代三方。皆非也，不若逍遥散，真可一方代三方也。火为寒郁，熬煎肾水，至木旺时，无生发滋润之本，故发热而渴，非外感也。余以六味汤滋其水，以柴胡舒其木，活人多矣。加丹皮、山栀，名八味逍遥散。薛氏治怒气伤肝，血少目暗。目为肝窍，经曰：目得血而能视。肝伤血少则目昏。丹皮能泻血中伏火，栀子能泻三焦郁火，故薛氏加之以抑肝气，兼以调经。

6. 清代《古今名医方论》：赵羽皇曰：五脏苦欲补泻，云肝苦急，急食甘以缓之，盖肝性急善怒，其气上行则顺，下行则郁，郁则火动而诸病生矣，故发于上，则头眩耳鸣而或为目赤，发于中，则胸满胁痛而或作吞酸，发于下，则少腹疼疝而或溲溺不利，发于外，则寒热往来似疟非疟，凡此诸证，何莫非肝郁之象乎，而肝木之所以郁，其说有二：一为土虚不能升木也，一为血少不能养肝也，盖肝为木气，全赖土以滋培，水以灌溉，若中土虚，则木不升而郁，阴血少，则肝不滋而枯，乃用白术、茯苓者，助土德以升木也，当归、芍药者，益荣血以养肝也，薄荷解热，甘草和中，独柴胡一味，一以为厥阴之报使，一以升发诸阳。经云：木郁则达之，遂其曲直之性故名曰逍遥，若内热外热盛者，加丹皮解肌热，炒栀清内热，此加味逍遥散之义也。

7. 清代《医方集解》：此足太阳、厥阴药也。肝虚则血病，当归、芍药养血而敛阴；木盛则土衰，甘草、白术和中故以泻为补，取疏通之义；茯苓清热利湿，助甘术以益土，而令心气安宁（茯苓能通心肾）；生姜暖胃祛痰，调中解郁；薄荷搜肝泻肺，理血消风，疏逆和中；诸证自已，所以有逍遥之名。有干咳嗽者，丹溪曰：极为难治。此系火郁之证，乃痰郁其火邪在中，用逍遥散以开之，下用补。本方加丹皮、栀子，名八味逍遥散。薛氏治怒气伤肝，血少目暗（目为肝窍）。经曰：目得血而能视。肝伤血少则目昏。丹皮能泻血中伏火，栀子能泻三焦郁火，故薛氏加之以抑肝气，兼以调经。《医贯》曰：古方逍遥散：柴胡、薄荷、当归、芍药、陈皮、甘草、白术、茯神。其加味者，则丹皮、栀子。余以山栀屈曲下行泄水，改用吴茱炒连。其论五郁曰：东方先生木，木者生生之气，即火气也；火附木中，木郁则火亦郁矣，火郁则土自郁，土郁则金郁，金郁则水郁，五行相因，自然之理也。余以一方治木郁，而诸郁皆愈，逍遥散是也。方中柴胡、薄荷二味最妙，盖胆乃甲木少阳之气，其气柔嫩，像草穿地而未伸，此时若被寒风一郁，即软萎遏抑，不能上伸，不上伸则下克脾土，而金水并病矣；惟得温风一吹，郁气始得畅达也。盖木喜风摇，寒即摧萎，温即发生。柴胡、薄荷辛能发散，温能入少阳，古人立方之妙如此。其甚者，方中加吴茱炒连，即左金丸。黄连清心火，吴茱气臊，肝气亦臊，同气相求，以平肝木，木平则不生心火，火不刑金，而金能制木，不直伐木，而佐金以制木，此左金所以得名也。此法之巧者，然犹未也，继用六味地黄加柴胡、芍药以滋肾水，俾能生木；逍遥散风以散之也，地黄饮雨以润之也，木有不得其天者乎。此法一立，木火之郁既舒，木不下克土，土亦得滋润，无燥之患，金水自能相生。余谓一法可通五法者如此。推而广之，凡寒热往来、恶寒恶热、呕吐、吞酸、嘈杂、胸痛、胁痛、小腹膨胀、头晕、盗汗、黄疸、温疫、疝气、飧泄等证，皆对证之方；推而伤寒、伤风、伤湿，除直中外，凡外感者，皆作郁看，以逍遥散加减出入，无不获效。如小柴胡汤、四逆散、羌活汤大同小异，然不若此方附应也。倘一服即愈，少顷复发，或频发而愈甚，此必下寒上热之假证，此汤不可复投，当改用温补之剂，如阳虚以四君子汤加温热药，阴虚以六味汤加温热药，玄机之士，不须余赘矣。又曰：余于冬月正伤寒麻黄、桂枝证作寒郁治，不恶寒者作火郁治，此余创论也。既曰寒邪，何故入内而反为热。不知即是本身之火，为寒所郁，一步返归一步，久则纯热矣。

8. 清代《医方证治汇编歌诀》：本方治肝家血虚火旺，头痛目眩，颊赤口苦，倦怠烦渴，抑郁不乐，寒热往来，及蒸潮热。薛立斋加丹皮泻血分郁热，山栀清气分郁火，名八味逍遥散（治妇人经水不调，弦大而虚，其理颇通）。郁虽有六思虑多（六郁：气、血、痰、火、湿、食也。夫郁为情之病，丹溪虽论六郁，然思虑怒致郁者多），思虑伤脾肝作恶（思虑则气郁结而伤脾，脾则肝木乘胜而为病），此方疏达肝与脾（此疏达肝脾之方），无伤正气却逍遥（"逍遥"与"消摇"通。此方消散其气郁，摇动其血郁，却无伤正气，故名"逍遥"）。丹溪用治干咳嗽（朱丹溪曰："干咳嗽极为难治，此系火郁之证，惟用逍遥散以发之，继服可愈"）。养葵用治伤寒疟（赵养葵治伤外感多从郁证看，木郁解而诸郁削。小柴胡汤、四逆散，俱是此意，然总不盖木喜风摇，寒即摧萎，温即发生，五行相因，自然之理也。予以一方郁平继以滋阴药）。

9. 清代《女科要旨》：逍遥散，女子善怀，每多忧郁，此方解肝郁也，而诸郁无不兼治。赵养葵谓：五郁皆属于肝也。方从小柴胡汤套出。

10. 清代《临证指南医案》：阳维为病，苦寒热，缘上年冰雪甚少，冬失其藏，春半潮湿，地气升泄。以肝肾血液久亏之质，春生力浅，八脉隶乎肝肾，一身纲维，八脉乏束固之司，阴弱内热，阳微外寒矣。脊脊常痛，经事愆期，血海渐涸，久延虚怯，情景已露。《局方》逍遥散，固女科圣药，大意重在肝脾二经，因郁致损，木土交伤，气血痹阻，和气血之中，佐柴胡微升，以引少阳生气。上中二焦之郁勃，可使条畅。今则入暮病剧，天晓安然，显是肝肾至阴损伤，八脉不为约束，故热无汗。至阴深远，古人谓阴病不得有汗也，当宗仲景甘药之例，勿取气辛助阳可矣。

四七汤

【出处】《太平惠民和剂局方》。

【组成】半夏五两，茯苓四两，紫苏叶二两，厚朴三两。

【用法用量】水一盏，姜七片，枣一枚，煎八分，不拘时服。

【制备方法】上锉散。

【主治】治七情气郁，结聚痰涎，状如破絮。或如梅核在咽喉间，咯不出，咽不下。并治中满，痰涎壅盛，上气喘急。

【各家论述】

1. 宋代《三因极一病证方论》：此手、足太阴药也。气郁则痰聚，故散郁必以行气化痰为先。半夏辛温，除痰开郁；厚朴苦去气。本方加白芍、陈皮、人参、桂心，亦名七气汤，治七情郁结，阴阳反戾，吐利交作，寒热眩运，痞满噎塞。

2. 清代《医方论》：越鞠丸治气实之郁，四七汤治气虚之郁。虚则寒生，不可谓气病绝无寒症也。备此一法，庶无偏胜之患。

辰砂妙香散

【出处】宋代《太平惠民和剂局方》。

【组成】麝香（别研）一钱，木香（煨）二两半，山药（姜汁炙）一两，茯神（去皮，木）一两，茯苓（去皮，不焙）一两，黄芪一两，远志（去心，炒）一两，人参半两，桔梗半两，甘草（炙）半两，辰砂（别研）三钱。

【用法用量】每服二钱，温酒调，不以时候。

【制备方法】上为细末。

【功效】补益气血，安神镇心。

【主治】治男子妇人心气不足，志意不定，惊悸恐怖，悲忧惨戚，虚烦少睡，喜怒不常，汗，饮食无味，头目昏眩。

【各家论述】《医方集解》：此手足少阴药也。心，君火也，君火一动，相火随之，相火寄于肝胆，肾之阴虚，则精不藏，肝之阳强，则气不固，故精脱而成梦矣。山药益阴清热，兼能涩精，故以为君。人参、黄芪所以固其气，远志、二茯所以宁其神，神宁气固，则精自守其位矣，且二茯下行利水，又以泄肾中之邪火也。桔梗清肺散滞，木香疏肝和脾。丹砂镇心安神，麝香通窍解郁，二药又能辟邪，亦所以治其邪感也。加甘草者，用于交和于中也。是方不用固涩之剂，但安神正气，使精与神气相依而自固矣。以安神利气，故亦治惊悸郁结。

十四友丸

【出处】宋代《太平惠民和剂局方》。

【组成】熟地黄一两，白茯苓一两，白茯神（去木）一两，人参一两，酸枣仁（炒）一两，柏子仁（别研）一两，紫石英（别研）一两，肉桂一两，阿胶（蛤粉炒）一两，当归一两，黄芪一两，远志（汤浸，去心，酒洒，蒸）一两，辰砂（别研）一分，龙齿（别研）一两。

【用法用量】每服三四十丸，枣汤食后临卧服。

【制备方法】上为末，炼蜜丸如梧子大。

【主治】补诸虚不足，益血，收敛心气。治怔忡不宁，精神昏倦，睡卧不安。

七气汤

【出处】宋代《全生指迷方》。

【组成】京三棱一两，蓬莪术一两，青橘皮一两，陈橘皮一两，藿香叶一两，桔梗一两，益智一两，香附子一两半，炙甘草三钱

【用法用量】每服五钱，水二盏，生姜三片，枣一个，煎至一盏去滓服。

【制备方法】上为粗末。

【功效】行气消滞，和血消积。化痰饮，宽胸腹，顺气进食，消胀软硬，散聚气，辛温消导。

【主治】情志不舒，气郁血滞。胸脘痞闷，腹部胀痛，或有积聚，肌黄食少者。聚气，由惊、恐、恚、怒，或冒寒热，留而不去，为郁伏之气，因气流行，随经上下相搏痛，久久令人痞闷，其脉短涩。六聚，状如癥瘕，随气上下，发作有时，心腹痛，攻刺腰胁，上气窒塞，喘咳满闷，小腹胀，大小便不利，或复泄泻，淋沥无度。多饮成酒癖积块，腹胀疼痛，身肿肌黄，少食。

【各家论述】

1. 宋代《鸡峰普济方》：百病皆生于气，大抵不过于喜、怒、悲、恐、惊、劳、寒、热。盖喜则气缓，怒则气逆，悲则气消，恐则气下，惊则气乱，劳则气耗，寒则气收，热则气泄，由此变生。若其气起于一，或左或右循行上下，或在肌肉，如锥刀所刺，其气不得息，令人腹中满，此由惊恐喜怒或冒寒热留聚而不散为郁，伏之气流行随下相传而痛，久令人痞闷，大便结涩，其脉短涩，谓之聚气，宜此药并趁痛散。

2. 明代《景岳全书》：《局方》七气汤，治七情郁结，脏气互相刑克，阴阳不和，挥霍撩乱，吐泻交作。半夏（制）、厚朴、芍药、茯苓各二钱，人参、肉桂、橘红、紫苏各一钱。水二盅，加姜、枣煎服。《统旨》七气汤有三棱、玄胡索、姜黄、草豆蔻，无半夏、桔梗。《济生》大七气汤有三棱，无半夏。

3. 清代《医方论》：七情受病，兼有痰涎，一时举发则有之。理气化痰，开解郁结，七气汤所以为佳也。

加减七气汤

【出处】元代《世医得效方》。

【别名】加味七气汤。

【组成】半夏（汤洗）二两半，人参一两，辣桂一两，厚朴（姜汁炒）一两，茯苓一两半，甘草（炙）半两。

【用法用量】每服三钱半，姜七片，枣一枚，煎服。加木香亦得。

【制备方法】上锉散。

【主治】治气郁呕吐。

加味七气汤

【出处】宋代《严氏济生方》。

【组成】半夏（汤泡七次）三两，桂心（不见火）一两，玄胡索（炒，去皮）一两，人参半两，甘草（炙）半两，乳香三钱。

【用法用量】每服四钱，水一盏半，生姜七片，枣一枚，煎至七分，去滓，食前温服。

【制备方法】上㕮咀。

【主治】治喜、怒、忧、思、悲、恐、惊七气为病，发则心腹刺痛不可忍，时发时止，发则欲死。

【各家论述】

1. 明代《证治准绳》：气郁有痰，加味四七汤。气攻刺而痛，宜加味七气汤、沉香降气散、正气天香散。

2. 清代《杂病广要》：加味七气汤，治喜怒忧思悲恐惊七气为病，发则心腹刺痛不可忍，时发时止，发则欲死，及外感风寒湿气作痛，亦宜服之。

流气饮子

【出处】宋代《杨氏家藏方》。

【组成】陈橘皮（去白）二斤，青橘皮（去白）四两，紫苏（连枝叶）四两，厚朴（去粗皮，生姜汁制一宿，炒）四两，香皮四两，蓬莪术六两，麦门冬（去心）四两，白芷四两。

【用法用量】每服称半两，水一大盏，生姜三片，枣一枚擘破，同煎至七分，去滓热服，不拘入脏。

【制备方法】上为粗末。

【主治】治男子、妇人五脏不调，三焦气壅，心胸痞满，噎塞不通，腹胁膨胀，呕吐不食 上气喘急，咳嗽涎盛，面目虚浮，四肢肿满，大便秘滞，小便不通。及治忧思太过，阴阳之气郁结不散，壅滞成疾。又治伤寒，才觉得疾便服此药，升降阴阳，汗出立愈。大肿痛，喘急腹满，大便不通。及气攻肩背、胁肋，走注刺痛，并皆治之。

【各家论述】

1. 明代《仁术便览》：治男子妇人五脏不和，三焦气壅，心胸痞闷，咽塞不通，腹胁膨胀，呕吐不食，及上气喘急，咳嗽痰盛，面目浮，四肢肿，大便秘结，小便不通。及治忧思太过，阴阳之气郁结散，壅致成痰。又治脚气肿痛，喘急腹胀，大便不通，及气攻肩背胁肋走注疼痛。

2. 明代《女科撮要》：治恼怒胸膈胀满，或肢体作痛，或结壅肿，血气无亏者。

3. 明代《景岳全书》：治三焦气壅，五脏不和，胸膈痞满，肩背攻痛，呕吐气喘，痰盛浮肿等证。

保命丹

【出处】宋代《仁斋直指方论》。

【组成】朱砂一两，珍珠二钱，南星一两，麻黄（去根、节）半两，白附子（炮）半两，雄黄半两，龙脑半两，琥珀三钱，僵蚕（炒）一两，犀角（镑）一两，麦门冬（去心）一两，枳壳一两，地骨皮一两，神曲一两，茯神一两，远志（去心）一两，人参一两，柴胡一两，金箔一薄片，牛黄三钱，天麻半两，龙脑少许，麝香少许，胆矾半两，牙硝四钱，毫车一两，天竺一两，黄防风一两，甘草一两，桔梗一两，白术一两，升麻一两，蝉蜕半两，黄芩二两，荆芥二两。

【用法用量】每服一丸，薄荷汤化下，不拘时候。

【制备方法】上为细末，炼蜜为丸，如弹子大。

【主治】治诸风痰，不能语言，心忪健忘，恍惚去来，头目晕眩，胸中烦郁，痰涎壅塞，抑气攻心，精神昏愦。治心气不足，神志不定，惊恐怕怖，悲忧惨戚，虚烦少睡，喜怒不时，或发狂癫，神情昏乱，及小儿惊痫，惊风抽搐不定，及大人暗风，并羊癫、猪癫发叫。

【附注】忌猪、羊、虾、核桃动风引痰之物，及猪、羊血。更加川乌炮去皮脐、姜制半夏、白芷、川芎各一两，猪牙皂一两，和前药丸服尤妙。

小七香丸

【出处】元代《世医得效方》。

【组成】甘松（炒）十两，甘草（炒）十五两，香附子（炒，去毛）十五两，丁香皮十五两，蓬莪术（煨，乘热碎）二十两，缩砂仁二十两。

【用法用量】每服五十丸，橘子一钱，盐少许煎汤，空心服。

【制备方法】上为丸。

【主治】治郁怒忧思，气滞腰疼。

【附注】或用沉香降气汤。打和匀气散服。

【各家论述】民国时期《名医指掌》：因郁怒忧思，气不舒而痛，枳壳汤或小七香丸。

茯神汤

【出处】元代《世医得效方》。

【组成】人参二两,麦门冬(去心)二两,山药二两,前胡二两,熟地黄(洗,酒拌炒)二两,枳壳(去瓤,麸炒)三分,远志(甘草水煮,去心,姜汁拌炒)三分,白茯苓一两半,茯神一两半,半夏(汤洗七次)一两,黄芪(炙)一两,甘草半两。

【用法用量】每服四钱,流水盏半,生姜五片,秫米一撮煎,食前服。

【制备方法】上为散。

【主治】喜怒忧思悲恐惊所感,脏气不行,郁而生涎,结为饮,随气上逆,伏留阳经,心中忪悸,四肢缓弱,翕然面热,头目眩冒,如欲摇动。

【各家论述】清代《张氏医通》:该方治心气不定,五脏不足,甚者忧愁悲伤不乐,忽忽喜忘,惊悸狂眩。

大藿香散

【出处】明代《奇效良方》。

【组成】藿香叶一两,半夏曲一两,白术一两,木香(不见火)一两,白茯苓(去皮)半两,桔梗(去芦,锉,炒)半两,人参半两,枇杷叶(拭去毛)半两,官桂(不见火)半两,甘草(炙)半两。

【用法用量】每服三钱,水一大盏,生姜五片,枣子一枚,煎至七分,去滓。温服,不拘时候。

【制备方法】上为散。

【主治】治忧愁思虑,七情伤感,气郁于中,变成呕吐。或作寒热、眩晕、痞满，不进饮。

【各家论述】

1. 宋代《全生指迷方》：若心下虚满，不入饮食，时时欲呕，呕无所出，短气，由他病瘥后，复为寒邪伤气，气寒则不能食，胃无谷气以养，其脉微弱，大藿香散主之。

2. 宋代《重订严氏济生方》：忧、愁、思、虑、悲、恐、惊七情伤感，气郁于中，变成呕吐；或作寒热，眩晕痞满，不进饮食。

团参饮子

【出处】宋代《严氏济生方》。

【组成】人参一两，紫菀茸（洗）一两，阿胶（蛤粉炒）一两，百合（蒸）一两，细辛（洗去叶土）一两，款冬花一两，杏仁（去皮尖，炒）一两，天门冬（汤洗七次）一两，半夏（汤泡七次）一两，经霜桑叶一两，五味子一两，甘草（炙）半两。

【用法用量】每服四钱，水一盏半，生姜五大片，煎至七分，去滓，食后温服。

【制备方法】上锉散。

【主治】治因抑郁忧思，喜怒饥饱，病失节，至脏气不平，咳嗽脓血，渐成肺痿。憎寒壮热，羸瘦困顿，将成痨瘵。

【各家论述】

1. 元代《世医得效方》：该方治因抑郁忧思，喜怒饥饱，病失节，至脏气不平，咳嗽脓血，渐成肺痿。憎寒壮热，羸瘦困顿，将成痨瘵。因气而咳者，宜加木香。咳而吐血有热，加生地黄。咳而唾血有寒者，加钟乳粉。因疲极而咳嗽者，加黄芪。因损而吐血者，加没药、藕节。咳而呕逆，腹满不食者，加白术，倍加生姜。咳而小便多者，加益智；咳而面浮气逆，加沉香、橘皮。

2. 元代《丹溪心法》：该方治七情及饥饱失宜，致伤脾肺，咳嗽脓血，渐成劳瘵。

引神归舍丹

【出处】明代《仁术便览》。

【组成】大天南星（剖去皮，取心）一两，生用附子，（重七钱以上者，炮，去皮，脐）一枚，朱砂（水飞）一两。

【用法用量】煎萱草根汤下，子午之交各一服。

【制备方法】上为末，用猪心血丸，并面糊丸如梧子大。

【主治】治心气，亦治心风。

【各家论述】明代《医方集宜》：因惊怒发病，狂乱无时，神不守舍，恍惚不宁，宜用引神归舍丹。

茯神丸

【出处】明代《奇效良方》。

【组成】菖蒲二分，远志（去心）二分，茯苓二分，人参三分，茯神（去木）一两。

【用法用量】每服六七十丸，食后白汤下，日三。

【制备方法】上为细末，炼蜜和丸，如梧桐子大。

【主治】治心气不定，五脏不足，甚者忧愁悲伤不乐，忽忽喜忘，朝瘥暮剧，暮瘥朝发，发则狂眩。

【各家论述】清代《杨氏藏书》：治心虚血少，神不守舍，多惊恍惚，睡卧不宁。

朱雀丸

【出处】宋代《是斋百一选方》。

【组成】茯神（去皮）二两，沉香半两。

【用法用量】每服三十丸，食后，人参汤下。

【制备方法】上为末，炼蜜丸如小豆大。

【主治】治心神不定，恍惚不乐，火不下降，时复振跳。常服，消阴养火，全心气。

归神丹

【出处】元代《世医得效方》。

【组成】颗块大朱砂（入猪心内，灯心缠缚，用无灰酒蒸二炊久，取出另研）二两，金箔（另研）二十片，真银箔（别研）十片，深红琥珀（别研）一两，酸枣仁（去壳）二两，大远志（取净皮，姜汁拌炒）一两，白茯神（去木）二两，罗参二两，大当归（去尾）二两，龙齿一两。

【用法用量】每服 2 ~ 9 丸至 3 ~ 9 丸，去心麦门冬汤送下。

【制备方法】上为末，酒煮稀糊为丸，如梧桐子大。

【主治】治一切惊忧，思虑恍惚，作事多忘，心气不足，癫痫狂乱。及大病后心虚，神不守久服养神思，益眼力。

【附注】癫痫至甚者，乳香人参汤送下；夜寝不寐或多乱梦，炒枣仁汤送下。

平补镇心丹

【出处】宋代《太平惠民和剂局方》。

【组成】酸枣仁（去皮，隔纸炒）二钱半，车前子（去土，碾破）一两二钱半，白茯苓（去皮）一两二钱，五味子（去枝、梗）一两二钱半，肉桂（去粗皮，不见火）一两二钱半，麦门冬（去心）一两二钱半，茯神（去皮）一两二钱半，天门冬（去心）一两半，龙齿一两半，熟地黄（洗，酒蒸）一两半，山药（姜汁制）一两半，人参（去芦）半两，朱砂（细研为衣）半两，远志（去心，炙）一两半，甘草（炙）一两半。

【用法用量】每服三十圆，空心，饭饮下，温酒亦得，加至五十圆。

【制备方法】上为末，炼蜜圆，如梧桐子大。

【主治】治丈夫、妇人心气不足，志意不定，神情恍惚，夜多异梦，怔悸烦郁，及肾气伤败，血少气多，四肢倦怠，足胫酸疼，睡卧不隐，梦寐遗精，时有白浊，渐至羸瘦。常服益精髓，养气血，悦色驻颜。

【各家论述】明代《女科证治准绳》：妇人小便白浊白淫者，皆由心肾不交养，水火不升降，或因劳伤于肾，肾气虚冷故也。肾主水而开窍在阴，阴为溲便之道，胞冷肾损，故有白浊白淫。宜服《局方》金锁正元丹。或因心虚而得者，宜服平补镇心丹。

益荣汤

【出处】宋代《重订严氏济生方》。

【组成】人参五分，当归一钱，川芎一钱，青皮（去瓢）一钱，茴香（盐、酒炒）一钱，玄胡索一钱，苍术（米泔浸）一钱，木香（另磨）五分，沉香（另磨）五分，川乌（炮，去皮）五分，山栀七分，砂仁七分，吴茱萸（炒）七分，甘草两分。

【用法用量】每服四钱，生姜五片，枣一枚煎，不以时服。

【制备方法】上锉散。

【主治】治思虑过制，耗伤心血，心帝无辅，怔忡恍惚，善悲忧，少颜色，夜多不寐，小便成浊。

【各家论述】

1. 明代《景岳全书》：治思虑过度，心血耗伤，怔忡恍惚不寐。

2. 清代《杂病广要》：治思虑过度，耗伤心血，怔忡恍惚，善悲忧，少颜色，夜多不寐，小便或浊。

3. 民国时期《名医指掌》：该方治怔忡恍惚无眠。怔忡，心悸动也。恍惚，如人将捕之，惕惕然之状也，皆荣血不足，致心神不宁，故无眠，益荣汤主之。

　　龙齿丹

【出处】宋代《严氏济生方》。

【组成】龙齿一两，附子（炮，去皮脐，切片，姜汁浸一宿）一两，远志（去心，甘草煮）一两，酸枣仁（炒，去壳，别研）一两，当归（去芦，酒浸）一两，官桂（去皮，不见火）一两，琥珀（别研）一两，南星（锉，姜汁浸一宿）一两，木香（不见火）半两，紫石英（煅，醋淬七遍）半两，沉香（别研）半两，熟地黄（酒蒸，焙）半两。

【用法用量】每服五十丸，不拘时候，枣汤吞下。

【制备方法】上为末，炼蜜丸如梧子大，朱砂为衣。

【主治】治心血虚寒，怔忡不已，痰多恍惚。

十味温胆汤

【出处】元代《世医得效方》。

【组成】半夏（汤洗七次）三两，枳实（去穰，切，麸炒）三两，陈皮（去白）三两，白茯苓（去皮）两半，酸枣仁（微炒）一两，大远志（去心，甘草水煮，姜汁炒）一两，北五味子一两，熟地黄（切，酒炒）一两，条参一两，甘草五钱。

【用法用量】每服四钱，水盏半，姜五片，枣一枚煎，不以时服。

【制备方法】上锉散。

【主治】治心胆虚怯，触事易惊，梦寐不祥，异象感惑，遂致心惊胆慑，气郁生涎，变生诸证。或短气悸乏，或复自汗，四肢浮肿，饮食无味，心虚烦闷，坐卧不安。

【各家论述】

1. 清代《医方集解》：温胆汤治不眠，用二陈加竹茹、枳实，二味皆凉药，乃以凉肺经之热，非以温胆经之寒也，其以温胆名汤者，以胆欲不寒不燥常温为候耳。胆热好眠四字，不能无疑也。本方加人参、远志、枣仁、熟地，名十味温胆汤，治梦遗惊惕。

2. 清代《金匮翼》：治心虚胆怯，触事易惊，或梦寐不详，短气悸乏，或自汗，谵妄不寐，合目则惊。此气郁生涎，涎与气搏，故变生诸症。十味温胆汤，治症如前而夹虚者宜之。

3. 清代《知医必辨》：其方有开有合，以开进补，以补进开，不凉不暖，调理最宜，而治类中为尤合。

4. 清代《伤寒指掌》：虚烦不得眠，脉虚细，宜养心，十味温胆汤及酸枣仁汤之类。邵评：病后心虚气弱，痰热留伏胆经，故虚烦不得眠，治以养正清心，宣泄肝胆痰热伏邪，此方治心虚气弱，痰火留伏肝胆而烦之正法。

5. 清代《张氏医通》：治寒涎沃胆，胆寒肝热，心悸不眠，短气恶心，耳鸣目眩，四肢浮肿。

远志丸

【出处】宋代《严氏济生方》。

【组成】远志（去心，姜汁淹）二钱，石菖蒲二钱，茯神（去皮木）二钱，茯苓一两，人参一两，龙齿一两。

【用法用量】每服七十丸，食后临卧，熟水下。

【制备方法】上为末，炼蜜丸如梧子大，辰砂为衣。

【主治】治因事有所大惊，梦寐不祥，登高陟险，神魂不安，惊悸恐怯。

【各家论述】

1. 唐代《千金翼方》：主妇人产后心虚不足，心下虚悸，志意不安，时复惯惯，腹中拘急痛，夜卧不安，胸中吸吸少气。药内补伤损，益气，安志定心，主诸虚损方。

2. 宋代《太平惠民和剂局方》：治丈夫、妇人心气不足，肾经虚损，思虑太过，精神恍惚，健忘多惊，睡卧不耗败，遗沥泄精，小便白浊，虚汗盗汗，耳或聋鸣，悉主之。

3. 宋代《严氏济生方》：治因事有所大惊，梦寐不祥，登高陟险，神魂不安，惊悸恐怯。

4. 清代《杂病广要》：远志丸，治因事有所大惊，梦寐不祥，登高陟险，神思不安，惊悸恐怯，于茯神丸加龙齿，辰砂为衣。

玉液汤

【出处】宋代《严氏济生方》。

【组成】半夏洗净，汤泡七次，切作片子。

【用法用量】每服四钱，水两盏，加生姜十片，煎至七分，去滓，入沉香水一呷温服，不拘时候。

【制备方法】洗净，汤泡七次，切作片子。

【主治】治七情伤感，气郁生涎沫，随气上逆，头目眩晕，心嘈忪悸，眉棱骨痛。

四磨汤

【出处】宋代《严氏济生方》。

【组成】人参、槟榔、沉香、天台乌药。

【用法用量】温服。

【制备方法】上四味，各浓磨水，和作七分盏，煎三五沸，放温服。

【功用】破滞降逆，补气扶正。

【主治】七情伤感，上气喘息，胸膈满闷，不思饮食。

【各家论述】

1. 明代《医宗金鉴》：七情随所感皆能为病，然壮者气行而愈，弱者气著为病。愚者不察，一遇上气喘息，满闷不食，谓是实者宜泻，辄投破耗等药，得药非不暂快，初投之而应，投之久而不应矣。若正气既衰，即欲消坚破滞，则邪气难伏，法当用人参先补正气，沉香纳之于肾，而后以槟榔、乌药从而导之，所谓实必顾虚，泻必先补也。四品气味俱厚，磨则取其气味俱足，煎则取其气味纯和，气味齐到，效如桴鼓也。

2. 清代《医方集解》：此手太阴药也，气上宜降之，故用槟榔、沉香，槟榔性如针石，沉香入水独沉，故皆能下气；气逆宜顺之，故用乌药；加人参者，降中有升，泻中带补，恐伤其气也。

3. 清代《成方便读》：以槟榔、沉香之破气快膈峻利之品，可升可降者，以之为君；而以乌药之宣行十二经气分者助之；其所以致气之逆者，虚也。若元气充足，经脉流行，何有前证？故以人参辅其不逮，否则气暂降而郁暂开，不久又闭矣，是以古人每相需而行也。若纯实无虚者；即可去参加枳壳。

4. 清代《古今名医方论》：治七情感伤，上气喘急，烦闷不食。王又原曰：经云圣人啬气，如持至宝；庸人役物，而反伤太和。此七情随所感，皆能为病宜泻阴，必盛从而气急。

5. 清代《时方歌括》：七情所感，皆能为病。然愈于壮者之行，而成于弱者之着。愚者不察，一遇上气喘急，满闷不食，谓是实者宜泻，辄投破耗等药，得药非不暂快。初投之而应，投之久而不应矣。夫呼出为阳吸入为阴，肺阳气旺，则清肃下行，归于肾阴，是气有所收摄，不复散而上逆。若正气既衰，邪气必盛。纵欲削坚破滞，邪气必不伏。方用人参，泻壮火以扶正气，沉香纳之于肾，而后以槟榔、乌药，从而导之，所谓实必顾虚，泻必先补也。四品气味俱厚，磨则取其味之全，煎则取其气之达，气味齐到，效如桴鼓矣。其下养正丹者，暖肾药也。本方补肺气，养正丹温肾气，镇摄归根喘急遄已矣。

6. 清代《成方切用》：治七情气逆，上气喘急，闷开不食（怒则气上，思则气结，忧愁不已。气多厥逆，重则眩仆，轻则上气喘急，满闷妨食）。一方人参易枳壳，一方去参加枳实、木香。白酒磨，名五磨饮。治暴怒卒死（名曰气厥）。气上宜降之，故用槟榔沉香（槟榔性如铁石，沉香入水独沉，故皆能下气）。气逆宜顺之。

7. 清代《医学纲目》：治七情郁结，上气喘急。加木香、枳壳，为六磨汤。有苦寒者，加丁香、桂亦可。《衍义》云：乌药、槟榔气少走泄多，但不甚刚猛，与沉香同磨作汤，治胸中气膈甚当。上解郁治喘。

8. 清代《医方论》：四磨汤，原为气逆喘急而设。若用人参，不如勿服之为佳矣。除人参，加木香、枳实者为宜，且于气厥者尤合。

9.《历代名医良方注释》：此方乃醒气、散气、降气、纳气，而又维护正气之方也。气喘分两大纲，一在上为实，乃肺气不通调；一在下为虚，乃肾气不归根。本方证治，兼而有之，盖七情感伤，郁滞菀结，气喘而急，上而不下，留滞膈间空膜之地，形成气膈。方制槟榔以开之，乌药以异之，沉香以降之纳之。又用人参之大有力者，主持其间，俾气有统摄，不致散漫耗蚀，上下循环，营周不休，以归复于生理正常。尤妙在四药皆磨，既取其气味之全，又取其缓缓斡旋，不过攻过补，致令转变气损气滞反应之嫌。一本磨上三药，倍人参煎汤，入盐调下，对于虚甚不能运药，义求人参补力之早达，未为不可。然煎则补住气痰，恐诸气药反难以奏功。观喻嘉言《寓意草》，治痰喘夹虚，用人参切则效，人参用煎则不效，其意殊耐深思。要之须恰符病窍病机，斯可耳。

八味顺气散

【出处】宋代《重订严氏济生方》。

【组成】白术一钱，人参一钱，白芷一钱，白茯苓一钱，台乌药一钱，青皮一钱，陈皮一钱，甘草五分。

【用法用量】不拘时服。

【制备方法】上作一服，水二钟煎至一钟。

【主治】七气怫郁，令人手足厥冷者。

【各家论述】

1. 明代《医方考》：中风，正气虚，痰涎壅盛者，宜此方主之。人参、白术、茯苓、甘草，四君子汤也。经曰：邪之所凑，其气必虚，故用四君子以补气。治痰之法，利气为先，故用青皮、白芷、台乌、陈皮以顺气，气顺则痰行，而无壅塞之患矣。此标本兼施之治也。

2. 明代《医贯》：中气身冷耳，名曰气厥，宜八味顺气散主之。余按常病阳厥补阴，壮水之主，阴厥补阳，益火之源。此阴厥阳厥，与伤寒之阴阳二厥不同，伤寒阳厥，用推陈致新之法，阴厥则用附子理中，冰炭殊途，死生反掌，慎之哉，慎之哉。

3. 明代《玉机微义》：根据所感六气治之，此良法也宜八味顺气散。按此说，真气先虚，荣卫空疏，邪气乘虚而入，扩前人所未发，但既曰虚矣邪又入矣，补虚散邪理所当然，而止曰调者，意其谓因病而气壅不通，调其通畅条达，则真气自复，邪气自行之义，惜乎不能详也？况中风治法岂止一端而已。

4. 清代《医方集解》：若内因心情得中风者，法当调气，不当治风，外因六淫得者，亦先当治气，后根据所感六气治之，此良法也，宜八味顺气散，方用人参、白术、茯苓、甘草、陈皮、青皮、白芷、乌药，并不用前方桔梗、麻黄、僵蚕风药，正先治气后治风之妙旨，后人或谓不当，杂入白芷，不知白芷香而不燥，正和荣卫之善药也。

5. 清代《医门法律》：若内因七情而得中风者，法当调气，不当治风。外因六淫而得者，亦当先调气，后根据外感六气治之，此良法也，宜八味顺风散。严氏此说，于理甚当，其用八味顺气散，乃人参、白术、茯苓、甘草、陈皮，六君子汤中用其五，加乌药、青皮、白芷，共八味为剂。较前《局方》乌药顺气散，不用麻黄、枳、桔、僵蚕等风药，正先治气后治风之妙旨。后人反惜其说有未备，且谓方中不当杂入白芷，吹毛责备。知白芷香而不燥，正和荣卫之善药也。和剂合两方，取用干姜、人参、川芎、陈皮、桔梗、厚朴、白芷、甘草、白术、麻黄，更加葛根，治感风头痛，鼻塞声重，尚为合宜，故知论方不可横以己见也。

6. 清代《杂病心法要》：八味顺气虚气中，标本兼施邪正安，参苓术草扶元气，乌芷青陈利气痰。虚气中，谓形气俱虚之人中气也。宜用此标本兼施，邪正相安之剂也。

7. 清代《重订灵兰要领》：八味顺气散为治痰多实证之方，涉虚者是抱薪救火。今人不辨虚实，以为治风主剂，则遗误非浅，今特正之。

旱莲子丸

【出处】宋代《三因极一病证方论》。

【组成】旱莲子一两，连翘子一两，威灵仙一两，何首乌一两，蔓荆子一两，三棱（醋湿纸裹，熟煨）一两，赤芍药一两。

【用法用量】茶清下三十丸至五十丸，日三服。小儿量与之，食后服。

【制备方法】上为末。米糊丸，梧桐子大。

【主治】治少长脏气不平，忧怒惊恐，诸气抑郁，结聚瘰，滞留项腋。及外伤风寒燥湿百毒，结成诸漏，发作寒热，遍于项腋，无问久近，悉验。

分气补心汤

【出处】宋代《三因极一病证方论》。

【组成】大腹皮（炒）一两，香附（炒去毛）一两，白茯苓一两，桔梗一两，木通三分，甘草（炙）三分，川芎三分，前胡（去苗）三分，青橘（炒）三分，枳壳（麸炒，去瓤）三分，白术三分，细辛（去苗）半两，木香半两。

【用法用量】每服四大钱，水一盏，加生姜三片，大枣一个，煎七分，去滓，食前温服。

【制备方法】上锉散。

【主治】心气郁结，怔悸噎闷，四肢浮肿，上气喘急。

温胆汤

【出处】宋代《三因极一病证方论》。

【组成】半夏（汤洗七次）二两，竹茹二两，枳实（麸炒，去瓤）二两，陈皮三两，甘草（炙）一两，茯苓一两半。

【用法用量】每服四大钱，水一盏半，加生姜五片，大枣一枚，煎七分，去滓。食前服。

【制备方法】上锉为散。

【主治】痰热内扰，心胆气虚，心烦不寐，触事易惊，或夜多异梦，眩悸呕恶，及癫痫等。

【各家论述】

1. 明代《集验方》：温胆汤，治大病后，虚烦不得眠，此胆寒故也，宜服此汤法。

2. 清代《医方集解》：治胆虚痰热不眠，虚烦惊悸，口苦呕涎，胆以温为候，虚则寒，寒则不眠；惊悸亦由于胆虚；虚火上溢故口苦；呕多属半表半里少阳胆经之邪；胆虚气郁，致脾生痰涎而烦呕；伤寒病后多有此证。此足少阳阳明药也，橘、半、生姜之辛温，以之导痰止呕，即以之温胆；枳实破滞；茯苓渗湿；甘草和中；竹茹开胃土之郁，清肺金之燥，凉肺金之所以平甲木也。如是则不寒不燥而胆常温矣。《经》曰：胃不和则卧不安；又曰：阳气满不得入于阴，阴气虚故目不得瞑。半夏能和胃而通阴阳，故《内经》用治不眠。二陈非特温胆，亦以和胃也。温胆汤，即二陈加枳实、竹茹。《三因》云：心虚胆怯，气郁生涎，涎与气搏，变生诸证，触事易惊，或梦寐不祥，或短气悸乏，或自汗，并温胆汤主之。呕则以人参代竹茹。《内经》半夏汤治痰盛不眠；半夏五合，糯米一升，用清水扬万遍煮服，汗出即已。半夏除痰而利小便，糯米益阴而利大肠，使上下通则阴阳和矣。经又曰：诸水病者，故不得卧，卧则惊，惊则咳甚。《准绳》云：《内经》半夏汤，皆去饮之剂，无饮者勿服。《金匮》治虚劳虚烦不眠，用酸枣仁汤：枣仁二升，甘草一两，知母、茯苓、芎各二两；深师加生姜二两，此补肝之剂。经曰：卧则血归于肝。昂按：本草云，枣仁炒用治胆虚不眠，生用治胆热好眠，窃谓胆热必有心烦口苦之证，何以反能好眠乎？温胆汤治不眠，用二陈加竹茹、枳实，二味皆凉药，乃以凉肺经之热，非以温胆经之寒也，其以温胆名汤者，以胆欲不寒不燥常温为候耳。胆热好眠四字，不能无疑也。

3. 清代《成方便读》：夫人之六腑，皆泻而不藏，惟胆为清净之腑，无出无入，寄附于肝，又与肝相为表里。肝藏魂，夜卧则魂归于肝，胆有邪，岂有不波及肝哉。且胆为甲木，其象应春，今胆虚则不能遂其生长发陈之令，于是土不能得木而达也。土不达则痰涎易生。痰为百病之母，所虚之处，即受邪之处，故有惊悸之状。此方纯以二陈、竹茹、枳实、生姜和胃豁痰、破气开郁之品，内中并无温胆之药，而以温胆名方者，亦以胆为甲木，常欲得其春气温和之意耳。

4. 清代《医方歌括》：治热呕吐苦。虚烦惊悸不眠。痰气上逆。温胆汤方本二陈，竹茹枳实合和匀（二陈加竹茹枳实）。不眠惊悸虚烦呕，日暖风和木气伸。陈修园曰：二陈汤为安胃祛痰之剂，加竹茹以清膈上之虚热，枳实以除三焦之痰壅，热除痰清，而胆自宁和，即温也，温之者，实凉之也。

5. 清代《医方考》：胆热呕痰，气逆吐苦，梦中惊悸者，此方主之。胆，甲木也，为阳中之少阳，其性以温为常候，故曰温胆。竹茹之清，所以去热；半夏之辛，所以散逆；枳实所以破实，陈皮所以消滞，生姜所以平呕，甘草所以缓逆。

6. 清代《医方学论》：胆为清静之府，又气血皆少之经。痰火扰之，则胆热而诸病丛生矣。温胆者，非因胆寒而与温之也，正欲其温而不热，守其清静之故常。方中用二陈、竹茹即是此意。

木香化滞汤

【出处】《内外伤辨惑论》。

【组成】木香六分，生姜六分，陈皮六分，柴胡七分，当归梢四分，枳实四分，半夏一钱五分，红花二分，草豆蔻四分，炙甘草二钱。

【用法用量】每服四钱，生姜四两，净洗取自然汁，温暖调服。如不任辣味，加温水少许服之。

【制备方法】上为末。

【主治】忧气郁结，腹皮里微痛，心下痞满，不思饮食。

【附注】上件病证，即六朝之医所谓气膈也，今人谓之气瘕耳。经曰：脾主行气于三阴，三阴之脉皆行腹里，今忧气郁结，营卫之行涩，故令腹皮里微痛，心下痞满者，升降之道乖也。不思饮食者，忧气伤脾也。辛香可以化气，故用木香、豆蔻、生姜、陈皮、半夏之辈以主之，升降者，交泰之道也，故用柴胡之辛以升之，枳实之苦以降之，营卫涩而后腹皮痛，故用归尾、红花以和营，炙甘草以和卫。

越鞠丸

【出处】《丹溪心法》。

【组成】香附（醋炒）、苍术（米泔浸）、抚芎、栀子（炒黑）、神曲（炒）等份。

【用法用量】每服百丸。

【制备方法】水丸小豆大。

【主治】解诸郁。

【各家论述】

1. 元代《丹溪治法心要》：气血冲和，万病不生，一有怫郁，诸病生焉。人身万病皆生于郁，苍术、抚芎总解诸郁，随症加入诸药。凡郁皆在中焦，以苍术、抚芎开提其气以升之。如食在气上，提其气则食自降矣，余仿此。气郁用香附横行胸臆间，必用童便浸，否则性燥，苍术下行，米泔水浸。湿郁用赤茯苓、苍术、抚芎、白芷。痰郁用海石、香附、南星、姜汁、栝蒌。热郁用青黛、香附、苍术、抚芎、栀子（炒）。血郁用桃仁（去皮）、红花、青黛、香附、抚芎。食郁用苍术、香附、山楂、神曲、针砂（醋制七次，研极细）。春加抚芎；夏加苦参；秋冬加茱萸。

越鞠丸解诸郁。一方治气郁食积痰热用：香附一两，黄芩一两，栝蒌、贝母、南星、神曲、山楂各一两，风硝三钱。上为丸服。一方治气郁：白芍药一两半，香附一两，生甘草一钱半。上末之糊丸，白术汤下。一方治抑气：白芍药一两半，香附一两半，贝母（炒）、黄芩各五钱，生甘草三钱。上丸服之。

2. 明代《证治准绳》：丹溪言郁有六，气、血、湿、热、痰、食也。气郁，胸胁痛，脉沉而涩，宜香附、苍术、抚芎。湿郁，周身走痛，或关节痛，遇阴寒则发，其脉沉细，宜苍术、川芎、白芷、茯苓。热郁，目瞀，小便赤，其脉沉数，宜山栀、青黛、香附、苍术、抚芎。痰郁，动则喘，寸口脉沉滑，宜海石、香附、南星、栝蒌仁。血郁，四肢无力，能食便红，其脉芤，宜桃仁、红花、青黛、川芎、香附。食郁，嗳酸，腹满不能食，右寸脉紧盛，宜香附、苍术、山楂、神曲、针砂。上诸郁药，春加防风，夏加苦参，秋冬加吴茱萸、苍术、抚芎，总解诸郁。

3. 明代《本草品汇精要》：朱震亨曰气血冲和，百病不生，一有怫郁，诸病生焉，又制为六郁之论立越鞠丸，以治郁。谓气郁而成湿滞，湿滞而成热，热郁而成痰，痰滞而血不行，血不行而食不消，此六者相因为病者也。

4. 明代《医方考》：诸郁者，此方主之。越鞠者，发越鞠郁之谓也。香附理气郁，苍术开湿郁，抚芎调血郁，栀子治火郁，神曲疗食郁。此以理气为主，乃不易之品也。若主湿郁，加白芷、茯苓。主热郁，加青黛。主痰郁，加南星、海石、栝蒌。主血郁，加桃仁、红花。主食郁，加山楂、砂仁。此因病而变通也。如春加防风，夏加苦参，秋冬加吴茱萸，乃经所谓升降浮沉则顺之，寒热温凉则逆之耳！

5. 明代《名医指掌》：越鞠丸能开六郁（六郁者，气、血、食、湿、痰、热郁也，越鞠丸通治之）。虚弱者，目眩头晕，亦本痰火而成（目眩头晕，虚候也，亦由痰火而致。丹溪云：痰在上，火在下，多作眩晕）。湿热者，精滑梦遗，或为思想而得（梦中交感泄精曰梦遗，不因梦交自泄曰精滑，皆湿热相火也。珍珠粉丸。若思想而得者，其病在心，当宁其心）。缘杂病绪繁无据，机要难明；非伤寒经络有凭，形证可识。临证若能三思，用药终无一失，略举众疾之端，俾为后学之式。

6. 清代《医方集解》：统治六郁，胸膈痞闷，吞酸呕吐，饮食不消（六郁：气郁、血郁、痰郁、火郁、湿郁、食郁也。六者之中，以气为主，气行则郁散矣。吞酸呕吐，由于痰火；饮食不消，由气不运行。丹溪曰：气升则食自降，六郁不言风寒者，风寒郁则为热也。滑伯仁曰：郁者，结聚而不得发越，当升者不得升，当降者不得降，当变化者不得变化，所以传化失常而病见矣。气郁者，胸膈痛；湿郁者，周身痛，遇阴寒即发；痰郁者，动则气喘，寸口沉滑；热郁者，昏瞀便赤，脉沉数；血郁者，四肢无力，能食；食郁者，嗳酸腹饱，不能食，寸口紧盛。经曰，木郁达之，火郁火之，土郁夺之，金郁泄之，水郁折之）

7. 清代《医方论》：凡郁病必先气病。气得流通，郁于何有？此方注云：统治六郁。岂有一时而六郁并集者乎？

须知古人立方不过昭示大法。气郁者，香附为君；湿郁者，苍术为君；血郁者，川芎为君；食郁者，神曲为君；火郁者，栀子为君。相其病在何处，酌量加减，方能得古人之意，而不泥古人之方。读一切方书，皆当作如是观。

8. 清代《古今名医方论》：治脏腑一切痰、食、气、血诸郁，为痛，为呕，为胀，为利者。

清·季楚重曰：《内经》论木郁达之五句，前圣治郁之法最详。所谓郁者，清气不升，浊气不降也。然清浊升降，皆出肺气，使太阳失治节之令，不惟生气不升，收气亦不降，上下不交而郁成矣。故《经》云：太阴不收，肺气焦满；又云：诸气郁，皆属于肺。然肺气之布，必由胃气之输；胃气之运，必本三焦之化；甚至为痛，为呕，为胀，为利，莫非胃气不宣、三焦失职所致。方中君以香附快气，调肺之怫郁；臣以苍术开发，强胃而资生；神曲佐化水谷，栀子清郁导火，于以达肺，腾胃而清三焦；尤妙抚芎之辛，直入肝胆以助妙用，则少阳之生气上朝而营卫和，太阴之收气下肃而精气化。此丹溪因五郁之法而变通者也。然五郁之中，金木尤甚。前人用逍遥散调肝之郁，兼清火滋阴；泻白散清肺之郁，兼润燥降逆。要以木郁上冲，即为火；金郁敛涩，即为燥也。如阴虚不知滋水，气虚不知化液，是又不善用越鞠矣。

9. 清代《时方歌括》：治脏腑一切痰食气血诸郁，为痛为呕为胀为利者。六郁宜施越鞠丸，芎苍曲附并栀餐，食停气血湿痰火，得此调和顷刻安。吴鹤皋曰：香附开气郁，抚芎调血郁，苍术燥湿郁，栀子清火郁，神曲消食郁各等份。麦芽煎汤泛丸。又湿郁加茯苓白芷，火郁加青黛，痰郁加星夏栝蒌海石，血郁加桃仁红花，气郁加木香槟榔，食郁加麦芽山楂，夹寒加吴茱萸。陈修园曰：诸病起于郁者难医，时医每以郁金统治之，是徇名之误也。此药《本经》不载，唐本有之。唐本云：气味苦寒无毒主血积，下气生肌，止血破恶血血淋尿血金疮。

10. 清代《古今名医荟萃》：王节斋曰：丹溪先生治病不出乎血、气、痰三者，故用药之要有三：气用四君，血用四物，痰用二陈。又云久病属郁，立治郁之方，曰越鞠丸。盖气、血、痰三病，多有兼郁者，或郁久而生病，或病久而生郁，或误药杂乱而成郁，故予每用此三方治病时，以郁法参之。故四法治病，用药之大要也。

调肝散

【出处】宋代《仁斋直指方论》。

【组成】半夏（制）三分，辣桂二分，宣木瓜二分，当归二分，川芎二分，牛膝二分，细辛二分，石菖蒲一分，酸枣仁（汤浸去皮，微炒）一分，甘草（炙）一分。

【用法用量】每三钱。姜五片，枣二枚，煎服。

【制备方法】上锉细。

【主治】治郁怒伤肝，发为腰痛。

【各家论述】明代《医学入门》：五脏皆取气于谷，脾者，肾之仓廪也。忧思伤脾，则胃气不行，腰痛连腹胁胀满，肉痹不仁，沉香降气汤、木香匀气散。饮食难化者，异香散。宗筋聚于阴器，肝者，肾之同系也。怒伤肝，则诸筋纵弛，腰痛连胁，聚香饮子、调肝散。

宁志丸

【出处】宋代《仁斋直指方论》。

【组成】人参半两，白茯苓半两，茯神半两，柏子仁半两，琥珀半两，当归半两，酸枣仁（温酒浸半日，去壳，隔纸炒香）半两，远志（酒浸半日，新布裹，捶取肉，焙）半两，乳香一分，朱砂（别研）一分，石菖蒲一分。

【用法用量】每服三十丸，食后枣汤送下。

【制备方法】上为末，炼蜜为丸，如梧桐子大。

【主治】心虚血少、惊悸怔忡，癫痫，神志不宁，心虚多梦，烦躁盗汗。

【附注】好朱砂一两，将熟绢一小片包裹，以线扎定。猪心一枚，竹刀子切破，不得犯铁，纸拭去血，入朱砂包子于猪心内。却用麻线缚合猪心，又以甜笋壳再裹了，麻皮扎定。酒二升，入砂罐子或银器内煮，酒尽为度。去线并笋壳，取朱砂别研，将猪心竹刀细切盆内研令烂，却入后药末并朱砂、枣肉为丸，留少朱砂为衣。药末须隔日碾下，枣肉于心日绝早煮熟，剥去皮核，取肉四两用。患心风，服此一料，其病顿减。

【各家论述】

1. 明代《医学入门》：治痰迷心膈，心气不足，惊悸怔忡，恍惚健忘。

2. 清代《医方考》：气血虚，梦中多惊者，此方主之。重可以去怯，故用朱砂。明可以安神，故用琥珀。香可以利窍，故用乳香、菖蒲。气可以生神，故用参、苓、茯神。仁可以归心，故用柏仁、枣仁。酸可使养津，故用远志。

润可以益血，故用当归。

3. 清代《目经大成》：因惊失志，怔忡不宁，梦乱无寐，遗精盗汗，此方主之。淡泊明志，宁静致远，治心之验也。因惊失志，寸衷不可自问矣。故怔忡无寐，寐而梦乱，盗汗遗精。精遗，五味、地黄滋以固之；盗汗，黄芪、人参补而敛之；梦乱睡不熟，神不宁而火动，和以柏仁、远志、茯神；惊悸失志，神已怯而魂离，安以乳香、朱砂、琥珀。饵此丸外，更早眠晏起，专内视而简外事，间或焚香烹茶，弹琴看剑，消遣坐弛。如此数月，不惟病却，觉天机活泼，直欲与造化论锱铢也。率暴心痛，烦躁发热，吐血、便血，皆可出入是方。诗曰：宁志参琥珀神，远归枣地饵闺人，漫言唇血朱砂艳，乳味香逾柏子仁。如脾肾亏损，不能收摄精液，及带浊、经淋、虚滑不固，须菟丝、石枣、肉蔻、故纸、归、地理其肾，参、术、草、莲子、山药、五味益其脾，茯神、朱砂、远志交通君相，沉香、附子、肉桂升降水火，则滑者秘涩而固者通利，精液治矣。此景岳固阴煎，苓术菟丝丸加减而变此方。屡施屡验，爰命名甘露饮云。诗曰：桂沉莲蔻天香妙，术草芪朱药味好，当道故人附地仙，发丝神志超耆老。

4. 民国时期《名医指掌》：产后血少，怔忡恍惚惊悸，睡不安宁者，益荣汤或养心汤或宁志丸。

香橘汤

【出处】宋代《仁斋直指方论》。

【组成】香附子（炒）二两，半夏（制）二两，橘红二两，甘草（炙）三分。

【用法用量】每三钱。姜五片，枣二枚，煎服。

【制备方法】上锉为散。

【主治】治七情所伤，中脘不快，腹胁胀满。

桔梗枳壳汤

【出处】宋代《仁斋直指方论》。

【组成】桔梗（生用）二两，枳壳二两，甘草（炒）半两。

【用法用量】每服水一盏半，姜五片，煎至半盏。

【制备方法】上锉为散。

【主治】治诸气痞结满闷。

【各家论述】

1. 元代《此事难知》：《活人书》言治痞当知是痞，宜先用（桔梗枳壳汤），非用此以治心下痞也。审知错下必成痞证，是气将陷而过于胸中，故先用此，使不致于痞也。若已成痞，而用此，则失之晚矣。不惟不能消痞，胸中之气反病矣，先之一字，预早之意也，先用（枳壳汤）若不应，后以仲景痞药治之则可，若执（枳壳汤）以治痞，其害亦深矣，先之一字，不可不知也。

2. 明代《奇效良方》：治结胸，心下痛欲死者。痰多加半夏生姜，有热加黄芩。

3. 明代《伤寒证治准绳》：伤寒本无痞，应发汗，医反下之，遂成痞，枳实理中丸最良，审知是痞，先用桔梗枳壳汤尤妙，缘桔梗、枳壳行气下膈先用之。

4. 明代《玉机微义》：此手太阴经药也，出少阴，枳壳例。《活人》云：审知是痞，先用汤尤妙，缘枳桔行气下膈，先用之无不验也。《海藏》云：活人用此非治痞也，审知错下必成痞，是气将陷于胸中，故先用此，便不至于痞也。若已成痞而用，则失之晚。胸中之气反痞矣。先之一字预早之意也，先用此若不应，后当以仲景痞药治之，若执此治，痞其害深矣。

大温白丸

【出处】宋代《魏氏家藏方》。

【组成】生姜（去皮，切作片子）二十两，橘皮（去白，将姜一处碾烂，晒干入）八两，白术一两，白茯苓七钱，甘草（炙黄）半两。

【用法用量】每服一丸，空心沸汤嚼下。

【制备方法】上为细末，炼蜜为丸，如弹子大。

【主治】恚怒忿郁，三焦气滞，咽嗌噎塞，胁肋膨胀，心腹疼痛，上气奔喘，翻胃呕吐，不思饮食；及饮酒过度，噫酸恶心，气脉闭涩，痰饮不散，胸痹短气，痛彻背膂，霍乱吐利，手足逆冷。

大半夏汤

【出处】元代《如宜方》。

【组成】半夏（制）八钱，人参四钱。

【用法用量】姜七片。一方入蜜煎。

【制备方法】上㕮咀。

【主治】治气郁生痰，聚结不散，肠间辘辘有声，及反胃呕吐，亦治膈间支饮。

【各家论述】

1. 唐代《外台秘要》：又呕心下痞坚者，大半夏汤主之方。

2. 宋代《全生指迷方》：若心中温温常欲呕，闻食吐酸，由宿寒在胃，不能运水谷，中脘成痰，其关弦，脉小而短，白术丸、大半夏汤主之。

3. 明代《普济方》：治胃反不受食。食已即呕吐。

4. 清代《金匮方歌括》：大半夏汤歌曰：从来胃反责（之）冲（脉上）乘，半夏二升，蜜一升，三两人参劳水煮（水扬二百四十遍名劳水，又名甘澜水），纳冲养液有奇能。元犀按：此方用水之多，取其多煮白蜜，去其寒而用其润，俾黏腻之性，流连于胃，不速下，谈及于此，不能再三问难，便知其庸陋欺人，则不复与谈矣。膈咽之间，交通之气不得降者，亡之。

5. 清代《医学妙谛》：陈参曰冲脉隶于阳明，胃阳伤极，中乏坐镇之真气。冲脉动则诸脉皆震动，浊阴散漫，由此卧着欲立矣。

三、明清时期

气通治方 1

【出处】明代《奇效良方》。

【组成】人参（去芦）二钱，肉桂（去皮）二钱，甘草（炙）二钱，半夏（汤泡七次，焙干）半两。

【用法用量】用水二盅，生姜五片，煎至一盅，食远服。

【制备方法】上为末。

【主治】治七情之气，郁结于中，心腹绞痛，不可忍者。

气通治方2

【出处】明代《奇效良方》。

【组成】白豆蔻仁一分，荜澄茄一分，缩砂一分，丁香一分，木香一分，甘草（炒）一分，青皮二两，陈皮二两，桂心二两。

【用法用量】每服三钱，用水一盏，生姜三片，盐一捻，煎至七分，不拘时服。

【制备方法】上咬咀。

【主治】治七情所伤，滞于胸膈，窒于咽喉，胀痛于心下，噫气吞酸，不能饮食。

气通治方3

【出处】明代《奇效良方》。

【组成】白豆蔻（去皮）一两，青皮（去白）二两，缩砂（去皮）二两，丁香二两，木香一两半，甘草（姜制炒）八两。

【用法用量】每服二钱，不拘时，用生姜盐汤调服。

【制备方法】上为细末。

【主治】治因忧恚郁结，或作寒热，遂成膈气，不进饮食。

气通治方4

【出处】明代《奇效良方》。

【组成】麦门冬（去心）五两，甘草（炙）五两，人参四两，川椒（炒，出汗）三两，远志（去心，炒）三两，细辛（去苗）三两，桂心三两，干姜（炮）一两，附子（炮）一两。

【用法用量】每服三五十丸，食前米汤下。

【制备方法】上为细末，炼蜜丸，如梧桐子大。

【主治】治七情郁结，膈塞不通，及食冷物即发，其病紧痛欲吐，食饮不下，甚者手足或上气喘急呕逆。

气通治方 5

【出处】明代《奇效良方》。

【组成】藿香（去土）一钱半，木香（不见火）一钱半，白术一钱半，半夏曲二钱，白茯苓一钱，人参一钱，桔梗一钱。

【用法用量】水二盅，生姜五片，红枣一枚，煎至一盅，食远服。

【制备方法】上作一服。

【主治】治七情伤感，气郁于中，变成呕吐，作寒热眩晕，痰满不进饮食。

气通治方 6

【出处】明代《奇效良方》。

【组成】半夏（制）二两半，人参一两，厚朴（制）一两，辣桂一两，茯苓一两半，甘草（匀）半两。

【用法用量】每服三钱半，生姜七片，枣一枚，煎至七分，去滓服。

【制备方法】上咬咀。

【主治】治气郁呕吐。

气通治方 7

【出处】明代《奇效良方》。

【组成】附子（一个生用，一个炮，俱去皮脐）两个，半夏（汤浸二十一次，洗去滑）一两半，成炼钟乳半两，滑石半两，辰砂（别研）三钱。

【用法用量】每服二钱，水二盏，生姜七片，藿香二三叶，蜜半匙，煎七分，食前冷服。

【制备方法】上为末。

【主治】治喜怒不常，忧思兼并，致脏气郁结，留聚涎饮，胸腹满闷，或腹疼痛，憎寒利交作。

气通治方 8

【出处】明代《奇效良方》。

【组成】半夏二钱半，人参二钱半，肉桂二钱半，甘草二钱半。

【用法用量】用水二盅，生姜三片，煎一盅，不拘时服。

【制备方法】上作一服。

【主治】治七情之气郁结，心腹痛不可忍。

气通治方 9

【出处】明代《奇效良方》。

【组成】香附子二钱，青皮（去白）一钱，陈皮（去白）一钱，桔梗一钱，莪术一钱，官桂一钱，藿香一钱，益智仁一钱，半夏（汤洗七次）一钱，甘草（炙）一钱。

【用法用量】用水二盅，生姜三片，红枣二枚，煎一盅，食远服。

【制备方法】上作一服。

【主治】治七情相干，阴阳不得升降，气道壅滞，攻冲作疼，宜服。

抱胆丸

【出处】明代《奇效良方》。

【组成】水银二两，朱砂（研制）一两，黑铅一两半，乳香（细研）一两。

【用法用量】每服一丸，空心并花水下，病者得睡，切勿惊动，觉来即安，再服一丸，除根。

【制备方法】上将黑铅入铫子内，下水银结成砂子，次下朱砂、滴乳，乘热用柳木槌研匀，丸如鸡头大。

【主治】治男子妇人一切癫痫风狂，或因惊恐怖畏所致者。及妇人产后血虚，惊气入心，并经脉通行，惊邪蕴结。

【附注】名灵砂观音丹，忠懿得之未敢轻信，或有一风犬，饲以此药立效，破犬腹而视，乃抱犬胆，因易今名。

【各家论述】

1. 明代《秘传证治要诀及类方》：有病癫人专服四七汤而愈，盖痰迷为癫，气结为痰故也，如健忘，如惊悸，如怔忡五痫，亦宜用此。如癫狂不定，非轻剂所能愈者，宜太乙膏及抱胆丸。

2. 明代《寿世保元》：病者得睡，切莫惊动，觉来即安。再服一丸，除根。一方，薄荷汤送下亦可。一论癫狂失心不寐，此方用朱砂能镇心安神。酸可使收引，故枣仁能敛神归心；香可使利窍，故乳香能豁达心志。许学士加人参，亦谓人参能宁心耳。

3. 明代《证治准绳》：刘宗厚先生云：有在母腹中受惊者，或有闻大惊而得者。盖惊则神不守舍，舍空则痰涎归之。或饮食失节，胃气有伤，痰停胸膈而作，当寻火、寻痰、固元气。若顽痰胶固上膈，必先用吐法，若在肠胃，亦须下之。窃谓此证，若因元气虚弱，或痰盛发热等，皆是虚象，如慢惊证，无风可祛，无痰可逐，但补脾胃，生气健旺，神智自清，痰涎自化。若误用辛散祛逐脑麝之剂，必为败证。一妇人素清苦，因惊而癫，或用风痰等药愈甚。余用参、归、术浓煎，佐以姜汁、竹沥，服三斤余方愈。

真珍散

【出处】明代《普济方》。

【组成】附子（一生一炮，各去皮脐）两个，半夏（汤浸二十一宿，洗去滑）一两半，滑石半两，成炼钟乳半两，辰砂（别研）三钱。

【用法用量】每服两钱，水两盏，加生姜七片，香薷两到三叶，蜜半匙，煎至七分，食前冷服。

【制备方法】上为末。

【主治】喜怒不常，忧思兼并，致脏气郁结，渐积涎饮，胸胀满闷，或腹疼痛，憎寒发热，吐痢交作。

【附注】小便不利，加木通、茅根煎。

加味逍遥散

【出处】明代《证治准绳》。

【组成】柴胡一钱，茯苓一钱，当归一钱，白术一钱，甘草一钱，白芍一钱，丹皮一钱，黑山栀一钱，薄荷五分。

【用法用量】水煎服。

【制备方法】上为末。

【主治】治肝经郁火，颈生瘰疬，并胸胁胀痛，或作寒热，甚至肝木生风，眩晕振摇，或切牙发痉诸症。

【各家论述】

1. 清代《普济方》：治患癫疾歌唱无时，逾垣上屋。乃荣血迷于心包所致。

2. 明代《沈氏女科辑要》：薛立斋曰：肝经风热，或怒动肝火，俱宜加味逍遥散。

3. 清代《医方考》：六极之外，又有七伤。一曰大怒逆气伤肝，肝伤则少血目暗，宜此方主之。经曰：肝者，将军之官，故主怒。怒则气逆，气逆则血亦逆，故少血。眼者，肝之窍。又曰：目得血而能视。今肝伤少血，故令目暗。越人云：东方常实，故肝脏有泻而无补，即使逆气自伤，疏之即所以补之也。此方名曰逍遥，亦是疏散之意。柴胡能升，所以达其逆也。芍药能收，所以损其过也。丹、栀能泻，所以伐其实也。木盛则土衰，白术、甘草扶其所不胜也。肝伤则血病，当归所以养其血也。木实则火燥，茯神所以宁其心也。

4. 清代《外科证治全书》：妇女阴冷，有寒证，有热证。寒由阳虚，热由湿热。湿热者，必小便涩数黄赤，大便燥结烦渴，加味逍遥散主之。阳虚者，必小便清利，腹中冷或痛，畏寒，八味地黄汤主之。

5. 清代《妇科心法要诀》：小便涩数黄赤，大便燥结烦渴，加味逍遥散主之。阴中痛名小户嫁，痛极手足不能舒，内服加味逍遥散，四物乳香捣饼敷。妇人阴中作痛，名小户嫁痛，痛极往往手足不能伸舒。由郁热伤损肝脾，湿热下注所致。宜内服逍遥散加丹皮、栀子；外以四物汤料合乳香捣饼，纳阴中，其痛即定。

6. 清代《内科摘要》：加味逍遥散治肝脾血虚发热，或潮热，晡热，或自汗盗汗，或头痛，目涩，或怔忡不宁，或颊赤口干，或月经不调，肚腹作痛，或小腹重坠，水道涩痛，或肿痛出脓，内热作渴等症。

7. 清代《医宗金鉴》：若胸胁闷痛，发热晡热，肝经血伤也，用加味逍遥散。

8. 清代《医学心悟》：其或七情气结，怒动肝火者，则用加味逍遥散以疏达之。若因肝经火旺，不能藏血者，加味逍遥散。

9. 清代《临证指南医案》：经闭寒热，便溏腹痛，加味逍遥散去山栀。血虚内热，经不至，加味逍遥散去术。

六郁汤

【出处】明代《古今医鉴》。

【组成】陈皮（去白）一钱，半夏（汤泡七次）一钱，苍术（米泔浸）一钱，抚芎一钱，赤茯苓七分，栀子（炒）七分，香附二钱，甘草（炙）五分，砂仁（研细）五分。

【用法用量】加生姜三片，水两盏，煎至一盏，温服。

【制备方法】上切细，作一服。

【主治】解诸郁。

【附注】有痰，加南星、半夏；有热，加柴胡、黄芩；血郁，加桃仁、红花；湿郁，加白术、羌活；气郁，加木香、槟榔；食郁，加山楂、砂仁。

【各家论述】

1. 明代《祖剂》：即越鞠丸合二陈汤加砂仁，治诸郁。血郁加桃仁、红花、牡丹皮；气郁加乌药、木香；痰郁加南星、枳壳、小皂荚；湿郁加白术，倍苍术；热郁加黄连，倍山栀；食郁加山楂、麦芽、青皮，倍神曲。

2. 明代《寿世保元》：痰郁，加南星二钱，半夏二钱；热郁，加柴胡八分，黄芩二钱；血郁，加桃仁八分，红花八分；湿郁，加白术一钱五分，羌活一钱；气郁，加木香一钱，槟榔一钱；食郁，加山楂二钱，砂仁八分。一论解诸郁火痰气，开胸膈，思饮食，行气消积散热。

3. 清代《杂病广要》：六郁汤，解诸郁。《正传》情志须移遣，九者《内经》有治法，但以五行相胜之理治之（按：九者即九气）。悲可以治怒，以怆恻苦楚之言感之。喜可以治悲，以谑浪狎亵之言娱之。恐可以治喜，以迫遽死亡之言怖之。怒可以治思，以污辱欺罔之言触之。思可以治恐，以虑彼思此之言夺之。凡此五者，必诡诈谲怪，无所不至，然后可以动人耳目，易入视听。若胸中无材器之人，亦不能用此五法也云云。惟逸可以治劳，经曰劳者温之，温谓温存而养之，今之医者以温为温之药，差之久矣。岐伯曰以救俯仰（按：一本作以平为期），亦谓休息之也。惟习可以治惊，经曰惊者平之，平谓平常也。夫惊以其忽然而遇之也，使习见习闻，则不惊矣。此九者，《内经》自有至理，庸工废而不行。金代刘河间治五志，独得言外之意，谓五志所发，皆从心造，故凡见喜怒悲恐思之证，皆以平心火为主。至于劳者伤于动，动便属阳，惊者骇于心，心便属火，二者亦以平心为主（《儒门事亲》）。夫喜怒忧思悲恐惊七者，皆发于情者也。情即神识，有知不定，无迹可寻，触境乃发，滞而难通，药石无知，焉能消其妄执，纵通其已滞之气，活其已伤之血，其默默绵绵之意物而不化者，能保无将来复结之痛乎？只宜以识遣识，以理遣情，此即心病还将心药医之之谓也。如是庶可使滞者通，结者化，情与境离，不为所转，常处寂然，心君泰定，其何七情之为累哉（《本草经疏》）。夫气证固当因病而药，尤当以平怒为先，胸襟洒落，怀抱宽舒，庶有其效。苟藏怒蓄怨，不能平其怒，药亦何济？

4. 清代《古今医鉴》：六郁汤，开诸郁之总司也。有痰，加南星、半夏；有热，加柴胡、黄芩；血郁，加桃仁泥、红花；湿郁，加白术、羌活；气郁，加木香、槟榔；食郁，加山楂、砂仁。

菊花汤

【出处】清代《三因极一病证方论》。

【别名】救生散。

【组成】菊花蒂一两，川芎一两，石膏（煅）一两，甘草一分。

【用法用量】每服三钱，煎葱汤调下，不拘时候。

【制备方法】上为末。

【主治】外伤风冷，内积忧思，气郁聚涎，随气上厥，伏留阳经，头疼壮热，眩晕，或胸膈寒痞。

【附注】如觉胸痞，即调此下宽中丸。

铁粉散

【出处】清代《妇科玉尺》。

【组成】颗块大朱砂（另研）一两，红明琥珀（另研）一两，大南星二两，圆白半夏二两，白矾半两，全蝎（去尾）四只。

【用法用量】每服四钱，生姜四两，净洗取自然汁，温暖调服。如不任辣味，加温水少许服之。

【制备方法】上为末。

【主治】治癫狂，谵语，乱说，神祟，不避亲疏，登高履险，或歌或笑，裸体，不饮食，数不知人。及风证狂怒，或如醉如痴。

正气天香散

【出处】清代《医学纲目》。

【组成】乌药一两，香附八两，陈皮一两，苏叶一两，干姜一两。

【用法用量】调服。

【制备方法】上为细末。

【主治】治肝家血虚火旺，头痛，目眩，颊赤，口苦，倦怠，烦渴，抑郁不乐，两胁作痛。

【各家论述】

1. 明代《仁术便览》：正气天香散治心疼腹痛，妇女血气痛，尤宜。

2. 清代《医林纂要》：香附理肝脏之郁，行血中之气；乌药苦涩，能坚肾水、补命火，温下焦，而去冲任之沉寒痼冷，破土郁，行肝气；陈皮佐乌药以理气；苏叶辛温表散外淫之风寒燥湿，舒散肝郁，而色紫兼入血分，大能调理经血，但其性过于疏散，此用以佐香附；姜性行，而干姜能守，守者为行之本，此专以补肝理冲任。此调经而专入气分之药，以肝气不郁，则经血自调也。

3. 清代《医方集解》：治一切诸气。气上凑心，心胸攻筑，胁肋刺痛，月水不调（妇人多忧，故气病为多。气为血帅，气滞则血亦不能行，故月候不调）。此手太阴、足厥阴药也。乌药、陈皮专入气分而理气，香附、紫苏能入血分而行气，引以干姜，使入气分，兼入血分，用诸辛温以解郁散肝，令气调而血和，则经行有常，自无痛壅之。

4. 清代《验方新编》：正气天香散治气滞经阻，气上凑心，心胸攻筑，胁肋刺痛，月水不调。

5. 清代《杂病广要》：正气天香散，治九气（《纲目》引河间）。又引河间治妇人一切诸气，或上凑心胸，或攻筑胁肋，腹中结块，发渴刺痛，月水不调，或晕眩呕吐，往来寒热，减食。《微义》引《绀珠》正气天香汤，干姜炒黑咬咀，每七八钱，水煎服。《丹溪纂要》加甘草，水煎。

6. 清代《医学纲目》：正气天香散治妇人一切诸气，或上凑心胸，或攻筑胁肋，腹中结块，发渴，刺痛，月水不调，或眩晕呕吐，往来寒热，减食。

关格方

【出处】清代《大小诸证方论》。

【组成】柴胡一钱，郁金一钱，茯苓一钱，苏子一钱，白芥子一钱，白芍三钱，荆芥一钱。

【用法用量】用生半夏为末，水丸绿豆大，入鼻孔中，则必嚏喷不已，用水饮之立止。

【主治】怒气伤肝，而肝气冲于胃口之间，肾气不得上行，肺气不得下达，而成此症。以开郁为主。

开郁散

【出处】清代《古方汇精》。

【组成】郁金三钱，生明矾一钱五分。

【用法用量】青竹叶汤调服。

【制备方法】为末。

【主治】治惊痰瘀血，流滞心窍，及忧郁气结，致成失心癫痫诸症。

七情交感丹

【出处】清代《文堂集验方》。

【组成】香附米（长流水浸三日，砂锅炒干为末）一斤，白茯神四两。

【制备方法】俱研细。

【主治】治一切公私拂情，名利失志，抑郁烦恼，七情所伤，不思饮食，面黄形瘦。

甘遂散

【出处】清代《杂病源流犀烛》。

【组成】甘遂末一两。

【用法用量】每服一丸，猪心汤下。

【制备方法】研末，猪心血和匀，将猪心切开，入甘遂末于内，扎紧煨熟取药末，入辰砂末，一钱和匀，分作四丸。

【主治】治癫病。

【各家论述】

1. 元代《世医得效方》：治癫痫，及妇女心风血邪。上以甘遂一钱为末，用猪心取三管血三条和甘遂，多少和之，将心批作两片，入在内，再合丸。

2. 明代《证治准绳》：甘遂散，治癫痫，及妇女心风血邪。甘遂一钱，为末，用猪心取三管血三条和甘遂，多少和之，将心批作二片，入药在内，合之线缚，外用皮纸裹湿，慢火煨熟，勿令焦，取药细碾，入辰砂末一钱和匀，分作四丸。每服一丸，将所煨猪心煎汤化下。再服，用别猪心亦可。过半日，大便下恶物后，调和胃气。凡此病乍作乍醒者苏，不食迷痴者不治。

3. 清代《古今医统大全》：甘遂散治癫痫及妇人心风邪祟。

惊气丸

【出处】清代《杂病源流犀烛》。

【组成】紫苏子（炒）一两，橘红半两，南木香半两，附子（生，去皮脐）半两，麻黄（去根节）半两，花蛇（酒浸，炙，去皮骨）半两，白僵蚕（微炒）半两，南星（洗，浸，薄切，姜汁一宿）半两，天麻（去苗）半两，朱砂（研，为衣）一分半，干蝎（去尾针，微炒）一分。

【用法用量】每服一粒，用金银薄荷汤化下，温酒亦得。

【制备方法】上为末，入研脑、麝少许，同研极细，炼蜜为丸，如龙眼大。

【主治】治惊忧积气，心受风邪，发则牙关紧急，涎潮昏塞，醒则精神若痴。

【各家论述】

1. 宋代《普济本事方》：戊申年，军中一人犯法，褫衣将受刃，得释，神失如痴，予与一粒，服讫而寐，及觉，病已失矣。江东提辖张载扬，其妻因避寇，失心已数年，予授此方，不终剂而愈。又黄山沃巡检彦，其妻狂厥者逾年，更十余医而不验，予授此方，去附子加铁粉，亦不终剂而愈。铁粉非但化涎镇心，至如摧抑肝邪特异，若多恚怒，肝邪太盛，铁粉能制伏之。《素问》言阳厥狂怒，治以铁落饮，金制木之意也，此亦前人所未尝论及。

2. 明代《医方考》：《本事方》云戊申年，军中一人犯法，褫衣将受刑而得释，精神顿失如痴。予与一丸，服讫而寐，及觉，病已失矣。提辖张载扬，其妻因避寇失心，已数年，予授此方，不终剂而愈。又黄彦奇妻，狂厥者逾十年，诸医不验。予授此方，去附子加铁粉，亦不终剂而愈。崑谓僵蚕、花蛇、天麻、南星可以豁风痰，麝香、脑子、木香、陈皮可以通脏窍，附子所以正元阳，朱砂所以安神志，麻黄、干葛、紫苏所以疏表而泄其惊气也。以铁粉而易附子者，亦以金能平木，而责厥为肝逆故耳。

枳壳汤

【出处】民国时期《名医指掌》。

【组成】枳壳（炒）五两，甘草（生用）二两。

【用法用量】葱白汤下。

【制备方法】上为末。

【功效】顺气解郁止痛。

【主治】因郁怒忧思，气不舒而痛。

（王小云、刘建、黄旭春）

第二节　方药的现代文献研究

　　郁证是由于情志不舒、气机郁滞所致，以心情抑郁，情绪不宁，胸部满闷，胁肋胀痛，或咽中如有异物梗塞等为主要表现的一类病证。可与西医的部分神经衰弱、癔病、焦虑症及心理障碍等相参照。由于医学模式的改变，心理社会因素的致病作用越来越受到重视，郁证发病率逐年增高，严重危害人民身心健康。近年来，随着对郁证中医治疗方面的研究的开展及不断深入，郁证的中医治疗也逐渐被重视及广泛应用。通过对维普、万方等数据库进行检索及相关书籍的广泛查阅，将郁证的方药现代文献研究进行归纳总结如下。

一、中药汤剂

　　治疗郁证的中药汤剂有柴胡舒肝散、逍遥散、丹栀逍遥散、越鞠丸、甘麦大枣汤、归脾汤、半夏厚朴汤、小建中汤、柴胡加龙骨牡蛎汤、温胆汤、解郁合欢汤等。下面选取出现频率最高的几个方剂作为代表。

（一）心脾两虚证

　　当患者因外来应激因素刺激致情志不遂，气机郁滞，气血运行不畅，心失所养，神失所藏，久郁则伤脾，出现乏力、纳差等症状，形成心脾两虚郁证时，其治疗当以健脾养心、益气补血为原则，选方甘麦大枣汤、归脾汤。

1. 甘麦大枣汤

出自东汉张仲景《金匮要略》之妇人杂病脉证并治。《金匮要略》谓："妇人脏躁，喜悲伤欲哭，象如神灵所为，数欠伸，甘麦大枣汤主之。"甘麦大枣汤主要由炙甘草12g，小麦18g，大枣9枚等成分配制而成。用法是上三味加水适量，小火煎煮，取煎液两次，混匀，早晚温服。本方有养心安神、补脾和中之功。可以养心安神，补脾和中，主治脏躁，即更年期综合征，临证应灵活加减。

根据甘麦大枣汤的临床运用，查阅500多篇文献，发现临床上甘麦大枣汤广泛用于治疗女性抑郁症，包括产褥期抑郁症和更年期妇女抑郁症。通过阅读文献，可以大致将临床研究模型分为三类。第一，试验组单纯使用甘麦大枣汤，对照组使用其他中药/中成药或西药，进行治疗对比；第二，试验组使用甘麦大枣汤＋其他方剂，对照组使用常规西医或其他中成药；第三，试验组使用甘麦大枣汤＋其他治疗（如情志治疗，或心理治疗，或音乐治疗，或针灸，或太极等），对照组使用西医治疗/中药注射剂（与试验组不同）。所有研究中，以第二类模型多见。临床上疗效评估主要以CCMD-3抑郁症的诊断标准为主，以汉密尔顿抑郁量表、不良反应症状量表（TESS）为评估患者的病情及副反应变化情况的工具，由于郁证主要是以精神方面的主观感受为主，难以用客观的诊断指标来判定疗效，所以目前也没有相关的指南可循，所以几乎所有的疗效评价都建立在患者自我感觉的症状改善程度上。

潘氏[1]以甘麦大枣汤合百合地黄汤加减治疗脏躁 30 例，药物如下：甘草 6g，小麦 15g，大枣 5 枚，生地 10g，川百合 9g，酸枣仁 15g，茯神 15g。配合心理疗法，即与患者进行友好的谈话及建立信任的关系，劝导病人正确对待病情，让患者适当参加一些有益于心身健康的劳动，帮助解除其忧郁的心理状态，安抚易怒情绪，鼓励建立信心，保持心情舒畅，提高疗效和防止病情的复发。治愈 19 例，占 63.3%，有效率为 33.3%；无效 1 例，占 3.3%。结论是甘麦大枣汤合百合地黄汤加减治疗脏躁效果显著。

谢氏[2]以甘麦大枣汤合归脾汤加减治疗更年期抑郁症 57 例，药物如下：浮小麦、炒白术、茯神、党参、当归、远志、木香、黄芪、酸枣仁、龙眼肉、大枣、炙甘草。每天 1 剂，水煎分早、晚 2 次服。对照组口服通脑宁心胶囊（陕西功达制药有限公司生产，批号 0402102，每片 50 mg），每次 1 片，每天 3 次。2 组均以 2 周为 1 疗程，连续治疗 3 个疗程，停药后随访 3 个月。疗效统计采用 χ^2 检验。结果表明，治疗组治愈率为 59.65%，对照组为 23.22%，两组比较，差异有非常显著性意义（$\chi^2 = 15.436$，$P < 0.005$）；治疗组总有效率为 96.49%，对照组为 83.93%，两组比较，差异有显著性意义（$\chi^2 = 15.436$，$P < 0.05$）。提示治疗组疗效优于对照组。

何氏[3]等以甘麦大枣汤合氯丙咪嗪治疗抑郁症，药物组成如下：生甘草 30g，小麦 10g，大枣 10 枚，炒枣仁 30g，竹叶 10g，灯心草 5g，石菖蒲 10g，麦冬 30g。西药组采用氯丙咪嗪（150±5）mg/d 治疗，两组均以 60 天为 1

个疗程。采用汉密尔顿抑郁量表、不良反应症状量表进行疗效、副反应评定。以上各量表由通过培训的医护人员分别于治疗前、中（1个月）、后（2个月）各评定1次。疗效标准：治愈：临床症状全部消失，HAMD积分≤7分，半年内无复发者；显著好转：症状基本消失，HAMD积分8～10分；好转：仍有轻微症状，HAMD积分为11～16分；无效：症状无改变或加重，HAMD积分≥17分。中西医组痊愈20例，显著进步17例，进步3例，无效0例，显效率93%；西药组分别为18、18、3和1例，显效率为90.0%。中西医结合治疗方案比单纯西药治疗有效率更高，且更易于被患者接受，可进行推广使用。

杨氏等[4]用甘麦大枣汤治疗产褥期抑郁症30例，药味为：甘草9g，淮小麦200g，大红枣10枚，炒枣仁15g，柏子仁10g。将上述诸药盛放于一陶质或瓷质器皿中加水适量（水面必没过诸药），用旺火烧开后改文火煎至200mL时将药液清出，留诸药再同上煎制，将两次煎制的药液混匀分早晚空腹温服，或少量多次当茶饮，每日1剂，30天为1疗程。显效：治疗1个疗程，诸证消失如常人；有效：治疗2～3个疗程，诸证消失如常人；无效：治疗4个疗程后诸证无减或加重者。治疗结果：显效：14例，占40%；有效：18例，占60%；临床有效率100%。结果表明，甘麦大枣汤治疗产褥期抑郁症有显著疗效。

赵氏[5]用甘麦大枣汤治疗抑郁症50例，均用中药汤剂治疗。基本方：甘草10g，小麦30g，大枣7枚。根据辨证可酌加当归15g，白芍15g，茯神15g，枣仁15g，柏子仁

10g，龙齿20g，牡蛎25g，百合20g等。每日1剂，水煎服，15天为1个疗程。显效：情绪低落消失，诸症好转；有效：情绪低落好转，言语较前增多睡眠好转；无效：诸症无改善。显效18例，有效28例，无效4例，总有效率为92%。结果表明，甘麦大枣汤治疗抑郁症有效率为92%，取得了良好的效果。

唐氏[6]用甘麦大枣汤治疗中风后抑郁症38例，分为治疗组与对照组。治疗组服用甘麦大枣汤，其中甘草10g，小麦30g，大枣30g，加水500mL，煎后取汁300mL，每次100mL，3次/天。对照组开始口服阿米替林75mg/d，以后每天增加25mg，增至150mg/d为止。以上两组均以4周为1疗程，两疗程后观察疗效。治疗前、治疗第2、4周末分别查血、大小便常规及肝肾功能、心电图。临床观察指标：采用HAMD评分标准（1995年10月脑血管病学术会议修订标准）。在治疗前、治疗第4周末、治疗第8周末各测1次观察指标。结果≥90%为痊愈，60%～89%为显效，30%～59%为有效，＜39%为无效。疗效标准：痊愈：抑郁症的三大症状（情绪低落、思维迟钝、言语动作减少）基本消失，积极配合各项临床检查和治疗；显效：抑郁症的核心症状基本消失，能在肢体功能许可范围内生活自理，能主动完成基本功能训练，但兴趣感未完全正常；有效：抑郁症临床症状有所改善，能在肢体功能许可范围内生活自理，不能主动进行功能训练；无效：抑郁症状毫无改善。结论是治疗组总有效率为97.37%，对照组总有效率为75.68%。结果证明甘麦大枣汤对中风后抑郁症有显著疗效。

综上所述，甘麦大枣汤治疗女性的脏躁、抑郁症属心脾两虚型效果显著，对母乳育婴的产褥期妇女更取得100%疗效，较西药抗抑郁药更具安全性。

2. 归脾汤

出自《证体类要》卷下。组成：白术、当归、白茯苓、黄芪（炒）、龙眼肉、远志、酸枣仁（炒）各一钱，木香五分，甘草（炙）各三分，人参一钱。加生姜，大枣，水煎服。益气补血，健脾养心。主治：心脾气血两虚证。心悸怔忡，健忘失眠，盗汗，体倦食少，面色萎黄，舌淡，苔薄白，脉细弱。现代常用于治疗抑郁症。

目前临床研究有以下三类：第一，试验组单纯使用归脾汤，对照组使用其他中药/中成药或西药，进行治疗对比；第二，试验组使用归脾汤加味，对照组常规西医处理或使用其他中成药；第三，试验组使用归脾汤＋其他治疗（如情志治疗，或心理治疗，或音乐治疗，或针灸，或太极等），对照组使用西医治疗/中药注射剂（与试验组不同）。所有研究中，以第二类模型多见。疗效评估主要以汉密尔顿抑郁量表进行量化评分。

黄氏[7]用归脾汤加味治疗产褥期抑郁症21例。方药组成：白术10g，党参10g，黄芪15g，当归10g，茯神10g，远志10g，枣仁10g，木香10g，熟地20g，白芍10g，郁金10g，柏子仁10g，柴胡15g，甘草10g。若出现头晕目眩、头痛欲裂、大便秘结者，加龙胆草、大黄、芦荟；胆怯心悸、多梦易醒者，加酸枣仁、生龙骨、生牡蛎；头重目眩、胸闷、心烦不寐者,加黄连、黄栀、枳实。疗效标准:治愈:焦虑,失眠,易激惹,胸部满闷等症状完全消失1年以上。好转:发作频率减少(或)和发作时症状减轻。无效:症状无改变或加重。21例患者治愈16例,好转4例,无效1例,总有效率为95.23%。疗程最短5天,最长40天。

屈氏[8]用归脾汤治疗心脾两虚型郁证62例。将62例患者随机分为2组,治疗方法为治疗组用归脾汤加减治疗。处方:白术15g,茯神9g,黄芪12g,龙眼肉12g,酸枣仁12g,人参6g,木香6g,炙甘草3g,当归9g,远志6g。每天1剂,水煎服,早晚分2次口服。对照组用阿米替林片,用法:50mg,每日3次,口服。两组均以7天为1个疗程,治疗时间最长不超过3个疗程。疗效标准:治愈:症状消失,情绪正常;好转:症状减轻,情绪基本稳定;未愈:症状情绪均无改善。治疗组31例,治愈12例,好转1例,无效2例,总有效率为93.55%;对照组31例,治愈6例,好转13例,无效12例,总有效率为61.29%。治疗组明显优于对照组(P<0.05)。

对于心脾两虚型的郁证,特别是产褥期女性,补益心脾法最常选用,常用有效方剂是归脾汤及甘麦大枣汤。

(二)肝气郁结证

郁证是因情志不舒,气机郁滞所引起的一类病证。郁证的发生,因郁怒、思虑、悲伤、忧愁七情所伤,导致肝失疏泄、脾失运化、心神失常,脏腑阴阳气血失调而成。对肝气郁结证之郁证,治以疏肝解郁为法,选方逍遥散、柴胡疏肝散、越鞠丸、解郁汤、小柴胡汤、柴胡加龙骨牡蛎汤。

1. 逍遥散

出自宋代《太平惠民和剂局方》卷九治妇人诸疾方。组成：甘草（微炙赤）半两，当归（去苗，到，微炒）、茯苓（去皮，白者）、芍药（白）、白术、柴胡（去苗）各一两。上为粗末。每服二钱，水一大盏，加烧生姜（切破）一块，薄荷少许，同煎至七分，去滓热服，不拘时候，煎服。功效：疏肝解郁，健脾和营。主治：肝郁血虚脾弱证。症见两胁作痛，头痛目眩，口燥咽干，神疲食少，或月经不调，乳房胀痛，脉弦而虚者。临证时应灵活加减。

根据逍遥散的临床运用，查阅 500 多篇文献，发现临床上主要用逍遥散治疗抑郁症。通过阅读文献，可以大致将临床研究模型分为三类：第一，试验组单纯使用逍遥散，对照组使用其他中药/中成药或西药，进行治疗对比；第二，试验组用逍遥散加味，对照组用常规西医或其他中成药；第三，试验组用逍遥散 + 其他治疗（如情志治疗、针灸、太极等等），对照组用西医治疗/中药注射剂。所有研究中，以第二类模型多见。

熊氏[9]以逍遥散加减治疗更年期抑郁症 54 例，诊断标准参照中华人民共和国卫生部制定的《中药新药治疗女性更年期综合征的临床研究指导原则》，观察共 54 例，年龄 45～55 岁，平均 50 岁，病程 1 个月～5 年。患者临床表现明显，主要有月经紊乱或已经停经，头晕目眩，可见阵热大汗，情绪易怒易激动，精神恍惚，神情忧郁，喜悲伤欲哭，多疑多虑，心烦少寐，下腹，乳房胀痛等。辨证加减：烘热汗出者可加用生龙骨、生牡蛎、龟甲，三者必须先煎；烦躁易怒者可加用天麻、钩藤、牛膝；失眠心悸者可用珍珠母、合欢皮；对于疲倦乏力、腰膝酸痛者可加用川续断、桑寄生等。总有效率＝（显效例数＋有效例数）/总例数×100。经过3个疗程的治疗，治愈5例，显效24例，有效23例，无效2例，总有效率96.3%。结论：逍遥散加减治疗更年期抑郁症有较好效果。

王氏[10]以丹栀逍遥散联合氟西汀治疗抑郁症30例。治疗组30例均服用丹栀逍遥散（当归10g，白芍12g，柴胡12g，白术10g，茯苓12g，生姜10g，甘草10g，丹皮10g，栀子10g。水煎服），每日1剂，分2次服用，疗程8周，并用氟西汀（每片20mg，由上海中西制药有限公司生产）20～30mg/d治疗，早饭后服用，疗程8周。对照组单用氟西汀40～80mg/d治疗，可每日1次或2次口服，饭后服用，疗程8周。疗效评价标准采用全国统一的四级标准。结果：治疗组临床痊愈14例（46.66%），显著进步3例（10%），好转4例（13.33%），无效9例（含4例脱落患者，30%）；对照组临床痊愈13例（43.33%），显著进步3例（10%），好转3例（10%），无效11例（含4例脱落患者，36.67%）。两组疗效比较，差异无显著性（P＞0.05）。结论：说明中西医结合以丹栀逍遥散联合氟西汀治疗抑郁症效果较好。

朱氏[11]以丹栀逍遥散配合针刺治疗产后抑郁症60例。治疗组给予丹栀逍遥散（柴胡、当归、白芍、茯苓、白术、牡丹皮、栀子等，每袋12g），每次1袋，3次/天。针刺治疗取穴，主穴：百会、神门、太冲、内关、足三里；辅穴：行间、天柱、三阴交。百会逆督脉循行方向平刺0.5～1.0寸，行平补平泻法；神门（双侧）直刺0.5寸，行平补平泻法；内关直刺1.0寸，提插捻转泻法；太冲直刺0.5寸，捻转泻法；足三里直刺1.0寸，提插捻转补法；行间直刺0.5寸，捻转泻法；天柱直刺0.5寸，捻转泻法；三阴交沿胫骨内侧缘与皮肤呈45度角斜刺1.0～1.5寸，用提插补法。每天针刺1次，每次留针30分钟。对照组两组患者均常规给予氟西汀20mg，1次/天，早餐后服用。两组疗程均为8周。8周后治疗组总有效率为92%，对照组总有效率为90%。两组不良反应发生情况比较，治疗组用药期间腹泻2例，便秘6例，口干6例；对照组头晕17例，便秘9例，失眠13例，食欲减少3例。两组不良反应比较差异有统计学意义（P<0.05）。结论以丹栀逍遥散配合针刺治疗产后抑郁症疗效肯定，副反应较单用西药氟西汀少。

马氏[12]以丹栀逍遥散治疗抑郁障碍相关性失眠80例，治疗组用方：丹皮15g，栀子10g，柴胡15g，当归10g，白芍10g，白术10g，茯苓10g，炙甘草10g，煨生姜、薄荷适量。共为散，早晚分服，2次/天。对照组用解郁安神颗粒（吉林省百姓堂药业有限公司，Z22025744）5g，口服，2次/天，4周为1疗程。经治疗后，治疗组总有效率92.5%，对照组总有效率为77.5%。两组治疗后总有效率相比较，治疗组明显优于对照组，差异有统计学意义（P<0.05）。丹栀逍遥散方中的牡丹皮泻血中伏火；栀子泻

三焦之火，导热下行；既有柴胡疏肝解郁，又有当归、白芍养血柔肝，活血化瘀，白术、茯苓健脾化痰除湿，使运化有权，气血有源；甘草益气补中，缓肝之急；煨生姜温胃和中，以培其本；薄荷少许助柴胡散肝郁而生之热。丹栀逍遥散可提高抑郁症患者 5 - 羟色胺（5 - HT）、脑源性神经营养因子（BDNF）水平，改善单胺递质的失衡，促进大脑神经元再生，亦可降低血清皮质酮（CORT）、白细胞介素 - 6（IL - 6）水平，减轻下丘脑 - 垂体 - 肾上腺皮质（HPA）轴的激活状态，改善机体的免疫功能，表明丹栀逍遥散可调整抑郁症患者神经、免疫、内分泌系统；能明显缩短悬尾及强迫游泳实验中小鼠的不动时间，而对其自主活动无显著影响，表明其有较好的抗抑郁作用，且无中枢兴奋性作用。本研究表明，丹栀逍遥散及解郁安神颗粒均无西药停药后的反跳现象，丹栀逍遥散疗效优于对照组。

霍氏等[13]用丹栀逍遥汤合并氟西汀治疗抑郁症 72 例。治疗组选用丹栀逍遥汤加减，基本药物组成为：柴胡 10g，白芍 12g，当归 12g，茯苓 20g，炒白术 10g，牡丹皮 12g，栀子 10g，广郁金 12g，石菖蒲 10g，枳壳 10g，生龙骨（先煎）30g，生牡蛎（先煎）30g，远志 12g，炒枣仁 30g，浮小麦 30g，炙甘草 10g，大枣 5 枚。辨证加减：兼有血瘀者，加川芎 12g，丹参 20g～30g；痰湿重者，加陈皮 10g，半夏 10g；兼有口干，心烦，急躁等阴虚火旺证候者，加用百合 30g，知母 10g；气虚者，去栀子，加太子参 15g；便秘者，加火麻仁 10g 或炙大黄 10g。每日 1 剂，水煎服，日服 2 次。氟西汀每次 20mg，每日晨服 1 次，两组患者分别连续服药，氟西汀（商品名百优解）由美国礼来公司生产，进口药品注册证号：20020452，批号050717，42 天为 1 疗程，对照组服用氟西汀每日 20mg，每日晨服 1 次。观察指标：治疗前及治疗第 14 天、28 天、42 天进行 HAMD（汉密尔顿抑郁量表）、HAMA（汉密顿焦虑量表）、CGI（临床疗效总评）评分及 HAMA 减分率评定药物疗效。疗效评价方法：HAMA 减分 > 75% 为痊愈，51% ~ 75% 为显著进步，25% ~ 50% 为进步，同时记录两组患者治疗过程中的不良反应。治疗组痊愈 9 例，显著进步 10 例，进步 11 例，无效 6 例，有效率 83.3%；对照组痊愈 5 例，显著进步 5 例，进步 9 例，无效 17 例，有效率 52.8%。治疗组明显优于对照组，差异具有显著性意义（ P < 0.05 ）。治疗组的不良反应有：恶心呕吐 2 例，乏力 3 例；对照组口干 2 例，胃肠道反应 10 例，头痛 3 例，两组比较治疗组副反应较少，依从性好。中医学称抑郁症为郁证，多由七情所伤，气血郁滞所致，以肝、心和脾受累为主，治当以疏肝理气为主，酌以养血柔肝，清热除烦。方中柴胡疏肝散解郁，助肝疏泄条达；白芍、当归养血柔肝解郁，保护和辅助肝的功能；炒白术、茯苓健脾除湿，使运化有权，气血有源；牡丹皮泻血中伏火；山栀泻三焦之火，清热除烦，使肝郁所化之火得除；大枣、甘草甘缓和中；方中加入枳壳、广郁金行气活血，化瘀助肝解郁；浮小麦、炒枣仁养血安神；生龙骨、生牡蛎镇惊、宁心安神；石菖蒲、远志交通心肾，醒神开窍化痰。全方共奏疏肝解郁、清热除烦、健脾益心、安神定志之功效，此方与氟西汀合用，有效率高于单用氟

西汀，HAMA、HAMD、CGI 评分具有显著性差异（ P <
0.05 ），治疗组副作用较对照组少，安全性高，从而提高
了患者依从性。

郑氏[14]用丹栀逍遥散加减治疗抑郁症 34 例，治疗组
予丹栀逍遥汤加减。药物组成：柴胡 10g，白芍药 12g，当
归 12g，茯苓 20g，炒白术 10g，牡丹皮 12g，栀子 10g，郁
金 12g，石菖蒲 10g，枳壳 10g，生龙骨（先煎）30g，生牡
蛎（先煎）30g，远志 12g，炒酸枣仁 30g，小麦 30g，炙甘
草 10g，大枣 5 枚。日 1 剂，水煎，分 2 次口服。对照组盐
酸氟西汀（百优解，美国礼来公司制造，礼来苏州制药有
限公司分装，批号：101141）20～40mg，每日 1 次，晨起
口服。2 组临床疗效比较，治疗组 34 例，显效 13 例，有效
16 例，无效 5 例，总有效率 85.29%；对照组 27 例，显效
7 例，有效 15 例，无效 5 例，总有效率 81.48%。2 组总有
效率比较差异有统计学意义（ P < 0.05），治疗组优于对
照组。副作用：治疗组未发生副作用；对照组 6 例发生副
作用，其中厌食和明显心悸各 1 例，恶心 2 例，双下肢软
弱无力 1 例，困倦 1 例。故丹栀逍遥汤加减治疗抑郁症疗
效确切，且安全性好，有较好的应用前景，值得临床推广
应用。

金氏等[15]用逍遥散加电针治疗慢性抑郁症 34 例，治
疗方法：取穴百会、太阳穴。采用 YA－11 型电针治疗仪，
电压 4～6 伏，通电时间 2～4 秒，治疗 4～8 次为 1 疗程，
平均 6 次，同时服逍遥丸（兰州佛慈集团产浓缩丸），每次
8 粒（相当于 3g），3 次/天，疗程 6 周。6 周疗程结束后，

由入院时评定的主治医师统一采用汉密尔顿抑郁症量表（HAMD）24 项标准评定。疗效评定方法：HAMD 减分率>75% 为痊愈，>50% 为显著进步，>25% 为进步，<25% 为无效。34 例患者中，痊愈 11 例，显效 17 例，有效 4 例，无效 2 例，总有效率 94.12%。结论：电针刺加逍遥丸可以在短期内快速控制症状，缓解病情。

张氏[16]用加味逍遥散（逍遥理气汤）治疗郁证 220 例。治疗组逍遥理气汤加减，柴胡 12g，当归 10g，茯苓 12g，郁金 12g，木香 10g，厚朴 10g。对照组柴胡疏肝散加减，柴胡 12g，枳壳 10g，白芍 10g，川芎 8g，香附 10g，陈皮 10g，炙甘草 8g。疗效评价标准：治愈：临床症状全部消失；显效：临床症状明显改善；无效：临床症状无变化。治疗组总有效率为 98.18%，对照组总有效率为 86.0%。结论：逍遥理气汤治疗肝气郁结证疗程短、疗效高，明显优于柴胡疏肝散治疗肝气郁结证，具有一定的推广应用价值。

雷氏[17]用逍遥散合甘麦大枣汤治疗产后抑郁症 56 例。基本方：柴胡 12g，当归 12g，白芍 24g，茯神 30g，炒白术 15g，薄荷 12g，煨生姜 3 片，甘草 12g，浮小麦 30g，大枣 15g。随症加减：气虚者加黄芪 30g，党参 15g；阴血不足者加熟地黄 15g，桑椹子 12g；产后恶露不尽加益母草 20g，炒茜草 15g；失眠重者加酸枣仁 30g，夜交藤 15g；情绪抑郁者加郁金 15g，合欢皮 15g；急躁易怒者加焦栀子 10g，牡丹皮 12g。每日 1 剂，水煎 2 次，共取汁 300mL，分早、晚 2 次温服。4 周为 1 疗程，治疗 2 个疗程，治疗期间不合并应用其他抗抑郁中西药物。分别于治疗前、后用 HAMD 前 17 项对患者进行评分。疗效评定标准参照《中医病证诊断疗效标准》及 HAMD 评分结果制定。临床总疗效治愈 27 例，显效 11 例，有效 14 例，无效 4 例，总有效率 92.8%。观察表明，逍遥散合甘麦大枣汤加减治疗产后抑郁症患者疗效更显著，安全性高，不影响正常哺乳，依从性好。

李氏[18]用逍遥散加减治疗郁证 60 例。治疗方法：主方逍遥散：柴胡 10g，当归 10g，白术 9g，白芍 9g，茯苓 9g，甘草 6g，薄荷 3g，煨姜 3g。功用：疏肝解郁，养血健脾。主治肝郁血虚及脾失健运所致的胸胁胀满，胸闷不舒，神疲食少等症状，有疏肝解郁、养血柔肝、健脾祛湿、补中益气、缓肝之急之效。临证加减：若患者胸闷，气短，两胁胀痛明显，或女子月经不调，可加香附、郁金疏肝理气；如患者体质弱，要配以山药 15g 健脾益气，则不滋腻；若患者心烦急躁明显，可加丹皮、栀子、豆豉以除烦热，尤其栀子与豆豉配伍是施今墨对中药治疗心烦的专门配伍，用于临床疗效甚佳；若患者头晕乏力，舌淡，脉细弱，可加党参、山药健脾益气；若患者腹胀，食欲不振，口中无味，主要为肝郁乘脾所致，可加厚朴、陈皮、焦三仙（山楂、神曲、麦芽）理气除满，消食和胃；若患者紧张，腹痛，腹泻，泻后痛减，此为肝木侮脾、肝旺脾虚所致，可配以痛泻药方加减，方中白术、白芍为抑木培土止痛、止泻之君药，陈皮理气和中，防风散肝疏郁以增强白芍平肝之效；若患者咽中如有物梗，咽之不下，咯之不出，为肝郁夹痰湿之证，可去白芍、当归，加半夏、陈皮、紫苏，化痰理气解郁；若患者心悸，健忘，面色无华，为气血不足、心脾两虚之证，可去薄荷，以茯神代替茯苓，配以归脾汤加减补益心脾；若患者口干，口苦，不论是药物反应，还是疾病所致，可加葛根、天花粉生津，黄连清热泻火。疗效评定标准，痊愈：症状完全消失，恢复正常工作和学习能力。显效：主要症状消失，有一定工作和学习能力；进步：部分症状减轻，工作和学习能力困难；无效：症状与治疗前无变化。痊愈 37 例，占 61.6%；显效 12 例，占 20%；进步 8 例，占 13.3%；无效 3 例，占 5%。在临床应用观察中发现，对郁证症状较轻者疗效较好，重度者疗效差，总有效率 90%。

杨氏[19]用逍遥散加味结合推拿治疗围绝经期抑郁症 50 例。治疗组：①内服中药，方用逍遥散加味：柴胡 12g，当归 12g，茯苓 12g，白芍 12g，白术 12g，炙甘草 9g，小麦 30g，郁金 12g，香附 9g，熟地 15g，山萸肉 12g。每日 1 剂，水煎，分 2 次口服，共服用 4 周。②推拿：患者俯卧，医者双手拇指同时按揉患者厥阴俞、膈俞、肝俞、脾俞、肾俞穴，每穴按揉 1 分钟为 1 遍，来回操作 2 遍；患者仰卧，医者双手拇指同时按揉患者小腿一侧足三阴经循行部位，反复 4~6 遍，重点按揉三阴交、太溪穴。再同法按揉患者另一侧小腿。每日 1 次，5 次为 1 个疗程，疗程间休息 2 天，共治 4 个疗程。对照组内服中药，方药及疗程同治疗组。疗效评价指标采用 HAMD 进行评分，根据 HAMD 评分减分率进行疗效判断。HAMD 减分率 = ［（治疗前总分 − 治疗后总分）/治疗前总分］ ×100%。治疗组总有效率为

92%，对照组总有效率为68%。因此，逍遥散加味配合推拿治疗围绝经期抑郁症具有较好的临床疗效，因此可作为该病症的替代疗法，从而避免抗抑郁药与雌激素类药物的毒副作用。

李氏[20]用逍遥散联合盐酸氟西汀治疗抑郁症肝郁脾虚型41例。将患者随机分为治疗组和对照组。对照组单纯口服盐酸氟西汀（商品名百优解），20mg/d。治疗组除口服盐酸氟西汀外，同时加服逍遥散：柴胡、白术、当归各15g，白芍、茯苓各10g，薄荷、炙甘草各6g。水煎口服，1剂/天。连续治疗6周。疗效评价指标，采用HAMD、SDS在治疗前和治疗第1、4、6周末分别进行评分，根据治疗后HAMD评分的减分率评定疗效。两组疗效比较：治疗组总有效率92.7%，对照组总有效率75.7%，两组总有效率比较有显著性差异（P=0.038）。研究结果提示，抑郁症辨证为肝郁脾虚型者，以逍遥散和盐酸氟西汀协同治疗，从抗抑郁的总有效率、治疗评分、减轻药物不良反应和降低复发率等方面评价，具有较好的效果。

就目前研究来看，逍遥散多用于围产期的抑郁症，且对更年期前后的抑郁症也有一定的治疗效果。围产期及围绝经期的共同点，从中医方面来说，是可能出现肝郁脾虚的表现。围产期及围绝经期由于出现生理状态的剧烈变化，使妇女产生焦虑的情绪，从中医角度来讲，就是肝失疏泄，肝木犯脾，则见肝郁脾虚。而从西医角度来讲，即是由于妇女体内激素水平的变化而引起内分泌紊乱，情绪失调。无论从中医还是西医的角度都能解释。且目前的研究表明，逍遥散对于围产期或围绝经期的郁证有显著疗效，可配合针灸等传统疗法，与西药同用，可显著减低药物的副作用。

2. 柴胡疏肝散

柴胡疏肝散出自《医学统旨》，为疏肝理气之代表方剂。功能疏肝解郁，行气止痛，主治肝气郁滞证，症见胁肋疼痛，或寒热往来，嗳气太息，脘腹胀满，脉弦。现代常用于肝炎、慢性胃炎、胆囊炎、胁间神经痛等属肝郁气滞者。现代还常用于治疗肝气郁结之郁证。根据柴胡疏肝散的临床运用，查阅 500 多篇文献，发现现临床上主要用柴胡疏肝散治疗抑郁症。通过阅读文献，可以大致将临床研究模型分为三类：第一，试验组单纯使用柴胡疏肝散，对照组使用其他中药/中成药或西药，进行治疗前后对比；第二，试验组用柴胡疏肝散加味，对照组常规西医处理或使用其他中成药；第三，试验组用柴胡疏肝散＋其他治疗（如心理治疗、针灸等），对照组用西医治疗/中药注射剂（与试验组不同）。所有研究中，以第二类模型多见。疗效评估主要以汉密尔顿抑郁量表进行量化评分。

余氏[21]等以柴胡疏肝散加味治疗抑郁症 36 例。主方：柴胡 10g，陈皮 10g，川芎 10g，白芍 10g，香附 12g，郁金 10g，枳壳 10g，当归 10g，甘草 6g。辨证加减：肝火上炎者加龙胆草、黄芩；痰热内扰者加胆南星、竹茹；痰湿内阻者加茯苓、半夏；痰蒙清窍者加石菖蒲、远志；痰瘀交结者加丹参、姜半夏；心脾两虚者加党参、白术；肝肾阴虚者加生地、丹皮、山茱萸；气血两虚者加党参、生地、熟地；合并失眠者加夜交藤、合欢皮；合并大便秘结加麻子仁。每天 1 剂，14 天为 1 疗程。患者的抑郁程度采用汉密尔顿抑郁量表进行量化评分，治疗前后各 1 次。以汉密尔顿抑郁量表评分的减分率作为疗效观察指标，减分率：（治疗前总分 – 治疗后总分）/治疗前总分。采用全国统一的 4 级标准，临床痊愈：HAMD 评分（减分至 7 分以下）减分率80%；显效：（症状大部分消失，减分 10 以上）减分率50%～80%；好转：（症状部分消失或程度稍减轻，减分 8～10 分）减分率25%～49%；无效：（症状无变化或较前加重）减分率 < 25%。结果：本组 36 例，痊愈 3 例，显效 15 例，好转 12 例，无效 6 例，总有效率为 83.3%。由此可见，柴胡疏肝散治疗抑郁症可取得良好的疗效。

刘氏[22]用柴胡舒肝散合并氟西汀治疗抑郁症，将 84 例符合诊断标准的病人随机分为两组，氟西汀对照组（A组）和柴胡疏肝散合并氟西汀治疗组（B组）。对照组用氟西汀，治疗组在对照组基础上加用柴胡疏肝散。柴胡疏肝散：柴胡 15g，枳壳 12g，香附 10g，陈皮 15g，白芍 12g，川芎 10g，甘草 6g。辨证加减，肝气郁结加郁金 10g，青皮 15g；气郁化火加黄连 6g，龙胆草 15g；气滞痰郁加半夏 10g，厚朴 10g，茯苓 15g。忧郁伤神加麦芽 30g，茯神 15g；脾两虚加党参 20g，茯神 15g，当归 20g，远志 15g；阴虚火旺加熟地 30g，山茱萸 15g，黄柏 12g，每日 1 剂，水煎服，早晚各 1 次，连服 4 周。两组氟西汀均从 20mg/d 开始，最大剂量40mg/d，两组均不合用其他抗抑郁药物治疗，睡眠差者服用氯硝西泮 2～4mg。A 组治疗剂量平均 35.24 mg/

d。B 组治疗剂量：平均 33.37mg /d。治疗前和治疗后 2 周，4 周末进行 BDI（Beck 抑郁自评问卷），HAMD 评定，4 周末进行 SERS（抗抑郁药副反应量表）评定。治疗结束后，HAMD 减分率 >75% 为痊愈，50%～75% 为显著进步，25%～50% 为进步，<25% 为无效。所有病例经 4 周观察均未因不良反应而终止治疗。治疗结束后，BDI 总分 A 组由治疗前的 13.24 分，下降为 7.28 分，减分率 45.01%。B 组由治疗前 13.18 分，下降为 5.10 分，减分率 61.31%，HAMD 总分 A 组由治疗前的 24.67 分，下降为 13.12 分，减分率 46.82%，B 组由治疗前的 24.52 分，下降为 9.2 分，减分率 64.28%，两组差异明显（ P < 0.01）。本研究结果示：A 组显效率为 59.52%，有效率为 90.48%，B 组分别为 90.48% 和 100%。B 组疗效优于 A 组，可见，临床上治疗抑郁症在使用氟西汀的基础上，合并柴胡疏肝散加味可更好地提高疗效。

杨氏等[23]用柴胡疏肝散合并氯丙咪嗪治疗抑郁性神经症，将 72 例病人随机分为 2 组，氯丙咪嗪对照组（A 组）和柴胡疏肝散合并氯丙咪嗪治疗组（B 组）。A 组男 20 例，女 16 例，年龄 20～41 岁，平均（32.4±7.8）岁，病程 2～8.2 年，平均（3.2±1.15）年；B 组男 17 例，女 19 例，年龄 22～39 岁，平均（33.1±7.2）岁，病程 2～8.3 年，平均（3.1±1.17）年。两组间病程、年龄、性别差异无显著性（P > 0.05）。治疗方法：对照组只用氯内咪嗪，治疗组在对照组的基础上加用柴胡疏肝散。柴胡疏肝散处方：柴胡 12g，枳壳 12g，香附 10g，陈皮 15g，白芍 12g，川芎 12g，甘草 6g。肝气郁结加郁金 10g，青皮 15g；气郁化火加黄连 5g，龙胆草 15g；气滞痰郁加半夏 10g，厚朴 10g，茯苓 15g。忧郁伤神加麦芽 15g，茯神 15g；心脾两虚加党参 20g，茯神 15g，当归 20g，远志 15g；阴虚火旺加熟地 30g，山茱萸 15g，黄柏 12g。每日 1 剂，水煎服早晚各 1 次，连服 4 周。氯丙咪嗪（天津药物研究院药业有限责任公司生产）两组均从 50mg/d 开始，以后每隔 3～4 天递增至治疗剂量，两组均不合用其他抗抑郁药物治疗。睡眠差者服用利眠宁，心动过速者服用心得安，A 组治疗剂量平均（145.12±366.63）mg/d；B 组治疗剂量平均（122.22±38.24）mg/d。量表评定：治疗前和治疗后 2 周，4 周末进行 BDI、HAMD 评定，4 周末进行 SERS 评定。疗效评定标准：治疗结束 BDI 减分率大于 75% 为痊愈，50%～75% 为显著进步，25%～50% 为进步，小于 25% 为无效。研究表明临床上治疗抑郁性神经症在使用氯丙咪嗪的基础上合并中药柴胡疏肝散加味可更好地提高疗效。

唐氏[24]用柴胡疏肝散加减治疗抑郁症 30 例。柴胡舒肝汤加减：柴胡 20g，陈皮（醋炒）20g，白芍 20g，川芎 20g，枳壳 15g，甘草 9g，香附 20g，地龙 15g。辨证加减，胸肋胀痛较甚者可加郁金 15g，川楝子 15g，延胡索 15g；心烦失眠者加黄连 15g，阿胶 15g，远志 15g；月经不调、闭经加当归 20g，桃仁 20g，红花 20g；经前胀痛加麦芽 20g，吴茱萸 15g，木香 10g。每日 1 剂，水煎 150mL，分早晚两次口服，30 天为 1 疗程。抑郁程度采用汉密尔顿抑郁量表进行量化评分，治疗前后各 1 次，以汉密尔顿抑郁量表评分的减分率作为疗效观察指标减分率 = [（治疗前总分 − 治疗后总分）/治疗前总分］×100%。减分率≥75%为痊愈，减分率≥50%为显效，减分率≥25%为有效，减分率<25%为无效。痊愈8例，显效12例，有效4例，无效6例，有效率80.0%。现代研究表明，柴胡疏肝散可促使下丘脑和海马DA神经兴奋，并抑制5−羟色胺神经功能，影响中枢神经递质代谢，具有抗抑郁作用。

佟氏等[25]用柴胡舒肝散加味治疗抑郁症38例。方药：柴胡15g，当归15g，川芎15g，白芍15g，香附15g，郁金30g，枳壳10g，夜交藤50g，炒酸枣仁30g，琥珀粉2g（冲服）。辨证加减：心烦加栀子；肝经热盛者加龙胆草；上焦热盛者加黄芩、黄连；痰热者加胆南星、瓜蒌；痰湿盛者加茯苓、半夏；痰蒙清窍者加石菖蒲、远志（豁痰开窍、振心阳、益智慧、醒脑神）；肝风内动者加天麻、珍珠母；气虚甚者加黄芪，心气虚者加柏子仁；阳虚甚者加制巴戟天、肉桂；腹胀纳呆加苍术、砂仁、莱菔子；便秘者加大黄。每日1剂，30天为1疗程。根据治疗后HAMD评分的减分率评定疗效。痊愈：精神症状消失，HAMD积分值降至8分以下；显效：精神症状基本消失，HAMD积分值较治疗前减少50%以上；好转：精神症状减轻，HAMD积分值较治疗前减少30%～50%；无效：HAMD减分率不足30%或病情恶化。本组38例，痊愈20例，显效12例，好转4例，无效例，显效率为94%。

3. 解郁汤

出自《傅青主女科》卷下。方药：人参3g，白术（土炒）15g，白茯苓 9g，当归（酒洗）30g，白芍（酒炒）30g，枳壳（炒）1.5g，春砂仁（炒，研）3 粒，山栀子（炒）9g，薄荷 6g。水煎服，每天 1 剂。功效解郁健脾，养血柔肝。主治妊娠子悬胁痛。因忧郁致胎动不安，两胁闷而疼痛，如弓上弦。方中枳壳、薄荷理气解郁；白芍、当归养血和血，柔肝缓急；山栀子清肝泄热；人参、白术、茯苓益气扶脾；砂仁行气调中。诸药同用，适用于肝郁脾虚、胎气上逆者。

祝氏等[26]以解郁汤合并阿米替林治疗抑郁症 64 例。解郁汤基本药物组成：柴胡 12g，白芍 9g，当归 10g，白术 9g，云苓 9g，远志 10g，甘草 10g，菖蒲 12g，牡蛎 18g，龙骨 20g，磁石 24g，大枣 5 枚，小麦 1 把，琥珀（冲服）2~3g。研究组用解郁汤水煎口服，每日 1 剂，分早、晚 2 次口服，并且合并小剂量阿米替林每次 25mg，每日 2 次口服，最大量 100mg/d，并根据中医辨证稍作加减。对照组阿米替林首次剂量为每次 25mg，每日 2 次，根据患者的耐受情况 1 周内加至治疗量，最大剂量 250mg/d。8 周为 1 个疗程，第 2、4、6、8 周统计疗效，疗效评定按照 HAMD 减分率评分标准（痊愈≥75%，显效≥50% 且 <75%，好转≥25% 且 <50%，无效 <25%）。对照组痊愈 10 例，显著进步 12 例，好转 5 例，无效 3 例，显效率 73.3%；研究组痊愈 15 例，显著进步 12 例，好转 2 例，无效 1 例，显效率 90%，2 组显效率差异有显著性（P<0.05）。

王氏等[27]用解郁汤合并小量舍曲林治疗抑郁症 48 例。治疗组采用自拟解郁汤加味治疗。药物组成：柴胡 15g，赤

芍 30g, 郁金 25g, 陈皮 12g, 白芍 30g, 当归 15g, 石菖蒲
30g, 合欢花 12g, 远志 15g。辨证加减, 失眠者加茯神、
酸枣仁、柏子仁; 气滞血瘀者加川芎、牡丹皮、桃仁、红
花以行气活血; 神疲乏力者加党参、白术; 腹胀、食欲不
振者加木香、炒莱菔子、茯苓、焦三仙; 恶心呕吐者加紫
苏梗、法半夏。上药水煎取 300mL, 每天 1 剂, 早晚各服 1
次。同时合用西药舍曲林 (浙江京新制药厂生产, 批号
20060123), 每日 50 ~ 100mg 口服, 平均 (65. 24 ± 11. 23)
mg。对照组单用舍曲林, 每日 75 ~ 200mg 口服, 平均
(122. 45 ± 13. 26) mg。2 组在治疗过程中不再应用其他抗
抑郁药或抗精神病药物, 心慌者可根据具体情况配合心得
安, 失眠者配合苯二氮䓬类药物。治疗 8 周为 1 个疗程。
临床疗效依据中华医学会疾病 4 级评定标准及 HAMD 减分
率进行评定。总有效为痊愈 + 显著进步 + 进步。治疗组痊
愈 9 例, 显著进步 6 例, 进步 6 例, 无效 3 例, 总有效率
87. 5%; 对照组痊愈 7 例, 显著进步 8 例, 进步 3 例, 无
效 6 例, 总有效率 75. 0%。2 组总有效率经 χ^2 检验, 差异
有统计学意义 (P < 0.05)。与治疗前比较, 治疗组治疗后
中医临床症状均有明显改善; 对照组除神疲乏力、食欲不
振外, 其他症状也有显著改善。

花氏[28]用解郁汤治疗郁 177 例。解郁汤基本方组成:
柴胡 10g, 白芍 10g, 炙甘草 9g, 丹参 12g, 合欢花 15g,
百合 20g, 郁金 9g, 远志 9g, 菖蒲 9g。辨证加减: 病程长、
气虚明显者加党参 12g, 焦术 10g; 抑郁不乐者加香附 10g;
更年期诸症重者加淫羊藿 9g, 生地 20g; 肝郁化火引发心

火者加竹叶 6g，黄连 6g，莲子心 3g；肝阳上亢头晕面红者，加生龙齿 30g，珍珠母 30g，牛膝 15g；咽部异物感明显者加入木蝴蝶 15g，薄荷 6g，厚朴 9g，云苓 9g；气郁痰凝可合温胆汤，加入陈皮、枳实、竹茹、半夏；情绪悲观，意志减退，往往是合并肾虚所致，可配入生地、熟地；日久伤阴血者可加入玄参、生地等品；肝胃不和者合平胃散；久痛入络，疼痛明显者加醋延胡索；烦躁欲哭合甘麦大枣汤，每日 1 剂，4 剂为 1 疗程，连续服用 2 个疗程。疗效评价标准：显效：症状消失或基本消失；有效：症状明显减轻；无效：症状如前，没有明显改善。显效 74%，有效 24%，无效 2%，总有效率 98%。由此可见解郁汤治疗郁证有显著疗效。

4. 越鞠丸

出自《丹溪心法》卷三。组成：苍术、香附、川芎、神曲、栀子各等份。上为末，水泛为丸，如绿豆大。功效行气解郁，主治气、血、痰、火、湿、食等郁。症见胸膈痞闷，脘腹胀痛，吞酸呕吐，饮食不化；六郁牙齿痛，口疮，或胸满吐酸，饮食少思；妇女思想无穷，所欲不遂，带脉不约，发为白淫。本方着重于行气解郁，气机通畅，则诸郁自解。方中用香附行气解郁，以制气郁，为主要药物。川芎活血祛瘀，以制血郁，栀子清热泻火，以治火郁。苍术燥湿运脾，以治湿郁，神曲消食导滞，以治食郁，均为辅助药物。气郁则湿聚痰生，若气机流畅，五郁得除，痰郁随之而解。从现代临床研究来说，越鞠丸主要用于抑郁症的治疗，尤其是肝郁气滞者，此方可疏肝解郁，行气宽胸，情志调而郁自解。

王氏等[29]以越鞠丸治疗郁证 56 例。治疗组以越鞠丸为基础方：香附、川芎、栀子各 15g，苍术、神曲各 20g。辨证加减，兼肝郁化火者加丹皮 10g，柴胡 15g；气结痰阻者加半夏 20g，厚朴 10g；心脾两虚者加黄芪 30g，远志 5g；阴虚火旺者加山萸肉 20g，五味子 15g。对照组予以谷维素 20mg，每日 3 次，口服。个别患者给予安定 5 ~ 7.5mg，每晚口服；更年期综合征患者加服更年康，4 片/次，每日 3 次，口服。疗效评价：痊愈：临床症状、体征完全消失，随访 3 个月无复发；好转：部分症状、体征消失或减轻；未愈：症状无改善或加重。治疗结果：总有效率：治疗组为 92.86%，对照组为 73%。痊愈：治疗组 28 例，对照组 7 例；好转：治疗组 24 例，对照组 12 例；未愈：治疗组 4 例，对照组 7 例。治疗组痊愈率、总有效率均高于对照组（P < 0.05）。研究表明越鞠丸对肝郁气滞型郁症治疗有效。

钟氏等[30]用加味越鞠丸结合腹针治疗抑郁症 56 例，随机分为两组。治疗方法：①中药内服：方用加味越鞠丸。处方组成：川芎 10g，苍术 12g，香附 10g，神曲 15g，栀子 10g，郁金 10g，枳壳 12g，佛手 15g，瓜蒌仁 15g，黄连 10g，龙齿 30g，甘草 10g。每天 1 剂，水煎 2 次，早晚 2 次口服，连服 6 周。②腹针治疗：以调神理气，疏肝健脾为治则。取穴：中脘、关元、气海、天枢（双侧）、百会、太阳、内关。临证加减可选神门、太冲、足三里等，平补半泻手法，每晚 1 次，留针 30 分钟，10 次为 1 疗程。共 4 个疗程。对照组采用单纯西药抗抑郁治疗。经治疗后组间比较，治疗组的有效率为 80.0%，对照组的有效率为 69.23%。

5. 小柴胡汤

出自《伤寒论》辨太阳病脉证并治。组成：柴胡半斤，黄芩、人参、甘草（炙）、生姜（切）各三两，大枣（擘）十二枚，半夏（洗）半升。以水一斗二升，煮取六升，去滓，再煎取三升，温服一升，一日三次。主治少阳病证，邪在半表半里，症见往来寒热，胸胁苦满，默默不欲饮食，心烦喜呕，口苦，咽干，目眩，舌苔薄白，脉弦者。妇人伤寒，热入血室。经水适断，寒热发作有时；或疟疾、黄疸等内伤杂病而见以上少阳病证者。现代常用于抑郁症肝郁气滞证的治疗。

韩氏[31]用小柴胡汤治疗抑郁症 30 例。将 60 例符合纳入标准的患者随机分为治疗组及对照组。治疗组：用小柴胡汤（柴胡 15g，黄芩 15g，半夏 10g，太子参 15g，甘草 6g，生姜 3 片，大枣 5 枚）。辨证加减，气滞痰郁者加瓜蒌皮、胆南星、石菖蒲；心脾两虚者加柏子仁、茯神；肝气郁滞者加白芍、香附；阴虚火旺者加丹皮、生地、白芍。加水 500mL，煎汁 150mL，再复煎取汁 150mL，两次药液混合早晚分服，30 天为 1 疗程，共治 2 个疗程。对照组：用盐酸氟西汀 20mg，每日 1 次，晨起服，30 天为 1 疗程，共治疗 2 个疗程。根据 17 项版本的汉密尔顿抑郁量表评分进行疗效评价。显效：积分降至 7 分且症状消失或明显改善。有效：积分降至 8～10 分及部分症状改善。无效：积分大于 18 分且症状无改善。治疗结果，治疗组显效 15 例，占50.0%；有效12例，占40.0%；无效3例，占10.0%；总有效率90.0%。患者均未出现任何副作用。对照组显效12例，占40.0%；有效8例，占26.7%；无效10例，占33.3%；总有效率66.7%。5例出现恶心、呕吐、厌食等不适，3例出现失眠、焦虑，1例出现震颤、坐立不安，1例出现轻躁狂。两组总有效率比较有显著性差异（P＜0.05），治疗组明显优于对照组。

陈氏[32]用小柴胡汤加减治疗抑郁症患者。将符合纳入标准的70例患者随机分为2组，治疗组与对照组各35例。对照组予氟西汀，每日20mg，早晨服用，连服2个月，不合并使用其他抗抑郁药物。治疗组在对照组相同治疗基础上配合小柴胡汤加减口服治疗。基本方药物组成：柴胡、半夏、党参各10g，葛根20g，黄芩12g，甘草6g，合欢皮、淮小麦、夜交藤、生白芍、珍珠母各30g，郁金、丹参各15g。辨证加减，若见胆郁火旺，加丹皮、栀子各10g，百合15g；心慌气短，易紧张，口干者，加五味子8g，麦冬10g，党参15g；遇事易惊，虚烦不宁，脘腹胀闷，心中懊憹，苔黄腻者加竹茹、香橼皮各10g，茯苓15g，陈皮6g；心情郁闷，神倦乏力，口中喃喃自语者加石菖蒲、远志各10g，胆南星6g，人参9g。每剂煎煮2次，头煎白天服，二煎在晚饭后服，每日1剂，2个月为1个疗程。疗效评价标准，以 HAMD 减分率观察临床疗效。HAMD 减分率 = ［（治疗前评分－治疗后评分）／（治疗前评分一量表最低分）］×100%。临床治愈：减分率≥75%；显效：减分率≥50%，但＜75%；有效：减分率≥30%，但＜50%；无效：减分率＜30%。治疗结果：两组均治疗2个月后比较，治疗组35例，临床治愈6例，显效17例，有效7例，无效5例，总有效率为85.7%；对照组35例，分别为临床治愈3例，显效10例，有效12例，无效10例，总有效率为71.4%。两组比较治疗组疗效明显优于对照组（P＜0.05）。

6. 柴胡加龙骨牡蛎汤

出自《伤寒论》，曰："伤寒八九日，下之，胸满烦惊，小便不利，谵语，一身尽重，不可转侧者，柴胡加龙骨牡蛎汤主之。"柴胡加龙骨牡蛎汤，由柴胡、龙骨、黄芩、生姜、铅丹、人参、桂枝（去皮）、茯苓、半夏、大黄、牡蛎、大枣组成。主治伤寒往来寒热，胸胁苦满，烦躁惊狂不安，时有谵语，身重难以转侧，现用于癫痫、神经症、梅尼埃病以及高血压病等以胸满烦惊为主症者。临床上多用此方治疗绝经前后诸症。总的病机为元阳不足，阴精亏损。本症属心血不足、肝气郁结范围。本方有调节神经系统功能，协调兴奋与抑制，具有镇静、改善睡眠之效，且无倦怠之弊，实为补益、安神、调和之方剂。

徐氏[33]以柴胡加龙骨牡蛎汤加减治疗更年期精神病50例。治疗组：柴胡加龙骨牡蛎汤加减：柴胡12g，生龙骨30g，生牡蛎30g，黄芩12g，半夏10g，大枣9g，远志10g，白术10g，酸枣仁10g，大黄6g。每日1剂，连服2周，8周为1个疗程。辨证加减，精神症状明显，严重失眠、忧郁、妄想者，配合小剂量抗焦虑药物：多虑平2mg，舒乐安定2mg，晚睡前服。对照组：多虑平50～100mg/d，阿米

替林 50～100 mg/d，安定 5～10mg/d 等治疗。8 周为 1 个
疗程。疗效评定以 PANSS 减分率为依据，减分≥75% 为治
愈，减分 50～75% 为显著进步，减分 30%～50% 为好转，
减分 <30% 为无效。评定不良反应采用评定不良反应量表
（TESS），在治疗前后及治疗后 2、4、8 周末分别进行评
定，统计分析采用 T 检验。经 1 个疗程治疗，治疗组临床
治愈 46 例，显著进步 4 例，治愈率为 92.0%；对照组临床
治愈 26 例，显著进步 2 例，中断治疗 2 例，治愈率为
86.7%。2 组临床疗效比较无显著性差异（P>0.05）。不
良反应：治疗 8 周后，治疗组仅 3 例出现轻反应，不良反
应发生率为 6.0%；对照组有 11 例出现不良反应，不良反
应发生率为 36.7%。2 组差有异显著性意义（P<0.01）。
说明柴胡加龙骨牡蛎汤能显著降低西药治疗抑郁症的不良
反应。

　　张氏[34]用柴胡加龙骨牡蛎汤加减治疗抑郁症 63 例。
采取区组随机法分治疗组 32 例，对照组 31 例。2 组患者年
龄、性别、病程、病情程度等基线差异无统计学意义（P
>0.05），具有可比性。2 组均于治疗前停服原用药，不用
其他抗抑郁药物，清洗 1 周。治疗组给予经方柴胡加龙骨
牡蛎汤加减治疗。方药：醋柴胡 10g，生龙骨（先煎）
30g，生牡蛎（先煎）30g，珍珠母（先煎）15g，黄芩 6g，
黄连 3g，法半夏 6g，茯苓 12g，茯神 12g，郁金 9g，合欢
皮 12g，首乌藤 12g，石菖蒲 12g，远志 9g，酸枣仁 15g，
太子参 9g，百合 10g，甘草 6g，大枣 3 枚。每天 1 剂，早
晚分服。对照组给予帕罗西汀 20mg，每天 1 次，口服。2

组疗程均为 6 周。疗效评价指标按治疗后 HAMD 评分的减分率评定疗效。痊愈：精神症状消失，HAMD 积分降至 8 分以下；显效：精神症状基本消失，HAMD 积分较疗前减少 50% 以上；有效：精神症状减轻，HAMD 积分较疗前减少 30% ~ 50%；无效：HAMD 积分较疗前减少不足 30% 或病情恶化。总有效率 = 痊愈率 + 显效率。2 组患者临床疗效比较，治疗 6 周后，治疗组 32 例中痊愈 14 例（43.8%），显效 13 例（40.6%），好转 2 例（6.3%），无效 3 例（9.4%），总有效率为 84.4%；对照组 31 例中痊愈 17 例（54.8%），显效 10 例（32.3%），好转 3 例（9.7%），无效 1 例（3.2%），总有效率 87.1%。2 组比较差异无统计学意义（P > 0.05）。2 组患者不良反应发生情况比较，治疗组在治疗过程中仅 1 例出现恶心，余未发现明显不良反应，患者依从性好。对照组出现不良反应 14 例，其中头痛头晕 4 例（12.9%），嗜睡 2 例（6.5%），口干、便秘、食欲不振 8 例（25.8%）。研究表明，柴胡加龙骨牡蛎汤可显著减低西药的副作用。

（三）痰气郁结

妇人忧思伤脾，脾失运化，湿浊内蕴，久而成痰，痰湿内阻，气机不畅，发为郁证。治以化痰行气为法，选方半夏厚朴汤、温胆汤。

1. 半夏厚朴汤

半夏厚朴汤源自《金匮要略》，是主治咽喉部有异物感的专方。《金匮要略·妇人杂病脉证并治第二十二》指出："妇人咽中如有炙脔，半夏厚朴汤主之。"中医常以炙脔比喻堵塞咽喉中的痰涎，吐之不出，吞之不下，古人称之为"梅核气"，女性尤其多见。表现为有咽喉中异物感，吞吐不得，情志不畅，胸闷，舌苔白腻，脉弦滑。此证多见于现代医学的咽神经症、慢性咽炎。

周氏等[35]用半夏厚朴汤加味联合盐酸氟西汀治疗青年抑郁症36例。随机分为治疗组与对照组各36人，两组病人均给予心理治疗。治疗组给予盐酸氟西汀20mg（礼来苏州制药），每日1次口服，同时予以半夏厚朴汤加味（半夏10g，厚朴12g，茯苓20g，紫苏10g，生姜10g）行气散结，降逆化痰，酌加陈皮12g，枳壳10g，远志10g，酸枣仁30g，菖蒲15g，甘草6g。水煎服，每日1剂，分2次服，以增强疏肝健脾、理气开郁、化痰降逆、安神定志之效。对照组仅用盐酸氟西汀20mg，每日1次口服，疗程6周。用汉密尔顿抑郁量表分别在治疗前及治疗第6周末各评分1次，并观察其药物不良反应。治疗前及治疗第6周末查心电图、肝功能、肾功能。疗效判断标准临床疗效以HAMD减分率为标准。治疗组总有效率为97.2%，对照组总有效率为77.8%。本研究结果显示，半夏厚朴汤加味联合盐酸氟西汀与单用盐酸氟西汀治疗抑郁症相比较，疗效较显著，两组治疗后的HAMD评分显示治疗组优于对照组，且副反应少，中药汤剂可起到明显的增效作用。

钟氏[36]用半夏厚朴汤加味配合针刺治疗郁证29例。治疗方法：半夏厚朴汤药用半夏9g，茯苓12g，生姜9g，苏叶6g，香附10g，枳壳10g，旋覆花（包煎）10g，代赭石（打碎先煎）10g。水煎服，每日1剂，分3次服，10

剂为 1 疗程，治疗 2 个疗程。针刺取太冲、膻中、丰隆、鱼际、神门，行平补平泻，留针 30 分钟，每日 1 次，10 次为 1 疗程，连续 2 个疗程。评价标准：治愈：治疗后临床症状和体征均消失，随访 6 个月以内无复发；显效：治疗后临床症状和体征均消失，随访 6 个月以内有复发；有效：临床症状和体征均有显著改善；无效：临床症状和体征均无明显改变。经治疗后，治 18 例，占 62.1%；显效 5 例，占 17.2%；有效 4 例，占 13.8%；无效 2 例，占 6.9%；总有效率 93.1%。研究表明，半夏厚朴汤加味配合针刺治疗郁证疗效好。

2. 温胆汤

出自《三因极一病证方论》卷八。组成：半夏（汤洗去滑）、麦门冬（去心）各 4.5g，茯苓 6g，酸枣仁（炒）9g，炙甘草、桂心远志（去心，姜汁炒）、黄芩、萆薢、人参各 3g。用法：上药锉散，每服 12g，用长流水 1L，加糯米适量，煮沸，扬二三千遍，澄清，每用 300mL，再入药煎至 210mL，去滓，不拘时服。功效：化痰和胃，养心安神。主治：痰饮内阻，心神失养，惊恐失眠，头目眩晕。现代临床常用于治疗更年期综合征。也用于抑郁症痰气郁结或痰热内扰证的治疗。

刘氏[37]用温胆汤加减治疗脏躁 50 例。药物组成：竹茹 10g，枳实 10g，半夏 10g，茯苓 10g，陈皮 10g，柴胡 10g，黄芩 10g，甘草 3g，栀子 9g，郁金 10g，石菖蒲 10g，远志 10g，香附 10g，赤芍药 10g，炒酸枣仁 15g，丹参 15g。辨证加减，若见肝火偏胜，急躁易怒，口苦而干者，重用栀子30g，加龙胆草15g；阳明热盛，口渴心烦者，重用石膏30～60g；大便秘结者加大黄、芒硝；痰浊壅盛，神识呆滞，恶心欲吐者加姜汁、竹沥汁、胆南星、白芥子；夜寐不宁、噩梦易醒者加磁石、朱砂、琥珀；经期病情加重者加益母草、桃仁、红花、三棱、莪术；病久不愈，头晕耳鸣，精神萎靡，反应迟钝者加当归、白芍药、枸杞子、山茱萸、五味子。水煎服，每天1剂。疗效评价标准：痊愈：经治疗1个月症状消失，1年未复发；显效：经治疗1个月症状明显减轻，1年内未加重；无效：经治疗1个月症状未缓解。本组50例中，痊愈30例，显效18例，无效2例。总有效率96%。服药时间最长2个月，最短1周，平均33日。温胆汤能清化痰浊，用丹参、赤芍药活血调肝，调畅气血；陈皮、半夏、郁金、天竺黄、石菖蒲、远志理气祛痰，开窍醒神；黄芩、栀子清解郁热，清心除烦；酸枣仁、茯苓养心安神，健脑宁志。诸药合用，共奏清导浊痰、疏肝解郁、安神开窍、潜阳镇静之功。

二、中成药

通过检索，目前治疗郁证的口服中成药有安神二号胶囊、解郁胶囊、安康口服液、白龙解郁颗粒、菖欢胶囊、刺五加胶囊、复方白松片、疏肝解郁胶囊、龟鹿补肾丸、合欢乐冲剂、健脑温心丸、解郁安神颗粒、静心更年片、麝香保心丸、乌灵胶囊、逍遥丸、血府逐瘀丸、银杏叶片、郁必舒、越鞠丸、坤泰胶囊等20余种药品。其中大部分是各家医院的自制中成药。下面选取有代表性的几种药物进行介绍。

1. 安神二号胶囊

陈氏[38]用"安神二号胶囊"治疗抑郁症，采用双盲双模拟对照的研究方法，将200名患者分为两组，每组各100例。治疗组服用安神二号胶囊，安神二号胶囊组成：黄芪、当归、白芍、柴胡、龙骨、磁石、枣仁、甘草等。给药方法：清洗结束后治疗组患者服用安神二号胶囊4粒，每天3次。对照组服用帕罗西汀20~40mg/d，疗程为6周。疗效评定标准，以HAMD总分在治疗前、后的减分率作为主要疗效指标。分析治疗的变化以及两组间的差异。第6周末治疗组的总有效率为86.4%，对照组的总有效率为84.2%，两组间差异无显著性。但采用CGI疗效指数分析发现，安神二号胶囊的疗效/安全性值显著大于帕罗西汀，说明该药在疗效相当的情况下，可以显著减少药物带来的副反应，特别是消化系统副反应，对中枢神经系统功能影响也较轻。

2. 解郁胶囊

石氏[39]用解郁胶囊治疗抑郁症200例，采用随机双盲双模拟对照研究，随机分为两组，每组各100例。治疗组服用解郁胶囊，对照组服用度洛西汀。解郁胶囊组成：丹参12g，石菖蒲20g，柴胡8g，郁金15g，夜交藤12g。清洗结束后治疗组患者服用解郁胶囊4粒/次，3次/天。对照组组服用度洛西汀20~40mg/d。疗程均为6周。以HAMA总分在治疗前、后的减分率作为主要疗效指标。2组患者治疗中HAMA减分率及临床疗效比较2组间HAMA减分率均无显著性差异。采用 CGI 疗效指数分析发现，解郁胶囊的疗效/安全性值明显大于度洛西汀。

3. 乌灵胶囊

国家一类新药乌灵胶囊是从珍稀药用真菌中分离获得的菌种，研究表明乌灵胶囊具有安心养神的功效，能改善各种记忆障碍，具有脑保护作用，用于治疗神经症性疾病有较好疗效。

许氏[40]用乌灵胶囊与阿米替林对比治疗抑郁症 84 例。将 84 例患者随机分为治疗组与对照组。治疗组：服用乌灵胶囊，2 粒/次，3 次/天；对照组服用阿米替林，初始用量每天 25mg，7~10 天后，逐渐加量至每天 50~150mg，分 2~3 次服用。两组患者均给予定期的心理治疗，严重睡眠障碍的患者合并小剂量的阿普唑仑治疗，疗程均为 6 周。治疗组痊愈 21 例，显著好转 11 例，好转 6 例，无效 4 例，总有效率为 78.57%；对照组痊愈 25 例，显著好转 10 例，好转 5 例，无效 2 例，总有效率 83.33%，两组间疗效比较无统计学意义（P > 0.05）。但乌灵胶囊能明显降低西药的副作用，因此值得推广。

4. 疏肝解郁胶囊

舒肝解郁胶囊是由贯叶金丝桃和刺五加两味药组成的纯中药复合制剂。其中贯叶金丝桃用于治疗精神性疾病已有几百年的历史，在德国贯叶金丝桃提取物已被正式批准用于治疗抑郁症，其可能的抗抑郁机制为抑制中枢的 5-HT、DA 和 NE 等神经递质的再摄取，使突触间隙的单胺递质浓度升高，以及对单胺氧化酶的抑制作用而产生抗抑郁效果。刺五加为五加科植物刺五加的干燥根及根茎，《名医别录》及《神农本草经》都记载其有"补中，益精，坚筋骨，强志意"功效。舒肝解郁胶囊是中医专家论证组方，经临床试验表明具有抗抑郁作用的药品。

邱氏[41]用舒肝解郁胶囊与黛力新对比治疗中度抑郁症92例。将92例患者随机分为治疗组与对照组各46例。近两周内未使用抗抑郁药，若正在使用者需停药1周，治疗组每日口服舒肝解郁胶囊，1次2粒，1天2次，早晚各1次；对照组晨起口服黛力新1粒/天，根据病情，一周内加到2粒/天。疗程均为6周，两组伴有严重睡眠障碍者（早醒、入睡困难、睡眠不深等），可短期联合使用苯二氮䓬类药物。采用24-汉密尔顿抑郁量表（HAMD24）和副反应量表（TESS）分别于治疗前和治疗后第1、2、4、6周末各评分一次，以HAND-24减分率评定疗效。治疗组痊愈13例，显著进步7例，进步15例，无效11例，有效率76.08%；对照组痊愈12例，显著进步8例，进步14例，无效12例，有效率73.91%。两组有效率比较差异均无显著性（P>0.05）。药物安全与评估，两组的不良反应例数在治疗过程中存在明显差别，特别是治疗组在头晕、静坐不能、肝功异常、便秘、心动过速方面的例数显著少于对照组（P<0.01），其余项无明显差异（P>0.05）。由此推出舒肝解郁胶囊治疗组的副作用例数明显少于黛力新组。

5. 血府逐瘀丸

郁证多因情志不舒、气机郁结而致，血府逐瘀丸中桃仁、红花、赤芍、牛膝可活血化瘀；当归、川芎、生地可养血活血；柴胡、枳壳、桔梗可理气行血；甘草可和中解毒。诸药相伍既可活血理气又能补血祛瘀，气血畅通方能解除郁证之扰，辅以氟桂利嗪可改善脑供血不足，降低脑血管阻力，促进大脑微循环，增强脑血流量；谷维素可调整自主神经功能及内分泌平衡，改善精神神经失调症状。三药配伍相互协同可获良效。

柏氏[42]用血府逐瘀丸为主治疗郁证 36 例。本组病例均采用血府逐瘀丸，每次 2 丸，轻者每日 2 次，重者每日 3 次。同时并用氟桂利嗪 10mg，每晚 1 次；谷维素 20mg，每天 3 次。上述治疗 10 日为 1 个疗程，连续服用 2～3 个疗程后判断疗效。疗效评定标准，治愈：心情抑郁，烦躁易怒，心悸失眠，胸闷胁胀或疼痛，头痛头昏等症状消失，随访 1 年未见复发；显效：临床症状基本控制，偶尔轻微出现一二项症状，但短时间内即可消失；好转：临床症状有所减轻，但易复发；无效：治疗前后症状无明显改变。本组经治疗全部获效，其中治愈 24 例，显效 8 例，好转 4 例。

6. 银杏叶片

银杏叶片是以中药银杏叶为原料精工提炼的，主要包括：黄酮类，占 22%～26%；萜类，约占 6%；有机酸类，占 5%～10%，银杏叶片是其中一种。1993 年起，中国开始用于治疗常见精神疾病。银杏叶片首先可通过放松脑血管增加大脑血流量，改善脑能量代谢；改善脑缺血、缺氧状况以改善脑水肿。其次，可使脑中的乙酰胆碱周转率上升，对老年记忆及抑郁情绪均能起到很好的改善作用。

郭氏[43]用银杏叶片合并帕罗西汀治疗抑郁症 89 例。

对照组给予帕罗西汀治疗,剂量 20mg,每天早上口服 1
片。观察组除给予 20mg 帕罗西汀治疗外,同时合并银杏叶
片 19.2mg,3 次/天,口服。疗程为 6 周。采用汉密尔顿抑
郁量表评定患者的抑郁程度。分别于治疗前及治疗第 6 周
后对两组患者抑郁程度进行评定。组间比较采用 T 检验。
治疗第 6 周后对照组焦虑/躯体化,体质量,迟滞,睡眠障
碍,绝望感等指标明显高于观察组(P < 0.01 ~ 0.05)。
银杏叶片合并帕罗西汀治疗抑郁症疗效优于单用帕罗西汀,
能有效改善抑郁及相关躯体症状,且耐受性较好。

总体来讲,目前在郁证的治疗中,中成药在与西药进
行疗效对比时得出的结论多为无差异性。但在降低西药副
作用方面的作用是肯定的。这就说明了在郁证的治疗中,
可将中成药与西药相结合,起到辅助治疗且降低西药副作
用的功效。但目前纳入研究的中成药以各院的院内制剂居
多,这给中成药广泛应用于临床造成一定的难度。

(叶润英、王小云)

参考文献

[1] 潘新霞. 甘麦大枣汤合百合地黄汤加减治疗脏躁 30 例体
会. 内蒙古中医药,2011,(3):7.

[2] 谢珍. 甘麦大枣汤合归脾汤加减治疗更年期抑郁症 57 例疗
效观察. 新中医,2004,36 (10):26 - 27.

[3] 何宇芬,谭斌. 甘麦大枣汤结合氯丙咪嗪治疗抑郁症的临
床观察. 时珍国医国药,2006,17 (10):2026 - 2027.

[4] 杨芳娥,乔秋飞,宫亚萍. 甘麦大枣汤治疗产褥期抑郁症
30 例. 陕西中医,2009,30 (7):851 - 860.

［5］赵风鸣．甘麦大枣汤治疗抑郁症50例．现代中西医结合杂志，2010，19（15）：1870．

［6］唐平，刘建敏．甘麦大枣汤治疗中风后抑郁症38例临床观察．四川医学，2009，30（5）：709－710．

［7］黄志理．归脾汤加减治疗产褥期抑郁症21例观察．现代中医学杂志，2008，（2）：147－148．

［8］屈沂．归脾汤治疗心脾两虚型郁证62例．中国民间疗法，2008，（5）：31．

［9］熊瑞萍．54例逍遥散加减治疗更年期抑郁症的临床分析．中医临床研究，2011，3（6）：83．

［10］王洋，刘松山．丹栀逍遥散联用氟西汀治疗抑郁症临床观察．社区医学杂志，2007，5（11）：57－58．

［11］朱海燕．丹栀逍遥散配合针刺治疗产后抑郁症效果观察．齐鲁护理杂志，2011，19（23）：124．

［12］马春．丹栀逍遥散治疗抑郁障碍相关性失眠临床分析．中医中药，2011，1（17）：119－124．

［13］霍军，付慧鹏，杨靖，等．丹栀逍遥汤合并氟西汀治疗抑郁症临床研究．河南中医学院学报，2008，3（23）：38－39．

［14］郑景莉．丹栀逍遥汤加减治疗抑郁症34例临床观察．河北中医，2010，32（1）：59．

［15］金成，刘晓芳．电针加逍遥丸治疗慢性抑郁症34例疗效观察．现代中医药，2007，27（5）：73．

［16］张开安．逍遥理气汤治疗郁证（肝气郁结）220例．现代中医药，2009，29（4）：23－24．

［17］雷福云．逍遥散合甘麦大枣汤加减治疗产后抑郁症56例．中国民族民间医药，2009，（15）：60．

［18］李莉．逍遥散加减治疗郁证60例临床疗效观察．中国民

康医学，2011，23（2）：179.

[19] 杨昌金. 逍遥散加味结合推拿治疗围绝经期抑郁症80例. 江苏中医药，2009，41（11）：48－49.

[20] 李洪、徐舒、李滨，等. 逍遥散联合盐酸氟西汀治疗抑郁症肝郁脾虚型41例. 陕西中医，2009，30（1）：49－50.

[21] 余波，李军. 柴胡舒肝散加味治疗抑郁症36例. 现代中医药，2008，28（3）：14－15.

[22] 刘建平. 柴胡疏肝散合并氟西汀治疗抑郁症的临床观察. 山西中医学院学报，2001，2（4）：32.

[23] 杨保胜，王大华，吕秀萍，等. 柴胡疏肝散合并氯丙咪嗪治疗抑郁性神经症的临床观察. 中草药，2001，32（8）：733.

[24] 唐海峰. 柴胡疏肝散加减治疗抑郁症30例. 实用中医药杂志，2009，25（4）：226－227.

[25] 佟凯航，赵建军. 柴胡疏肝散加减治疗抑郁症38例. 吉林中医药，2007，27（5）：23－24.

[26] 祝强，邢双红，孙梦月. 解郁汤合并阿米替林治疗抑郁症的临床研究. 中国行为医学科学，2006，15（10）：911.

[27] 王学军，李洛卢，马富晓. 解郁汤合并小量舍曲林治疗抑郁症疗效观察. 中国中医药信息杂志，2009，16（11）：72－73.

[28] 花亚历. 解郁汤治疗郁证177例. 光明中医，2008，23（6）：775.

[29] 王少华. 越鞠丸治疗郁证临床观察. 湖北中医杂志，2001，23（1）：35.

[30] 钟志国，律东. 加味越鞠丸结合腹针治疗抑郁症临床观察. 四川中医，2008，26（5）：54－55.

[31] 韩志琴. 小柴胡汤加减治疗抑郁症30例观察. 实用中医药杂志，2008，24（6）：353.

［32］陈亚萍．小柴胡汤加减治疗抑郁症35例临床观察．浙江中医杂志，2010，45（10）：741－742.

［33］徐奕佳，卢瑜卿．柴胡加龙骨牡蛎汤加减治疗更年期精神病50例临床观察．中医药临床杂志，2005，17（1）：32－33.

［34］张龙生．柴胡加龙骨牡蛎汤加减治疗抑郁障碍临床观察．河北医药，2010，32（22）：3185－3186.

［35］周鹏，陈林庆，彭晓明．半夏厚朴汤加味联合盐酸氟西汀治疗青年抑郁症临床观察．中西医结合心脑血管病杂志，2011，9（2）：247－248.

［36］钟礼勇．半夏厚朴汤配合针刺治疗郁证29例．实用中医药杂志，2008，24（9）：574－575.

［37］刘海英，王众国．温胆汤加减治疗脏躁50例．河北中医，2004，4（26）：275.

［38］陈林庆，石洲宝，李美娟．"安神二号胶囊"治疗抑郁症双盲双模拟多中心研究．中华现代中医学杂志，2005，1（2）：101－105.

［39］石洲宝，陈林庆，刘敏科．"解郁胶囊"治疗抑郁症临床研究．甘肃中医，2009，22（8）：31－33.

［40］许彦松．乌灵胶囊和阿米替林治疗轻度抑郁症对照研究．山东医药高等专科学校学报，2006，28（4）：281－282.

［41］邱志洁，邹锦山．舒肝解郁胶囊与黛力新治疗中度抑郁症的疗效对照观察．光明中医，2011，26（7）：1374－1376.

［42］柏树祥．血府逐瘀丸为主治疗郁证36例．中国民间疗法，2003，11（8）：48.

［43］郭克锋，郭珊，闫凯麟．银杏叶片合并帕罗西汀对抑郁症的疗效观察．中国临床康复，2006，10（2）：43－44.

第五章　郁证的针灸及其他治法

第一节　针刺治疗

一、针刺治疗郁证的应用前景

郁证是当前全球性的主要精神疾病之一，随着生活节奏的加快，情感冲击的加大，其发病率有逐年上升的趋势。西医的抑郁证是郁证的主要组成部分。据世界卫生组织统计，全球抑郁证的发病率约为 3.1%，在发达国家接近 6%，预计到 2020 年可能成为仅次于心脏病的第二大疾患[1]。其涉及范围广，具有患病率高、复发率高、自杀率高的特点，给人类健康、社会家庭带来严重危害。因此寻找抑郁症适宜的治疗方法，提高该病的治愈率，降低其复发率，恢复抑郁症患者的社会功能，改善其生活质量，无疑具有重要意义。目前抑郁症的治疗方法有西药、心理、物理（电休克，经颅磁刺激）、中药、针灸等，而西药抗抑郁治疗仍然是治疗抑郁症的主要手段。但是近 20 年发展起来的针灸理疗、音乐疗法、按摩等其他疗法，在临床中已初显优势[2]。

由于抑郁症是一组病因和发病机制不同的疾病，而不是一种单一疾病，不同的病因可能造成发病机制的差异。由此就决定了单一的抗抑郁药物很难针对抑郁症的多种病因和多种发病的机制起作用。当下国内外仍以口服一种或者两种药物进行抗抑郁治疗[3]，这些药物的不良反应最常见的是胃肠道症状，如恶心、呕吐或腹泻、坐立不安、激越、睡眠障碍、眩晕和头痛，长期治疗可见性功能障碍。

研究发现抗抑郁药物引起躁狂发作的机会是安慰剂的两倍，如果两种以上的抗抑郁药物联合使用会使躁狂发作机会大大增加[4]。此外，在抑郁症的临床治疗中突然中断治疗会导致撤药综合征。据报道，抗抑郁药物所致的撤药综合征发生率在10%～60%，估计平均发生率为20%[5]。

到目前为止，尚没有一种药物治疗方法能够在疗效、副反应及预防复发方面尽如人意。因此寻求无毒副作用、易于推广的防治抑郁症的有效治疗手段，已成为临床科学工作者极为关注的课题。

众所周知，针刺是一种经络刺激，作用的实质是依靠激发人体自身的调整功能和自我康复能力来实现疾病的转归。针刺不会使体内产生新物质，而只是对内源性固有物质的合成、释放、代谢等的调节，这是它与药物治病的本质区别。同时针灸没有药物的毒副作用，这也是其优势所在。有学者[6]对针灸治疗抑郁症临床研究现状进行分析，并对针刺治疗抑郁症的疗效与安全性进行系统评价[7-8]指出，针灸治疗抑郁症具有较好的临床疗效，可改善患者的抑郁症，同时对于饮食、睡眠、二便异常等躯体化症状具有较好的改善作用，同时可达到提高生存质量的效果，这也正是中医针灸的优势所在。

研究还表明针刺治疗抑郁症可与药物达到等同的疗效，且针刺治疗具备不良反应少、病人耐受性强、对抑郁症的兼症改善作用比药物可靠、患者依从性好等优点。尤其对因故不能服药或不能耐受口服药物副作用的抑郁症患者更适宜，值得临床参考推广。此外针灸是一种很有潜力的治疗抑郁症手段。针灸治疗抑郁症包括临床常用的毫针、电针疗法外，亦有腹针、耳针、穴位注射、埋线等。

二、针灸治疗郁证的理论基础

抑郁症属中医学"郁证"范畴，以心境恶劣、兴趣低落或丧失、精神疲惫和思维行动迟缓为特点，常伴有睡眠障碍、性欲减退、消化功能减弱、自主神经功能紊乱和躯体不适等表现。患者常不愿与人交往，可有自伤自杀倾向。中医学的脏腑经络理论，建立在整体观念和辨证论治的原则之上，对临床针灸治疗抑郁症具有一定的指导意义。

刘洋等[9]认为郁证的病机主要为肝失疏泄，脾失健运，心失所养及脏腑阴阳气血失调，病位主要在肝，在此基础上兼及心、脾、肾诸脏。所以针刺治疗郁证主要采用调理肝之疏泄的方法。王玲玲等[10]研究，本病病位在脑，涉及肝、心、脾、肾等脏，主要的病理变化为气机失调，导致气机郁滞、痰瘀内阻、扰及脑神，脑失调控，或病久气血精微不能上荣于脑，脑失荣养，而出现心境低落等情志症状及能力下降表现。因此治疗时根据主症辨证论治，采用调神理气，取督脉经穴以健脑调神，取肝经穴以疏肝解郁调情志。刘兰英等[11]认为郁证多由各种生活事件导致心情压抑长期不能缓解，引起脑腑气机紊乱，脑神失调而致本病，同时影响到心、肝、脾、肾诸脏功能。主要的病理变化为气机失调，可见气机郁滞、痰瘀内阻、肝郁化火、肝郁脾虚、心脾两虚、脾肾阳虚等病理变化，影响及脑。"脑为元神之府"，故注重调理脑神进行针灸治疗，辨证施治调节脏腑功能以促进精神症状的改善，随证加减处理兼症，可取得较好的疗效。《灵枢·本神》中指出，"凡刺之法，先必本于神"。此处之"神"为人的精神思维活动，指出了调节神志的重要性。《灵枢·九针十二原》中有"粗守形，上守神"之说，脑为元神之府，神志与脑密切相关，针灸治疗本病首先要着眼于调整脑神功能，在神气正常的基础上，才有可能使形体（躯体）症状得到改善。

近年来，针灸治疗郁证的疗效确切，优势也比较明显，随着临床及机理研究的进一步深入，大大提高了针灸治疗郁证的科学性和实用性，以针灸为主的治疗方法也逐渐增多。现代医学认为抑郁症是一种神经介质代谢障碍的疾患，当各种精神创伤及长期的紧张疲劳等因素对大脑皮层产生强烈刺激时，可导致大脑皮层出现过度兴奋或过度抑制状态，从而产生抑郁症。其发病与心理因素、社会因素、遗传学因素、神经生化机制、内分泌及免疫机制等方面有关。研究表明[12]，脑中单胺类递质去甲肾上腺素（NE）和 5 - 羟色胺（5 - HT）功能不足，下丘脑 - 垂体 - 肾上腺

（HPA）轴功能亢进和下丘脑－垂体－甲状腺（HPT）轴功能障碍，可致抑郁症的产生。而针灸治疗可调整中枢及外周单胺类递质 5－HT 受体和 5－HT，降低抑郁动物血浆皮质醇、促肾上腺皮质激素的含量，并减少下丘脑室旁核精氨酸加压素阳性神经元数目，降低甲状腺水平。

针灸治疗郁证的机理研究已深入到各个方面。黄泳等[13]做了系列研究，观察头针对正常人和抑郁症患者各脑区葡萄糖的变化，研究结果表明，抑郁症患者的脑葡萄糖代谢与正常人确实有差别。抑郁症患者左右两侧颞叶、枕叶、丘脑的葡萄糖代谢较正常人增高，顶叶的葡萄糖代谢较健康人略为降低。头针治疗后，可使异常的代谢恢复正常。韩毳等[14]观察了电针对抑郁症患者血清细胞因子的影响，结果表明抑郁症患者治疗前血清 IL21β、IL26、TNF2α 水平非常明显地高于正常人，经电针和四环类抗抑郁药麦普替林治疗，随着抑郁症状的缓解，以上细胞因子水平也逐渐下降，至第 6 周末基本恢复正常，说明细胞因子在抑郁症的发病过程中起一定作用，电针对细胞因子的抑制作用是电针治疗抑郁症的机制之一。宋煜青等[15]对电针、氟西汀治疗抑郁症前后血小板膜鸟苷酸结合蛋白含量的变化进行观察，研究表明未经治疗的抑郁症患者血小板膜 Gαi 和 Gαq 的浓度显著高于正常对照组，经过抗抑郁治疗后不能改变它们的高水平状态，推测 Gαi 和 Gαq 是抑郁症的特征性标志，而非状态性标志。徐虹等[16]观察针刺治疗对抑郁症患者下丘脑－垂体－肾上腺轴的影响，结果表明针刺对抑郁症患者 HPA 轴的影响是状态依赖性的，即随着针刺疗效的出现，患者的 HPA 轴功能也逐步恢复正常。唐胜修等[17]观察了电针对抑郁症患者血清甲状腺激素水平（FT_4）的影响，结果表明在针刺治疗抑郁症患者疗效显著时伴着甲状腺激素水平的降低，说明针刺治疗抑郁症过程中 FT_4 起媒介作用，并适度消耗。因此，针灸主要从神经生化机制、内分泌机制等方面来调整抑郁症患者大脑功能的缺陷，使其得到改善或趋于正常。

三、针灸治疗郁证常用穴位研究

为探索针灸治疗郁证的特点，我们对文献中郁证的穴位，进行了研究分析。刘立公[18]曾经对古代文献中凡有郁、忧、悲、愁、哭的描述字样的内容均以检索收录，并运用计算机进行统计，共收集 93 部古医籍，统计出古代治疗郁证常用穴位依次为：大陵、神门、心俞、百会、通里、少冲、间使、劳宫、水沟、足三里、关元、中脘、鱼际、内关、下巨虚、公孙、商丘、三阴交、涌泉、然谷等。常用经络依次为：心经、心包经、膀胱经、督脉、任脉、胃经、脾经、肾经。

陈俊琦[19]等在对 2000～2009 年针灸治疗抑郁症文献资料分析中统计出 10 个最常用穴位：百会、印堂、内关、三阴交、太冲、神门、足三里、四神聪、合谷、神庭。针灸治疗郁证以脏腑和经络理论为指导，以健脑提神、疏肝解郁、调畅情志为原则，取穴以督脉、肝经穴位为主。百会、神庭为督脉腧穴，可健脑提神；太冲穴为肝经原穴，可疏肝解郁；内关穴具有宽胸解郁之功；神门属于心经穴位，可宁心安神；印堂、四神聪为经外奇穴，取之可安神定惊聪脑；脾经的三阴交配合胃经的足三里，调理脾胃，提神醒脑，改善郁证。

北京中医医院针灸科周德安教授从多年临床经验中总结出治疗郁证的有效穴位组方[20]，包括解郁方：五脏俞＋膈俞、百会、神庭；疏肝健脾方：太冲、三阴交；补心养脾方：内关、神门；化痰方：中脘、丰隆、列缺、公孙；消瘀方：蠡沟、太冲。

马静[21]通过对抑郁症的疗效分析，总结得出两组针灸治疗抑郁症的穴位。第一组穴位：五脏俞加膈俞，即心俞、肺俞、脾俞、肝俞、肾俞和膈俞。应用这组穴位的理由是，抑郁症波及的脏腑是心、肝、脾、肺、肾。第二组穴位：神庭、百会、安眠、神门、三阴交。如果患者的情绪不稳或低沉郁闷，可加合谷、太冲穴；如果患者感到腹中有气上下窜动或腹胀，加气海、中脘、内关、璇玑以起到行气宽胸的作用。在治疗中，这两组穴位可以交替使用，起平心清脑、安神定志的作用。

四、针灸治疗郁证的临床疗效观察

（一）体针

1. 单纯体针

符文彬[22]采用多中心随机对照研究，将440例患者分为3组。针刺调肝组176例采用四关、百会、印堂穴位体针治疗，对照组176例口服药物百优解治疗，非穴位针刺组88例接受取穴偏离正确穴位的安慰针刺治疗。在治疗前、治疗 1 个月、2 个月、3 个月时分别进行抑郁自评量表计分评价疗效，并以抗抑郁药副反应量表结合严重不良反应记录进行安全性评估，结论为针刺调肝法治疗抑郁性神经症的疗效，可能优于百优解或与百优解相当，且该疗法较为安全，副反应明显低于百优解。

裴音等[23]采用针刺五脏俞穴 + 膈俞治疗抑郁症，结果表明，针刺五脏俞穴能有效地缓解抑郁临床症状，使汉密尔顿抑郁量表总分明显下降，总有效率及显愈率与服用百优解相当，说明针刺五脏俞有良好的抗抑郁作用。

魏晓萍[24]用醒神开四关针刺法治疗更年期抑郁症 38 例，穴取内关、人中、百会、四神聪、合谷、太冲。结果痊愈 23 例，好转 14 例，无效 1 例，总有效率为 97.13%。

王海箭[25]寻找针刺治疗中风后抑郁症的最佳方法。主穴：百会、上星、印堂、水沟、膻中、鸠尾。结果显示：针刺治疗中风后抑郁症有良好疗效，与药物治疗效果相仿，且起效更快。

李静[26]以醒脑开窍、疏肝理气、调神解郁为治则，选取内关、水沟、四神聪、合谷、太冲穴，67 例患者经针刺治疗后，21 例痊愈，26 例显效，8 例有效，55 例患者的抑郁情绪均得到不同程度的改善，总有效率为 82.1%。

丁丽[27]采用补肾调肝、健脾宁心针法治疗围绝经期抑郁症 39 例。取穴：肾俞、肝俞、脾俞、心俞、百会、神门、三阴交、太冲等，用 0.35mm×40mm 毫针，肝俞、肾俞、心俞、脾俞略向下斜刺，进针深度为 1 寸，行提插捻转，以局部酸胀为度，每穴行针 1 分钟后，将针拔出。百会向后平刺 1 寸，神门直刺 0.5 寸，三阴交直刺 1.5 寸，太冲直刺 1 寸，中等强度刺激，待有酸胀感后，留针 30 分钟，期间每隔 10 分钟行针一次，每日 1 次，6 次为 1 疗程，1 疗程后休息 1 天后，再行下 1 疗程，共治疗 4 个疗程。结果显示，针刺对围绝经期抑郁症状改善明显，疗效确切。

古代治疗癫狂等精神疾患的 13 个经验效穴，出自《备急千金要方》。因旧说精神疾患由鬼神作祟所致，治疗穴位均冠"鬼"字为名，又以其数为十三，故称十三鬼穴。历代文献记载略有差异，今多指人中（鬼宫）、少商（鬼信）、隐白（鬼垒）、大陵（鬼心）、申脉（鬼路）、风府（鬼枕）、颊车（鬼床）、承浆（鬼市）、劳宫（鬼窟）、上星（鬼堂）、男会阴女玉门头（鬼藏）、曲池（鬼腿）、海泉（鬼封）等十三穴。孙思邈在《备急千金要方·卷十四·小肠府》中有关十三鬼穴的论述中指出，无论何种原因所致精神异常之症，皆可先取大陵（鬼心）、人中（鬼宫）二穴，针之皆效应如神。王宁[28]采用针刺十三鬼穴辨证治疗难治性抑郁症 72 例，痊愈 21 例（29.2%），显效 31 例（43.1%），有效 13 例（18.1%），无效 7 例（9.7%），总有效率达到 90.3%。

张氏等[29]在德国运用醒脑开窍法治疗郁证 68 例，主穴取内关、人中、上星、印堂、百会，结果痊愈率 58.82%，显效率 36.76%，总有效率 95.59%。

叶氏[30]以神门、三阴交、足三里为主穴针刺治疗抑郁症患者 36 例，总有效率 83%。孟氏等[31]针刺内关穴为主治疗抑郁症 25 例，针刺同时患者配合守神，深吸气时用力收腹。结果:痊愈 12 例,显效 10 例,无效 3 例,总有效率 88%。蒋氏等[32]针刺天谷八阵治疗中风后抑郁症 30 例,显效 18 例,占 60%;有效 8 例,占 26.7%;无效 4 例;总有效率 86.7%。

张氏[33]采用针刺治疗抑郁症 43 例,主穴取百会、印堂、神门、内关、太冲;肝气郁结配肝俞、三阴交、膻中;气郁化火配风池、肝俞、大陵;忧郁伤神配三阴交、足三里、心俞;心脾两虚配三阴交、足三里、脾俞;阴虚火旺配太溪、三阴交、肝俞;气滞痰郁配丰隆、膻中、天突。43 例中汉密尔顿抑郁量表减分率 >75% 者 17 例,显效 19 例,有效 4 例,无效 3 例,显效率为 84%;帕罗西汀药物组 43 例中 HAMD 减分率 >75% 者 15 例,显效 15 例,有效 8 例,无效 5 例,显效率为 70%。

杜氏[34]等首创调神疏肝针法治疗郁证。主穴取百会、风府、水沟、印堂、四神聪、太冲、肝俞。并通过对 49 例抑郁症患者的临床观察,结果临床痊愈 34 例,显效 10 例,有效 4 例,总有效率 98.0%,传统针刺法(29 例)与西药百优解(25 例)的总有效率分别为 89.7% 和 95.1%。调神疏肝针法组治疗后患者汉密尔顿抑郁量表、抑郁自评量表(SDS)、SCL-90 症状自评量表评分较治疗前明显下降(P < 0.01),同时与传统针刺组比较差异有显著性(P < 0.05),与西药对照组比较无显著性差异(P > 0.05),说明调神疏肝针法治疗郁证优于传统针刺法,可取得与西药百优解相当的疗效,明显改善郁证患者的临床症状,而且简便高效,无副作用。而且调神疏肝针法能使抑郁症患者血中升高的促肾上腺皮质激素（ACTH）、皮质醇（COR）下降，治疗前后 COR 变化有显著性差异（P＜0.01），同时与传统针刺组和西药对照组比较也有显著性差异（P＜0.05）。说明调神疏肝针法可以调节 HPA 轴的功能，较西药百优解和传统针刺法具有明显的优势。

王氏[35]在欧洲运用针刺治疗抑郁症，以传统的头部腧穴为主，配用肢体穴。针刺取百会、四神聪、太阳、印堂、安眠、风池等，结果 34 例患者中治愈 10 例（29.4%），显效 14 例（41.2%），好转 7 例（20.6%），无效 3 例（8.8%），总有效率 91.2%。黛力新对照组 30 例治愈 3 例（10.0%），显效 9 例（30.0%），好转 13 例（43.3%），无效 5 例（16.7%），总有效率 83.3%。两组相比疗效差异无显著性意义（P＞0.05）。说明针刺治疗对欧洲人抑郁症有明显疗效。

康波等[36]针刺印堂、百会、大椎、大柱、膻中、巨阙等为主治疗抑郁症，总有效率 90%，与西药阿米替林疗效比较差异无统计学意义，并观察到针刺可使患者脑电活动趋于正常。

吴北燕[37]认为本病属心、肝、脾三脏气血失调，故辨证选心、脾、肝三经及任督腧穴行平补平泻手法，针灸并用，取得了较好效果。

综上所述，针刺治疗郁证疗效确切，但是目前针刺治疗抑郁症多中心、大样本的临床研究较少，多由某一地区、某家医院的门诊或住院病人为研究对象纳入，这样研究结果难免会受影响而发生偏倚。同时，针刺治疗临床缺少对治疗后的随访观察，对针刺的后续效应缺乏临床及试验研究，这在一定程度上影响了针刺治疗抑郁症的可信度。

2. 体针结合药物

以上我们对针刺治疗郁证的疗效进行了研究，现代很多医家发现采用针药并用治疗郁证临床疗效更好，因为针灸疗法和药物疗法是医学的两种基本治疗方法，两者结合治疗郁证可以明显缩短疗程，提高治愈率。主要原因在于二者对于治疗郁证起协同作用，优缺点互补。针灸疗法直接作用在人体的腧穴上，疏通局部经络气血立竿见影，且能促进药物更快到达病所，起到导引的作用。另外，由于见效快，可以增强患者战胜病痛的信心，从心理上缩短了病程。同时，药物尤其是中药通过调整脏腑阴阳、调和气血运行、扶正祛邪来增强机体抗病能力，祛除病邪，使机体恢复到阴平阳秘的正常状态，从根本上治愈疾病，巩固疗效。也可以这样认为，治郁证最初阶段针灸疗法起主要作用，中后期才显示出药物治郁的显著疗效。

所谓针药结合包括：针灸结合西药、针灸结合中药。

（1）体针结合西药

王欣君[38]等将 91 例抑郁症患者随机分为针药结合组49 例和 SSRI 类抗抑郁药组 42 例，采用汉密尔顿抑郁量表评定疗效。结果：经 4 周治疗后，两组治疗后 HAMD 积分相比较差异有显著性意义（P < 0.01）。结论：针刺结合SSRI 类抗抑郁药治疗抑郁症疗效好。

林虹[39]等将 53 例抑郁症患者分为针刺合并氟西汀组和单纯氟西汀组，采用汉密尔顿抑郁量表、汉密尔顿焦虑量表、临床总体评定量表（CGI）评定临床疗效，副反应量表评定不良反应。结果显示经 6 周治疗后，两组的 HAMD、HAMA 评分治疗前后相比较有显著性差异，观察组的不良反应相对于对照组少而轻。表明针刺合并氟西汀治疗抑郁症疗效好，起效快，不良反应少而轻。

孙兆庆[40]等则对针刺合并氟西汀及单纯口服氟西汀对抑郁病人社会功能的影响进行了观察，结果治疗 8 周后研究组与对照组 SDSS 量表比较，差异有显著性意义（P < 0.05）。表明氟西汀合并针刺组疗效好、副反应少，对社会功能康复也有一定疗效。

张振伟[41]等将 45 例脑梗死后抑郁病例随机分为两组，治疗组采用针刺加西药左洛复治疗，对照组单纯服用左洛复治疗，均治疗 6 周，采用 HAMD、SDS 和 CGI 评定临床疗效，采用不良反应量表评定安全性。结果显示治疗组愈显率 92.0%，对照组为 55.0%，两组间比较有显著性差异。表明针药结合治疗脑梗死后抑郁疗效优于单纯西药治疗，且安全性好。

（2）体针结合中药：针灸结合中药的临床研究目前主要围绕着一些经方或是经验方进行，对单味中药与针灸协同治疗的研究目前还鲜有报道。

邹伟[42]将肝气郁结型抑郁症 120 例，随机分为针药治疗组、口服氟西汀对照组各 60 例进行临床观察。治疗组针刺选穴百会、神庭、本神（双）、风池（双）、内关（双）、神门（双）、三阴交（双）、太冲（双）。头针采取快速提插捻转法，200 转/分钟，行针 2 分钟；体针采取平补平泻手法，以局部酸胀为度，均留针 50 分钟，10 日为 1 个疗程，共 4 个疗程。同时配合中药汤剂以柴胡疏肝散为基础加减。对照组服用氟西汀，10 日为 1 疗程，共 4 个疗程。结果治疗组 60 例中痊愈 19 例，显效 25 例，有效 15 例，无效 1 例，总有效率为 98.33%；对照组痊愈 12 例，显效 22 例，有效 17 例，无效 9 例，总有效率 85%。治疗组与对照组比较差异有显著性意义。

谭捷[43]将围绝经期抑郁症患者随机分为治疗组（31 例）和对照组（31 例），两组同时进行针刺治疗，取穴百会、印堂、神门（双侧）、三阴交（双侧）、足三里（双侧）等穴，治疗组在针刺治疗的同时口服玳瑁郁金汤（玳瑁、栀子、木通、竹茹、郁金等），观察并比较其治疗前后的汉密尔顿抑郁量表评分，进行统计学分析。结果：采用玳瑁郁金汤配合针刺治疗围绝经期抑郁症临床疗效显著，总有效率为 80.6%，显著优于对照组 67.7% 的总有效率。结论：采用玳瑁郁金汤配合针刺，治疗围绝经期抑郁症，疗效显著。

（二）电针

电针疗法是通过针刺穴位和利用电刺激的综合效应施治于人体，再经由经络的传导作用达到治疗目的的一种方法。该法的优点在于在针刺腧穴的基础上，加以脉冲电的治疗作用，针与电两种刺激相结合，故对某些疾病能提高疗效；比较容易掌握正确的刺激参数；代替手法运针，节省人力，此法目前广泛应用于临床。根据查阅的相关文献，电针在郁证方面运用相当广泛，且效果较单纯体针更为明显。

1. 单纯电针

崔海[44]选取主穴太冲、百会、神庭、印堂四穴,加电针作为治疗组,对照组选柴胡疏肝散合越鞠丸化裁治疗,采用国际通用抑郁自评量表(SDS)测评疗前疗后得分,结果证明电针组疗效优于药物组(P<0.05),且电针组未见明显不良反应。

董子平[45]应用电针治疗抑郁症101例,其中轻度患者27例,中度33例,重度41例。取穴为百会、印堂,通以电针,6周为1疗程。依据疗效标准结果显示:重度抑郁患者有效率73.2%,中度抑郁患者有效率84.8%,轻度抑郁患者有效率88.9%,101例患者总有效率81.2%。

刘广志[46]采用电针治疗30例老年期抑郁状态,总有效率83.3%。研究发现电针对老年期抑郁状态中的抑郁情绪、轻生念头、焦虑状态、焦虑躯体化症状及睡眠障碍有显著疗效。

林虹[47]用电针治疗产后精神障碍抑郁型53例,有效率达88.68%,与毫针组比较有显著性差异。

罗和春[48]等将95例患者随机分为电针组31例,氟西汀组32例,安慰剂组32例,电针组取百会和印堂穴接智能电针仪,电针组接受电针治疗并服用安慰剂,氟西汀组服用氟西汀并接受模拟电针治疗,安慰剂组服安慰剂并接受模拟电针治疗。于治疗前及治疗过程中每2周对所有患者评定汉密尔顿抑郁量表、Asberg抗抑郁药副作用量表、抑郁自评量表、临床总体印象量表。结果显示:治疗第6

周末，电针组 HAMD 总分低于安慰剂组。证明电针组治疗抑郁症有明显疗效。

2. 电针结合药物

除了单纯电针治疗郁证外，尚有电针配合药物治疗郁证，两种疗法相辅相成，具有较为独特的优势，起效快、副作用小，在临床中被广泛运用。

（1）电针结合西药

罗和春[49]电针合并舒血宁治疗抑郁症发现起效时间比单用电针早 4~6 天，疗效也优于单用电针治疗。测定外周 T 淋巴细胞的变化发现电针有提高病人 T 淋巴细胞增殖反应的功能，合并舒血宁后这种功能更强。钱瑞琴[50]等观察电针与舒血宁联合治疗对抑郁症患者免疫功能的影响，采用随机、双盲、对照的研究方法观察抑郁症患者外周血淋巴细胞增殖、T 细胞亚群、白细胞介素－2 的变化。结果显示抑郁症患者外周血淋巴细胞增殖反应受抑制，T 辅助细胞减少，T 抑制细胞增多，IL－2 活性降低，由此可见电针与舒血宁联合治疗主要通过改善患者的免疫功能治疗抑郁症。

李秋艳[51]等将 52 例住院患者随机分为治疗组 26 例，对照组 26 例，52 例患者均给予百优解 20mg，每日 1 次，治疗组在服用百优解的基础上加用电针治疗，取穴：安眠、百会、印堂。结果：各期疗效治疗组明显优于对照组，尤以前两周疗效显著。

杨建立[52]比较电针合并麦普替林与单用电针对抑郁症的疗效，结果显示：显效率分别为 77.3% 和 75%，两组均有较好的疗效且总体疗效无显著性差异。但前者起效时间更快，而后者副反应更少。

汤慧明[53]等将 64 例抑郁症患者随机分为两组，分别给予电针联合小剂量阿米替林治疗和单纯阿米替林治疗，于治疗前、治疗后第 3 周、第 6 周用抑郁量表（SDS）和焦虑量表（SAS）进行评估，同时询问检查患者自觉症状、体征进行临床疗效与副反应评估。结果显示：研究组量表测评减分优于对照组，副反应小于对照组。显示电针联合小剂量阿米替林治疗抑郁症疗效好，副反应小。

刘飞虎[54]等则比较了智能电针合并阿米替林治疗抑郁症与单纯阿米替林治疗抑郁症的疗效。针药组口服阿米替林合并智能电针治疗；药物组口服阿米替林。治疗前后以汉密尔顿抑郁量表评分。结果显示治疗前后评分比较，两组有显著性差异，表明智能电针合并阿米替林治疗优于单纯阿米替林治疗抑郁症的疗效。

郭雅明[55]等采用电针配合万拉法新治疗抑郁症，并与万拉法新治疗抑郁症进行了对照，评估两组疗效及副作用。治疗组在改善焦虑/躯体化，及认知障碍方面明显优于对照组，并且治疗组和对照组治疗前汉密尔顿抑郁量表评分均显著下降，疗效无显著差异，但治疗组疗效显效率（82.86%）明显，治疗组的不良反应明显少于对照组，并且治疗组的头昏头痛、口干、恶心不良反应等副作用明显少于对照组。结果显示这种新疗法可以提高抑郁症的疗效，特别是在改善抑郁症的焦虑/躯体化、认知障碍等症状方面有显著疗效，并且可以减少万拉法新的不良反应。

（2）电针结合中药

许红[56]等将抑郁患者 63 例设为针药组（电针＋中药组）33 例，中药组 30 例。结果针药组总有效率 90.9%，中药组 80.0%，两组疗效比较有统计学意义，未见明显不良反应。

阮继源[57]治疗抑郁症 154 例患者，随机将患者分为中药结合电针组和多虑平对照组。中药采用舒解散（羚羊角粉每份 30g，分 3 次另吞；磁石、生龙骨、生牡蛎、珍珠母各 20g，浮小麦、生地、百合、茯神、天竺黄各 15g，香附、夏枯草、知母、合欢皮、炙远志各 12g，黄芩、炒酸枣仁各 9g）。电针穴取百会、印堂、内关、太阳、风池、神庭等作为主穴，并根据病人描述的症状选用 2～3 个相应的背俞穴及相应的五志穴，采用 2Hz 及 100Hz 的交替性电刺激。对照组给予百优解，治疗 6 周后评定疗效，显示抑郁自评量表差异有显著性。两组间总有效率比较，差异有显著性。中药结合电针组疗效明显优于多虑平对照组，两组间副作用发生率比较差异有显著性，治疗组副作用明显小于对照组。

庄子齐[58]针药合治中风后肝郁脾虚型抑郁症 30 例，治疗电针智三针（神庭、本神双）等穴位，配合小柴胡汤加减，对照组服百优解。两组治疗 1 个疗程后应用汉密尔顿抑郁量表观察评价疗效。总有效率两组间比较差异有统计学意义，治疗组疗效明显优于对照组。随访 6 个月，复发率两组间统计学差别显著，治疗组复发率明显低于对照组。表明本法治疗中风后肝郁脾虚型抑郁症疗效显著，无明显副作用，疗效持续。

杨秋霞[59]等将 60 例中风后抑郁症患者，治疗组给予疏肝解郁化瘀汤（柴胡、白芍、枳壳、香附、川芎、茯苓、半夏各 10g，丹参 30g，合欢花、夜交藤各 15g，炒酸枣仁 30g）。同时电针灸治疗，取百会穴、印堂穴，接智能电针仪，采用抗抑郁波型，对照组则给予百优解口服，疗效有显著性差异，治疗组疗效明显优于对照组。

综合上述，电针与药物结合的优势主要有以下几方面：①可有效改善抑郁情绪和躯体化症状，并且疗效显著优于单纯使用抗抑郁药物。②可减轻西药副作用。针药结合治疗可以减少单用抗抑郁药带来的毒副作用，明显提高有效率，提高病人生活质量。③可弥补抗抑郁西药起效较慢问题。这方面的研究有待进一步深入并且规范化。

（三）腹针

薄氏腹针疗法，由薄智云教授倡导，是通过刺激以神阙为中心的腹部穴位、调节脏腑失衡来治疗全身疾病的一种微针疗法。近年来，薄氏腹针被广泛运用于各类疾病的治疗，如头身肢体疼痛、运动障碍、单纯性肥胖病等，疗效肯定。而且近年来薄氏腹针疗法更加开始注意精神神经系统疾病，尤其对郁证的治疗越来越广泛。

何宇峰[60]将更年期抑郁症患者 60 例随机分成腹针组和对照组各 30 例，腹针组根据薄智云腹针理论选取引气归原（中脘、下脘、关元、气海、气穴、气旁为治疗处方）。对照组口服百优解 20mg，每天 1 次。两组患者均治疗 8 周。两组患者治疗前、后均接受汉密尔顿抑郁量表和 Beck

抑郁感量表测评计分。结论：两组患者治疗后抑郁情况均较前有所好转，且疗效差异无统计学意义。

程远[61]将60例中风后肝郁脾虚病患者随机分为三组，治疗组给予腹针治疗，对照组给予电针治疗，空白组不予任何针刺治疗，疗程均为6周，观察病人治疗前后抑郁自评量表评分，治疗后2周、4周、6周汉密尔顿抑郁量表评分。结果：6周后三组病人上述各指标与治疗前均有显著性差异（P<0.05），两治疗组治疗后4周与空白组比较有显著性差异。结论：腹针疗法与电针疗法均能有效治疗中风后郁病、促进情感恢复。

李德平[62]应用腹针"引气归原"法治疗抑郁症44例，主穴取中脘、下脘、气海、关元；配穴取阴都（双）、商曲（双）、滑肉门（双）、太乙（双）、外陵（双）、大横（双）、气穴（双）、关元。采用HAMD评分评定疗效，结果总有效率为93.15%。

高连印[63]选取60例抑郁症患者，随机分为两组，腹针组以腹针调神理气健脾化痰法治疗，对照组予口服抗抑郁药物治疗。结果在3个疗程治疗中，腹针组的临床显效率明显高于对照组。

冯勇[64]将65例中风后抑郁症患者，随机分为两组，治疗组33例采用薄氏腹针进行治疗，对照组32例采用传统体针进行治疗。治疗4周后，观察比较两组患者汉密尔顿抑郁量表评分变化、抑郁症的临床疗效、中风病的临床疗效、治疗中患者不适和针刺意外。结果：观察表明治疗组、对照组治疗后HAMD评分均减少，治疗后两组抑郁症临床疗效、中风病临床疗效比较，没有显著性差异（P 均 > 0.05），但是治疗组治疗期间针刺意外和患者不适感较对照组显著减少（P < 0.05）。结论：薄氏腹针疗法对于中风后抑郁症有着肯定的疗效，同时针刺意外和患者不适感较少。

总之，薄氏腹针疗法是在中医腹全息理论的指导下，通过针刺腹部穴位调节脏腑、经络及相关部位来治疗全身疾病的一种疗法。其理论认为：人体是以脐带为核心的腹部"先天经络系统"不断发展、变化、完善成为以脏腑为中心的"后天经络系统"。人体通过其平衡调节脏腑。另薄氏认为：以神阙为轴心的腹部不仅有一个已知的与全身气血运行相关的循环系统，还拥有一个全身高级调控系统。腹针注重对全身内脏功能的调节。提出"刺至病所"的针灸观念，故可治疗包括中枢神经系统疾病在内的多种疾病。且在抑郁症整个病程中，腹针疗法简便、处方规范、无疼痛，并能早期介入和贯穿疾病全程，可作为传统治疗方法中的一个重要组成部分。

（四）头皮针法

头皮针法又称头针法，是通过刺激头部发际区域的特定部位治疗疾病的一种疗法。头皮针法早在 20 世纪 50 代就有人提出，但真正在临床上推广则在 70 年代以后。通过大量病人的治疗，证明头皮针法不仅方法简便安全，而且对脑部引起的多种疾病有独特的效果，同样对郁证也有相当疗效。

王萍[65]选用头皮针为主治疗中风后抑郁与口服百优解

作对照，结果发现治疗组总有效率为 90%，平均起效时间 5 天，对照组总有效率为 80%，平均起效时间 15 天，两组总有效率比较差异无显著性意义（P > 0.05），平均起效时间比较差异有显著性意义（P < 0.05），治疗组起效时间优于对照组。

宋颖[66]采用头皮针治疗脑卒中后抑郁症 29 例，并与随机抽取的 28 例西药组（百优解）作对照。结果针刺组总有效率为 89.6%，西药对照组为 71.4%，两组间比较有显著性差异。

王东平[67]观察调神解郁汤结合头皮针治疗卒中后抑郁症的临床疗效，纳入病例 20 例，疗程为 28 天。结果：总有效率为 85%，HAMD 平均积分治疗后比治疗前明显下降，治疗前后有显著性差异。

杨丹红[68]运用头针结合体针治疗 34 例更年期忧郁症女性患者（中西药治疗无效），头针取顶中线，额中线，额旁一、二、三线为主要刺激区，体针随证型不同而异，肝阳上亢加双侧肝俞、间使、行间、支沟，心肾不交加双侧心俞、肾俞、神门、太溪，痰气郁结加中脘、膻中、丰隆、足三里，总有效率达 88.12%。

（五）耳针

《灵枢·邪气脏腑病形》中提到："十二经脉，三百六十五络，其邪气皆上于面而走于空窍……其别气走于耳而为听。"古人利用耳针治疗耳鸣、耳聋、耳痛等病证外，还有多种全身疾病。现代医学大量科研证明，耳穴经络感传与体穴经络感传同样具有循经性，感传到达相应的脏腑和五官时能引起该器官功能的显著变化，五脏六腑穴位的功能具有藏象经络学说的特点，故取相应的耳穴：肝、心、脾、肾。结合西医的"原发性内源性机制"学说的病损部位，取耳穴对应区皮质下、丘脑。耳穴皮质下具有调节大脑皮层的作用，治疗大脑皮层兴奋和抑制功能所致的疾病。丘脑是自主神经、交感神经、副交感神经的高级中枢，对人体生理活动、内脏活动有一定调节作用，可调节体温、摄食、水钠平衡、内分泌及情绪反应等。

任建宁[69]应用耳针治疗抑郁症 50 例，耳穴取肝、胆、心、脾、肾、神门、内分泌、皮质下、交感、小肠、胃、三焦等。每次取 5~6 穴，左右耳穴交替使用。结果痊愈 19 例，好转 25 例，无效 6 例，有效率为 88.1%。

刘金兰[70]采用耳针治疗卒中后抑郁症 36 例，结果与百优解组对比，两组均有一定的疗效，但耳针组副作用少，方法安全、简单，患者乐于接受。随着病人抑郁状态的改善，其神经功能缺损程度亦逐渐减轻，同时随着患者心境的好转，依从性增高，又积极配合康复，形成良性循环。

（六）舌针

舌通过经络与五脏六腑有着直接或间接的生理联系。舌也必然是内脏病理的反映部位。通过对舌的辨证施术，即可达到调治全身脏腑气血的作用。舌属心主神，而与脑密切相关，故刺舌可调心、调神进而可调整脑的功能。舌位于阴阳之交，上抵督阳，下达阴任，交通阴阳，故治舌即可调整阴阳水火平衡。

幸小玲等[71]观察舌针与中药并用治疗中风后抑郁症的

临床疗效，结果患者的临床症状、抑郁量表相关指标均得到改善，与常规中风治疗组比较差异有显著性意义（P < 0.05）。说明舌针与中药并用治疗中风后抑郁症疗效可靠。

（七）穴位注射

穴位注射又称"水针"，是选用中西药物注入有关穴位以治疗疾病的一种方法。所谓"水针"，是相对于原来针灸所采用的"金针"而言。这种疗法始创于20世纪50年代，当时在蓬勃地搞中医现代化。于是很多医生在临床中尝试用注射器代替原来的金针，很快，这种方法拓展到穴位封闭等很多治疗领域，并取得了巨大发展。经络是连续液相为主的多孔介质通道，穴位给药可通过此通道发挥作用。目前常采用的针剂包括维生素 B_{12}、维生素 D_2、果糖酸钙注射液（CCO）、丹参注射液、黄芪注射液等。

赵秀敏[72]以双侧背俞穴进行穴位注射，药用维生素 B_{12}、当归注射液、黄芪注射液等，配合针刺，治疗郁症疗效满意。

黄德弘等[73]以针刺百会加灯盏花注射液穴位注射治疗脑梗死后抑郁症，并与口服阿米替林组作对照，结果治疗组疗效明显优于对照组（P < 0.05），且不良反应少。

张习东[74]比较黄芪、当归注射液穴位注射与氟西汀（百优解）治疗中风后抑郁症的疗效及副反应。结果：治疗组有效率为80.6%，对照组的有效率78.1%，两组疗效相当。结论：黄芪、当归注射液分型穴位注射能有效地治疗中风后抑郁症，且无毒副作用。

何颖妩[75]将100例抑郁症患者随机分为两组，每组50

例。药物组服用帕罗西汀 20mg，每日 1 次，连续治疗 3 个月；针药组应用穴位注射治疗，同时服用帕罗西汀，服法同前，连续治疗 3 个月。治疗前后分别进行 HAMD 测定，治疗后进行副反应量表（TESS）测定，以 HAMD 减分率作为疗效评定指标，TESS 评定副反应情况。结果：针药组起效更快，疗效优于药物组，副反应较药物组少。结论：穴位注射结合抗抑郁药物治疗抑郁症起效快，副反应少。

（八）穴位埋线

穴位埋线疗法是几千年中医针灸经验和 30 多年埋线疗法经验的精华融汇而成的一门新型学科，其适应证非常广泛，尤其是对中西药物久治不愈的许多慢性病疑难病症，往往获得意想不到的神奇疗效，所起到的治疗作用相当于针灸数十次的功效，其中对某些慢性病、疑难病具有速效、长效、特效的优势，经得起实践检验，治疗次数少，病人痛苦小，花钱少。

使用羊肠线或其他可吸收线体对穴位进行植入，是在针灸经络理论的指导下，将医用羊肠线埋入相应穴位区域，经过多种因素持久、柔和地刺激穴位，达到疏通经络气血以治疗疾病的一种方法。穴位埋线后，肠线在体内软化、分解、液化和吸收时，对穴位产生的生理、物理及化学刺激长达 20 天或更长时间，从而对穴位产生一种缓慢、柔和、持久、良性的"长效针感效应"，长期发挥疏通经络作用，达到"深纳而久留之，以治顽疾"的效果。穴位埋线，每间隔一定时间治疗一次，避免较长时间、每日针灸之麻烦和痛苦，减少就诊次数。因而，穴位埋线是一种长效、低创痛的针灸疗法，它特别适用于各种慢性、顽固性疾病以及时间紧和害怕针灸痛苦的人。郁证是一种慢性病，长期的治疗需要耗费患者大量的精力和财力，故穴位埋线在郁证治疗方面有广阔的前景。

曹湘萍[76]将40例患者按就诊顺序分成埋线组和对照组各20例，对照组按常规口服文拉法辛（怡诺思），埋线组选取神庭、百会、脾俞、胃俞、大肠俞、小肠俞、天枢、足三里、上巨虚、下巨虚穴位埋线，两组均治疗3个疗程。观察两组治疗后汉密尔顿抑郁量表评分变化。结果：两组治疗后 HAMD 评分均低于治疗前，差异有统计学意义（P＜0.05）；埋线组治疗后 HAMD 评分低于对照组，差异有统计学意义（P＜0.05）。结论：穴位埋线治疗抑郁症有较好疗效，值得临床推广应用。

岳延荣[77]采用五输穴等穴位埋线方法观察对抑郁症的疗效。结果：通过1个疗程的治疗，46例中显效10例，有效31例，无效5例。有效率89.1%。除5例无效外，其余患者均在第1个疗程治疗后症状即有减轻。结论：五脏俞穴位埋线治疗抑郁症的方法与常规针刺比较，疗效相似，但具有作用持久、取穴少、治疗次数少等优点。

庄礼兴[78]将47例抑郁性神经症患者随机分为埋线组（25例）和百优解组（22例）。百优解组每天口服百优解20mg，埋线组10天埋线1次，两组共治疗3个月。将汉密尔顿抑郁量表评分的减分率作为疗效评定标准，分别于治疗前和治疗结束时观察 HAMD 的总分和7类因子分值的变化情况及临床总体印象量表（CGI－SI）的变化情况。结

果：两组对抑郁性神经症的临床疗效无明显差异（P >
0.05）。各组 HAMD 总分和 7 类因子分值均较治疗前有明
显降低（P < 0.05 或 P < 0.01），在总分和焦虑/躯体化及睡
眠改善方面，埋线组较百优解组有显著性差异（P <
0.01）。CGI - SI 评分结果显示，两组疾病严重程度、疾病
改善情况均无显著性差异（P > 0.05），埋线组的疗效指数
（EI）明显高于百优解组（P < 0.01）。结论：埋线治疗抑
郁性神经症具有显著的临床疗效，避免了药物的副作用，
能够对机体进行整体调节，不失为理想的治疗方法。

　　综上所述，针刺在治疗郁证方面的疗效肯定，避免了
药物的副反应，安全，经济，易为患者接受。但在针灸治
疗郁症的机理研究方面还不够完善，大多数只停留在临床
观察或研究上，临床选穴多凭经验，不易重复验证，且随
机双盲对照观察与前瞻性研究较少，制约了研究的深入。
以后有必要在加强实验设计规范化，进行多角度、多侧面
深入研究针灸治疗抑郁症的作用机理的同时，积极吸取中
医理论精华筛选出疗效确切的针灸穴位，进行针灸综合治
疗，更好地提高疗效。此外，就世界范围而言，应用针灸
治疗抑郁症已经引起了国内外研究机构的广泛关注，美国
国立替代医学中心正在从事对针灸治疗抑郁症的客观科学
的评价[79]。因而我们有理由相信在不久的将来针灸治疗抑
郁症将得到越来越多的关注和发展。

（蔡林儿、成芳平、王小云）

参考文献

[1] 杨志新. 针灸临床讲座（9）抑郁症. 中国临床医生，

2006，34（9）：18－20.

[2]陈丽智，王玲玲.针药结合治疗抑郁症的优势探析.针灸临床杂志，2011，27（6）：55－59.

[3]王来海，吕路线.临床精神药物学.北京：人民卫生出版社，2009，211－251.

[4]Loyd RL，Pekary AE，Sattin A，et al. Antidepressant efects of thyrotro－Din－releasing hormone analogues using a rodent model of depression. Pharmacol Biochem Behav，2001，70（1）：15－18.

[5]Warner CH，BoboW，Warner. Antidepressant discontinuation syndrome. AmFam. Physician，2006，20（15）：449－455.

[6]赵宏，刘志顺.针灸治疗抑郁症临床研究现状分析.中国针灸，2009，29（1）：100.

[7]王珑，孙冬玮，邹伟.针刺治疗抑郁症疗效与安全性的系统评价.中国针灸，2008，28（5）：381－386.

[8]钟宝亮，黄悦勤，李会娟.针灸治疗抑郁症疗效和安全性的系统评价.中国心理卫生杂志，2008，22（9）：641－647.

[9]刘洋，董杰，邓永志.针刺治疗抑郁症的理论基础.中国康复，2004，19（6）：373.

[10]王玲玲，刘兰英，吕梅，等.针灸治疗抑郁症临床思路.针灸临床杂志，2003，19（7）：7.

[11]刘兰英，王玲玲."脑为元神之府"理论在针灸治疗抑郁症中的指导意义.针灸临床杂志，2003，19（8）：6.

[12]金灵青.针灸治疗抑郁症机制的研究概况.浙江中西医结合杂志，2009，19（1）：53－54.

[13]黄泳，李东江，唐安戊，等.头针对抑郁症患者脑葡萄糖代谢的影响.中国中西医结合杂志，2005，25（2）：119.

[14]韩磊，王磊，李晓泓，等.电针对抑郁症患者血清细胞因

子的影响.中国行为医学科学，2002，11（3）：277.

［15］宋煜青，周东丰，范建华，等.电针、氟西汀治疗抑郁症前后血小板膜鸟苷酸结合蛋白含量的变化.中国心理卫生杂志，2004，18（11）：783.

［16］徐虹，孙忠人，李丽萍，等.针刺治疗抑郁症及其对患者下丘脑－垂体－肾上腺轴的影响.中国针灸，2004，24（2）：78.

［17］唐胜修，徐祖豪，唐萍.电针对抑郁症患者血清甲状腺激素水平的影响.中华实用中西医杂志，2004，4（17）：2007.

［18］刘立公，顾杰，刘公明.郁证的古代针灸治疗特点分析.中西医结合学报，2004，2（5）：339-340.

［19］陈俊琦，陈磊，曲珊珊，等.2000-2009年针灸治疗抑郁症的文献计量学分析.针灸临床杂志，2011，27（5）：46-50.

［20］高红.针灸解郁方治疗抑郁症的组方分析及临床应用.中国误诊学杂志，2008，8（27）：6662.

［21］马静.针灸治疗抑郁症临床研究.中华现代临床医学杂志，2005，3（11）：1094.

［22］符文彬，樊莉，朱晓平，等.针刺调肝法治疗抑郁性神经症176例疗效观察.新中医，2007，39（12）：42-44.

［23］裴音，张捷，陈杰，等.针刺王氏五脏俞治疗抑郁症临床观察.中国中医药信息杂志，2006，13（6）：62-63.

［24］魏晓萍，齐盛.醒神开四关治疗更年期抑郁症38例.四川中医，2003，21（9）：84-85.

［25］王海箭.针灸治疗中风后抑郁症临床观察.中国针灸，2003，23（8）：442.

［26］李静.针刺治疗中风后抑郁症67例.上海针灸杂志，2005，24（6）：2.

［27］丁丽，刘波.补肾调肝、健脾宁心针法治疗围绝经期抑郁

症的临床观察. 中华中医药学刊, 2007, 25 (5): 1066 - 1067.

[28] 王宁. 针刺十三鬼穴治疗难治性抑郁症. 中医文献杂志, 2007, 3: 62 - 63.

[29] 张春虹, 金波, 王舒, 等. 在德国运用"醒脑开窍法"治疗郁证的临床观察. 针刺临床杂志, 2002, 18 (8): 6 - 7.

[30] 叶国传. 针刺治疗抑郁症 36 例. 上海针刺, 2000, 19 (6): 30.

[31] 孟向文, 陈爽白. 互动式针刺法治疗抑郁症. 上海针刺, 2003, 22 (11): 32.

[32] 蒋振亚, 何玲娜, 彭力群, 等. 针刺天谷八阵治疗中风后抑郁症. 中国针刺, 2002, 22 (1): 30.

[33] 张丹莉. 针刺在抑郁症患者中的应用. 中国临床康复, 2005, 9 (20): 217.

[34] 杜元灏, 李桂平, 颜红, 等. 调神疏肝针法治疗郁证的临床研究. 中国针刺, 2005, 2 (3): 151 - 154.

[35] 王天俊. 针刺治疗抑郁症临床观察. 中国针刺, 2005, 5 (2): 107 - 108.

[36] 康波, 张平根, 熊生财, 等. 电针与阿米替林治疗抑郁症观察. 中国针灸, 2002, 22 (6): 383 - 384.

[37] 吴北燕. 针灸治疗抑郁症. 四川中医, 1996, 14 (9): 53.

[38] 王欣君, 王玲玲, 乔慧芬, 等. 针药结合治疗抑郁症睡眠障碍临床疗效观察. 针灸临床杂志, 2008, 24 (12): 1 - 3.

[39] 林虹, 李根起, 周正保, 等. 针药并用治疗抑郁症疗效观察. 中国针灸, 2005, 25 (1): 27 - 29.

[40] 孙兆庆, 祝英禄, 杜宏群, 等. 氟西汀合并电针治疗抑郁症的效果分析. 中国临床康复, 2005, 9 (4): 212.

[41] 张振伟，丁敏，李梅．针药结合治疗脑梗死后抑郁的对照观察．现代中西医结合杂志，2005，4（8）：1003-1004.

[42] 邹伟，赵佳辉，于学平．针药并用治疗抑郁症60例临床观察．上海针灸杂志，2007，26（1）：5-7.

[43] 谭捷，杨露梅．玫瑰郁金汤配合针刺治疗围绝经期抑郁症62例．陕西中医，2010，31（7）：812-813.

[44] 崔海．电针治疗30例中风后抑郁症的临床观察．浙江中医学院学报，2005，29（2）：65.

[45] 董子平．电针治疗抑郁症101例．中国针灸，2001，1（21）：6.

[46] 刘广志，贾云桂，詹丽，等．电针治疗早老期、老年期抑郁状态的临床疗效观察．中医杂志，1991，（5）：36-38.

[47] 林虹．电针治疗产后精神障碍抑郁型53例疗效观察．天津中医，1996，（2）：4-6.

[48] 罗和春．电针与氟西汀治疗抑郁症疗效的对照研究．中华精神科杂志，2003，36（4）：215-219.

[49] 罗和春．抑郁症的电针合并舒血宁治疗与实验室细胞免疫水平改变的研究．美国中华健康卫生杂志，2000，3（2）：1-3.

[50] 钱瑞琴，张春英，杨宇，等．电针与舒血宁联合治疗对抑郁症患者免疫功能的影响．中国实验方剂学杂志，2001，7（3）：56-58.

[51] 李秋艳，董延芬．电针配合西药治疗抑郁症52例．中国中医药信息杂志，2005，12（1）：69-70.

[52] 杨建立，刘晓华，甘雪晨，等．电针及电针合并麦普替林治疗抑郁症临床疗效观察．健康心理学杂志，2000，8（1）：92-93.

[53] 汤慧明，李航森，冯兵．电针联合小剂量阿米替林治疗抑

郁症的疗效评估．中医药学报，2003，31（3）：5-6.

[54] 刘飞虎，王瑞辉，屈红艳，等．智能电针合并阿米替林治疗抑郁症的临床观察．上海针灸杂志，2004，23（12）：13-14.

[55] 郭雅明，刘翠峰，朱晓红．电针配合万拉法新治疗抑郁症疗效观察．中国民政医学杂志，2002，14（3）：151-152.

[56] 许红，王翘楚．针药结合治疗抑郁症临床研究．上海针灸杂志，2003，22（6）：7-8.

[57] 阮继源．中药结合电针治疗抑郁症76例．中国民间疗法，2006，14（6）：19-20.

[58] 庄子齐．针药合治中风后肝郁脾虚型抑郁症30例．江苏中医药，2005，26（8）：30-31.

[59] 杨秋霞．疏肝解郁化瘀汤辅加电针治疗中风后抑郁症30例．中医研究，2005，18（8）：27-28.

[60] 何宇峰，郭瑞兰，何逸均．腹针治疗女性更年期抑郁症疗效观察．上海针灸杂志，2008，27（4）：25.

[61] 程远，赵建军．应用腹针治疗中风后郁病的随机对照临床研究．中华中医药学刊，2007，25（9）：1888-1890.

[62] 李德平，王宝玲．腹针治疗抑郁症44例．上海针刺，2005，24（3）：22.

[63] 高连印，刘晓艳．腹针调神理气健脾化痰法治疗抑郁症30例的临床观察．北京中医，2006，25（3）：174-175.

[64] 冯勇，肖慧玲，林仁勇，等．薄氏腹针治疗中风后抑郁症临床疗效观察．针灸临床杂志．2011，27（10）：33-35.

[65] 王萍，计庆明，霍晓丽．头皮针为主治疗中风后抑郁症临床观察．上海针灸杂志，2004，23（10）：15-16.

[66] 宋颖，渠浩荣．头皮针治疗脑卒中后抑郁症疗效观察．上海针灸杂志，1999，18（1）：8-9.

［67］王东平，郭家奎，王立存．调神解郁汤结合头皮针治疗卒中后抑郁症 20 例．山东中医杂志，2008，27（4）：240 - 246.

［68］杨丹红，冯利平．头针结合体针治疗妇女更年期忧郁症．浙江中医学院学报，1996，26（3）：131.

［69］任建宁．耳针治疗抑郁症 50 例．河南中医，2005，25（2）：75.

［70］刘金兰，赵敬东，邱丽敏．耳针治疗卒中后抑郁症 36 例疗效观察．实用中医内科杂志，2006，20（5）：555.

［71］幸小玲，江宗华，聂宇波，等．舌针与中药并用治疗中风后抑郁症临床研究．时珍国医国药，2005，16（12）：1268 - 1269.

［72］赵秀敏，姬鹏文，程风宽，等．背俞穴穴位注射配合针刺治疗郁证．中国中医药信息杂志，2001，8（12）：78 - 79.

［73］黄德弘，王成银，黄坚红．百会针刺加灯盏花注射液穴位注射治疗脑梗死后抑郁症．中国康复研究，2004，8（28）：6132 - 6133.

［74］张习东，谈建新．穴位注射分型治疗中风后抑郁症．光明中医，2009，24（7）：1335 - 1336.

［75］何颖妩，何方红．穴位注射结合抗抑郁药物治疗抑郁症的临床观察．上海针灸杂志，2008，27（1）：15 - 16.

［76］曹湘萍．穴位埋线治疗抑郁症的临床观察．临床合理用药，2010，3（17）：76 - 77.

［77］岳延荣．五脏俞穴位埋线治疗抑郁症 46 例．针灸临床杂志，2009，25（5）：19 - 20.

［78］庄礼兴，徐世芬．穴位埋线治疗抑郁性神经症 47 例临床观察．广州中医药大学学报，2009，26（1）：38.

［79］Melissa Schorr. Alternative medicine: first choice for depression. American Journal of Psychiatry, 2001, 158: 289 - 294.

第二节 灸法

灸法是中医学中最古老的非药物疗法之一，在中医临床医学中占有重要地位。在《灵枢·背腧》中就有艾灸补泻操作方法的论述："以火补者，毋吹其火，须自灭也；以火泻者，疾吹其火，传其艾，须其火灭也。"显然，《灵枢》是以艾火燃烧速度徐疾和火力缓急来区分补泻的。近代著名针灸大师承淡安指出："灸之要，并不限于虚证或慢性病，有谓灸有补无泻者，盖亦似是而非之谈。其效用与针治无异。"随着灸术的广泛应用，历代医师的多年临床经验证明，灸法既可补虚，又可泻实；既可温寒，又可散热；既可助阳，又可养阴。适应证早已并非虚证之属。

现代文献中搜索到灸法在郁证应用的文献数目较少，灸法包括温灸、温针灸、热敏灸，灸的部位主要为百会穴。《难经·二十一难》曰："督脉者，起于下极之俞，并于脊里，上至风府，入络于脑。"督脉为阳脉之海，总督诸阳，统领一身阳气，入络于脑。头部是脏腑、经络气血汇聚的部位。百会为手足之阳经与督脉及足厥阴肝经之会，位居于巅顶，为百脉聚汇之处，有振奋阳气之功能[1]。艾灸百会可调节神气，平衡脑内气血之逆乱，起到通调一身阳气，调畅气机之目的；在临床治疗中，该穴能针能灸，能补能泻，为治病之要穴，具有疏散风寒，温经，升阳固脱，镇惊息风，安神健脑，清热开窍等作用，可单独使用，也可配合其他穴位使用。加之艾灸借灸火温热刺激，能够增加温经扶阳作用。

刘瑶[2]将 460 例抑郁症患者随机分为灸法组 250 例和对照组 210 进行对照研究。灸法组取百会穴，艾条悬灸 30 分钟/次，以头顶部发热为准，隔日 1 次，4 周为 1 个疗程。治疗中根据病人的症状配用相关穴位，如心悸，烦躁，选用足三里、中脘。对照组阿米替林第一周每次用量 25mg，每日 3 次，继之根据疗效与患者出现药物副反应酌情增减药量，平均每日用量不超过 150mg，以 4 周为 1 个疗程。治疗 6 周后，以汉密尔顿抑郁量表、抑郁自评量表（SDS）及临床症状评定疗效。结果：治疗 1 个疗程后，两组的HAMD、SDS 评分的降低均显著大于治疗前（P < 0.01），两组临床疗效比较无显著性差异（P > 0.05），但艾灸百会安全无副作用。

王晓燕[3]用温针灸法治疗抑郁性神经症，取穴：百会、双侧外关。先使针感向头部方向传导，后将纯艾条段 1cm插在针柄点燃，每日 1 次，10 天为 1 疗程，3 个疗程后观察。针刺组针感向头部方向传导，留针 30 分钟，每日 1次，10 天为 1 疗程。结果：温针灸可使偏低和正常范围的脑血流图波幅升高，温针灸可使脑血管紧张度降低，从而改善抑郁症状。

邓科穗[4]对 158 例抑郁症患者随机分为灸法组和药物组进行对照研究。治疗 1 疗程（4 周）后，以汉密尔顿抑郁量表、抑郁自评量表及临床症状评定疗效。结果：两组的 HAMD、SDS 评分的降低均显著大于治疗前（P < 0.01），两组临床疗效比较无显著性差异（P > 0.05），但艾灸安全无副作用。结论：艾灸方法简单易行、无痛苦、无副作用，可自行操作，推广价值较大，是一种简便有效治疗抑郁症的方法。

骆彤[5]观察了艾灸治疗中风后抑郁症 82 例的临床疗效。治疗组 40 例根据中医辨证取穴加用温和灸治疗配合心理指导，穴位采用：百会、大椎、风池、太冲。①痰浊：加丰隆；② 血瘀：加曲池、膈俞；③气虚：加足三里、气海。每穴 20 分钟，每日 1 次，每周 2 次，每次为 1 小时。以上方法均进行 8 周为 1 个疗程。以上指标分别在治疗前、4 周、8 周检查一次。对照组 42 例仅进行心理指导。结果：两组均能明显改善患者抑郁评分，提高患者生存质量。艾灸法治疗组临床总有效率优于对照组（P > 0.05）。结论：艾灸治疗中风后抑郁症疗效可靠。

有研究[6]发现灸百会、膻中和用松弛疗法可提高抑郁症患者体内 5 - 羟色胺浓度，与西药氟西汀的疗效相当。该研究将 60 例患者，按就诊先后随机分为治疗组（灸百会、膻中和松弛疗法组）、对照组（西药氟西汀组），各组 8 周为 1 个疗程；各组治疗前后分别测定汉密尔顿抑郁量表分值及血浆中 5 - 羟色胺的含量，结果表明：灸法和松弛疗法可明显改善抑郁症患者 HAMD 的评分，其改善情况与单纯的西药组相当；生化指标 5 - 羟色胺含量治疗前、后比较有显著性差异。该研究表明：灸百会、膻中和松弛疗法治疗抑郁症可能的机制是通过改善机体血液循环，调整脑血管弹性，调节脑内 5 - 羟色胺能通路中神经递质的含量，诱发神经元活动，使神经中枢内 5 - 羟色胺的含量增加，从而达到治疗抑郁症的目的。

以上研究表明：传统的中医灸法，在不干扰人体正常的代谢过程，不引起人体代谢紊乱的前提下，能整体调节人体的气机，使气机顺畅，"郁"自然得以解除。文献结果中可以看出灸法在郁证方面的应用范围较窄，单纯灸法运用更为少见，一般为温针灸或者灸法配合药物或配合心理治疗为主，在以后的研究中需注意此方面的研究。

（蔡林儿、成芳平）

参考文献

［1］于舟，于晓刚．针刺督脉经穴百会治疗中风后抑郁症的临床分析．北京中医药大学学报（中医临床版），2003，10：32.

［2］刘瑶．灸百会治疗抑郁症 250 例的疗效观察．医药世界，2006，8：72 - 73.

［3］王晓燕．温针对抑郁性神经症血流变学及脑血流图的影响．贵阳中医学院学报，2005，27（4）：28 - 29.

［4］邓科穗，黄国民，饶婷，等．腧穴热敏化艾灸配合心理调节治疗抑郁症 158 例．江西中医药，2011，42（341）：61.

［5］骆彤．汪武生．艾灸治疗中风后抑郁症的临床研究．中国中医药现代远程教育，2011，9（8）：140 - 141.

［6］刘瑶．灸百会膻中和松弛疗法对抑郁症患者血浆五羟色胺的影响．辽宁中医杂志，2009，36（3）：446 - 447.

第三节　其他疗法

郁证的针灸疗法疗效确切，运用广泛。中医治疗郁证的其他疗法在临床中也起着不可或缺的作用，比如中医心理疗法或情志疗法、五行音乐疗法、耳穴疗法、梅花针疗法、穴位敷贴、拔罐疗法、离子导入、推拿疗法、太极拳等方式。

一、心理疗法或情志疗法

《内经》开心理治疗之先河，提出"以情胜情"治疗原则。《素问·阴阳应象大论》云："怒伤肝，悲胜怒……喜伤心，恐胜喜……思伤脾，怒胜思……忧伤肺，喜胜忧……恐伤肾，思胜恐。"又称为"情志相胜法"。叶天士总结了"移情易性、澄心净志"等疗法。张从正最早应用了"精神脱敏疗法"。张从正博采众长，其心理疗法与现代心理治疗学中的暗示疗法、催眠疗法、心理分析、说理疗法、音乐疗法、行为疗法有异曲同工之效。

心理疗法或情志疗法是根据患者心理、社会因素对病情的影响，给予精神上安慰与劝导，《灵枢·师传》就有"告之以其败，语之以其善，导之以其所便，开之以其所苦"的记载。要启发患者尽量做到自克、自悟、自解，缓解他们思想压力，增强其自信心，这样才能更好地提高疗效。

李秀芬[5]采用支持心理疗法与中医中药结合方法对更年期抑郁症患者36例进行治疗，取得良好疗效。治疗方法是：通过劝说、解释、疏导、纠正曲解，每1~2周1次，同时配合中医中药辨证论治。通过解释、沟通使患者了解疾病的性质，建立良好的医患关系，协助病人解决问题，鼓励患者善交朋友，建议培养广泛兴趣爱好等方面，从而使患者摆脱苦恼，减轻心理负担，消除不适症状。

太鑫[2]将76例大学生抑郁症患者随机分为治疗组和对照组，治疗组采用针刺结合心理疗法，对照组仅给予心理治疗。采用汉密尔顿抑郁量表分别在治疗前及治疗后第2、4、6周末进行评分比较疗效。结果：治疗组HAMD分数在治疗后2周明显低于治疗前，差异有显著性意义（P < 0.01）。而对照组经治疗2周后HAMD分数与治疗前组内比较，二者虽然具有差异性，但差异不显著。结论：针刺结合心理疗法治疗抑郁症的效果明显优于单纯的心理治疗。心理治疗方面由专业的心理医生对患者进行治疗，选用了在临床上被普遍采用的一种心理治疗方法——支持疗法。医者通过运用心理学的相关理论知识和手段和患者说理谈心，认真倾听他们的烦恼，根据患者的倾诉进行归纳分析，并对其出现的机体和精神问题给予解释说明，使其明确自己所患疾病的性质，帮助患者建立信心，消除其紧张焦虑及悲观情绪，减轻患者的心理压力和痛苦，改善其精神症状、生活态度及行为方式从而达到治疗的目的。

王小云[3]对60例更年期经前期抑郁症患者运用中医辨证论治配合情志疏导法进行治疗，其中更年期妇女抑郁症49例，经前期抑郁症11例。采用汉密尔顿抑郁量表评分，对患者治疗前及治疗4周后进行评分，给予临床疗效评定。结果：60例女性抑郁患者经中医综合治疗，治疗前后自身对照研究结果经HAMD评分，治疗后总分显著下降（P < 0.01）。60例患者经治疗4周后，治愈35例，好转19例，

临床总有效率为90%，痊愈58%。

成芳平、王小云[4]将201例绝经综合征女性患者分成中医情志治疗组100例，和安慰剂组101例，观察中医情志疗法对绝经综合征患者的抑郁症状改善情况，两组患者治疗前后分别采用Kupperman Index量表记分、中医证候记分、内分泌检查进行临床疗效的评测，结果：中医情志治疗组与安慰剂组比较，有显著性差异（P<0.05），其对于绝经期抑郁症状有明显的改善作用。内分泌检查组间比较差异未见显著性。结论：中医情志疗法治疗绝经综合征抑郁症状显示出满意的临床疗效和安全性，但不是通过改善内分泌水平来发挥治疗效果的。

二、音乐治疗

人类很早就认识到音乐与健康的关系。《黄帝内经》中提出宫、商、角、徵、羽五音与肝、心、脾、肺、肾五脏，怒、喜、思、忧、恐五志与木、火、土、金、水五行相通，因此可以根据不同调式的音乐，与五脏、五志、五行相配合来治疗疾病。司马迁在《史记·乐书》中提出"音乐者，所以动荡血脉，通畅精神而和正心"。公元前5世纪古希腊学者毕达哥拉斯也指出了音乐对人的心理活动有影响，他认为音乐有"净化"的作用，说明了音乐对人的身心健康的积极影响作用，尤其对人心理的正面调节作用。

现代音乐治疗学是一门新兴的，集音乐、医学和心理学为一体的边缘交叉学科，是音乐在传统的艺术欣赏和审美领域之外的应用和发展，具有驱病健身的作用。国外大量的研究证实，音乐可以引起各种生理反应，如使血压降低、呼吸减慢、心跳减慢、皮肤温度升高、肌肉电位降低、皮肤电阻值下降、血管容积增加、血液中的去甲肾上腺素含量增加等等，从而明显促进人体的内稳态，减少紧张焦虑，改善抑郁症状，还可以产生明显的镇痛作用，增强人体的免疫系统功能等。所以，音乐可以对精神和心理因素导致的疾病产生良好的治疗作用。

陈涛[5]采用音乐疗法与团体咨询对 90 例大学新生抑郁症进行疗程观察。方法：整体抽取贵阳中医学院 2008 级所有在校新生，通过 UPI 量表筛选出符合抑郁症的学生 90人，随机分成三组，一组为音乐疗法 + 团体咨询组（研究组），一组为音乐疗法组（对照组 1），一组为团体咨询组（对照组 2）。三组在干预前后均进行症状自评量表（SCL － 90）、抑郁自评量表（SDS）评定和尿皮质醇检测。经过统计数据分析，观察音乐疗法和团体咨询综合治疗抑郁症的临床疗效。结果：三组干预前后大学新生 SDS 评分、SCL － 90 总分和抑郁因子评分、尿皮质醇浓度均有显著性差异（$P < 0.01$）；对照组 1 与对照组 2 之间疗效无明显差异（$P > 0.05$）；治疗组疗效与两对照组相比有显著性差异（$P < 0.01$）。结论：音乐疗法与团体咨询结合起来干预可明显改善抑郁症状、提高疗效。

王智[6]观察了音乐疗法对 64 例抑郁症患者情绪改善的作用，经过 1 个月治疗后，患者的情绪测评表（HAD）中焦虑和抑郁评分均明显下降，说明音乐可使抑郁患者自我调节情绪，改善大脑皮层各兴奋区的平衡。

项春雁[7]等探讨了中医五行音乐及音乐电针疗法改善恶性肿瘤患者抑郁状态的效果。试验组听中医五行音乐并加用音乐电针治疗；对照组只听中医五行音乐。结果：中医五行音乐对于改善恶性肿瘤患者的抑郁状态有较好的效果。

三、耳穴贴压疗法

耳朵，并非是单一的听觉器官；耳廓虽小，却是全身经络汇聚之处。耳朵是整体的缩小，带有整体的全部信息。耳穴通过经络连接到体内的各个脏器，这就是耳穴的生物全息规律。身体某个部位一旦发病，病理反应就会循着经络路线迅速传递到相关的耳穴上，在耳穴表面发现异常，如能再对这些穴位进行刺激，便会使病态逐渐退却，症状消失，病状痊愈。耳穴贴压疗法是使用药物、磁珠等圆形物质贴敷在耳穴上而达到治病目的的一种疗法。耳穴疗法具有调节神经平衡、镇静止痛、脱敏止痒、疏通经络、调和气血、补肾健脾等诸多功能，因此被广泛应用于临床，治疗的病症遍及内、外、妇、儿、五官、皮肤等科，而且对许多疾病都有立竿见影的效果。

张素琼[8]采用耳穴压豆方法对 32 例抑郁患者进行治疗，选取耳穴：神门、皮质下、交感、神经衰弱区、心，贴压王不留行籽治疗，每 2 ~ 3 日更换 1 次，结合抗抑郁药物治疗。对照组 30 例，单纯给予抗抑郁药物治疗。结果：两组 HAMD 评分较治疗前均显著下降（P < 0.01），治疗组比对照组改善明显。结论：应用耳穴埋籽联合抗抑郁治疗

抑郁症，疗效明显优于单纯用抗抑郁药。

贾军丽[9]采用耳穴贴压治疗脏躁病 56 例。取穴：肾、子宫、卵巢、皮质下、内分泌、神门。肾阴不足、肝阳上亢，配肺、肝、脾穴；肾阴不足、脾失温煦，配脾、胃、内耳、心；肾阴阳两虚，配脾、膀胱、胃。方法：每次选单侧 5～7 穴，用王不留行籽贴压，贴后用手指轻压穴位 0.5 分钟。以后由患者每日逐个按压 10 次，每次每穴各按压 15 下。3 天换贴一次，换时两耳交替，6 次为 1 疗程，疗程间隔 7 天。结果：本组 56 例，治疗 1～3 个疗程后，治愈 15 例，显效 31 例，好转 7 例，无效 3 例，总有效率 94.64%。

四、梅花针疗法

梅花针是祖国针灸医学遗产的一部分，对于很多疾病具有独特的疗效。梅花针为丛针浅刺法，是集合多支短针浅刺人体一定部位和穴位的一种针刺方法，是我国古代"半刺""浮刺""毛刺"等针法的发展，临床应用极为广泛。本疗法通过轻轻敲打穴位或局部或者经络，起到舒筋活血、疏通脉络的作用，以达到防病治病的目的。

张志伟[10]将 80 例抑郁症患者随机分为针刺治疗组（40 例）和药物对照组（40 例）。针刺治疗组采用梅花针叩刺法，药物对照组采用口服西太普兰，观察两组用药后的疗效。结果：针刺治疗组有效率为 87.5%，药物对照组有效率为 72.5%，两组比较有显著性差异（P<0.05）。结论：梅花针叩刺法治疗抑郁症疗效优于口服抗抑郁药，且

无副作用。

五、穴位敷贴

中药穴位贴敷，不仅依靠药物的功能产生作用，更是借助穴位、经络原理的发挥来扩大疗效。阮继源[11]将抑郁症患者随机分为治疗组34例，对照组27例。治疗组用中药舒解散内服结合自制药膏穴位贴敷，对照组用百优解内服。结果：两组治疗后抑郁自评量表评分比较有显著性差异，治疗组总有效率为94.12%，对照组总有效率为74.07%，两组间副作用发生率比较差异也有显著性，治疗组副作用明显低于对照组。

六、拔罐疗法

拔罐疗法可通过皮肤感受器及血管感受器的反射途径传到中枢神经系统，调节兴奋与抑制过程，使之趋于平衡。督脉为诸阳之会，总督一身之阳，可以振奋阳气；膀胱经背部与神志有关的穴位最多，通过在这些腧穴上运用拔罐疗法能够起到宁心安神、调和阴阳、通达气机、调节五脏六腑的功能。钱洁等[12]选用督脉及两侧足太阳膀胱经为主治疗抑郁症，总有效率为96.8%。王卫红[13]等治疗35例更年期抑郁症患者，取风府、内关、心俞、大陵、大椎、太冲等穴针刺，起针后背部膀胱经拔罐，在皮肤潮红或起丹痧点、局部感到发热时结束治疗，结果总有效率为91%。

七、离子导入

离子导入是在阴极板、电极夹之间输出一个稳定的小电流直流电场，将所需导入的药物，放在电场下，利用同性相斥原理将药物离子不经血液循环而直接透入组织内部，在组织内保持较高的浓度和较久时间，以达到治疗的目的。

李振芝[14]等应用解郁液劳宫穴离子透入，配合针刺鸠尾、大陵、足三里、安眠、百会、四神聪，观察抑郁性神经症258例。解郁液为自拟方，药物组成及制法：柴胡12g，当归15g，赤芍15g，青皮10g，合欢花12g，柏子仁15g，焦栀子15g，郁金10g，莲子心3g，生龙齿30g，诸药煎液通过无菌处理后装瓶密封备用，浓度为10%。采用DC-Z低频直流感应电疗仪，取浸入解郁液的药纸团，放在劳宫穴上，再取外套安全袋的直流电极板放在劳宫穴药团上，阴离子放在右手，阳离子放在左手，输出细调频率指针达2~5mAV，每日1次，每次30分钟。针刺配穴：紧张、焦虑不安、心悸、慌慌不安者，强刺大陵，加刺间使、内关、神门、照海；痰多、口黏者加刺丰隆；咽堵、胸闷有缩窄感者加刺合谷针刺时诱导病人调匀呼吸，令其正向性思维，解除担心的焦点，治疗6周，运用自拟标准进行疗效评定。结果显效83例，占32.2%；有效136例，占52.7%；无效39例，占15.1%；总有效率84.9%。同时，按年龄及病程的不同分别比较发现，本方法治疗抑郁性神经症对年龄轻及病程短者疗效较好。

八、推拿治疗

推拿治疗是中医疗法中的独特疗法，通过特殊的穴位及手法，进而达到调理气血、舒缓情志的目的。高丙南[15]在临床工作中，用推拿治疗大量抑郁症病人，取得了很好的疗效。郑盛惠[16]将75例围绝经期抑郁症患者随机分为2组，治疗组38例采用推拿疗法结合药物治疗；对照组37例单纯采用药物治疗。连续治疗3个月，观察2组临床疗效。采用汉密尔顿抑郁量表评分评价抑郁程度，围绝经期症状（KMI）评分评价围绝经期总体症状，用放射免疫分析法测定血清 E_2、FSH 及 LH 水平。结论：推拿疗法对围绝经期抑郁症具有确切疗效，结合药物治疗，具有明显的增效作用，值得临床推广应用。谭禧[17]采用单纯性推拿方法治疗抑郁症30例，主要手法包括内科基本手法、掌振法及腰背部大震法，并随症进行手法的加减。治疗结果：治愈6例，好转21例，无效3例。

九、太极拳疗法

太极拳吸收了传统医学的经络、腧穴、气血、藏象等理论，符合医理。吐纳之术被太极拳直接吸收，要求呼吸与动作相配合，所谓"拳式呼吸"。中医认为：经络是布满人体的气血通道，发源于脏腑，布流于四肢百骸，脏腑气血失和而疾病始生。太极拳与之结合，要求以气运身，气遍身躯，促进气血运行，疏通经络，起到疏导患者抑郁之气机的作用[18]。《素问·上古天真论》曰："故能形与神俱而尽终其天年。"太极拳理根于此。显而易见，太极拳通过帮助抑郁症患者通畅抑郁之气机，集中神志，发挥临床疗效，并能帮助患者调气血，益脏腑，恢复失代偿的机体。

综上所述，郁证的其他疗法在临床上有一定的疗效，且避免了药物的副反应。但目前查阅的文献报道尚少，对其机理研究方面还不够完善，大多数只停留在临床观察阶段，且随机双盲对照观察与前瞻性研究较少，制约了研究的深入。

（蔡林儿、成芳平、王小云）

参考文献

[1] 李秀芬. 支持心理疗法与中医中药结合治疗更年期抑郁症36 例报告. 中国行为医学科学，1997，6（1）：61 - 62.

[2] 太鑫，韩秦哲，滕丽萍，等. 针刺结合心理疗法治疗大学生抑郁症37 例临床研究. 中医药信息，2010，27（4）：92 - 93.

[3] 王小云，沈碧琼，张春玲. 中医综合疗法治疗女性抑郁症60 例. 广东医学，2001，22（6）：539 - 540.

[4] 成芳平，王小云，张春玲，等. 中医情志疗法治疗绝经综合征的临床研究. 实用医学杂志，2010，26（19）：3630 - 3632.

[5] 陈涛，董湘玉，李东阳，等. 音乐疗法与团体咨询对大学新生抑郁症的治疗观察. 贵阳中医学院学报，2010，32（4）：32 - 33.

[6] 王智. 音乐治疗对抑郁症患者情绪改善的疗效观察. 辽宁中医杂志，2006，33（7）：846.

[7] 项春雁，郭全，廖娟，等. 中医五行音乐结合音乐电针疗法对恶性肿瘤患者抑郁状态的影响. 中华护理杂志，2006，41

（11）：969－972.

　　［8］张素琼，何菊林. 耳穴埋籽治疗抑郁症的疗效观察. 中医临床研究，2010，2（20）：21.

　　［9］贾军丽. 耳穴贴压治疗脏躁病56例. 中医外治杂志，2008，17（5）：7.

　　［10］张志伟，邓宁. 梅花针扣刺法治疗抑郁症临床观察. 国际中医中药杂志，2008，30（3）：213－214.

　　［11］阮继源. 中药结合穴位贴敷治疗抑郁症34例. 浙江中医学院学报，2002，26（3）：59.

　　［12］钱洁，张捷，裴音. 走罐疗法治疗抑郁症的临床观察. 北京中医. 2003，22（5）：15－16.

　　［13］王卫红，伊方红. 针刺加走罐治疗更年期忧郁症35例. 上海针灸，2005.24（5）：8.

　　［14］李振芝，沈莉，孙晓明. 针刺配合穴位离子透入治疗抑郁性神经症258例临床观察. 中国针灸，1998，8：465.

　　［15］高丙南. 抑郁症的推拿治疗. 中国中医药，2011，9（8）：139.

　　［16］郑盛惠，吴玉娟，焦建凯，等. 围剿推拿疗法联合药物治疗围绝经期抑郁症38例疗效观察. 河北中医，2010，32（8）：1208－1210.

　　［17］谭禧. 单纯性推拿手法治疗抑郁症的临床观察. 内江科技，2008，10：122

　　［18］何小琼. 太极拳治疗抑郁症机理浅析. 光明中医，2010，25（7）：1150－1151.

第六章　名医经验综述

郁证是临床常见的严重疾病，不但影响患者，而且困扰其家人朋友。尽管西药可减轻患者的部分症状，但容易反复而且又会招致其他症状如自杀倾向等，甚至危及生命安全。因而如何对郁证进行根本治疗，以减少复发可能，减轻患者及其家人心理精神负担，避免不良事件发生，已成为目前亟待解决的问题。中医药及其传统疗法对郁证的治疗具有独特的优势，国内中医界专家们经过长期的临床实践，积累了丰富的诊治经验，并取得了较好的临床疗效。现将对他们的经验进行简要的概述。

第一节　李辅仁

李辅仁[1]教授认为，老年抑郁症的病变脏腑为心、肝、脾、胃，其基本病理变化为气机不调，血行不畅。临床上常见有如下两型。

1. 心肝火旺，瘀血阻滞

李老自拟方：天麻 15g，丹参 20g，钩藤 15g，葛根

354

20g，炒远志 10g，牛膝 10g，知母 10g，珍珠母 30g，石菖蒲 10g，川芎 10g，酸枣仁 20g，茯苓 20g。如兼胸闷胸痛者，加佛手、郁金；兼多饮多食者，加天冬、麦冬；兼烦热汗出者，加浮小麦或五味子；兼咳嗽有痰者，加炙前胡、橘红；兼大便干结者，加瓜蒌；兼夜尿频多者，加益智仁、菟丝子。

2. 肝郁痰阻，心脾两虚

李老自拟方：生黄芪 15g，当归 10g，白术 15g，茯苓 20g，苏梗 10g，半夏 10g，陈皮 10g，香附 10g，天麻 15g，远志 12g，焦三仙各 10g，石菖蒲 10g，夜交藤 20g。如兼心慌气短者，加五味子、柏子仁；兼头晕耳鸣者，加葛根、川芎；兼脘腹胀满者，加青皮、木香；兼呕呃嗳气者，加竹茹、砂仁；兼便溏者，加苍术、炒薏苡仁；兼便结者，炒白术改为生白术，或加火麻仁、枳实；兼乏力肢软者，加大黄芪药量，或加炒薏苡仁、狗脊；兼下肢水肿者，加猪苓、泽泻。

第二节　李振华

李振华[2]教授治疗脏躁病具有自己的独特经验。

在病因病机上李教授认为，肝郁脾虚是脏躁发病之本。

在治疗上，李振华教授临证体会，用甘麦大枣汤治疗本病效果欠佳，故针对其病机演变，从治肝实脾入手，标本兼顾，以理气豁痰、清心透窍为法，在温胆汤和导痰汤基础上化裁演变，创制了清心豁痰汤。药用：白术 10g，茯苓15g，橘红、半夏、香附、枳壳、茴香、乌药、郁金、节菖蒲、栀子各10g，莲子心5g，胆南星10g，甘草3g，琥珀3g（分2次冲服）。若失眠严重者，加夜交藤30g，龙骨15g；口干口苦者，加知母12g，竹茹10g；大便溏薄者，去胆南星，加薏苡仁30g，泽泻12g；腹胀纳差者，加砂仁8g，厚朴10g，焦三仙12g。胁肋窜痛者，加延胡索10g，川楝子12g。

李振华教授还指出应针对肝郁脾虚之病机，后续巩固治疗中，肝郁脾虚不是对等的，其有所偏重，偏于肝郁用逍遥散加陈皮、砂仁、厚朴等以疏肝健脾，理气和胃；偏于脾虚用香砂六君子汤加柴胡、香附、郁金等以健脾益气，疏肝解郁。李振华教授强调恢复期治疗要掌握好分寸，若过早使用逍遥散，反可使病情加重，可能与早用归芍等阴分药滋阴而敛痰湿有关。在药物治疗的同时，还应注重调畅情志，增强患者战胜疾病的信心，才能收到更好疗效。

第三节　董建华

董建华[3]教授采取从肝、从心、从痰论治，兼用疏导情志等方法，疗效明显。董建华教授论治郁证的经验、特点，择要介绍如下。

一、从肝论治，木郁达之

董建华教授认为，气机郁滞是郁证病机的一个主要特点。对于此类病人的治疗，董建华教授常以木郁达之之法，治疗着眼于肝。药用柴胡、郁金、香附、川楝子、延胡索、青皮、陈皮、绿萼梅、八月札等。舌红口干者，加山栀子、黄芩、芦根；腹胀纳呆者，加枳壳、大腹皮、焦三仙等。

二、从心论治，宁心安神

董建华教授主张以宁心安神为主。药用炒酸枣仁、远志、丹参、夜交藤、珍珠母等。

三、从痰论治，涤痰醒神

情志不遂导致气郁，因气郁而生痰，痰又能产生神志异常之症。治疗这种病人，常以醒神涤痰开窍，兼以清热通腑为主。药用远志、石菖蒲、胆南星、礞石、川贝母、栝蒌、水牛角、珍珠母、琥珀粉等。腑气不通者，加黄芩、枳实、重用栝蒌。

四、疏通情志，消除病因

郁证的病因在于情志不遂，治疗郁证也要着眼于解除病人的情志因素。

第四节　韩明向

韩明向[4]教授认为，气郁是郁证的关键病机。辨证治疗方面，韩明向教授治疗郁证强调理气解郁为大法，疏肝理气药贯穿始终。根据其临床表现，常采用下述 4 种方法加以治疗。疏肝理气药物常用柴胡、香附、郁金、川楝子、川芎等；如有脾虚症状，佐以健脾运脾药物，常用白术、苍术、陈皮等；如有气郁化火，则重用栀子，可用至20～30g；郁火伤阴，则加生地黄、知母等；如有痰湿，则加化痰除湿之品，如竹茹、苍术、黄连、黄芩等；痰热互结者，上述2组药物选择应用。韩明向教授认为，勿忘滋阴柔肝之治，可用一贯煎加减，只有肝脏柔和才能疏泄正常而气机调畅。

1. 疏肝解郁法

常采用柴胡疏肝散加减治疗。

2. 清火解郁法

常以丹栀逍遥散为主方。

3. 养心解郁法

常用归脾汤加减。

4. 滋阴解郁法

常采用一贯煎加减治疗。

第五节　魏长春

魏长春[5]教授诊断郁证每多四诊合参，尤重望诊。郁证病人其面色多黯滞、晦滞或青黄，眼眶青黯，眉宇不展，其舌或见黯红，或见紫黯，或见舌尖红满铺小红点，或见舌尖剥直通中间，其脉多见沉细涩。患者多见于女性。郁症初起，大多为肝郁气滞。治疗当以疏通气机为法，但也有初起表现为心脾两虚者，治当补益心脾。如迁延日久，气滞而血瘀，肝郁而生风，气郁而化火，火盛而伤阴，脾虚而生痰，心虚而神乱，甚至影响肺肾，诸症俱起，变化多端，致成虚损，所以应当及早治疗。

治疗方法上除针药之外更重要的是进行心理咨询，注意精神调摄，这也是"治病必求其本"。其辨证用药思路：

一、辨证分虚实

同为气郁，虚实治疗完全不同，所以治病处方必须辨证施治。

二、治病寻病因

致病原因不同，治疗也有所区别，临证治病必须细查病人"过去病史，现在病状，预后及预防"。

三、用药辨病人体质、性情

致病原因及体质不同，用药也有刚、柔轻重之别，临证必须辨证施治。用药还须了解病人性情，刚性人用柔剂，柔性人用刚剂。

四、辨清病证之阴阳表里寒热虚实

辨证施治，必须掌握四诊八纲，辨清病证之阴阳表里寒热虚实，才能做到辨证明，用药灵。

郁证，乃因结聚而不得发越，当升者不升，当降者不降，当变化者不得变化，传导失常，六郁之病见矣。魏长春教授认为，临床上气郁、血郁、痰郁、火郁、湿郁、食郁，不可截然分开。而主要从气郁逐步发展而成。临床上，郁证必须早期治疗，以免病情发展，致成虚劳、癫、狂、噎膈等病证。

第六节　李德新

李德新[6]教授认为五志过极，七情内伤是本病的主要原因，根据多年临床经验，将本病分为以下 7 种证型。

1. 气郁，方以柴胡疏肝散加减治之。

2. 火郁，方以丹栀逍遥散加减治之。

3. 痰郁，方以半夏厚朴汤加减治之。

4. 血郁，方以血府逐瘀汤加减治之。

5. 心神失养，方以甘麦大枣汤加减治之。

6. 心脾两虚，方以归脾汤加减治之。

7. 阴虚火旺，方以滋水清肝饮加减治之。

李德新教授在治疗上的特色可归纳为：

1. 治郁以理气为先。

2. 治郁不忘调脾胃。

第七节　郭中元

郭中元[7]教授认为郁证的发生，从病位病机上讲，因肝主疏泄，性喜条达，如果气恼忿怒，长期情志不快，精神紧张，则必导致肝失条达，气机郁滞。脾主运化，关联气机升降。倘若所愿不遂。思虑过度，使脾气郁结，影响运化。肝郁日久，则易化火，脾气郁结，日久则运化失常，湿聚痰生。痰火互结，则易内扰心舍，影响神志，诸症丛生，郁证成焉。故郁证初起，病在肝、脾。久之则波及心神，病在心、肝、脾三脏。郁证的病机虽然变化多端，但以心、肝、脾三脏的病理变化关系最为密切，病变以气郁为主，且以实证为多，并常夹杂痰火、血瘀、湿滞等证。

在治疗上，郭中元教授认为治疗应标本兼顾。辨证施治，以理气化痰、清热安神为主要治则，并在温胆汤的基础上化裁演变，自拟"安神温胆汤"，其方组成为：竹茹15g，陈皮10g，茯苓15g，制半夏10g，栀子15g，生龙骨15g，夜交藤30g，珍珠母20g，炒酸枣仁15g，香附15g，郁金10g，枳实10g，甘草10g。若见湿盛者加佩兰、薏苡仁；气滞甚者加厚朴、紫苏梗；兼血瘀者加红花、川芎、赤芍；脾气虚者加党参、白术；痰火上扰者加菖蒲、天麻、菊花；精神被扰、情绪不稳者加远志、合欢花；若热动肝风上犯者加磁石、蝉蜕；若肠腑热结者加酒大黄或生大黄。

第八节　陈苏生

陈苏生[8]教授认为郁证，或因病致郁，或因郁致病。陈苏生教授拟开拓情怀，疏通气机，舒肝和络，宁心安神为法，拟制舒肝和络饮柴胡龙牡煎方治疗，获效良多。

一、舒肝和络饮治疗郁证

开拓情怀，舒通气机，舒肝和络，宁心安神。舒肝和络饮加味主之：柴胡、香附、乌药、郁金、苍术、石菖蒲、酸枣仁各 9g，川朴 6g，夜交藤 15g，合欢 24g，远志、甘草各 4.5g，牡蛎（先煎）、淮小麦各 30g，大枣 7 枚。

二、柴胡龙牡煎治郁证失寐

柴胡龙牡煎舒通气机，解郁安神。柴胡龙牡煎：柴胡、制半夏、酸枣仁各 9g，牡蛎、龙骨（先煎）、磁石（先煎）各 30g，紫石英、夜交藤 15g，朱茯神、北秫米（包煎）各 12g，合欢皮 24g，甘草 4.5g。

所谓"抑者伸之""郁者解之"，其意不外宣畅气血而已。治郁以舒通气机为先。

第九节　刘公望

刘公望[9]教授认为抑郁症多属虚实夹杂，以肝郁气滞痰阻等实邪致病为主，兼以心脾气血的亏虚，其中肝郁气滞为其主要病机。因此，治疗的核心在于调理肝脏的疏泄功能。

刘公望教授其针灸处方以膀胱经背部腧穴排针透刺为主，取背部膀胱经第二侧线的神堂、谚语、膈关、魂门、阳纲排针透刺，配以神门和太冲，心、肝经穴位，再加上足少阳、足太阳经的交会穴环跳穴。

第十节　夏桂成

夏桂成[10]认为新产郁冒发生从病因上看为分娩和出血

所造成的气血阴阳不足，主要是心、肝、肾三脏的体阴亏虚。从临床来观察，体阴不足是本，气郁不舒是标。偏于气郁不舒者侧重于肝；偏于体阴不足者心神失养，躁动而神不宁，此乃侧重于心。随着新产的结束，体阴渐复，心肝神魂渐宁，病证告退而康复。

辨证施治新产郁冒，夏教授认为并不合适用小柴胡汤。不仅本病证的辨治有偏于肝、偏于心的区别，而且产后阴血不足、肾精亏少的体质占有重要地位。小柴胡汤对肝郁有一定作用，但对心神不宁、阴血不足不仅不能用，相反有害。因此在辨清本质，药治同时，加以心理疏导，才能更好地促使患者康复。

对于偏于肝郁者，治法为养血调肝，以逍遥散加味。药用钩藤15g，当归10g，白芍10g，茯苓10g，焦山楂10g，炒柴胡5g，合欢皮10g，陈皮10g，炙远志6g，荆芥6g。

对于偏于心神不宁者，治法为养血理气，宁心安神，以甘麦大枣汤合柏子养心丸加减。药用甘草6g，炒酸枣仁6g，淮小麦（包煎）10g，钩藤（后下）15g，夜交藤15g，炙远志6g，合欢皮10g，柏子仁10g，青龙齿（先煎）10g，丹参10g。

第十一节　魏睦新

魏睦新[11]教授认为肝失疏泄，脾失运化，心神失养，脏腑阴阳气血失调是郁病总的发病机理。

对郁证的辨证治疗，肝气郁结者，魏睦新教授认为首应理气开郁，并需根据是否兼有血瘀、痰结、湿滞、食积等而分别采用活血、降火、祛痰、化湿、消食等法。郁病一般病程较长，用药不宜峻猛，否则欲速不达。应注意理气而不耗气，理气而不伤阴，活血而不破血，清热而不损胃，祛痰而不伤正，燥湿而不伤阴，消食而不伤脾，以和为贵。肝郁化火者该证用药多偏苦寒，要注意疗程，中病即止。防止苦寒过度，损伤脾胃。此外，注意顾护肝阴也很重要，必要时可以加用枸杞等。痰气郁结者，常与四逆散合用，增强疏肝行气作用，必要时可以加青皮等破气。部分患者在抑郁的同时，也伴有慢性咽喉炎、淋巴滤泡增生等客观改变，要合并运用金银花、桔梗、甘草等药。心脾两虚者，该证患者体质多比较弱，治疗以补为主。中药运用应注意补益心脾而不过燥。在药补的同时，注意食补。对于虚实夹杂者，则又当视虚实的偏重而虚实兼顾。心阴亏虚者，可以用西洋参泡水送服中药，多吃新鲜水果也有辅助治疗作用。

针灸疗法上，主要是应用百会、印堂穴、四关穴（太冲、合谷），针刺为主配合耳穴；心、肝穴埋针治疗郁证。百会为肝经与督脉交会之处，位居巅顶，有理气调肝、醒神功效；印堂为督脉在前额所过之处，有醒脑安神的作用，且督脉与肝经相交，故本穴对于本证郁结之肝气同样具有疏导作用；太冲为肝经原穴，配合谷为四关穴，有镇静安神、平肝息风的作用；因此，诸穴配合可体现理气解郁的治则，针刺同时配合深呼吸导气法、埋耳针，可以加强舒肝理气、醒神化郁的作用，且耳针留针时间长，可以巩固疗效。

第十二节 杨鉴冰

杨鉴冰[12]教授认为脏躁系妇科杂证之一，表现为精神抑郁，心中烦乱，无故悲伤欲哭，或哭笑无常，呵欠频作者。脏躁病机以虚为本，本病的发生主要是由于忧愁思虑，情志郁结，劳倦过度，使心脾受损，精血化源不足；或大病久病伤阴津及产后失血过多致精血内亏，五脏失濡，五志之火内动，上扰心神而成；或肝气不舒，肝血不足，肝脾不和，气血亏损而致，可见虚为本病致病之本。治疗上采用补虚为主，治以滋养阴血，安神定志，佐以疏理之品。方选逍遥散合甘麦大枣汤加减。

第十三节 张之文

张之文[13]教授指出本病病原总由于心，而关乎脾与肝。郁则气滞，气滞久则必化热，阴血、津液耗伤，血不畅行。初伤气分，久延及血，久病及肾，终成郁劳沉病。

张之文教授提出郁证辨证，首辨神伤，次辨气郁，再辨本虚，后辨邪郁。辨神伤：患者表现为心境低落、屏人独居、夜不成寐、焦虑、神耗如溃、抑郁悲泣、隐情曲意寡欢不悦等。辨气郁：多为西医所称之躯体不适，如胸闷、胸痛、善太息、心慌、心下痞闷、知饥而脘中不爽、胸背胀痛、腹胁胀满、嗳气、腹胀便秘等。患者自觉严重，但无器质性疾病。辨本虚：倦怠乏力、力不从心、注意力分散、无精打采、口干、皮肤干燥、手足心热、大便干结、舌嫩红无苔或少苔。辨邪郁：首为火郁为气机郁滞化火如心烦、口舌糜腐、口苦吞酸、小便短赤等，次为气郁血瘀，如胸胁刺痛、麻木、舌色紫暗等，再次为湿滞，为气郁水停，如感觉四肢沉重肿胀、脘痞食少、舌质胖而苔白厚腻、小便浑浊、大便溏薄等。

在治疗及药物选择上，张之文教授首重心理疗法，建立患者对医生的信任，既属于心理疗法范围，更是取得治疗成功的重要环节。

张之文教授的组方、治疗经验有以下几点：

1. 疏肝理气法：适用于肝郁气滞，结聚不散为主症者。

用药宜辛散而不破气。常用香附、郁金、枳壳、瓜蒌皮、桔梗、旋覆花、炙枇杷叶等。胸闷者重用枳壳、桔梗、瓜蒌皮。腹胁胀满者重用香附、郁金。嗳气嗝逆者重用旋覆花、炙枇杷叶。代表方如柴胡疏肝散、越鞠丸。

2. 清泄火郁法：针对心火郁滞。用药在乎苦以泄热，而不损胃。代表方剂如丹栀逍遥散。

3. 阴益气法：用于郁火伤阴。用药应滑润以濡燥涩，而不滋腻气机。润肺多用明沙参、百合；益胃多用石斛、玉竹；滋肾多用女贞子、生地黄。病久耗气者常用南沙参，益气而不壅塞气机。代表方剂如一贯煎、天王补心丹（《校注妇人良方》）。

4. 安神法：适用于肝血不足，阴虚阳亢，邪火上乘，虚热内亢。代表方剂如酸枣仁汤。

5. 化瘀通络法：用于气郁而瘀者，应行气活血通络。用血府逐瘀汤（《医林改错》）。

6. 宣通湿滞法：针对气分湿热留恋不解，酿蒸痰浊蒙蔽心包，心神受痰浊蔽扰，则神识昏蒙。常用藿香、苍术、薏苡仁等。代表方剂如菖蒲郁金汤。如果肝胆经湿热内蕴，或肝气上逆，代表方剂如龙胆泻肝汤。

7. 饮食停滞法：本方针对肝木克脾土，兼有饮食不节，食积内停，胃失去和降，气机不畅所致。代表方剂如保和丸。

8. 补益心胆法：久病耗伤正气，惊恐失眠，夜寐不宁，梦中惊跳怵惕者。代表方剂如安神定志丸（《医学心悟》），主要用于心胆虚怯、昼夜不寐、百方无效者。代表方剂如一志汤（《医醇賸义》）（人参、茯神、白术、甘草、黄芪、益智仁、远志、柏子仁、广陈皮、木香、大枣、生姜片）用于思虑太过、忧愁不乐、心烦意乱、食少神疲、四肢倦怠者。

9. 养血调肝法：代表方剂如补肝汤，适用于肝血不足，营血虚弱。代表方剂如忘忧散（《辨证录》），有养血调肝、舒郁安神之功效，主要用于男子情志不遂，伴不育证者。

10. 温胆降胃法：本法常用于肝郁气滞，胆气不舒，从而不能疏土，代表方如温胆汤。

11. 补心固肾法：主要用于元气不足，心悸不稳，惊恐怯弱，喜怒不常，夜多盗汗，头晕目眩，梦遗滑精者。代表方剂如妙香丸（《全国中药成药处方集》），全方有补心固肾、镇静安神之功效。

第十四节　张翼治

张翼治[14]教授擅长郁证的治疗，对药物性味，功效之认识每有独特见解，善用药对，其治疗郁证常用药对的经验简介如下。

1. 柴胡与白芍

柴胡清热解表用 10～15g，疏肝解郁用 10g，升降气机用 2～3g。白芍用 6～10g。

2. 香附与川芎

香附偏于气，川芎偏于血，二药为伍，既理气解郁，又活血止痛。

3. 麦芽与青蒿

麦芽、青蒿为伍，治肝肾阴虚之郁火，可疏肝解郁，善散血分之郁热。

4. 丹皮与栀子

二药为伍，主治肝胆郁热之郁。

5. 丹皮与地骨皮

丹皮清泄肝经血分郁热，地骨皮清泄肺经气分肌腠郁热，用于肝肾不足之患者。

6. 杏仁与桔梗

杏仁偏降，桔梗主升，一升一降，既可宣肺利水以通水之上源，又可降气祛痰利咽。用于肝郁痰气郁结。

7. 合欢花与夜交藤

二药为伍治阴虚血少，心神失养之抑郁不乐，虚烦失眠，多梦易惊。

8. 百合与淮小麦

二药为伍以治脏躁心烦，悲伤欲哭，胆怯失眠，或一身是病，具有百合病症状之郁证患者。

9. 朱砂与磁石

二药为伍宜于心肝火旺，心肾不交之惊悸失眠，耳鸣耳聋。值得注意的是：朱砂为汞类药物，多入丸散用，吞服每次用 $0.3 \sim 0.9g$，并可与其他药物如茯神、茯苓、灯心草拌后入煎。

10. 藁本与蔓荆子

宜于祛头风，治巅顶痛、偏头痛、目睛内痛。

第十五节　臧佩林

臧佩林[15]教授运用中医药诊治郁症，有较深入的研究和独到的见解。从病因病机、辨证分型、立法用药等方面提出以下观点。

一、精研医理，探求病因

（一）因情而郁

气血失调是病机关键，臧教授提出情志所伤是导致抑郁症的主要原因。气血失和是抑郁症发生的病机关键，气机郁滞，运行不畅是基本病机。指出在气郁的基础上可以渐见血郁、火郁、食郁、湿郁、痰郁、脏躁、梅核气等病证，郁病日久，常可累及多个脏腑，从而出现心、脾、肝、肾亏虚，充分认识到因"情"致郁，因郁致病的重要意义。

（二）因郁而病

人的精神情绪活动与五脏功能密切相关。互为影响，且以心为主宰。郁证的发生，多有脏气本虚之根。

二、明辨阴阳，善于变通

臧教授强调郁症的发生多由素体本虚加上外邪侵扰（情志过极）合而为患。常以肝气郁结为核心，郁久伤及五脏，累及肝心脾肾，兼有郁火、痰湿、瘀血，日久可致阴伤血虚、气耗阳伤，虚实夹杂，出现五脏气机不和诸证。又因郁症多有易于复发、缠绵难愈的特点，故在辨证中多从本虚标实入手，邪正兼顾。

三、立法用药，切中肯綮

臧教授针对郁症的发病特点，认为郁症的发生多为情志所伤。所谓"久病必虚"。所以中医辨证多以虚实夹杂为主，治疗本病时除疏肝解郁之外，应兼顾心、脾、肾三脏之虚，根据病情，合用补心、补脾、补肾之品。此外，因气郁化火，气郁生痰，气滞血瘀，故在治疗中除要注意调和气血，解郁安神之外，还当兼顾痰气、痰热、痰瘀互结之病性，适当配伍化痰、清热、祛瘀之品。臧教授遵"疏其血气，令其条达，而致和平"之经旨，自拟中药复方保神汤，以理气调血，化痰宁神补虚之法，用于临床治疗抑郁症。保神汤方药组成：丹参、川芎、合欢花、炒酸枣仁、郁金、茯苓、枳壳、石菖蒲、柴胡、黄芩、陈皮、青皮、乌药、木香、白术、远志、黄芪、益智仁。

四、移情易性，重在疏导

臧教授在疾病的发生和发展过程中，认为心理因素所起的作用越强，则心理治疗效果也越大。

第十六节　李春华

李春华[16]教授指出郁证的总病机是由于"情志怫郁，气机郁滞"，遵古人"郁不离肝"，采用疏肝解郁、养心宁神并进的方法，运用《太平惠民和剂局方》逍遥散，或《伤寒论》四逆散和《金匮要略》甘麦大枣汤合方化裁为甘麦逍遥散或甘麦四逆散加减进行治疗。

甘麦逍遥散：柴胡 15g，当归 12g，白芍 30g，白术 12g，茯苓 30g，大枣 15g，小麦 50g，生甘草 15g，萱草花 30g。

甘麦四逆散：柴胡 15g，白芍 30g，枳壳 12g，甘草 15g，大枣 15g，小麦 50g，萱草花 30g。

若神难以安定，久治无效者，加用三石天琥汤：磁石 30g，代赭石 30g，紫石英 30g，天竺黄 10g，琥珀 10g。

并提出临床可根据症状或证候辨证用药。

临床按症状加味：腹泻肠鸣、痛而腹泻：加陈皮、防风、木香、香附；大便秘结：加木香、枳实、槟榔、草决明；呕吐：加枇杷叶、竹茹、半夏、代赭石；呕逆：加丁香、柿蒂、枇杷叶、代赭石；胸胁脘腹胀满：加枳壳、香附、青皮、大腹皮；头痛：加白僵蚕、白蒺藜、全蝎、蜈蚣；眩晕：加泽泻、代赭石、仙鹤草、蝉蜕；失眠：加磁石、五味子、远志、夜交藤；失音：加桔梗、杏仁、玉蝴蝶、蝉蜕；昏厥、抑郁寡欢：加石菖蒲、远志、郁金、胆南星、白矾。

临床按证加味：肝郁化热：加蒲公英、夏枯草、丹皮、黄芩；湿热中阻：加黄芩、陈皮、厚朴、佩兰；肝气郁结：加厚朴、半夏、玉蝴蝶、枇杷叶、蜀葵花；有慢性咽喉炎者则可从玄参、桔梗、白僵蚕、凤凰衣、蝉蜕、夏枯草等药中选择加用；痰热内扰：加陈皮、半夏、枳实、竹茹；阴虚内热：加百合、知母、生地、麦冬。

对于郁证患者，李春华教授在临床上不但用中药治疗，同时还注重心理治疗，做好思想工作，避免精神刺激的因素。并嘱其少食辛辣香燥之品和肥甘油腻之品，多食清淡食物。尤其注意不能将郁疾当虚体乱服补药。

第十七节　周绍华

周绍华[17]教授擅长治疗神经症，其治疗郁证的临床经验归纳为下面几点。

一、注重养血安神，清心除烦

郁证多由心情抑郁，气机郁滞导致营血暗耗，心失所养，心神不宁，方以天王补心丹化裁。

二、善于调理心脾，解郁安神

郁证日久伤脾，饮食减少，生化乏源，则气血不足，心脾两虚，方以归脾汤化裁。

三、重视清热化痰，破气开郁

肝旺之人，郁怒伤肝，肝郁及脾，脾失健运，蕴湿生痰，郁久化热，痰热阻滞气机，形成郁证，方以温胆汤化裁。

四、疏肝解郁，贯穿始终

周教授治疗郁证，始终不离疏肝解郁，方中多加入柴胡、郁金、凌霄花、玳玳花、玫瑰花、合欢花或合欢皮，例如酸枣仁汤、安神定志丸、逍遥散、甘麦大枣汤、交泰丸、生脉饮。

第十八节　郝万山

郝万山[18]教授在治疗抑郁症方面有独到的见解和治疗方法。

一、探究病机，心胆阳虚气虚为本

郝万山教授认为本病的病机是心胆阳虚气虚，脑神失养，肝气郁结，痰蒙神窍。

二、拟定治法，温补心胆舒郁涤痰为要

郝教授根据以上分析提出温补心胆阳气，益肝兼助疏泄，养脑涤痰醒神，当属对本症的根本治法。选柴胡桂枝汤、温胆汤、定志小丸、四逆散等合方化裁，名以柴桂温胆定志汤，并据病情予以加减。方药组成如下：柴胡、黄芩、桂枝、赤白芍、半夏、生姜、陈皮、茯苓、人参、菖蒲、远志、枳壳、竹茹、大枣、炙甘草。

此外，《伤寒论》小柴胡汤和本症肝胆郁结，疏泄失司，胃纳呆滞所致的情感抑郁、食欲不振、胸胁烦闷等颇同。《伤寒论》桂枝汤和本症阳虚失温，痰浊阻滞，气血不畅，脉络失和所致之肢体、内脏串痛、四肢木无知觉等相似。至于温胆汤，名为治胆寒，实则治脑之正气不足，更知与本病之病机相合。且三方中柴胡、芍药、枳壳、甘草即《伤寒论》的四逆散，对本症肝气郁结，阳郁不达而见手足发凉、情感抑郁，自有效应。诸方相合，寒温并用，攻补同施，共奏温补心阳、疏解肝郁、豁痰开窍、养脑醒神之效。

郝教授还认为，方中黄芩、竹茹不宜轻去，因抑郁发作期间，虽以阳衰、气郁、痰蒙为主，但气郁之处必有伏热，痰郁既久，每易生火。当抑郁症状基本控制，舌质转为红活时，应去"善鼓心包之火"的菖蒲、远志，人参易以太子参或党参，桂枝减量，以防阳复太过，火邪复起而转为躁狂症。

第十九节　李遇春

李遇春[19]教授擅用经方，临证经验丰富。李教授治疗妇女郁证方面的经验，简述如下。

李遇春教授认为，妇女郁证初起多属情志所伤，故以气郁为主，气郁日久，气有余便是火，故见热郁；气滞血不行则为血郁；肝郁气滞横逆犯脾，运化无权，食积难消则为食郁；脾运失常，水湿不化则为湿郁；湿聚成痰则为痰郁。故郁证日久则多夹热、血、痰、湿、食。因此，李老师认为，治疗妇女郁证以疏通气机为总治则，兼配以行血、化痰、利湿、清热、消食之法。

1. 气郁、热郁

李遇春教授用丹栀逍遥散疏肝泻热，为加强疏肝之功，加玫瑰花、郁金、制香附行气解郁，因患者兼寐差，故用甘麦大枣汤加石菖蒲养心安神。

2. 血郁

李教授以血府逐瘀汤活血化瘀，疏肝行气，加炒酸枣仁养心安神，生龙骨、生牡蛎、生珍珠母重镇安神，共同加强安神定志之功。

3. 痰郁

李教授以礞石滚痰丸泻火祛痰，加用柴胡、制香附行气解郁，用当归、生地黄以防热伤阴血，法半夏、天麻加强燥湿化痰、平肝息风之功，茯神、酸枣仁、生龙骨、生牡蛎、柏子仁安神定志。

4. 湿郁

以五皮饮利水消肿，防己黄芪汤益气健脾利水，加用柴胡、香附以助疏肝行气之功。

5. 食郁

用柴胡疏肝散重在疏通肝气，四磨汤加强行气降逆、宽胸散结之功，另配玫瑰花、郁金疏肝解郁，百合清心安神，加用鸡内金消食化积，达到标本兼治之效。

李遇春教授治疗妇女郁证可归纳为以下 3 点：①以气郁为侧重点，强调疏肝行气。李老师认为，郁证总病机为气滞，同时兼血瘀、食积、湿停、痰阻，故强调理气药与活血药、健脾消食药、清热药、化痰药的配合应用，从而达到调畅气机、标本兼治的目的。柴胡、香附、枳壳、白芍、玫瑰花等药的应用，反映了李老师重疏肝行气的特点。②擅长用甘麦大枣汤送服。李老师认为，郁证日久可以耗伤心气营血而致血虚不能养神，以致心神不安，脏腑阴阳失调，患者多有失眠之症，故多用养心润燥、宁神健脾之甘麦大枣汤送服诸药。③重视心理调适。妇女郁证大多发生于中年妇女，且因家庭工作负担过重而引起，李教授重视用药治疗同时配合精神治疗，关心患者的疾苦，帮助患者解除思想顾虑，有助于提高疗效。

第二十节 刘茂林

刘茂林[20]教授认为治疗郁证，首需详审病因病机。本病的病机不外虚实两类：虚者阴阳气血本虚，不能奉养心阴（血）；实者邪气扰心而致不宁，邪指郁、痰、瘀、火之属，刘教授认为其病独在心肝，与脾肾密切相关，虚实夹杂，临证当认真辨别方可奏效。

刘茂林教授善于辨证论治郁者，滞而不通，折而不申，皆气不和平之所致也。

1. 痰瘀互结，蒙闭心窍型：自拟活血化浊饮，橘红、半夏、胆南星、香附、石菖蒲、赤芍、远志、郁金、地龙、水蛭、天竺黄、醋柴胡、白蒺藜等，共奏活血化痰、开窍解郁之效。

2. 肝郁化火，痰热扰心型：方用越鞠丸合逍遥散化裁：香附、苍术、川芎、神曲、炒山栀子、醋柴胡、当归、茯神、白芍、远志、郁金、龙骨、牡蛎等，共奏疏肝解郁、化痰泻火、养身安心之功。

3. 心脾虚损，心神失养型：自拟八味归脾饮化裁：人参、茯苓、白术、熟地、当归、赤芍、香附、远志、麦冬、五味子、丹参。心神烦闷者加山栀子、淡豆豉；失眠甚者加生龙骨、生牡蛎、白蒺藜。共奏补益心脾、养血宁神之功。

第二十一节　刘玉洁

刘玉洁[21]教授认为肝气郁结是其主要病因，还发现痰湿壅阻于三焦，致气的升降出入功能失常，导致气滞，亦可发病。

在辨证施治上，刘教授认为，辨证可分虚实，治疗方药如下：

    1. 肝气郁结型证：柴胡疏肝汤、越鞠丸。

    2. 气郁化火型证：丹栀逍遥散合左金丸。

    3. 气郁痰阻型证：半夏厚朴汤合逍遥散。

    4. 气滞血瘀型证：血府逐瘀汤合丹栀逍遥散。

    5. 忧郁伤神型证：甘麦大枣汤。

    6. 肝郁心虚型证：柴胡疏肝汤合天王补心丹。

    7. 肝郁脾虚型证：柴胡疏肝汤合归脾汤。

    8. 心脾两虚型证：归脾汤。

    9. 肝肾阴虚型证：杞菊地黄丸合一贯煎、滋水清肝饮。

    刘教授认为治疗抑郁症以理气开郁为基本原则，提倡调畅气机为第一要法。故其在临床用药时多以逍遥散、定志小丸、小柴胡汤、黄连温胆汤及三仁汤加减化裁最为常见。临床基本用药：柴胡、黄芩、当归、白芍药、黄连、半夏、茯苓、陈皮、杏仁、薏苡仁、白豆蔻仁、龙骨、牡蛎、合欢皮、郁金、香附、酸枣仁、远志、夜交藤等。舌偏红、辗转烦躁不眠加牡丹皮、栀子、淡豆豉；大便干燥或不爽加大腹皮、瓜蒌、厚朴；咽中有异物加苏叶、厚朴；悲伤欲哭加甘草、小麦、大枣；欲睡不卧、欲行不行、舌质偏红、少苔加百合、生地黄、知母。

    刘教授强调抑郁症用药治疗同时，心理治疗亦非常重要。强调心理活动直接影响抑郁症的病程和预后。

第二十二节　谢兆丰

谢兆丰[22]教授治郁证从五脏入手，辨寒热虚实，分气血痰湿，经验独到。

一、心郁

方用舒心解郁汤之类。若情志过极，思虑过度致心阴耗伤，心失所养，用方如天王补心丹、二阴煎之属。若系心神惑乱之证，治予甘润缓急之法，用甘麦大枣汤加味。此外，心脏气郁化火，气虚血瘀常易兼夹，用药可酌加清心泻火、活血化瘀之品。

二、肝郁

方用逍遥散或柴胡疏肝散之类。若气郁化火，加丹皮、山栀以清泄肝火；肝郁兼寒，予丁香、肉桂、延胡索、吴茱萸、橘叶等理气暖肝；肝气阻络，用路路通、丝瓜络、橘红、姜黄疏肝通络；肝虚气郁者，用当归、枸杞、麦芽、甘草、大枣等养肝缓急；肝郁日久不解者，治宜宣理肺肝，药宜紫菀、杏仁、桔梗、陈皮、代赭石之属。谢兆丰教授强调：凡治肝郁之品，多具轻宣疏利作用，故药物配伍应注意药物的升降之性，如柴胡合枳壳治肝郁气滞，桑叶合左金治肝郁化热等，以复肝之升降之能。

三、脾郁

谢兆丰教授拟醒脾开郁法理其实，养心健脾法益其虚，方用六郁、归脾之类。实者辨痰、湿、食之偏重，虚者分心脾之主次。

四、肺郁

如系风寒所乘，用杏苏散疏风散寒；风热所乘，用桑菊饮、银翘散疏风清热；风燥所乘，用桑杏汤疏风润燥。亦有不因所乘而本气自郁者，此见于肺胀本虚或他脏及肺，如肺虚气郁，气虚（肺）血瘀（心），肺脾郁滞等，当明辨症状，治从调达气机入手。故不可见郁皆责之肝。

五、肾郁

若肾阳虚者用金匮肾气汤，肾阴虚者用六味地黄汤；若寒湿或湿热阻滞，肾之开合不利，致二便不通，或通而不畅，此治重在利湿，膀胱气化不利，小便不通者用五苓散。

第二十三节　杨震运

杨震运[23]教授继承、发扬朱丹溪所倡之"相火论"学说，治疗疑难杂病每获效验。其应用"相火学说"论治郁病的学术思想可归纳如下。

杨震教授认为相火失常是郁病发病的基础。病变基础是"气火内郁、郁热相火"。主要以"内郁"为主，且有火郁迫阴之势。

调治本证，应本"见微知著"的原则。善调其肝，运用疏肝、养肝、清肝的方法使气火不致向伤阴方向转化。综合疏、平、抑、调、柔各法，选用辛、酸、甘、苦、咸之类药味。自拟"解郁合欢汤"加减，方中以合欢皮为君，解郁安神，调肝木之横逆而不伤肝阴；白芍、佛手为臣，敛阴柔肝，解郁和中，防郁热伤阴；牡丹皮、茜草、天冬、麦冬、百合、鸡内金为佐，凉血养阴，防郁火；百合甘、微寒，归肺、心、胃经，滋阴润肺，强肺金以抑肝木；鸡内金甘、平，归脾、胃经，属土，"见肝之病，当先实脾"，实土以防传变；香橼入肝经为使，共奏疏郁、平逆、清火、养阴之效。在此基本治法的基础上，临证依病势而加减。伴湿热重者，加茵陈、佩兰芳化、清热利湿以清相火；血热重者，加紫草咸凉入血；伴阴虚者，加生地黄滋阴凉血；伴肝气不足者，加升麻、黄芪以升发肝气。

目前中医对于郁病的治疗，多以肝气郁结为核心，而以疏肝理气开郁为治。但该病服药时间一般较长，疏肝理气之剂近期疗效尚可，常服易致耗气伤阴、久而气阴两虚，而用"相火学说"为指导，辨治郁病，疗效显著。

第二十四节　李巧兰

李巧兰[24]教授有行医 30 余年的经验，治疗老年抑郁症方面经验颇丰，疗效甚佳。李巧兰教授认为老年期抑郁症的基本病机为肾虚肝郁，以虚为本，以郁为标。人至老年，肾精渐衰，故肾精亏虚成为老年期发病的病理基础。肾精亏虚则肝木必不得肾水以灌溉，失其调顺、畅达、疏通的特性，使肝主疏泄功能失常，易发情志方面的病变。

治疗上以益肾调气、解郁安神为法。方用柴胡舒肝散加减：五味子25g，郁金15g，合欢皮20g，石菖蒲10g，远志20g，柴胡20g，栀子12g，白芍15g，甘草10g。方中重用五味子为君，五味子味酸，性温，具有补肾涩精、收敛止泄、宁心安神之功效。

第二十五节　王彦恒

王彦恒[25]教授认为抑郁症早期以气郁为主，病势多郁而化火、痰聚和血瘀。久病脾肾功能低下，病势易深入发展致脏腑气血亏虚，出现虚性郁证证候群。

诊断上，王彦恒教授在临床四诊的基础上，提出首先应抓住证候特征，其次应分病位，不同的病理变化累及脑神，可出现不同的证候群。在辨证论治上分为：

1. 肝部痰结，扰及脑神：治以疏肝解郁，理气畅中。方用柴胡疏肝散。针灸取穴：合谷、太冲、中脘、丰隆、内关，以泻为主。

2. 肝郁气滞，脑神受阻：治宜疏肝解郁，清肝泻火。方用逍遥散。针灸取穴：期门、太冲、内关、神门，用泻法或平补平泻法。

3. 气滞血瘀，脑神失养：治宜活血化瘀，理气解郁。

方用血府逐瘀汤。针灸取穴：肝俞、膈俞、血海、三阴交，以泻为主。

4. 肝肾阴虚，上不荣脑：治宜行气开郁，化痰散结。方用去郁醒神汤（经验方）：菊花 15g，白芍药 30g，刺蒺藜 30g，枸杞子 15g，山茱萸 15g，女贞子 30g，菟丝子 30g，炒酸枣仁 30g，丹参 30g。针灸取穴：太溪、照海、三阴交、百会、肝俞、肾俞，以补为主。

5. 肝郁脾虚，脑失所养：治宜滋阴养血，补心安神。方用越鞠丸。针灸取穴：太冲、太白、中脘、足三里、神门，平补平泻。

第二十六节　陈树真

陈树真[26]教授认为疾病的发生就是机体在各种因素的作用下，导致整体功能失衡后在局部的一种表现。中医治病是一种调理方法，调即调阴阳，理即理气血，通过抑强扶弱使机体内环境达到相对的平衡状态。

陈树真教授认为郁证属本虚标实证。运用加味百合地黄汤治疗郁证均获满意效果。选百合地黄汤、二陈汤、甘麦大枣汤合方化裁组方。药物组成：百合 10g，生地黄 10g，珍珠母 30g，夜交藤 30g，合欢皮 10g，栀子 10g，炒枣仁 30g，陈皮 10g，法半夏 10g，竹茹 10g，夏枯草 10g，茯神 10g，龙齿 10g，磁石 10g。加减：心烦重者加甘草 6g，淮小麦 10g，大枣 3 枚；汗出多者加浮小麦 30g，五味子 10g；胸胁胀满者加香附 10g，枳实 10g；腹胀纳呆者加鸡内金 10g，神曲 10g；心悸者加远志 10g，党参 10g。

治疗此病应在服用药物的同时，辅以心理疗法。

第二十七节　张横柳

张横柳[27]教授精研《伤寒论》，尤擅长运用经方辨治抑郁性神经症，可归纳为以下几点：

一、从肝论治，尤重肝阳虚

张教授从肝论治中，尤重视从肝胆失疏之虚证论治，虚者多以肝气虚、肝阳虚为主。治疗时注重辨证，若属肝郁脾虚者，方用桂枝汤加减；若肝血虚寒者，方用当归四逆汤加减；若肝肾阳虚者，方用四逆汤加减；若寒水冲逆者，方用桂枝加桂汤或救逆汤。张教授常强调，临证须细辨肝阳虚和脾阳虚的区别，两者皆有四肢乏力、寒厥表现，但脾阳虚者常伴胃纳差，大便烂，而肝阳虚者则无此症。

二、注重营卫学说

张教授认为，解决患者睡眠非常重要，寐可则神清，清则诸症自除。治疗不寐多从营卫学说入手，认为不寐的根本病机是营卫不和。卫气在白天和晚上巡行的部位紊乱，卫气运行和时间不协调，则出现睡眠障碍，应进入阴分的卫气仍稽留阳分则夜不眠、烦躁、体热；应出阳分的卫气仍留在阴分，则见早晨不易醒、身体倦怠、怕冷。张教授在治疗时推崇经方，常以桂枝汤为基本方调和营卫。

三、肝胆犯胃，以胃气为本

本病病位在肝，肝胆失疏，脾胃首当其冲，常在小柴胡汤基础上，重用健脾之品。选用白术、茯苓、黄芪等，尤喜重用黄芪，以 60g 为始量，乃因其为益气健脾胃之圣药。脾胃虚弱不能运化水湿，常有湿邪内阻证，张教授不主张苦寒燥湿，因苦寒有伤脾胃之虞，胃气虚又苦寒攻之，则胃气更虚，宜选用藿香、佩兰芳香化湿。

四、善用经方，随证加减

张教授精研《伤寒论》，认为肝胆主疏泄，既有太过亦有不及，每每虚实相因，常用柴胡桂枝汤为基本方，方中以小柴胡汤调整枢机，用桂枝汤调补肝脾。若兼肾阳亏虚者合四逆汤；中阳亏虚者合理中汤；中焦湿热者加茵陈、栀子、石菖蒲、薏苡仁；脾胃气滞者加木香、砂仁；食滞者加谷芽、麦芽、鸡内金；汗出多者则重用桑叶，以 60g 为始用量，本品量少疏散，量大止汗。

五、善于药物与心理调治并重

张教授强调心理障碍性疾病，药物并非万能，须药物与心理调治并重。

第二十八节　陈镜合

陈镜合[28]教授在郁证的诊治方面有着丰富的临床经

验，他认为郁证的发病，情志内伤是主要致病因素，脏气虚弱是发病的内在原因。初发病为气滞，兼血瘀、痰浊、食滞等。久病涉及肝、脾、胃、心、肾等脏腑虚损，阴阳失调。治疗以疏肝理气为第一法，注重调理脾胃、养心安神、补益肝肾、调治结合。除重视药物治疗外，情志护理尤为重要。

第二十九节　张泰康

张泰康[29]教授认为郁证初病之时，多为气郁痰闭，肝脾失调，脑府郁闭，神明失聪，实多虚少；久病之后，因气血损伤，阴精亏耗，肝肾虚损，髓海枯乏，脑府失荣，虚多实少。

一、气部痰闭，肝脾失调，脑神不展

本病多因情志不通，忧思不解，肝气郁滞，脾失健运，以致痰浊郁闭，气血不调，脑气与脏腑之气不相顺接，清窍蒙蔽，脑神不展。治宜验方开郁悦神汤。方中柴胡、香附、青皮舒肝理气开郁；丹参、赤芍活血调肝，调畅气血；陈皮、半夏、郁金、天竺黄、石菖蒲、远志理气祛痰，开窍醒神；黄芩、黄连、栀子清解郁热，清心除烦；酸枣仁、茯苓养心安神，健脑宁志；合欢皮开郁悦神，珍珠母镇静安神。若见肝火炽盛，急躁暴怒、口苦而干者，重用栀子15～30g，加龙胆草；阳明热盛，口渴心烦者，重用石膏30～60g；大便秘结者，加大黄、芒硝；痰浊壅盛，神识呆滞、恶心欲吐者，加姜汁、竹沥汁、竹茹、白芥子；夜寐不宁、恶梦易惊者，加磁石、朱砂、琥珀；经期病情加重者，加益母草、桃仁、红花、三棱、莪术。

二、气血亏耗，髓海不足，脑失涵养

临床分为 2 型：

1. 如偏于心脾两虚，气血亏损者，多见形体消瘦、嗜卧懒言、少气乏力、焦虑不安、烦闷不愿与人接触、神情沮丧、忧伤欲泣、心悸易惊、面憔无华、脉多细弱。治宜验方养心健脾汤。方中黄芪、酸枣仁、柏子仁、夜交藤、合欢皮、五味子益气宁心安神；龙骨、牡蛎镇心安神；桂枝、甘草通达心阳；石菖蒲、远志开心窍、祛痰浊以醒神。

2. 如偏于肝肾不足，精少髓空者，多见头昏耳鸣、精神萎靡、反应迟缓、思维失聪、记忆力大减、生活散漫、恐惶不敢见人、性欲淡漠、脉沉细微。治宜验方补髓荣脑汤。方中熟地黄、当归、白芍、女贞子、枸杞子、五味子、桑椹子、山茱萸峻补阴精，充填髓海，益肝强肾；淫羊藿、巴戟天、附子、肉桂温肾壮阳，补阳生阴；酸枣仁、柏子仁、珍珠母安神健脑；石菖蒲祛痰开窍醒脑。

第三十节　李志道

李志道[30]教授认为郁证的病位早期以心肝为主，久病可涉及脾肾，故郁证早期治疗以调心肝为主，后期兼顾脾肾。

　　李志道教授对于针刺与走罐结合治疗郁证，经验颇丰，善用各种针具罐具结合应用，反对一根针主义。以针刺调心神、疏肝解郁；走罐内调五脏六腑外调十二经脉。通过针刺与走罐的结合，达到调达气机，顺畅血运，祛瘀生新之目的。

　　对于肝气郁结证，以疏肝解郁，调神理气为治则，治疗上针刺选穴有胆经四透、合谷、太冲、期门、阳陵泉、内关、阴郄。合谷、太冲为手阳明、足厥阴之原穴，即四关。李志道教授认为四关作用甚广，施以不同手法，随症配穴，故有"百病用四关，虚可补，实可泻"之精论。在此基础上。配以他的经验穴期门、阳陵泉募合相配，内关、阴郄调神安志。合谷与阴郄相配又是止汗之对穴。胆经四透是指：①从颔厌进针经悬颅、悬厘平刺至曲鬓方向；②从曲鬓进针平刺至率谷方向；③从率谷进针平刺透过天冲；④从浮白进针平刺至头窍阴方向。以上是李教授积多年经验总结出的疏肝解郁的有效组穴。走罐为沿着膀胱经通走罐，用旋罐的手法缓慢的走速。然后重点在肝俞、心俞用闪罐法闪 10 次，再进行肝胆区走罐，在督脉、足太阳膀胱经第一侧线和第二侧线 3 条线分别再走罐，此法为"内调五脏六腑，外调十二经脉。"加强肝胆区走罐和闪罐，意在调肝胆舒情志。

　　对于脾虚痰气郁结梅核气证，以健脾理气、化痰解郁为治则。治疗上针刺选穴为胆经四透、劳宫、丰隆、悬钟、三阴交、内关。走罐为通走后，重点在肺俞和脾俞闪罐 10 次，再进行肺区、脾胃区走罐，肺区、脾胃区即第 1 胸椎棘突至第1腰椎棘突。分督脉、足太阳膀胱经第一侧线和第二侧线3条线分别走罐，并且在两侧肺俞和脾俞之间横向推拉走罐。劳宫穴是治疗痰气郁结梅核气的特效穴，加入此穴疗效明显。同时令患者做吞咽唾液和咳嗽的动作，是提高疗效的重要环节。丰隆穴为化痰要穴，悬钟穴属胆经、足三络，两穴相配伍有方剂学中温胆汤之效，是疏肝健脾、化痰理气对穴。三阴交为足三阴经交会穴，足三阴经到达或接近咽喉部，此穴是治疗咽喉诸病要穴。肺区、脾胃区走罐可温经通阳，健脾肺而化痰。

对于心脾两虚证，以调和心脾、疏肝解郁为治则。治疗上针刺选胆经四透、补三气、四神聪透百会、神门、三阴交。走罐方法为通走后，重点在心俞和脾俞闪罐10次，再进行心区和脾区走罐。心区即第3胸椎棘突至第6胸椎棘突，脾区即第9胸椎棘突至第1腰椎棘突。分督脉、足太阳膀胱经第一侧线和第二侧线3条线分别走罐。胸腹部的膻中、中脘、气海是李志道教授常用而有效的组穴，并定义为补三气。全身之气不外乎清气、水谷之气和元气，三气之间互相资生，三穴组合通补全身之气。配合后背部走罐，前后对应整体调节人体气机。三阴交是足三阴经交会穴，肝脾肾三脏关系精血，故李志道教授将此穴定为精血之穴。更合心原神门，已是当今临床公认的填精补血、安神定志的有效对穴。四神聪透百会，升阳益气、安神镇静。

第三十一节　陈枢燮

陈枢燮[31]教授对郁证研究颇深，在治疗该病方面形成了自己的特点：

一、郁必滞气，首重畅理气机

陈枢燮教授认为，郁证郁必滞气，治疗上首要为畅理气机。肝为将军之官、风木之脏，体阴用阳，主情志而司疏泄，喜条达而恶抑郁。情郁志结，必致肝木失疏泄之职，气失畅遂之机，窒滞胀满，在所难免。气机郁滞则血瘀、痰结、湿阻、伏火、食滞随之而发，交相为患，呈现多种临床表现。故治郁首当疏理肝木，调畅气机。

临床上香附、厚朴、佛手、枳壳等温辛流动之品，势所必用。其中香附善理肝郁，为气病之总司，兼及血分瘀滞。厚朴长于通行胃肠气道，两相为伍，开郁行气颇为灵验。又有青皮、陈皮，破滞行气，疏肝解郁，调理土木，堪为妙品，随证应用，能加速疗效。并指出郁症之初，乘气滞未久，须把握病机，集中气药，一击奏效。即使虚中夹实，或郁久伤正，亦当配以气药，畅达木气。

此外指出，可根据病人郁滞因由，晓之以理，动之以情地开导、劝慰。如叶天士"移情易性"之举，不失为治郁的辅助手段。

二、郁证多变，强调谨守病机

郁证常因病发急缓、病程长短、个体差异而表现出不同的病理变化。此中以气滞郁热、蕴湿聚痰、气郁血瘀、郁伤正气等常见。陈枢燮教授临床十分强调治郁不可拘泥疏郁行气一法，当谨守病机，揆度奇恒。

如郁滞伏热而口苦、苔黄，当疏郁清泄，用芩、连、栀子、龙胆草之属；郁滞生风而眩晕、头痛，当疏郁息风，用天麻、白菊花、白蒺藜、石决明等品；郁滞生痰而胸痞、痰多、呕恶，当疏郁豁痰，用陈皮、化橘红、半夏、竹茹之类；郁滞血瘀而胁肋、胸腹及身痛，当疏郁活血，用赤芍、丹参、当归、川芎等味；郁滞蕴湿而腹胀身困、纳呆苔腻，当开郁除湿，用藿香、佩兰、茯苓、生薏苡仁等药；郁伤正气，神疲身软，少气心慌，当解郁扶正，用太子参、山药、南北沙参、白术等；郁耗心血，暗损肝阴，失眠心悸、眩晕，当解郁养血，益阴宁神，用酸枣仁、合欢皮、五味子、珍珠母、白芍等。总之论治郁证须把握气血、痰湿、寒热及虚实机转，随证立法。

三、同病异治，临证权变

陈枢燮教授临床上诊治郁证病人之时，发现病证主诉有同有异。其中病证虽同而因体质及病变进程的不同呈现不同的病理机转，治疗须随之而变，不可固守一方一药。如同是眩晕，郁火生风者，用天麻钩藤饮加减以疏郁清热、平肝息风；因郁痰夹风者，用温胆汤或二陈汤进退以豁痰开郁、息风定眩；因郁耗心血、肝阴不足、虚风上扰者，用酸枣仁汤、珍珠母丸结合应用以解郁养血，益阴息风；因郁伤气阴者，用异功散、生脉散增损以益气养阴、息风定眩。总之审证论治，随症遣方，注重临证权变，才能做到理、法、方、药一线贯通，治疗收效。

第三十二节　雍履平

雍履平[32]教授认为抑郁症多由先天遗传和后天长期思想矛盾或精神负担过重所致，临证常以安脏达郁法治疗，内容如下。

一、内源性抑郁症宜安脏达郁，兼心脑共调

内源性抑郁症有单相和双相两型，双相为抑郁与躁狂交替发作，单相以抑郁为主。雍履平教授从"神郁"辨治。治神应从两方面着手，一方面要安五脏，因神为心主，为五神脏之首。心神有变，诸脏随之；另一方面，须与脑同调，因"人之元神在脑，识神在心，心脑息息相通"，故在安脏达郁的同时，尤须兼顾通窍醒脑。安脏药常用太子参、熟地黄、当归、白术、炙甘草；达郁药常用升麻、柴胡、川芎、香附、桑白皮、橘叶、白蒺藜；通窍醒脑药常用细辛、白芷、甘松、石菖蒲、土鳖虫、全蝎。

二、反应性抑郁症宜安脏达郁，佐敛精益肾

反应性抑郁症多因超强精神打击，悲则气消，忧则气

沉，必伤脾肺；怒则气上，惊则气乱，恐则气下，又伤肝肾。故用药不仅要安脏达郁，还要敛精益肾。雍氏常用龙骨、牡蛎、五味子、益智仁、鹿角霜胶、鸡内金之类敛精益肾。

三、心因性抑郁症宜安脏达郁，兼通气养脾

心因性抑郁症较反应性抑郁症为轻，雍履平教授认为此乃中医之思郁。治宜安脏达郁，还需通气养脾。常用郁金、木香、砂仁、沉香、远志、石菖蒲、山药、黄精、白芍、茯神、柏子仁之品通气养脾。

四、更年期抑郁症宜安脏达郁，佐滋补肝肾

雍履平教授认为，此乃精衰血少所致。故治宜安脏达郁，尤须滋补肝肾。常用龟甲、鹿角胶、紫河车、淫羊藿、巴戟天、沙苑子、石斛、女贞子之类滋补肝肾。

第三十三节　范军铭

范军铭[33]教授通过对抑郁症长期动态观察，总结出对抑郁症的辨证分期，及分期论治。

一、不泥于古，辨证分期

范军铭教授经过多年的临床经验总结认为，抑郁证在不同发展阶段其临床表现不尽相同，发病机制也有气、痰、瘀、虚的不同侧重，应针对不同时期，不同致病因素，辨

证治疗。据此范军铭教授将抑郁证分为早、中、晚 3 期，分别采用理气、化痰、祛瘀、补虚之法加以论治。

二、针对主证分期论治

范军铭教授指出：发病早期，气证居多，病位在肝，多因长期情志不遂，影响肝主疏泄的功能，使肝失条达，肝气郁结，失于疏泄而导致本病发生。常有胸胁满闷、喜叹息、失眠、健忘、不善与人交往、舌边红、苔薄白或薄黄、脉弦等症。选用逍遥散为主方加减治疗。若气郁化火，扰乱心神，兼见心烦、入睡困难者，常加牡丹皮、栀子以清郁热，安心神；如肝郁横克脾土，以致脾胃亏虚者，则惯用党参、白术补益脾胃。

范军铭教授强调：倘早期失治，气滞日久，气机不畅，津液失布，聚而成痰，痰阻脉道，因阻致瘀血，痰瘀搏结，病难速已，则进入本病中期阶段，临床以瘀证、痰证多见。偏于痰者可有不寐或多寐、头昏重等症，重者呕恶、胸闷、兴趣减少、舌红、苔白或黄腻、脉弦滑。范军铭教授惯用温胆汤为主方，增以白僵蚕、郁金、菖蒲、远志，化痰开窍、解郁安神。如日久化热，痰火内盛者，更加柴胡、黄芩兼清郁热。偏于瘀者多有失眠多梦、头痛日久、痛如针刺而有定处、急躁易怒、入暮潮热、唇暗或两目暗黑、舌质紫暗或见瘀斑瘀点、脉涩等症。范师多用血府逐瘀汤加减治疗，若血行瘀滞，心神失养，易伴见心悸失眠，酌加生晒参、酸枣仁、茯神以养心安神。

范军铭教授总结：本病进入晚期，因迁延日久，耗损

气血，脏腑亏虚，故临床多见虚证。多有面色无华、情绪
低落、郁郁寡欢、心悸失眠、头晕耳鸣、食少纳呆、舌淡
红、苔薄白、脉沉细弱等症。范军铭教授择用归脾汤加减
治疗本证。然久病多虚、久病多瘀，常致虚实夹杂。倘虚
中夹瘀，则应于补养之剂中加以活血养血之品，如当归、
鸡血藤，使补不留瘀。

三、正确认识老年抑郁症

1. 临床表现

心境低落、兴趣丧失、思维迟缓、自我评价过低等精
神症状外，还包括许多躯体不适。

2. 发病病因

中医认为抑郁症的发病原因是：病根在脾、肾，而肝、
心、脾等脏腑功能失调而不能完成本身应有的功能，导致
阴阳失调，内环境紊乱。

总　　结

综上所述，中医名家们在治疗郁证时以辨证论治为基
础，采用内服、针刺等综合的治疗方法，均十分重视心理
疏导、情志治疗。

中医名家们熟读古代经书基础上，结合个人多年的临
床经验，对郁证的病因病机、辨证治疗上提出了个人的经
验与思路。为我们在临床辨证治疗思路上提供启示。我们
在临床上应善于运用名家的法宝，但又要不拘泥于名家的

思路，做到有所继承、有所发挥、有所创新。

（李凌、叶润英、王小云）

参考文献

[1] 张剑. 李辅仁治疗老年抑郁症经验. 中医杂志，2000，41（4）：208-209.

[2] 李郑生. 李振华教授治疗脏躁病经验. 中医药学刊，2006，24（10）：1804-1805.

[3] 张宁. 董建华教授论治郁证经验. 新中医，1991，（9）：17-18.

[4] 余惠平. 韩明向诊治郁证经验. 中国中医药信息杂志，2011，8（6）：89-90.

[5] 程志清. 名医魏长春治郁症特色. 浙江中医学院学报，2000，24（1）：53-54.

[6] 鞠庆波. 李德新治疗抑郁症临床经验. 世界中医药，2011，6（4）：303-304.

[7] 朱纬，张波. 郭中元治疗郁证的经验. 河北中医，1993，15（5）：40-41.

[8] 陈玲娣. 陈苏生治疗郁证的经验. 上海中医药杂志，1990，（2）：31.

[9] 郭章华. 刘公望教授针灸治疗抑郁症经验. 上海针灸杂志，2008，27（5）：1-2.

[10] 冯韵凝，魏睦新. 魏睦新教授治疗郁证的经验探讨. 中华中医药学刊，2009，27（6）：1232-1234.

[11] 孟巧绒，苟天存，刘丽. 杨鉴冰教授治疗妇科脏躁临床经验. 陕西中医学院学报，2006，29（1）：22-23.

[12] 徐健众. 张之文抑郁性神经症的中医证治经验. 重庆市中

医药学会学术年会论文集，2012：114 - 117.

［13］张光茹，董朝晖. 张翼治郁证常用药对的经验. 辽宁中医杂志，2002，29（4）：196.

［14］张华. 臧佩林教授治疗抑郁症经验介绍. 新中医，2007，39（3）：12 - 13.

［15］闫继兰. 李春华老师治"郁"之经验. 云南中医中药杂志，1998，19（3）：2 - 3.

［16］张会莲. 周绍华治疗郁证经验. 光明中医，2010，25（9）：1567 - 1568.

［17］贯春节. 郝万山教授治疗精神抑郁症的思路与经验. 光明中医，2001，16（3）：54 - 55.

［18］杜小利，梁岩. 李遇春教授治疗妇女郁证经验. 中医杂志，2010，51（8）：689 - 690.

［19］杨耀峰，刘筱茂. 刘茂林治疗抑郁症的临床经验. 陕西中医，2011，32（9）：1210 - 1211.

［20］张国江，赵卫. 刘玉洁辨治抑郁症的经验. 河北中医，2009，31（12）：1765 - 1766.

［21］芮华珍. 夏桂成教授关于新产郁冒的证治经验. 南京中医药大学学报，1998，14（1）：41 - 43.

［22］王世宏. 谢兆丰老中医治疗五脏郁证的经验. 江苏中医，1996，17（1）：7 - 8.

［23］任晓芳，杨璞叶. 杨震运用相火学说论治郁病经验. 中医杂志，2009，50（9）：786 - 790.

［24］褚代芳，党博，侯杰军. 李巧兰治疗老年抑郁症经验介绍. 江西中医药，2008，39（303）：8 - 9.

［25］郭雅明，刘翠峰. 王彦恒治疗抑郁症经验. 河北中医，2002，24（2）：100 - 101.

［26］张增建.陈树真治疗郁证的经验探讨.中国中医药现代远程教育，2011，9（8）：145-146.

［27］沈创鹏，朱志敏.张横柳教授治疗抑郁性神经症经验介绍.新中医，2008，40（9）：21.

［28］李俐.陈镜合治疗郁证经验.辽宁中医杂志，2009，36（3）：346-347.

［29］张鹏，张程.张泰康治疗抑郁症经验.中医杂志，2000，41（11）：654-679.

［30］刘静波，李西忠，史丽英.李志道教授针罐并用治疗郁证验案.中医药学报，2011，39（4）：143-144.

［31］谢辅弼.陈枢燮论治郁证经验特色.四川中医，1995，1：8.

［32］姜志明.雍履平用安脏达郁法治疗抑郁症经验.中医杂志，2000，41（3）：143-144.

［33］梁廷营，刘华，任中万，等.范军铭主任医师治疗抑郁症临床经验.中医研究，2010，23（3）：60.

第七章 名医典型医案

第一节 谢海洲医案[1]

一、阴虚内热证

病例一：秦某，女，18 岁。

初诊：患者于数年前因受精神刺激，一直精神恍惚，影响学习和工作，良以为苦。曾服用西药安定剂多种，不愈。1987 年 9 月 25 日诊查：精神恍惚，纳差，心烦不安，手心出汗，二便尚可，月经错后，时而淋漓不断，舌红胖嫩，苔薄黄，脉沉弦。

[辨证] 情志不遂，肝郁抑脾，心气耗伤，阴虚内热。

[治法] 养心安神定志，滋阴清热除烦。

[方药] 炙甘草 9g，浮小麦 30g，五味子 9g，煅龙骨 24g，煅牡蛎 24g，首乌藤 18g，莲子心 3g，百合 12g，生地 15g，知母 9g，桂枝 10g，白芍 18g。水煎服，10 剂。

二诊：1987 年 10 月 4 日，手心出汗消失，精神恍惚有所减轻，但烦躁不安，纳谷欠佳，每晚睡 5~6 小时，舌淡红，苔薄白，脉沉细。经期间烦甚。治宜解郁清热除烦，滋阴养血安神。处方：川连 5g，黄芩 9g，栀子 6g，白芍 18g，郁金 12g，菖蒲 9g，阿胶（烊化）9g，莲子心 3g，百合 12g，鸡子黄（分冲）2 枚，首乌藤 18g，牡丹皮 12g。水煎服，7 剂。

三诊：1987 年 10 月 16 日，纳、寐尚可，心烦易怒，性情不稳，大便干结，三日一行，舌尖红，苔薄，脉沉细。治宜继续解郁除烦清热，兼以安神定志。处方：川连 5g，黄芩 9g，栀子 6g，知母 12g，郁金 12g，菖蒲 6g，菊花 9g，百合 12g，炒酸枣仁 15g，蔓荆子 9g，沙苑子 9g，茺蔚子 12g，白蒺藜 15g，川楝子 9g。水煎服，7 剂。

四诊：1987 年 10 月 18 日，烦躁减轻，寐可，纳少，月经至，经量、色泽尚好，舌淡红，苔薄白，脉沉细。治宜安神定志、解郁除烦。处方：川连 5g，黄芩 9g，栀子 6g，白芍 18g，阿胶（烊化）9g，焦神曲 12g，郁金 12g，菖蒲 12g，煅龙齿 24g，灵磁石 12g，朱砂粉（分冲）1.5g，炙甘草 9g，浮小麦 30g，五味子 9g。水煎服，7 剂。

五诊：1987 年 10 月 25 日，精神好转，脱发，时而烦躁，纳、寐尚可，大便一周未行，舌淡，边尖红，脉沉细。证属气郁心烦，肝火尚盛。治宜平肝疏肝清热、解郁除烦安神。处方：淡豆豉 10g，龙胆草 10g，银柴胡 10g，益母草 15g，郁金 15g，菖蒲 10g，栀子 5g，黄芩 10g，香附 15g，朱砂（临睡时冲服）1.5g。水煎服，7 剂。另用补肾养血之品，以生发固脱。处方丸药长服：制首乌 80g，菟丝子 50g，枸杞子 40g，牛膝 40g，茯苓 50g，当归 30g，补骨脂 40g，制黄精 50g。共研细粉，制成蜜丸，每丸重 10g，每次 1 丸，日 2 次。

病例二：董某，女，26 岁。

初诊：患者 2 年前因恋爱失意，思虑成疾，自觉痛苦万分，莫可名状。辗转多家医院，查无阳性结果，治疗少效。1996 年 11 月 7 日诊查：患者精神抑郁，烦躁不宁，时太息，数欠伸，悲伤易哭，胆怯易惊，自鄙自卑，时萌轻生念头，寐少梦多，神散不收，头晕昏蒙，腰膝酸软，月经先期量少，不能胜任日常工作，舌胖质淡，苔少，脉虚弦。

[辨证] 肝郁脾虚，阴虚火旺，阳亢神浮。

[治法] 疏肝理气，解郁理脾，滋阴镇潜，安神定志。

[方药] 郁金 12g，菖蒲 12g，栀子 9g，淡豆豉 12g，百合 15g，生地黄 15g，知母 10g，莲子心 3g，夜交藤 30g，合欢皮 10g，煅龙骨 30g，煅牡蛎 30g。水煎服，14 剂。每日 1 剂，效不更方，可继服。

二诊：1997 年 3 月 20 日，精神好转，欲哭不能，烦怒头晕仍重，舌质显红，脉同前，宗前法调方如下：郁金 12g，菖蒲 12g，栀子 9g，莲子心 5g，夜交藤 30g，合欢皮 10g，百合 15g，生地黄 30g，知母 10g，煅龙骨 30g，煅牡蛎 30g，珍珠母 30g，灵磁石 15g，水煎服，7 剂。

三诊：1997 年 3 月 27 日，药后好转，诸症减轻，唯心烦，入睡极难，药物略作调整。处方：川黄连 6g，黄芩 9g，阿胶珠 12g，鸡子黄（分冲）2 枚，白芍 18g，炙百合

15g，生地黄 30g，知母 10g，夜交藤 30g，郁金 12g，菖蒲
12g，煅龙骨 30g，煅牡蛎 30g。水煎服，7 剂。

四诊：1997 年 4 月 3 日，精神集中，思维敏捷，表情
丰富自然，应答流利正确。恢复上班，工作自如，服下方
以固疗效。处方：炙甘草 10g，浮小麦 30g，肥大枣 7 枚，
百合 15g，生地黄 15g，知母 10g，郁金 12g，菖蒲 15g，栀
子 9g，川黄连 6g，白芍 18g，黄芩 9g，阿胶珠 12g，鸡子
黄（分冲）2 个。水煎服，20 剂。以资巩固。

二、肝肾阴虚证

林某，女，39 岁。

初诊：半年前其长女突然病故，遂精神恍惚，心悸不
安。1965 年 10 月 27 日诊查：头晕烦躁，夜寐不宁，或悲
或喜，反复无常，有时喃喃自语，有放声嚎哭，多忧善虑，
面容憔悴，形体消瘦，骨蒸潮热，周身疼痛，引及两胁，
其痛楚难以名状，胃纳呆钝，二便不畅，舌红少津，脉
虚弦。

［辨证］肝肾阴虚。

［治法］滋养肝肾为主，略参疏利肝气。

［方药］北沙参 10g，麦冬 10g，生地 30g，川楝子 10g，
乌梅 5g，丹皮 10g，枸杞子 15g，桑白皮 10g，瓜蒌仁 10g。
水煎服，7 剂。

二诊：1965 年 11 月 5 日，药后纳已增，寐渐安，全身
及胁肋疼痛均见减轻，稍有时头晕。拟增平肝扶脾之品于
前方之内。处方：北沙参 10g，生地 30g，乌梅 5g，枸杞子

15g，当归 10g，山药 10g，川楝子 10g，石斛 15g，薏苡仁 20g，石决明 15g，白蒺藜 15g，牡丹皮 10g，水煎服，7 剂。药后诸症悉除，嘱其家属注意劝慰，以免再发。

三、肝阴虚火旺证

病例一：何某，女，32 岁。

初诊：患者年前因受惊后引起失眠多梦、胆小怕事等症，经医院各项理化检查均正常，诊断为神经衰弱。虽经多方求治，效果不显，病症有增无减。1991 年 10 月 8 日诊查：自述彻夜不眠，心情烦躁，心惊胆怯，记忆力明显减退，口苦咽干，月经提前，神疲乏力，舌红苔薄黄，脉弦细数。

［辨证］肝阴虚火旺。

［治法］养血柔肝，清热安神。

［方药］柴胡 10g，黄芩 10g，白芍 10g，百合 20g，知母 10g，川芎 10g，茯苓 10g，党参 10g，大枣 5 枚，甘草 3g，黄连 6g，生地 15g，酸枣仁 20g，五味子 15g，生龙骨 25g，生牡蛎 25g。水煎服，7 剂。

二诊：1991 年 10 月 16 日，自述药后睡眠好转，精神有增，口苦发咸。效不更方，上方继服 30 剂，诸症皆除。

病例二：刘某，男，17 岁。

初诊：患者因去年中考学习紧张，思想负担过重，引起失眠多梦，每晚睡眠约 3 小时，次日神疲乏力，上课精力不集中，记忆力减退。1992 年 5 月 9 日诊查：心情烦躁，大便偏干，舌淡红，苔薄黄，脉弦数。

［辨证］肝火旺盛，魂不守舍。

［治法］养阴清肝，安神定志。

［方药］柴胡枣仁汤（自创方）加生龙骨25g，生牡蛎25g，栀子10g，琥珀粉（冲服）3g。水煎服，7剂。

二诊：1992年5月16日，自述服药3剂后已能睡眠5小时，心情烦躁减轻，大便正常，精神好转，舌淡红苔薄黄，脉弦。用原方继服40剂，病证全部消失，学习成绩提高。

第二节　何任医案[2]

肝胃气滞证

张某，女，38岁。

初诊：由于工作劳累已久，时有失眠、头痛。后又因受刺激，心情不舒，诊为脏躁（曾住院，诊为癔病）。1981年10月5日诊查：常郁郁寡欢，少言语，常以小事哭闹，兴奋以后头痛气促，频作呵欠，心烦倦乏，胃部隐痛。发作时手足冷，闭目如睡，舌质微红，脉弦细。

［辨证］肝胃气滞。

［治法］开郁滋清。

［方药］柴胡9g，枳实9g，白芍12g，炙甘草9g，百合15g，干地黄15g，淮小麦30g，红枣18g。5剂。

二诊：上方服5剂，烦躁轻，胃部舒，已不痛。再照原方续服10余剂。较长时间稳定，而未复作。

第三节　徐恕甫医案[3]

木旺土虚证

病例一：吴某，女，38 岁。

初诊：素怀抑郁，肝气不适，右胁下有痞多年，近则其气上攻，呕吐酸苦水，左脉弦数，右沉细。

[辨证] 木旺土虚。

[治法] 温中降逆，疏达木郁。

[方药] 吴萸珠 6.6g，野於术 6g，白云苓 6g，姜炒川连 2.4g，杭白芍 4.5g，炒潞党 4.5g，川楝子 6g，法半夏 6g，广陈皮 4.5g，醋淬赭石 9g，烧焦红枣 3 枚，姜汁（冲服）半杯。

二诊：左手脉象已平，口不苦，时泛清水，治宜偏重脾阳，兼调肝木。又 5 剂诸证霍然。野於术 6g，炒潞党 4.5g，广陈皮 4.5g，白云苓 6g，老蔻仁 3.6g，炒杭芍 4.5g，广木香 3g，藿香梗 3.6g，甘草 3g，生姜 3 片，红枣 3 枚，荷叶边 1 张。

病例二[3]：王某，女，47 岁。

初诊：平素性情刚躁，木旺土虚，左脉弦，右脉缓，头晕目眩，纳少，带下绵绵，周身不适，酸软无力。

[辨证] 肝旺乘脾，土虚湿盛，清阳不升。

[治法] 养血，兼健脾阳。

[方药] 大熟地 9g，酒白芍 4.2g，西砂仁 4.2g，酒寄

生 9g，全当归 6g，龟板胶 7.5g，白云苓 9g，化橘红 4.5g，西秦艽 9g，粉甘草 3g，红枣 3 枚，桂圆 3 个，生姜 3 片。

二诊：上方 4 剂，诸症俱减，仍宗原方加减投之：大熟地 9g，酒白芍 6g，贡於术 7.5g，太子参 6g，西砂仁 3.6，法半夏 6g，全当归 6g，茯神 9g，化橘红 4.5g，西秦艽 9g，粉甘草 3g，桂圆 5 个，红枣 3 枚，生姜 3 片。

三诊：服方后，头晕心慌已除。唯近胃脘稍胀，时而小痛，宜香砂六君子以温之，3 剂告愈。野於术 7.5g，炒潞党 6g，化橘红 4.5g，法半夏 6g，西砂仁 4.5g，白云苓 9g，广木香 3.9g，藿香梗 3.9g，川朴 4.5g，高良姜 2.4g，粉甘草 3g，淡干姜 3g，枇杷叶 6g，红枣 3 枚。

第四节　王文彦医案[4]

神经衰弱

病例一：肝经郁热，胆火扰心证。

万某，女，38 岁。

初诊：患者平素性情急躁，1995 年 2 月 26 日诊查：近 1 个月来右胁胀痛，伴口苦咽干，夜眠多梦，晨起头晕，心烦易怒，两次查肝功、肝胆脾 B 超及肝炎相关抗原抗体均未见异常，舌红，苔薄黄，脉弦。

[辨证] 肝经郁热，胆火扰心。

[治法] 疏肝泄热，清胆安神。

[方药] 柴胡 15g，栀子 20g，淡豆豉 15g，陈皮 15g，

半夏 15g，茯苓 20g，甘草 15g，枳实 15g，竹茹 15g，香附 10g。3 剂，日 1 剂，水煎，分 3 次口服。

二诊：1995 年 3 月 2 日，右胁胀痛稍减，心烦、口苦、头晕均缓解，夜眠仍梦多，舌淡红，苔薄黄，脉弦。肝热已除，气机欠畅。前方去栀子，加佛手 15g，香橼 15g。6 剂，日 1 剂，水煎分 3 次口服。

三诊：1995 年 3 月 9 日，右胁痛缓解，夜眠仍梦多，饮食及二便正常，舌淡红，苔薄，脉沉。此肝气已舒，心神欠安之象。前方去豆豉、香附，加远志 20g。6 剂，日 1 剂，水煎，分 3 次口服。

四诊：1995 年 3 月 16 日，右胁不痛，夜眠已安，饮食及二便均正常，舌淡红，苔白，脉沉稍弱。患者肝热已清，肝气亦舒，似有气血不足之意。予人参归脾丸 1 丸，日 1 次，连服 2 周，以扶正气。

病例二：惊恐气乱，焦虑伤神证。

王某，女，42 岁。

初诊：患者因恐惧和精神高度紧张 7 昼夜未眠，其后即不能入睡。1999 年 10 月 20 日诊查：两目干涩，周身酸楚，腰酸痛，乏力倦怠，精神不能集中，健忘，心烦，不思饮食，舌淡红，苔白，脉弱。

[辨证] 惊恐气乱，焦虑伤神。

[治法] 健脾补肾，理气安神。

[方药] 熟地 20g，阿胶（烊化）20g，香附 15g，陈皮 15g，远志 15g，合欢花 15g，半夏 15g，茯苓 20g，甘草 15g，黄连 7.5g，鸡蛋黄 2 个，枳壳 15g，竹茹 15g。3 剂，

日 1 剂，水煎，分 2 次口服。

二诊：1999 年 10 月 24 日，服药 1 剂后即能安睡，3 剂
尽则余症亦除，唯两目仍干，舌淡红，苔白，脉细。此肾阴
犹不足之象，仍以上方加枸杞 20g，甜菊花 15g。6 剂而愈。

病例三：气郁血虚证。

关某，女，24 岁。

初诊：3 年前因失恋，精神受刺激，后渐觉头胀失眠，
历 2 年不解，近 2 个月加剧。1982 年 4 月 9 日诊查：头胀
欲裂，昼夜不眠，自觉神志较前模糊，伴面苍白食少，间
有干呕，气短乏力，懒于言语，验其舌质淡，苔薄，候其
脉弦细而寸弱甚。

［辨证］气郁血虚。

［治法］养心安神。

［方药］甘麦大枣汤加味：小麦 60g，甘草 10g，大枣 5
枚，百合（先煎）30g，炒白芍 20g，当归 20g，珍珠母
20g，薄荷 10g，陈皮 15g，竹茹 15g，炒酸枣仁 30g，柏子
仁 20g。3 剂，水煎服。

二诊：1982 年 4 月 13 日，烦减眠增，干呕亦增，唯头
痛仍著。去陈皮，加菊花 20g，蔓荆子 15g。后守前法续进
30 剂，诸症悉除。

第五节　张琪医案[5]

情志病，从心肝辨治神志病

病例一：五志过极，肝郁化火证。

李某，女，65 岁。

初诊：2 年前患神经强迫症经张老治愈，本年 9 月因暴怒犯病，曾自用张老前方 20 余剂不效。家住外地，与其家人来哈就医。1998 年 11 月 16 日诊查：表情淡漠，苦闷状，情绪不稳，悲观失望，惊悸失眠，服舒乐安定 4 片，始能朦胧入睡三四个小时，多梦幻想，终日痛苦，不能自拔，自感病已陷入绝境，无痊愈之望，对治疗失去信心。张老开始以安神养心之剂，二次复诊，又以温胆汤加味主治均无效，后去深圳疗养，去广州就医均无效，本次又来哈求治。观其神志呆板，沉默不语，面色暗无光泽，舌红，苔白燥，脉象弦滑，重按有力，询其大便秘结不通，小便黄赤。

［辨证］五志过极，肝郁化火。

［治法］清泄肝火，涤痰安神。

［方药］川芎 15g，苍术 15g，香附 20g，郁金 15g，川连 15g，黄芩 15g，大黄 10g，山栀 15g，生地 20g，玄参 15g，麦冬 20g，石菖蒲 15g，远志 15g，炒酸枣仁 20g，胆南星 15g，竹茹 15g，橘红 15g，半夏 15g，茯苓 15g，甘草 15g，水煎，日 2 次服。

二诊：11 月 24 日，服药 7 剂，大便日行 1~2 次，下黏秽便，色污奇臭，睡眠明显改善，精神苦闷大减，来诊时面露笑容。情绪有一定程度稳定，多疑幻想亦有好转，病人对治疗有了信心，自感有痊愈之望。继以上方化裁调治，拟方：川连 15g，黄芩 15g，大黄 10g，栀子 15g，礞石 20g，沉香 10g，郁金 15g，柴胡 15g，石菖蒲 15g，胆星

15g，远志 15g，半夏 15g，生地 20g，麦冬 20g，玄参 20g，炒酸枣仁 20g，百合 20g，白芍 20g，茯神 15g。水煎，日 2 次服。

三诊：12 月 10 日，服上方 7 剂，大便日 1 次，大便污秽转黄，精神苦闷及心烦不宁，悲观，恐惧，多疑，幻想皆顿除，精神一如常人，舌红转浅，脉象亦转缓，嘱续服上方以巩固。

四诊：1998 年 1 月 7 日，诸症皆愈，未再复发，一如常人，嘱其戒怒，保持心态乐观，迄今二年余一直很好。

病例二：心脾气虚，气滞血瘀证。

刘某，男，19 岁。

初诊：患者住黑龙江省佳木斯市，系高三毕业生，成绩优良，曾获黑龙江省高中化学奥林匹克竞赛第二名，荣获全国竞赛三等奖，被天津南开大学免试录取，因未实现初衷（入清华大学），郁闷忧思过度，不幸罹患神志异常症，经哈市专科医院诊断为"神经强迫症"，多处求医，服中西药均未见效，本人及家长十分忧虑，经介绍来门诊求治。1997 年 7 月 3 日诊查：患者神情呆滞，思维混乱，偏执甚重，不能自拔，沉默不语，表情淡漠，苦闷，失落感明显，对入学失去信心，舌苔白厚，脉弦滑。

［辨证］心脾气虚，肝气失于条达，气滞血瘀。

［治法］疏气活血，化痰开窍；益气阴，养心脾。

［方药］川芎 15g，苍术 15g，焦栀子 15g，神曲 15g，香附 20g，郁金 20g，石菖蒲 15g，半夏 15g，桃仁 30g，柴胡 20g，苏子 15g，甘草 25g，小麦 50g，红枣 10 枚，百合

30g，生地 20g。水煎，日 2 次服。

二诊：8 月 6 日，服上方 7 剂，自觉症状稍有减轻，上述症状均存在，但皆稍轻，表情呆板稍好，尤以对话条理化有明显好转，仍用前方加胆南星 15g 治之。

三诊：8 月 13 日，继服上方 7 剂，心烦乱，偏执，悲观失落感均大见好转，面带笑容，自感 9 月 1 日可以报到上学，有了信心。再以上方化裁：石菖蒲 15g，郁金 15g，桃仁 30g，赤芍 20g，半夏 20g，胆南星 15g，山栀子 15g，香附 20g，苏子 20g，柴胡 20g，生地 20g，百合 30g，甘草 30g，小麦 50g，大枣 10 枚。水煎，日 2 次服。服上方 7 剂，病人自述诸症趋于消除，仍有轻微思维混乱，病人对入学有了信心，于本年 9 月 1 日携带 1 个月药（经本院煎好密封）在学校服之，以冀根除，病人在学校曾 2 次来信谓上述症状基本消除，据述开始几天上课不能投入，经过几天后渐能适应正常学习进度。

四诊：1998 年 7 月 22 日，暑假来哈复诊，据称学习已适应，且成绩较好，病已痊愈。

第六节　杨继荪医案[6]

肝气郁滞，心脾两虚证

张某，男，40 岁。

初诊：患者自去年 12 月起时感胸闷，心悸，甚则汗出，肌肉跳动，胃脘部常感不适。面部时有烘热感。先后做心脏、胃方面有关检查均未见异常，作血糖及 T_3、T_4 测定，尚属正常范围。曾屡用中西药治疗，未能获显效，症状此起彼伏，而请杨氏诊治。1992 年 6 月 10 日诊查：形体偏瘦，颜面时感烘热，胸闷，心慌，烦热，自汗，左胸膺有不适感，纳少，寐劣，大便烂，舌质红，苔微黄根腻，脉细。

［辨证］情志失畅，肝失条达，肝气郁滞，心脾两虚。

［治法］疏肝理气，健脾宁心。

［方药］川连 3g，川厚朴 12g，郁金 12g，生牡蛎（先煎）30g，龙齿（先煎）30g，炒白薇 9g，炒枳壳 9g，炒酸枣仁 12g，益智仁 9g，生薏苡仁 30g，炒楂肉 12g，威灵仙 12g，葛根 18g。6 剂。

二诊：1992 年 6 月 17 日，心慌、烦热、寐况均有所改善，中脘尚有胀感，气短，善叹息，苔微黄根腻，脉细。前方去薏苡仁、威灵仙，加苏梗 9g，炒扁豆衣 12g，炒新会皮 9g。7 剂。

三诊：1992 年 6 月 24 日，心悸，寐况，纳食均有明显好转，肩背拘急与中脘之胀亦减，唯两颞部仍有疼痛，嗳气，耳鸣，烘热，苔腻，脉细弦。再按原意出入。处方：川芎 9g，炒酸枣仁 12g，川连 3g，炒枳壳 12g，白菊花 9g，葛根 15g，生石决明 30g，青龙齿 30g，川厚朴 12g，苏梗 9g，益智仁 9g，合欢皮 12g，郁金 12g。7 剂。

第七节　邓铁涛医案[7]

失眠

病例一：痰湿阻滞，肝气郁结证。

肖某，男，40岁。

初诊：患者受精神刺激后失眠10余年，长期服用中西药治疗，效果不佳。1999年4月2日诊查：失眠，不能入睡，伴头晕，胸闷，记忆力差，四肢疲乏，纳食一般，舌淡红，苔黄稍浊，脉弦滑。各项理化检查无异常发现，血压正常，既往有"精神分裂症"病史。

［辨证］痰湿阻滞，肝气郁结。

［治法］理气化痰解郁。

［方药］方用温胆汤加味。处方：竹茹、半夏、胆南星、素馨花各10g，枳壳、橘红、甘草各6g，茯苓、白术各15g，杜仲12g。14剂，每天1剂，水煎服，复渣再煎晚上服。

二诊：4月16日，服上方后，睡眠好转，头晕，胸闷亦减轻，舌淡红，苔薄白，脉弦滑。痰湿渐化，虚象渐出，仍守上方加合欢花，酸枣仁各10g，并在上方基础上加减调治月余，患者睡眠明显改善。

病案二：惊伤心脾，痰瘀互结证。

黄某，男，41岁。

初诊：患者于20年前因枪伤受惊吓后失眠，经服中药及针灸治疗，症状无明显改善。1999 年 4 月 2 日查见：形体偏胖，夜间入睡困难，寐而易醒，伴胸闷，头昏，纳差，半身汗出，二便调，舌质胖，苔薄黄，脉沉滑，舌下脉络瘀紫。

［辨证］惊伤心脾，痰瘀互结。

［治法］补益心脾，化痰祛瘀。

［方药］方用温胆汤加补气活血药主之。处方：①竹茹、半夏各 10g，枳壳、橘络、橘红各 6g，五爪龙、生牡蛎（先煎）各 30g，茯苓 15g，丹参 18g。②炙甘草 10g，麦芽 30g，大枣 5 枚。白天服①方，晚上服②方，连服 2 周。

二诊：4 月 16 日，症状明显改善，舌脉同前，将①方中丹参改为 24g，加龙眼肉 10g，②方照服。治疗月余，患者睡眠明显改善。

第八节　陈可冀医案[8]

冲任失调证

贺某，女，56 岁。

初诊：近一年来经常出现畏寒畏风，汗出乏力，心慌气短，恶心，食纳少，口干，夜眠差，经多项理化检查，均未发现异常，北京多家医院诊为自主神经功能失调。服用多种中西药物，症状好转不明显。2003 年 8 月 5 日诊查：舌黯，苔白腻，脉沉滑。

［辨证］冲任失调。

[治法] 调补冲任。

[方药] 二仙汤加减。处方：仙茅 20g，淫羊藿 30g，巴戟天 30g，金毛狗脊 30g，肥知母 10g，枸杞 20g，生黄芪 20g，首乌藤 30g，甘松 10g，补骨脂 20g。

二诊：2003 年 8 月 11 日，服药 3 剂，自觉诸症好转，排气顺畅，后受凉再次出现前述症状加重。查：苔白微黄，舌暗红，脉细。上方加砂仁 6g，山萸肉 10g，黄柏 6g，以加强滋阴清热行气之功。另加人工麝香 0.15g，每日两次，共研末，兑入汤剂中。

三诊：2003 年 8 月 20 日，畏寒畏风之症好转，已无明显易于感冒之象，汗出减轻，上午精神较好，下午疲倦明显，由原来不能行走到可行走 1 小时，排气较前明显顺畅，食纳略有好转，夜眠欠佳。查舌暗，苔较前变薄不腻，脉沉弦。前方加焦四仙各 15g，炒酸枣仁 15g，以加强健胃消食养心安神之功。

四诊：2003 年 8 月 27 日，排气好，便稀，畏寒明显减轻。仍有畏风，夏天未敢穿短袖上衣，然转入秋季后却开始穿短袖衣服，汗出明显减轻，活动量明显加强，语声较前响亮，食纳明显好转，已无以前食后胃脘不舒之感，夜眠好转不明显。查舌暗，苔白腻略厚，脉弦，沉象减轻。上方加焦四仙各 20g，炒酸枣仁 30g，仙茅 30g，补骨脂 30g，以加强健胃消食养心安神补肾之功。人工麝香 3g，每日 1 次，共研末，兑入汤剂中。再加三七粉 1g，每日两次，兑入汤剂中。

五诊：2003 年 9 月 3 日，近日左足跟疼明显，在北京某院诊为左足跟骨膜炎，仍有轻度畏寒，近日腹泻明显，最多时每日 4 次，乏力，下午 2 点后明显，夜眠差。查舌暗尖红，苔白微腻，脉沉弦滑。上方加炒白术 15g，肉桂 3g，玫瑰花 6g，以加强健脾补肾引火归原安神之功。人工麝香 3g 减为隔日 1 次，共研末，兑入汤剂中。三七粉原剂量应用。

六诊：2003 年 9 月 9 日，近日左足跟疼不明显，仍有轻度畏寒，乏力下午 2 点后明显，偶尔停用半年来一直服用的西药安眠剂，但不如用西药安眠剂时睡得好。查舌暗，苔白微腻，脉沉略弦，上方加肉桂 6g，黄连 10g，以加强引火归原、交通心肾安神之功。人工麝香、三七粉原剂量应用。

七诊：2003 年 9 月 29 日，近日已无汗出，左足跟走久时方觉疼痛明显，核磁共振结果：多节腰椎间盘突出，向两侧后方压迫神经根，以右侧为主。夜眠只在情绪大波动时才受影响，已连续停用西药安眠剂一周。查舌暗，苔薄黄，脉细滑，上方去玫瑰花，加延胡索 12g，以加强活血止痛之功。人工麝香、三七粉继用。

八诊：2003 年 10 月 17 日，近日口干苦，下肢发凉，查舌脉同前。肉桂减至 3g，加天花粉 15g，以防温性药伤阴，同时加用养阴生津之品。

九诊：2003 年 10 月 24 日，患者上班一周来劳累受凉，激动可出现心慌胸闷，双目不欲睁开，乏力口干，颈后及双下肢发凉，汗出不多。查舌淡红，苔白，脉沉弦。上方加葛根 30g，肉桂 6g，去天花粉，以加强温经解痉之功。

十诊：2003 年 11 月 2 日，自觉口干口苦，夜眠差，停中药 4 天后无大便。查舌暗，苔薄白，脉沉略弦。9 月 29 日方去甘松、肉桂，加天花粉 30g，天冬、麦冬各 15g，以防温性药伤阴，同时加用养阴生津之品。上方 6 付共研细末，水蜜各半为丸，如绿豆大，每次 20 粒，每日 3 次。

十一诊：2004 年 1 月 5 日，偶有夜眠不安，口苦口干，现已停用罗拉、利维爱等解郁调理睡眠之药 4 个月。查舌淡红，苔薄白，脉沉弦。加首乌藤 30g，枸杞子 30g，玄参 30g，以加强滋阴补肾安神之功。

十二诊：2004 年 2 月 16 日，停药一月余，20 余天前着凉出现畏寒、乏力、嗜睡，查舌黯边有齿痕，苔薄白，脉沉滑。上方继用。

十三诊：2004 年 2 月 24 日，患者自觉诸症明显好转，上方继用。

十四诊：2004 年 3 月 31 日，口干已不明显，余无明显不适，上方去天冬、麦冬。

十五诊：2004 年 4 月 19 日，近日出现干呕，上身汗出，烘热，腰以下怕凉，时有胸闷心烦，近日发作老年性阴道炎。查舌黯，边尖红，脉沉弦。以阴阳失调之脏躁辨治。方以二仙汤、桂枝汤、交泰丸加减。处方：鹿茸（后下）10g，金毛狗脊 15g，补骨脂 30g，巴戟天 30g，淫羊藿 30g，全蝎 10g，蜈蚣 10g，肉桂 6g，黄连 6g，桂枝 10g，白芍 10g，生姜 6g，甘草 6g，大枣 10 枚。

十六诊：2004 年 4 月 28 日，干呕，上身汗出烘热，腰以下怕凉明显好转。查舌黯，苔薄白，脉细滑。上方继用。

第九节　胡建华医案[8]

心气不足，肝气不舒证

杨某，女，52岁。

初诊：患者既往有抑郁症史，在胡老处服用中药后缓解。此次因退休后，自觉有失落感而复发。8年前全子宫切除史。2003年10月21日诊查：情绪低落，自责自卑，睡眠不安，烦躁恐惧，脉细，舌质右侧灰色斑块。

[辨证] 心气不足，肝气不舒。

[治法] 疏肝解郁，化痰定志，养心安神，调理冲任。

[方药] 自拟加味甘麦大枣汤、温胆汤加减。处方：柴胡12g，郁金12g，枳实12g，竹茹6g，天竺黄9g，炙甘草9g，淮小麦30g，大枣5g，淫羊藿9g，肉苁蓉15g，炒酸枣仁20g，知母15g，百合15g，生南星20g。

二诊：2003年12月2日，情绪明显好转，自责自卑感消失，眠安，目酸头晕，大便正常，口腔溃疡，脉细，苔薄腻。患者久病，多思多虑伤脾，脾气亏虚，阴气不足，原方去酸枣仁，加党参15g，太子参15g，益气健脾养阴。

三诊：2004年2月10日，情绪愉悦，自卑感消失，眠安纳佳，亦无目酸头晕，大便正常，偶发口腔溃疡，脉细，苔薄腻。心苦急，急食酸甘以收敛，原方去生南星、丹参、党参、太子参、天竺黄，加玄参15g，白芍30g，枸杞子15g，菊花15g。

四诊：2004 年 4 月 20 日，情绪愉悦，醒后难寐，头晕，舌肿，吃油腻即泻，右脚有脓疱；脉细，苔薄腻。再予疏肝安神，滋阴清热。处方：柴胡 12g，郁金 12g，枳实 12g，竹茹 6g，炙甘草 9g，淮小麦 30g，大枣 5g，淫羊藿 9g，肉苁蓉 15g，知母 15g，百合 15g，枸杞子、菊花各 15g，金银花 15g，紫花地丁 30g，生南星 20g。

第十节　徐景藩医案[8]

肝郁不达，胃阳不振证

方某，女，52 岁。

初诊：胃脘觉冷 5 月余，因情志不畅，外感风热，多药伤中而发病。2006 年 6 月 1 日诊查：胃中觉冷，畏寒喜暖，便溏次多，自觉头顶有凉气下窜咽胃，头目昏晕，心悸，夜不得寐，腰酸。患者 2003 年发现子宫肌瘤，2006 年 1 月 17 日行全子宫切除术，平素情志不畅。本次发病与外感风热，多药伤中有关。曾先后服中西药治疗未效。查其舌质淡红，舌苔薄白，诊脉细。

［辨证］肝郁不达，胃阳不振。

［治法］开郁行气，宁心安神，调和营卫。

［方药］解郁合欢汤化裁。处方：合欢皮 10g，郁金 10g，香附 10g，绿梅花 10g，百合 30g，生麦芽 30g，龙齿 15g，白芍 15g，炙甘草 5g，鹿衔草 15g，老鹳草 15g。日 1 剂。

二诊：服药 7 剂，胃中觉冷好转，渐有温热之感，但仍觉巅顶及两侧头部有冷气窜入，直至脘腹。头晕，汗出，大便日行 2 次。查其舌质淡红，舌苔薄白，脉细。巅顶属厥阴所主，加藁本 6g，凌霄花 10g，一温一寒，寒温并用，皆能上行巅顶，而疏达厥阴郁滞；因患者时有汗出，加山茱萸 10g，白薇 10g，滋阴敛汗。水煎服，日 1 剂。另嘱：金针菜，4～5 日服 1 次，每次 30g，煮菜吃。

三诊：上方服 18 剂，胃气已和，胃脘无明显不适，自觉巅顶痛，有冷气，时有汗出。查其舌质淡红，苔薄白，脉细。治法：解郁疏调气机。处方：藁本 6g，凌霄花 10g，白薇 10g，白芍 15g，五味子 5g，蔓荆子 10g，土牛膝 10g，当归 10g，麦芽 30g，百合 30g，陈皮 6g，炙鸡内金 10g，佛手 10g。水煎服，日 1 剂。

继续服药 15 剂，诸症消失。

第十一节　裴沛然医案[8]

肝气郁结证

张某，女，30 岁。

初诊：患者 2 年前患皮肤湿疹，因病致精神紧张、失眠，当地医生诊为抑郁症，服药 3 个月后好转（具体用药不详）。停药后 6 个月复发，继服抗抑郁药 6 个月。2005 年 12 月又出现抑郁症状。2006 年 1 月 26 日诊查：心悸，胸闷，精神易紧张，情绪低落，失眠严重，在台湾经中医治疗有所好转，但也只能入眠 4～5 小时，并时有眩晕，乏力，纳食不馨，月经愆期，40～50 天经行 1 次，大便正常。舌边尖红，苔薄，脉细少力。

［辨证］肝气郁结。

［治法］疏肝解郁，清心安神。

［方药］炙甘草 18g，桂枝 18g，麦冬 18g，西红花（后下）1g，黄连 9g，生地 30g，龙骨（先煎）30g，龙齿（先煎）30g，生牡蛎（先煎）30g，常山 9g，茯苓 12g，茯神 12g，郁金 15g，党参 18g，生姜 6g，大枣 7 枚。7 剂，水煎服，日 1 剂。

二诊：2006 年 2 月 9 日，服上药 7 剂后，睡眠时间即增加到每天 6～7 小时，精神大振，脉象转佳。舌边尖红有齿痕，苔薄。上方去郁金，加煅磁石（先煎）30g，川芎 15g，桂枝改为 20g。水煎服，日 1 剂。又服 14 剂后，夜寐转佳，但有反复，精神紧张感、疲倦感消失。舌黯红，苔薄，继以前方调理善后。

第十二节　李玉奇医案[8]

气血失调脏躁

吴某，女，51 岁。

初诊：患者胃胀、堵闷，频频嗳气 20 年。2006 年 3 月 31 日诊查：胃脘堵胀，无明显疼痛，排气觉舒，嗳气频频，心烦易怒而善哭，易饥而不欲食，四肢不温，胃脘喜温喜按，大便偏稀。2005 年 6 月于医大二院查出患有子宫肌瘤。平素爱生气，无烟酒嗜好，已绝经。查：面色萎黄无华，形体消瘦；舌瘦质淡，少苔，脉沉弦。自诉 20 年前因生气后饮凉水出现胃胀、堵闷，频频嗳气，经多方治疗症状无明显好转，且症状逐渐加重。

[辨证] 气血失调之脏躁。

[治法] 清热疏肝，健脾安神。

[方药] 甘麦大枣汤加减。处方：甘草 20g，麦芽 20g，大枣 15g，香附 15g，橘核 20g，黄连 10g，乌贼骨 20g，蒲公英 20g，沉香 5g，泽泻 15g。6 剂，水煎服，日 1 剂。

复诊：自觉胃堵胀症减，食欲、二便皆良。查其：舌瘦质淡绛，少苔，脉微弦。效不更方，故继以原方中加白芥子 15g，苏子 15g，以加强降气解郁之力。

患者共来诊 3 次，胃已无明显堵胀感，偶有嗳气，余皆正常。嘱其饮食及情志调节。

第十二节　李振华医案[8]

心脾两虚，肝气郁结，痰火扰心之脏躁

赵某，女，33 岁。

初诊：心烦急躁，失眠多梦 1 年余，因情绪波动而加重。2004 年 3 月份因纠纷致心绪烦乱渐致失眠，经市中医院检查无异常发现，诊断为神经症，服安神补脑液及镇惊养心安神汤剂 20 剂，效果不显，需借助西药方可入眠。3 月前因情绪波动，心烦、失眠加重，现每日服谷维素，每

晚服舒乐安定 3 片方可入睡 4 小时左右，且多梦，易于惊醒。白天脑中纷扰，不能自已，心烦，急躁，易怒，常有悲伤欲哭之感，记忆力明显减退，心慌，惊悸，四肢无力，头晕，胸闷气短，全身不定时游走性疼痛。2005 年 5 月 21 日诊查：面色萎黄呈慢性病容，精神疲惫。查其舌体胖大，舌质淡红，舌苔薄腻，诊脉弦滑。

[辨证] 心脾两虚，肝气郁结，痰火扰心之脏躁（神经症）。

[治法] 健脾养心，解郁安神，清化痰火。

[方药] 方拟清心豁痰汤加减。处方：白术 10g，云苓 15g，远志 10g，柏子仁 15g，橘红 9g，半夏 9g，香附 10g，西茴 9g，胆南星 9g，节菖蒲 9g，栀子 9g，莲子心 6g，龙骨 15g，淡竹叶 10g，琥珀粉（冲）3g，甘草 3g。水煎服，日 1 剂。

二诊：服 15 剂，心烦、心悸胸闷气短、急躁、欲哭感及头晕症状大减，现已停服谷维素，每晚服舒乐安定 2 片可睡 6 小时左右，夜梦减少，唯胃部有时隐痛。由于心脾得补，肝气得疏，痰火已降，故诸症好转。胃脘有时隐痛为药剂偏凉之因，为防伤胃，去淡竹叶，加砂仁、木香理气止痛。

三诊：又服 25 剂，已停服舒乐安定，夜晚可安稳睡眠 7 小时左右，精神、饮食及面色均恢复正常，唯走路快时感觉心慌，余无不适。经用健脾疏肝、清化痰热之剂，调其虚实，使阴阳平衡，脏腑气血得以调整，功能得以复常，故诸症基本消失。行走较快时感觉心慌，为病后正气未复之象，拟健脾安神、疏肝清火之剂善后。方用当归、白芍、白术、云苓、炒酸枣仁、石菖蒲、龙骨健脾养心，镇静安神，宁志开窍；柴胡、香附、西茴疏肝理气解郁；炒栀子、菊花清疏心肝之火；甘草调和诸药。

随访：2005 年 12 月 21 日电话随访，告知已正常驾驶出租车 3 个月，现每晚 10 时左右即睡，早晨 6 时许起床，身体一切正常，无任何不适感。

第十三节　黄鼎坚医案[9]

脾肾气虚，水火不济之脏躁

某外宾，女，62 岁。

初诊：潮热自汗出多年。诉自停经后即犯潮热，伴汗出，虚烦，易疲劳，四肢冷凉，恶风而"上火"，睡欠宁，纳一般，大便时结。2005 年 6 月 10 日诊查：舌淡红，苔白，根厚，尖红，脉沉细。

［辨证］脏躁症（脾肾气虚，水火不济）（更年期综合征）。

［治法］补肾引火归原。

［方药］

1. 神阙外敷附子末，活络油调和。

2. 足三里（双）、关元（特定电磁波治疗器 TDP）、肾俞（双）。

3. 耳穴埋豆：交感、神门、肝、肺、脾、肾、内分泌。

复诊：每周 2 次，经 6 次治疗自我感觉较好，精神振，

纳增，热退汗平，但仍感到发凉，上方加灸三阴交，持续
巩固 3 个月，诸症皆愈无反复。

第十四节 钱远铭医案[10]

痰火阻窍证

钟某，女，16 岁。

初诊：发作性昏睡两月余。自 1976 年 11 月上旬因在
校受老师批评后，情绪低落，当天回家熟睡不醒。久之，
家人多方推弄，亦不觉醒，举家惊恐。次日抬送当地医院
做有关检查，未见异常，只好任其自睡。每日除给葡萄糖
1000mL 静脉点滴外，未做其他处理。如此经过 1 周以后，
自行苏醒。醒后问之，一无所苦，一无所知。然自此以后，
每隔三五七天类似发作一次，每次昏睡三五七天不等，先
后服过中西药物无效，前来求治。1977 年 1 月 12 日诊查：
一般情况良好，智力正常，脉来和缓，仅见舌红，苔白
而厚。

［辨证］痰火阻窍。

［治法］清神醒脑，化痰开窍。

［方药］石菖蒲 10g，远志 10g，胆南星 6g，橘红 10g，
神曲 10g，麦冬 15g，百合 20g，白术 10g，柏子仁 15g，甘
草 5g，大枣 12 个，枳实 10g。

二诊：服上方药 5 剂，发作减少，昏睡时间缩短，一
天左右可以自行清醒。继进 5 剂，停止发作。

三诊：半月来未见昏睡出现，一般情况良好。舌苔转为薄白。嘱按原方继服药两周，回乡休息。3 个月后来信告知，病已痊愈，未再发作，恢复上学。

第十五节　瞿济生医案[10]

心神俱惫，神不守舍证

隋某，男，56 岁。

初诊：神经衰弱已 7 年余，经中西医各种治疗无效。近日自觉症状加剧，失眠多虑，终日忐忑不安，甚则有恐惧感，入夜尤甚，难以自控，不能正常工作。1986 年 9 月 6 日诊查：患者神疲气短，面色无华，形体消瘦，表情淡漠，舌红苔少，脉沉细。

［辨证］心神俱惫，神不守舍。

［治法］安神宁心。

［方药］生磁石 15g，生龙骨 15g，生牡蛎 15g，石菖蒲 10g，炒酸枣仁 12g，五味子 10g，云苓皮 15g，柏子仁 10g，石决明 15g，野菊花 12g，白蒺藜 12g，合欢皮 12g，天麻 10g，钩藤 12g，远志 6g，龙胆草 10g。12 剂。

二诊：1986 年 10 月 2 日，服药后，失眠不安有所减轻，恐惧感可以自控。舌红苔薄白，脉弦细数。再宗原意加减。

处方：生磁石 15g，生龙骨 15g，生牡蛎 15g，石菖蒲 6g，野菊花 12g，黄柏 10g，天麻 12g，珍珠母 15g，云茯苓

15g，钩藤 10g，五味子 10g，泽泻 10g，白蒺藜 10g，炒酸枣仁 10g。12 剂。

三诊：1986 年 10 月 20 日，病情逐渐好转，自觉神安心宁，入睡明显进步。查其面带悦色，舌红苔薄白，脉沉细。仍以原法加减。处方：生磁石 15g，生龙骨 15g，生牡蛎 15g，黄柏 10g，炒酸枣仁 10g，柴胡 10g，石菖蒲 6g，野菊花 10g，白芍 12g，天麻 10g，白蒺藜 10g，钩藤 10g，泽泻 10g，云苓皮 15g，羚羊角粉（随药分两次冲服）0.6g。12 剂。

第十六节　郭士魁医案[10]

更年期综合征

病例一：肝阴虚，肝郁胸痹证。

李某，女，50 岁。

初诊：心慌胸闷易激动两年。两年来情绪变化无常，极易激动。紧张时口有麻木感、四肢颤抖，眩晕耳鸣，心慌胸闷，手足发热，口干不欲饮，月经前后无定期，便干，潮热，出汗，多次检查心电图正常。1975 年 4 月 8 日诊查：舌苔白腻，舌质淡，脉弦细。血压 110/70mmHg。

[辨证] 肝阴虚，肝郁胸痹。

[治法] 养阴平肝宁神。

[方药] 生地黄 18g，百合 12g，党参 15g，旋覆花（包）3g，川芎 12g，远志 10g，玫瑰花 12g，菖蒲 12g，郁

金 12g，香橼皮 10g，珍珠母 30g，甘草 10g。

二诊：4 月 20 日，服前方药 10 剂后，精神好转，情绪稳定，头晕胸闷减轻，仍手足发热，口干，舌淡苔薄白，脉弦细。宗上法加沙参 12g，代赭石 15g。

三诊：5 月 6 日，服上方药后精神紧张、四肢颤抖已除，手足心热明显减轻，胸闷好转，心慌头晕再未发作。便稀，睡眠安稳，舌淡苔薄白，脉细略弦。上方药继服，以巩固疗效。

病例二：肝郁，肝气上逆，心肾不交证。

贾某，女，48 岁。

初诊：潮热、出汗、胸闷、心悸加重已半年。月经绝近一年。绝经之后，逐渐夜间或晨间出汗，头晕头痛，胸闷心悸，失眠，全身疲乏，情绪烦躁，爱与人争吵。心电图正常。西医多次诊断为自主神经紊乱、更年期反应等。1977 年 9 月 15 日诊查：舌质暗，苔薄黄，脉弦细。血压 128/80mmHg。

[辨证] 肝郁，肝气上逆，心肾不交。

[治法] 平肝降逆，养心安神。

[方药] 党参 15g，丹参 18g，黄芩 12g，旋覆花（包）10g，代赭石 12g，薤白 12g，瓜蒌 18g，川芎 12g，黄柏 10g，郁金 15g，菖蒲 10g，远志 10g，炙甘草 10g，生麦芽 18g。

二诊：9 月 29 日，前方药服后，胸闷、出汗、潮热减轻，但仍头痛，上腹不适。苔白，脉沉弦。

处方：旋覆花（包）10g，代赭石 15g，党参 15g，百合 15g，生地黄 18g，知母 12g，玫瑰花 10g，佛手 12g，瓜蒌 18g，马尾连 10g，半夏 10g，丹参 18g，生牡蛎 18g，生麦芽 18g。

三诊：11 月 1 日，进上方药后潮热出汗已除，睡眠好，心悸胸闷再未发作，精神情绪平和，食欲好，舌淡苔薄白，脉沉细。继用下方药调理，巩固疗效。

处方：党参 15g，丹参 18g，佛手 12g，旋覆花（包）10g，代赭石 10g，玫瑰花 10g，菖蒲 12g，香附 12g，生地黄 15g，知母 10g，远志 10g，川芎 12g，川续断 18g。

四诊：12 月 10 日，无何不适，精神情绪良好。继续间断服用加味逍遥丸和六味地黄丸或五子衍宗丸。

第十七节　高辉远医案[10]

气机失常、阴阳失调之抑郁型精神病

赵某，女，51 岁。

初诊：半年来自汗，恶风，恶寒，心烦，气急，失眠，多梦，精神抑郁，半载从未喜笑。1988 年 9 月 21 日诊查：心慌，疲乏，胃脘不舒，纳食不香，口舌干燥，大便偏干，五心烦热，舌苔薄白，脉弦。

［辨证］气机失常，阴阳失调。

［治法］行气解郁，养心安神，和中缓急。

［方药］越鞠丸合甘麦大枣汤加减。苍术 10g，川芎 10g，香附 10g，栀子 10g，神曲 10g，甘草 5g，大枣 5 枚，

浮小麦 15g，龙骨 15g，豆豉 10g，地骨皮 10g，珍珠母 15g，夜交藤 15g。6 剂。

服药 1 周后，病情有所缓解，舌脉如前。原方药再进 6 剂。连服药 3 周后，病人自诉半年未喜笑，现已与家人谈笑，且汗已止，饮食大增，睡眠也较以前平稳。再进药 6 剂，以资巩固。

第十八节　姚昌礼医案[10]

肝郁化火，心阴内耗，阴阳失调，神不守舍之精神性神经症

马某，女，34 岁。

初诊：患者素有神经衰弱，月前因与人争吵遂哭笑无常，昼夜不寐，头痛头晕，周身疼痛，曾在当地卫生院肌肉注射安定针，口服氯丙嗪片无效来诊。1984 年 5 月 2 日诊查：精神抑郁，目光呆滞，白睛布满红丝，大便 4 天未行，口干欲饮，舌红苔黄厚，脉弦数。

[辨证] 肝郁化火，心阴内耗，阴阳失调，神不守舍。

[治法] 滋阴降火，养心安神，通调阴阳。

[方药] 汉防己 10g，桂枝 10g，防风 10g，生地黄 15g，独活 10g，珍珠母 30g，白芍 15g，合欢花 15g，生百合 30g，钩藤 15g，紫石英 15g，夜交藤 15g，炙甘草 6g，大黄 9g，青皮 6g。4 剂。

二诊：上方药服 1 剂，大便通畅；服药 2 剂，哭笑止；4

剂药尽而诸症悉减。为巩固疗效，守方大黄减至6g，续服药5剂告愈。后以天王补心丹调理月余，随访多年未见复发。

第十九节　周文泉医案[11]

上热下寒，阴阳失和，气血失调之神经症

王某，女，36岁，已婚。

初诊：心悸、失眠半年。病人于半年前因劳累及惊吓后出现心悸失眠，继之自感头晕不适，怔忡，周身疲乏，动则加剧。渐渐出现惕然易惊，畏光畏声，乍见汽车及生人则顿生惊恐，双下肢阵发性冰冷，手心汗出，口干口苦，时有心烦，纳谷不香，小溲微黄。1996年7月8日诊查：手心潮热，下肢冰冷，舌边尖红，苔薄白，脉弦细。

[辨证] 上热下寒，阴阳失和，气血失调。

[治法] 调和阴阳。

[方药] 柴胡12g，半夏10g，黄芩10g，桂枝10g，生龙骨20g，生牡蛎20g，茯神12g，白芍12g，淮小麦15g，炙甘草6g，大枣10枚，远志10g，合欢皮15g。6剂。

二诊：7月15日，服上药后心悸减轻，仍有失眠、头晕，上方加入炒酸枣仁30g，柏子仁30g。6剂。

三诊：7月23日，服上药后患者头晕心悸明显减轻，睡眠好转，但时有汗出，治以前法化裁。

处方：柴胡12g，桂枝6g，生龙骨20g，生牡蛎20g，茯苓10g，白芍12g，淮小麦30g，炙甘草6g，大枣10枚，

炒酸枣仁 15g, 合欢皮 15g, 生地 10g, 山萸肉 12g。6 剂。

四诊: 服上药后自觉精神明显好转, 偶有心悸, 每日睡眠 6 小时左右, 口干口苦亦明显好转, 双下肢发凉消失, 食纳转佳。继服上方 1 月余, 并嘱适当活动, 配合食用莲子心 10g, 银耳 10g, 大枣 10 枚同煎, 频服, 恢复如常。

第二十节　赵进喜医案[11]

肾虚肝郁, 气血失和, 阴阳失调之更年期综合征

崔某, 女, 46 岁。

初诊: 头晕目眩、烘热汗出近 1 年。患者有糖尿病和泌尿系感染病史。近 1 年因情志失调诱发病情变化。2000 年 5 月 28 日头晕目眩, 疲乏无力, 烘热汗出, 易寒易热, 胃脘痞满, 支撑两胁, 牵及少腹, 腰膝冷痛, 双下肢浮肿, 伴有口苦、咽干, 心烦、失眠, 月经不调, 舌质暗, 苔薄腻略黄, 脉尺沉, 右关弦滑。

[辨证] 肾虚肝郁, 气血失和, 阴阳失调。

[治法] 补肾疏肝, 理气活血, 调和阴阳。

[方药] 柴胡 12g, 赤白芍各 25g, 枳壳 9g, 陈皮 9g, 淫羊藿 9g, 仙茅 9g, 巴戟肉 9g, 知母 9g, 黄柏 9g, 当归 12g, 川芎 9g, 丹参 25g, 百合 30g, 乌药 9g。7 剂。

二诊: 2000 年 6 月 5 日, 服药诸症大减, 胃胀减轻, 原方继用。

三诊: 2000 年 6 月 12 日, 未遵医嘱, 停药 1 周, 症状

又见反复，诊舌脉如前，化验空腹血糖 7.8mmol/L。尿检蛋白 25mg/dL，高倍镜下白细胞 5~7 个，仍按原方，加蒲公英 15g，白花蛇舌草 15g。7 剂。

四诊：2000 年 6 月 19 日，患者烘热汗出已止，胃胀基本消失，食纳可，精神好，尿检转阴。守方再服 14 剂。后长期门诊治疗，病情稳定。

第二十一节 柴松岩医案[11]

阴虚肝郁，肠胃蕴热，心肾不交之精神抑郁继发闭经

卫某，女，26 岁，未婚。

初诊：停用抗抑郁药后闭经 1 年。患者于 1996 年 4~5 月，因精神极度不愉快而发病，服用抗抑郁药"舒必利" 10 个月后停药，末次月经 1996 年 12 月。1997 年 12 月 29 日诊查：闭经 1 年，形体肥胖，面色偏白，带下极少，大便不爽，夜寐欠安，舌质暗，苔白干，脉滑数（左脉细而右脉活跃）。

[辨证] 阴虚肝郁，肠胃蕴热，心肾不交。

[治法] 养阴清肝，和胃泻热，交通心肾。

[方药] 浮小麦 30g，合欢皮 10g，丹参 10g，钩藤 15g，白芍 10g，川黄连 3g，全瓜蒌 15g，枳壳 10g，荷叶 10g，砂仁 6g，茵陈蒿 12g，杭菊花 15g。

分析：患者乃心肝阴亏之体，其脉象说明精神仍不稳定，故药须柔和，法宜缓泻，治在心肝，兼清胃中浊热。

复诊：1998 年 1 月 5 日，服中药后，大便通畅，带下增多，情绪稳定，舌苔薄白，脉沉弦滑。胃中浊热已清。

处方：浮小麦 30g，合欢皮 10g，丹参 10g，钩藤 15g，白芍 10g，女贞子 15g，夏枯草 10g，桃仁 10g，益母草 10g，菊花 15g，北沙参 20g，车前子（包）10g。

三诊：1999 年 1 月 26 日，服用上方 2 周，基础体温出现典型双相 7 天，守方继服 1 周，患者闭经 1 年之后，经服中药 4 周，首次恢复正常排卵，月经于今日顺利来潮。

第二十二节　许济群医案[11]

脏腑失调，痰郁气滞，化火内扰，心肝受病之忧郁症

胡某，男，60 岁，已婚。

初诊：一年前因家务纠纷，出现神志异常，经南京市脑科医院诊断为精神病－忧郁症。治疗用西药为主，如：奋乃静、氯丙嗪、安定等。短期能控制症状，但反复发作，不能根治。1999 年 4 月 30 日诊查：来门诊就医时，患者叙述，自觉胸闷易怒，烦躁失眠，每遇所欲不遂，常怀抵触愤恨情绪，甚则萌生寻短见想法，如此循环往复，延期年余。脉弦滑，舌苔黄厚，血压 160/95mmHg，舌干，口秽，腹胀便结，目赤，头眩等。

[辨证] 脏腑失调，痰郁气滞，化火内扰，心肝受病。

[治法] 清肝泻火，逐痰解郁，宁心安神。

[方药] 泻青丸、黄连温胆汤加减。处方：龙胆草 3g，生大黄 10g，黑山栀 10g，黄连 4g，竹沥半夏 10g，天麻 10g，丹参 10g，灵磁石 10g，生石决明（先煎）15g，生地 15g，天竺黄（先煎）10g，远志 10g，九节菖蒲 8g。7 剂，1 日 1 剂，水煎两次，早晚温服。

二诊：1999 年 5 月 6 日，药后大便畅通 3 次，腹胀遂减，烦躁、干燥、口秽等相继轻退。血压 150/90mmHg。年届花甲，所幸体质尚能抵御。肝经郁火与顽痰宿垢初具降化之机，前方生效，当再急起直追。上方（4 月 30 日方）减九节菖蒲、黑山栀。加以礞石滚痰丸方化裁。青礞石 20g，生大黄 8g，沉香 5g，黄芩 10g，生铁落（先煎代水）40g。7 剂，1 日 1 剂，水煎，早晚温服。

三诊：1999 年 5 月 13 日，近周来烦躁、面红，意寻短见，口舌干燥，舌上黄厚舌苔后缩变薄。此由郁火顽痰经渐消缓散，宿垢残留，犹难豁然告尽，越过此关，方能进入坦途。暂守"效不更方"步骤，原方再进 7 剂。

四诊：1999 年 5 月 20 日，近周痰火郁结渐散，大部均已清退，临诊见有舌上前半光剥少苔，后半苔黄少津润。自觉嗌干咽燥，触事每易胆怯心惊，忧虑丛生。良由郁火化热伤阴，心神失养，肝失所涵。转按"大毒治病，十去其六"经旨，用十味温胆汤加味，以清热化痰，与益气养血，补心安神共进，善理其后。枳实 10g，竹沥半夏 10g，黄芩 10g，天竺黄 10g，天麻 10g，生地 10g，熟地 10g，白芍 10g，太子参 10g，酸枣仁 10g，五味子 10g，琥珀粉（分吞）4g，生铁落（先煎代水）40g。

第二十三节 陈镜合医案[12]

肝郁脾虚证

周某，女，50岁。

初诊：胸闷反复发作1年，加重1个月，患者1年来常出现胸闷，心烦夜寐易醒多梦，汗多，情绪低落，喜叹息，一直未就诊。近1个月来症状加重，紧张焦虑，疑患绝症，让其子带来求医，2007年3月12日诊查：胸闷，时胸痛，游走不定，连胁涉腹，嗳气，叹气后舒，入睡困难，夜汗多，疲乏，心烦易怒，胃胀，纳差，大小便正常。近半年来月经紊乱。面色萎黄，忧郁面容，语声低怯，舌质淡，苔薄白，脉弦细。辅助检查：24小时心电图：窦性心律，心率快时T波低平。胸片：心肺膈正常。经颅多普勒：右侧颈动脉血流速度偏低。乳腺扫描：乳腺囊肿。胃镜：胃息肉、慢性胃炎。

[辨证] 肝郁脾虚。

[治法] 疏肝解郁，健脾益气，养心安神。

[方药] 逍遥散和归脾汤加减。处方：白芍10g，甘草6g，黄芪30g，当归15g，白术10g，党参30g，远志15g，柴胡10g，鸡血藤30g，砂仁（后下）10g，厚朴10g。7剂，水煎服，日1剂。

二诊：2007年3月19日，症状改善不明显，左胁疼，手指麻木，汗出后怕风恶寒，舌质淡苔薄白，脉沉细，治法不变，以归脾汤和附桂理中汤健脾温中，益气固表，养心安神。药用：白术 10g，远志 15g，桂枝 15g，熟附子（先煎）10g，黄芪 15g，茯苓 10g，党参 15g，炙甘草 6g，木香（后下）10g，龙眼肉 15g，白芍 10g，酸枣仁 20g。7剂，水煎服，日 1 剂。

三诊：2007 年 3 月 26 日，胸闷稍好转，出汗稍少，身疼走窜，夜寐不安，胃脘不适，心情不佳，心烦，月经推迟，量少，舌质淡红，苔白，脉弦细。效不更方，原方加糯稻根收敛止汗，白术 10g，黄芪 30g，茯苓 10g，党参 20g，龙眼肉 20g，远志 10g，木香（后下）6g，炙甘草 6g，酸枣仁 20g，当归 15g，白芍 10g，郁金 15g，糯稻根 30g。14 剂，水煎服，日 1 剂，药后复诊，胸闷消失，情绪稳定，睡眠改善。

第二十四节　刘茂林医案[13]

痰瘀互结，蒙蔽心窍证

樊某，男，58 岁。

初诊：自诉烦躁易怒，失眠多梦 2 个月。2 个月前曾患脑卒中在外院神内住院治疗半月，病愈出院后终日忧心忡忡，担心再次发病，日久渐渐失眠多梦，神情淡漠，精神恍惚，心神不宁，甚则彻夜不眠，自服阿米替林 3 天后，因躁动不安、头闷、头晕、语言不利而停药，有轻生念头，家属遂求治刘师。2008 年诊查：失眠多梦，烦躁不宁，头闷口苦，悲忧善哭，嗳气频作，纳呆，胸闷，腹胀，大便干，面色晦暗，右侧肢体麻木，舌质暗昏脉弦，血压正常，汉密尔顿抑郁量表评分 45 分。

［辨证］痰瘀互结，蒙蔽心窍。

［治法］活血化浊，解郁安神。

［方药］经验方活血化浊饮加味：橘红、法半夏、赤芍、胆南星、郁金、地龙、石菖蒲、天竺黄、醋柴胡各10g，远志、白蒺藜各15g，水蛭5g，生龙骨、生牡蛎各30g。5 剂水煎服，并给予心理治疗。

二诊：服上药 5 剂，病情好转，能夜休 6 小时，仍觉心烦，头晕，记忆差，效不更方，守上方加茯神、百合各30g，10 剂水煎服。

三诊：服上药诸症悉减，遂用上方稍化裁，继服 10剂。半年后随访，病愈，已能正常生活，担忧心理消除。

第二十五节　王新陆医案[14]

心肝不调，脑神逆乱证

张某，男，21 岁。

初诊：患者因学习过于劳累导致精神不振 1 年余，失眠伴烦躁易怒，曾因琐碎小事威胁其母亲，平素易疲劳，懒言，多梦，严重影响学习和生活，现患者已经休学在家。2004 年 6 月 11 日诊查：纳可，小便调，大便稀，脉沉细，舌红黯，苔黄稍腻。半年前在西医院确诊为抑郁症，长期服用安定、氯氮平、谷维素等药物，效果时好时坏，且病情有加重趋势。为求中医治疗，特慕名而来。

［辨证］心肝不调，脑神逆乱。

［治法］调肝养心，安神定志。

［方药］自拟方养脑调肝汤合养心补脑汤化裁治疗。处方：炒酸枣仁 30g，当归、生熟地各 15g，黄连 10g，莲子、党参、丹参各 15g，赤芍、柴胡各 10g，五味子、百合各 15g，生甘草 10g，珍珠母 30g，远志 10g，石菖蒲 6g。水煎服，每日 1 剂，连服 6 日。在服用中药时，将安定减半，每晚睡前服用 1 片，其余西药均停用。

二诊：1 周后复诊时，患者诉说睡眠较前稍有改善，但服药后自感手心发热，体温不高，其他症状同前。查体见舌边尖红，苔黄，脉细长。在上方基础上加入地骨皮 15g，继服 6 剂。

三诊：1 周后复诊时，患者病情明显好转，每夜能安静睡眠 7 小时左右，偶尔做梦，平时可与家人进行心平气和的交谈，其母高兴地诉说患者曾主动要求帮助做饭。

四诊：经过半月治疗，安定逐渐减为半片，后直至停用，守方治疗 1 年，曾根据病情略微加减，若兼心烦，加生龙骨、生牡蛎、郁金等；若痰热较重，加枳实、胆南星等。若心中惕惕，易惊善怒，偏于胆气虚，加琥珀、磁石等，后期间断服药。现患者完全恢复正常学习和生活，顺利参加专升本考试。

第二十六节 杨震运医案[15]

郁热相火伤阴证

路某,女,45岁。

初诊:诉失眠多梦、情绪不宁半年余,加重1周,伴见纳差、口干、目涩不明、大便不畅、尿黄,常有绝望感,不能正常工作,舌质红,苔薄黄,脉弦稍涩。曾在多处诊治,诊为抑郁症,但治疗效果不佳。

[辨证]郁热相火伤阴。

[治法]疏郁清火养阴。

[方药]合欢皮15g,白芍12g,佛手10g,牡丹皮12g,茜草12g,天冬15g,麦冬15g,百合12g,鸡内金10g,香橼12g,生地黄12g。10剂。

二诊:情绪明显改善,失眠好转,口干减轻,仍有多梦,舌质红苔薄黄,脉弦细。上方加柏子仁15g,10剂。

三诊:诸症均减,舌质红苔薄白,脉弦。继用原方调理1个月余,病愈,工作生活如常人,随访3个月,病情稳定。

第二十七节 魏长春医案[16]

病例一:湿热之邪内袭,困遏脾胃,郁滞肝胆,浸渍肌肤证。

患者，男，15 岁。

初诊：1975 年 10 月 24 日，急性黄疸型肝炎 10 天，目淡黄，尿黄，性急易怒，纳少，便干，舌红苔薄，脉弦滑，虚里穴大动跃。

［辨证］湿热之邪内袭，困遏脾胃，郁滞肝胆，浸渍肌肤。

［治法］清化湿热，透达伏湿。

［方药］大豆黄卷 9g，连翘 6g，赤小豆 12g，茵陈 30g，焦栀子 9g，蒲公英 30g，玉米须 30g，夏枯草 9g，香附 9g，白鲜皮 9g。

二诊：5 剂后目黄见退，脘宽畅，尿黄转淡，舌红苔薄，脉弦滑。上方去制香附、连翘，加马蹄金 30g，泽泻 9g，滑石 9g。

三诊：7 剂后面目清白，纳食增加，背部皮肤微痒，肝功能 ALT 110IU/L，脉缓，舌红无苔。原法加减化裁：地肤子 9g，桑枝 30g，白茅根 30g，牡丹皮 6g，桑叶 9g，紫花地丁 15g，野菊花 9g，甘露消毒丹（吞）6g。

四诊：7 剂后，肝功能 ALT 26IU/L，背部皮肤仍有微痒，舌淡红苔薄白，中有细裂纹，上布小红点，脉缓。仍有湿热之邪困遏于内，原法清化：桑枝 30g，白茅根 30g，大豆黄卷 9g，茵陈 12g，赤小豆 15g，生薏苡仁 15g，蝉蜕 3g，白鲜皮 12g，地肤子 15g，蒲公英 15g，甘露消毒丹（吞）9g。

五诊：7 剂后病愈。

病例二：肝气郁滞，久致血瘀证。

患者，男，46 岁。

初诊，：1975 年 12 月 19 日。去年发现肝大、动脉硬化，现感肝区刺痛，乏力，失眠，时有头昏，失眠，口苦干，胸闷，胸痛，舌深红，苔薄黄糙，唇黯，脉沉细弦。

辨证：肝气郁滞，久致血瘀。

治法：理气活血祛瘀。

方药：青皮 6g，鸡内金 9g，瓜蒌皮 15g，丹参 15g，玄参 15g，沙参 15g，延胡索 6g，川楝子 6g，茜草 6g，红花 6g，桑枝 30g，白茅根 15g，夏枯草 9g。上方 7 剂。

二诊：服药 7 剂后，诸症皆好转，原方化裁，以资巩固。

第二十八节　韩明向医案[17]

肝气郁结证

患者，女，45 岁。

初诊：2008 年 12 月 18 日。胸闷不舒 2 个月，伴精神不佳，情绪不宁，胁肋胀痛，脘闷嗳气，不思饮食，大便不调，舌淡红，苔薄腻，脉弦。

辨证：肝气郁结证。

治法：疏肝解郁。

方药：柴胡疏肝散加减：柴胡 10g，香附 10g，枳壳 10g，陈皮 10g，法半夏 10g，郁金 10g，青皮 10g，紫苏梗 10g，合欢皮 15g，川芎 10g，白芍 10g，苍术、白术各 10g，

厚朴 10g，焦神曲 15g，茯苓 15g，炒薏苡仁 10g，炙甘草
8g。水煎服，每日 1 剂，14 剂。

二诊：2009 年 1 月 9 日，诸症好转，纳食增加，大便
正常，舌淡红，苔薄白，脉弦。原方去苍术、炒薏苡仁，
继服 14 剂。

第二十九节　郝万山医案[18]

心胆阳虚，脑神失养，肝虚气郁，神窍痰蒙证

管某，女，42 岁。

初诊：1994 年 4 月 16 日。患者因心情抑郁、头昏头痛
5 个月，加重 3 个月，由家属陪同来就诊。5 个月前，不明
原因出现疲劳无力，反应慢，完不成工作而心情郁闷，后
渐见头痛，失眠，早醒，醒后赖床难起，食欲不振，疲乏
无力，四肢麻木，肩背疼痛或窜痛，时而觉酸痛如压重石，
对周围事情失去兴趣，至就诊时已逾 3 个月不能正常工作
及料理家务，时时有自杀念头。在某精神病院诊为精神抑
郁症，用抗抑郁药后，出现眩晕、口干、恶心等反应，遂
拒绝服药。现症见两目呆滞、愁容满面、端坐不动、问而
不答。病情由家属代述。且手足冰凉、脉细小而弦而数，
舌体胖大，舌质暗淡，舌苔白厚腻。西医诊为：躁狂抑郁
性精神病，抑郁型，重症。

辨证：心胆阳虚，脑神失养，肝虚气郁，神窍痰蒙。

治法：温补心胆，舒郁涤痰。

方药：柴桂温胆定志汤和西药多虑平。中药处方：柴胡10g，黄芩10g，桂枝10g，赤芍10g，白芍10g，半夏10g，生姜10g，陈皮10g，枳壳10g，竹茹10g，远志10g，茯苓20g，人参5g，菖蒲6g，炙甘草6g，大枣5枚。水煎两次，分两次服，每日1剂。

二诊：用药后3日，头痛身痛已减，用药5日，上午可起床活动，食欲不振好转，已无自杀倾向。

三诊：用药后4周诸症已得到控制。原方中去菖蒲、远志，以太子参易人参，桂枝减量，隔日服1剂，继服两周。

四诊：用药6周后已可正常上班，停服中药。多虑平逐渐减量，每减25mg维持5天。约4周后以维持量12.5～25mg继续服4周停药。随访至今无复发。

第三十节　郭中元医案[19]

痰火互结，内扰心神证

杨某，男，19岁。

初诊：1991年7月26日。患者因2次高考落榜，情志不遂，而逐渐出现心烦躁动，坐卧不宁，多虑失眠，不能自制，言语增多，精力过盛，甚时开门出户，数日不归，自觉痛苦异常。曾在外院就治，诊为"焦虑型神经症"，给服谷维素、安定、奋乃静、健脑冲剂等，均无疗效。现症见：纳食不佳，大便已3日未行，舌红，苔黄腻，脉弦滑。

辨证：肝郁日久化火，脾郁日久生痰，痰火互结，内扰心神。

治法：理气化痰，清热安神。

方药：安神温胆汤加味。竹茹 15g，陈皮 10g，制半夏 10g，茯苓 15g，枳实 10g，栀子 15g，香附 15g，郁金 10g，生龙骨 15g，炒酸枣仁 15g，夜交藤 30g，佩兰 15g，生大黄 10g，甘草 10g。

二诊：药用 6 剂后，诸症减轻，精神略安，大便畅通，仍有情绪不稳，急躁易怒。原方减大黄，加远志、合欢花各 10g，以后在此方的基础上稍有加减，治疗 30 余天，病得痊愈。半年后随访未见复发。

第三十一节　谢兆丰医案[20]

肾阳亏虚，肾气郁滞证

卜某，男，72 岁。

初诊：1993 年 10 月 24 日。患者小便不畅 3 年余，排出无力，少腹拘急，腰膝酸软，头昏健忘，畏寒肢冷，面色苍白，舌淡苔白，脉沉细。

辨证：肾阳亏虚，肾气郁滞。

治法：温肾解郁。

方药：熟附片 10g，桂枝 10g，熟地 20g，山药 15g，山萸肉 10g，淫羊藿 10g，杜仲 10g，茯苓 10g，泽泻 10g。

二诊：服药 1 周后，小便较前通畅，但仍排出无力，形寒肢冷。原方续服 15 剂，病情明显好转后，后服金匮肾气丸，以资巩固。

（邓霭静、叶润英、王小云）

参考文献

［1］谢海洲．中国百年百名中医临床家丛书——谢海洲．北京：中国中医药出版社，2004.

［2］何若平．中国百年百名中医临床家丛书——何任．北京：中国中医药出版社，2006.

［3］徐经世．中国百年百名中医临床家丛书——徐恕甫．北京：中国中医药出版社，2003.

［4］卢秉久，等．中国百年百名中医临床家丛书——王文彦．北京：中国中医药出版社，2004.

［5］张佩青，等．中国百年百名中医临床家丛书——张琪．北京：中国中医药出版社，2006.

［6］潘智敏．中国百年百名中医临床家丛书——杨继荪．北京：中国中医药出版社，2003.

［7］邓铁涛．中国百年百名中医临床家丛书——邓铁涛．北京：中国中医药出版社，2006.

［8］孙光荣，杨龙会，马静．当代名老中医典型医案集－内科分册（上册）．北京：人民卫生出版社，2009.

［9］孙光荣，杨龙会，马静．当代名老中医典型医案集－针灸推拿分册．北京：人民卫生出版社，2009.

［10］董建华，王永炎．中国现代名中医医案精粹——第 4 集．北京：人民卫生出版社，2010.

［11］王永炎，陶广正．中国现代名中医医案精粹——第 5 集．北京：人民卫生出版社，2010.

［12］李俐．陈镜合治疗郁证经验．辽宁中医杂志，2009，36（3）：346－347.

［13］杨耀峰，刘筱茂．刘茂林治疗抑郁症的临床经验．陕西中医，2011，32（9）：1210－1211.

［14］付强，周永红．王新陆教授治愈抑郁症案举隅．中医药学刊，2006，24（11）：1989－1990.

［15］任晓芳，杨璞叶．杨震运用相火学说论治郁病经验．中医杂志，2009，50（9）：786－790.

［16］程志清．名医魏长春治郁症特色．浙江中医学院学报．2000，24（1）：53－54.

［17］余惠平．韩明向诊治郁证经验．中国中医药信息杂志．2011，8（6）：89－90.

［18］贯春节．郝万山教授治疗精神抑郁症的思路与经验．光明中医，2001，16（3）：54－55.

［19］朱纬，张波．郭中元治疗郁证的经验．河北中医，1993，15（5）：40－41.

［20］王世宏．谢兆丰老中医治疗五脏郁证的经验．江苏中医，1996，17（1）：7－8.

下　篇

郁证文献汇编

第八章　郁证古代文献汇编

第一节　战国至两汉时期文献汇编

一、《黄帝内经》

约成书于战国时期。

1.《素问·六元正纪大论》

凡此定期之纪，胜复正化，皆有常数，不可不察，故知其要者，一言而终，不知其要，流散无穷，此之谓也。帝曰：善。五运之气，亦复岁乎？岐伯曰：郁极乃发，待时而作也。帝曰：请问其所谓也？岐伯曰：五常之气，太过不及，其发异也。帝曰：愿卒闻之。岐伯曰：太过者暴，不及者徐，暴者为病甚，徐者为病持。帝曰：太过不及其数何如？岐伯曰：太过者其数成，不及者其数生，土常以生也。

郁之甚者，治之奈何？木郁达之，火郁发之，土郁夺之，金郁泄之，水郁折之，然调其气。过者折之，以其畏也，所谓泄之。

土郁之发，岩谷震惊，雷殷气交，埃昏黄黑，化为白气，飘骤高深，击石飞空，洪水乃从，川流漫衍，田牧土驹。化气乃敷，善为时雨，始生始长，始化始成。故民病心腹胀，肠鸣而为数后，甚则心痛胁，呕吐霍乱，饮发注下，胕肿身重。云奔雨府，霞拥朝阳，山泽埃昏，其乃发也。以其四气，云横天山，浮游生灭，怫之先兆。金郁之发，天洁地明，风清气切，大凉乃举，草树浮烟，燥气以行，霜雾数起，杀气来至，草木苍干，金乃有声。故民病咳逆，心胁满引少腹，善暴痛，不可反侧，嗌干面尘，色恶。山泽焦枯，土凝霜卤，怫乃发也，其气五。夜零白露，林莽声凄，怫之兆也。水郁之发，阳气乃避，阴气暴举，大寒乃至，川泽严凝，寒氛结为霜雪，甚则黄黑昏翳，流行气交，乃为霜杀，水乃见祥。故民病寒客心痛，腰脽痛，大关节不利，屈伸不便，善厥阴，痞坚，腹满。阳光不治，空积沈阴，白埃昏暝，而乃发也。其气二火前后。太虚深玄，气犹麻散，微见而隐，色黑微黄，怫之先兆也。木郁之发，太虚埃昏，云物以扰，大风乃至，屋发折木，木有变。故民病胃脘当心而痛，上支两胁，膈咽不通，食饮不下，甚则耳鸣眩转，目不识人，善暴僵仆。太虚苍埃，天山一色，或气浊色黄黑郁若，横云不起雨，而乃发也。其气无常。长川草偃，柔叶呈阴，松吟高山，虎啸岩岫，怫之先兆也。火郁之发，太虚肿翳，大明不彰，炎火行，大暑至，山泽燔燎，材木流津，广厦腾烟，土浮霜卤，止水乃减，蔓草焦黄，风行惑言，湿化乃后。故民病少气，疮疡痈肿，胁腹胸背、面首四肢䐜愤胪胀，疡疿呕逆，瘰疬骨痛，节乃有动，注下温疟，腹中暴痛，血溢流注，精液乃少，目赤心热，甚则瞀闷懊憹，善暴死。刻终大温，汗濡玄府，其乃发也。其气四。动复则静，阳极反阴，湿令乃化乃成，华发水凝，山川冰雪，焰阳午泽，怫之先兆也。

2. 《素问·本病论》

人忧愁思虑即伤心。

人或恚怒，气逆上而不下，即伤肝也。

3. 《素问·生气通天论》

味过于辛，筋脉沮弛，精神乃央。

阳气者，若天与日，失其所则折寿而不彰。

阳气者，精则养神，柔则养筋。

4. 《素问·至真要大论》

诸气膹郁，皆属于肺。

5. 《素问·阴阳应象大论》

在脏为肺……在志为忧。

精气并于肺则悲。

人有五脏化五气，以生喜怒悲忧恐。心在志为喜，肝在志为怒，脾在志为思，肺在志为忧，肾在志为恐。

6. 《素问·风论》

故风者，百病之长也……肝风之状，多汗恶风，善悲，色微苍，嗌干善怒，时憎女子。

7. 《素问·灵兰秘典论》

心者，君主之官也，神明出焉。

肝者，将军之官，谋虑出焉。

胆者，中正之官，决断出焉。

主明则下安，主不明则十二官危。

8.《素问·五运行大论》

思则伤脾。

9.《素问·举痛论》

脾主中气，中气受抑则生意不伸，故郁而为忧。

怒则气逆，甚则呕血及飧泄。

悲则心系急，肺布叶举，而上焦不通，营卫不散。

恐则精却，却则上焦闭，闭则气还，还则下焦胀，故气不行矣。

思则心有所存，神有所归，正气留而不行，故气结矣。

10.《素问·脉解》

恶人与火，闻木音则惕然而惊者，阳气与阴气相薄，水火相恶，故惕然而惊也。所谓欲独闭户牖而处者，阴阳相薄也，阳尽而阴盛，故欲独闭户牖而居。所谓病至则欲乘高而歌，弃衣而走者，阴阳争，而外并于阳，故使之弃衣而走也。

少气善怒者，阳气不治，则阳气不得出，肝气当治而未得，故善怒，善怒者，名曰煎厥。所谓恐如人将捕之者，秋气万物未有毕去，阴气少，阳气入，阴阳相薄，故恐也。

11.《素问·六节藏象论》

气和而生，津液相成，神乃自生。

12.《素问·八正神明论》

血气者人之神，不可不谨养。

13.《素问·五脏生成》

肝受血而能视，足受血而能步，掌受血而能握，指受血而摄。

14.《素问·脏气法时论》

肝欲散，急食辛以散之。

夫肝病者，厥阴之胜也，邪盛则正虚，故以辛之发散，以散其木郁，以辛之润，以补其肝气，以酸之泄，以泻其有余。所谓以所利而行之，调其气，使其平也。

脾病则土郁矣，故用苦味之涌泄，以泻夺之，以甘之缓补之。

15.《灵枢·邪气脏腑病形》

十二经脉，三百六十五络，其血气皆上于面而走空窍……其别气走于耳而为听。

16.《灵枢·背腧》

以火补者，毋吹其火，须自灭也；以火泻者，疾吹其火，傅其艾，须其火灭也。

17.《灵枢·本神》

愁忧者，气闭塞而不行。

所以任物者为之心。

心藏脉，脉舍神。

脾愁忧而不解则伤意，意伤则悗乱，四肢不举。

18.《灵枢·行针》

多阳者多喜，多阴者多怒。

19.《灵枢·海论》

脑转耳鸣，胫酸眩冒，目无所见，懈怠安卧。

20.《灵枢·口问》

悲哀愁忧则心动，心动则五脏六腑皆摇。

21.《灵枢·厥病》

风痹淫泺，烦心头痛，时呕时闷，眩已汗出，久则目眩，悲以喜恐，短气不乐，不出三年死也。

22.《灵枢·五癃津液论》

五谷之津液和合而为膏者，内渗于骨空，补益脑髓。

23.《灵枢·经别》

十二经脉者，人之所以生，病之所以成，人之所以治，病之所以起，学之所以始，工之所止也。粗之所易，上之所难。

24.《灵枢·寒热》

足太阳有通项入于脑者，正属目本，名曰眼系，在项中两筋间。入脑乃别阴跷、阳跷，阴阳相交，交于目内眦。

25.《灵枢·五音五味》

冲脉、任脉皆起于胞中，上循脊里。

二、《华佗神方》

汉·华佗，始撰于约公元前 206 年～公元 8 年。

1.《华佗神方·卷三·华佗按摩神术》

凡人肢节腑脏，郁积而不宣，易成八疾：一曰风；二曰寒；三曰暑；四曰湿；五曰饥；六曰饱；七曰劳；八曰逸。凡斯诸疾，当未成时，当导而宣之，使内体巩固，外邪无目而入。迨既感受，宜相其机官，循其腠理，用手术按摩疏散之。其奏效视汤液丸散神速。述如下：（一）两手相捉纽捩如洗手法。(二)两手浅相差翻复向胸。(三)两手相捉共按，左右同。(四)以手如挽五石力弓，左右同。(五)两手相重按徐徐捩身，左右同。(六)作拳向前筑，左右同。(七)作拳却顿，此是开胸法，左右同。(八)如拓石法，左右同。(九)以手反捶背，左右同。(十)双手据地，缩身曲背，向上三举。(十一)两手抱头宛转上，此是抽胁。(十二)大坐斜身，偏敧如排山，左右同。(十三)大坐伸两脚，即以一脚向前虚掣，左右同。(十四)两手拒地回头，此虎视法。左右同。(十五)立地反勾身三举。(十六)两手急相叉，以脚踏手足，左右同。(十七)起立以脚前后虚踏，左右同。(十八)大坐伸两脚，用当相手勾所伸脚着膝中，以手按之，左右同。上十八法不问老幼，日则能根据此三遍者。一月后百病悉除，行及奔马，补益延年，能食，眼明轻健，不复疲乏。

三、《金匮要略》

东汉张仲景，始撰于约公元 205 年。

1.《金匮要略·卷上·百合狐惑阴阳毒病证治第三》

百合病者，百脉一宗，悉致其病也。意欲食复不能食，常默然，欲卧不能卧，欲行不能行，饮食或有美时，或有不用闻食臭时，如寒无寒，如热无热，口苦，小便赤，诸药不能治，得药则剧吐利，如有神灵者，身形如和，其脉微数。每溺时头痛者，六十日乃愈；若溺时头不痛，淅然者，四十日愈；若溺快然，但头眩者，二十日愈。其证或未病而预见，或病四五日而出，或病二十日或一月微见者，

457

各随证治之。

2.《金匮要略·卷上·妇人产后病脉证治第二十一》

新产妇人有三病：一者病痉，二者病郁冒，三者大便难，何谓也？师曰：新产血虚，多汗出，喜中风，故令病痉。亡血复汗，寒多，故令郁冒。亡津液，胃燥，故大便难。

3.《金匮要略·卷下·妇人杂病脉证并治第二十二》

妇人脏躁，喜悲伤欲哭，象如神灵所作，数欠伸，甘麦大枣汤主之。

甘草小麦大枣汤方

甘草三两，小麦一升，大枣十枚。

上三味，以水六升，煮取三升，温分三服。亦补脾气。

妇人咽中如有炙脔，半夏厚朴汤主之。

半夏厚朴汤方（《千金》作胸满心下坚，咽中贴贴如有炙肉，吐之不出，吞之不下）

半夏一升，厚朴三两，茯苓四两，生姜五两，干苏叶二两。

上五味，以水七升，煮取四升，分温四服，日三夜一服。

四、《褚氏遗书》

南齐·褚澄，始撰于约公元 420～589 年。

1.《褚氏遗书·本气》

或痰聚上，或积恶中，遏气之流，艰于流转，则上气逆上，下气郁下，脏腑失常，形骸受害。暨乎！气本衰弱，运转艰迟，或有不周，血亦偏滞，风湿寒暑乘间袭之，所生痰疾，与痰积同。

第二节　魏晋隋唐时期文献汇编

一、《诸病源候论》

隋·巢元方，约成书于 614 年。

1.《诸病源候论·卷之十三·七气候》

七气者，寒气、热气、怒气、恚气、忧气、喜气、愁气。凡七气积聚，牢大如杯，若拌在心下、腹中，疾痛欲死，饮食不能，时来时去，每发欲死，如有祸状，此皆七气所生。寒气则呕吐、恶心；热气则说物不章，言而遣；怒气则上气不可忍，热痛上抢心，短气欲死，不得气息也；恚气则积聚在心下，心满不得饮食；忧气则不可极作，暮卧不安席；喜气即不可疾行，不能久立；愁气则喜忘，不识人语，置物四方，还取不得去处，若闻急，即手足筋挛不举。

2.《诸病源候论·卷之十三·结气候》

结气病者，忧思所生也。心有所存，神有所止，气留而不行，故结于内。其汤熨针石，别有正方，补养宣导，今附于后。

《养生方》云：哭泣悲来，新哭讫，不用即食，久成气病。

3.《诸病源候论·卷之十三·上气候》

夫百病皆生于气，故怒则气上，喜则气缓，悲则气消，恐则气下，寒则气收聚，热则腠理开而气泄，忧则气乱，劳则气耗，思则气结，九气不同。怒则气逆，甚则呕血，及食而气逆上也。喜则气和，荣卫行通利，故气缓焉。悲则心系急，肺布叶举，使上焦不通，荣卫不散，热气在内，故气消也。恐则精却，精却则上焦闭，闭则气还，还则下焦胀，故气不行。寒则经络凝涩，故气收聚也。热则腠理开，荣卫通，故汗大泄也。忧则心无所寄，神无所归，虑无所定，故气乱矣。劳则喘且汗，外内皆越，故气耗矣。思则身心有所止，气留不行，故气结矣。

4.《诸病源候论·卷之十三·九气候》

九气者，谓怒、喜、悲、恐、寒、热、忧、劳、思。因此九事而伤动于气，一曰怒则气逆，甚则呕血及食而气逆也；二曰喜则其气缓，荣卫通利，故气缓；三曰悲则气消，悲则使心系急，肺布叶举，使上焦不通，热气在内，故气消也；四曰恐则气下，恐则精却，精却则上焦闭，闭则气还，气还则下焦胀，故气不行；五曰寒则气收聚，寒使经络凝涩，使气不宣散故也；六曰热则腠理开，腠理开则荣卫通，汗大泄；七曰忧则气乱，气乱则心无所寄，神无所归，虑无所定，故气乱；八曰劳则气耗，气耗则喘且汗，外内皆越，故气耗也；九曰思则气结，气结则心有所止，故气留而不行。

5.《诸病源候论·卷之十三·奔豚气候》

夫奔豚气者，肾之积气。起于惊恐、忧思所生。若惊恐，则伤神，心藏神也。忧思则伤志，肾藏志也。神志伤动，气积于肾，而气下上游走，如豚之奔，故曰奔豚。其气乘心，若心中踊踊如事所惊，如人所恐，五脏不定，食饮辄呕，气满胸中，狂痴不定，妄言妄见，此惊恐奔豚之状。若气满支心，心下闷乱，不欲闻人声，休作有时，乍瘥乍极，吸吸短气，手足厥逆，内烦结痛，温温欲呕，此忧思奔豚之状。

6.《诸病源候论·卷之三十二·痃候》

诸气愤郁，不遂志欲者，血气蓄积，多发此疾。

二、《备急千金要方》

唐·孙思邈，始撰于约公元 652 年。

1.《备急千金要方·卷十四》

薯蓣丸

治头目眩冒心中烦郁，惊悸狂癫。

薯蓣二十八分，甘草二十分，鹿角胶、大豆黄卷、桂心各七分，山药、白术各六分，柴胡、桔梗、茯苓、杏仁、川芎各五分，白蔹、干姜各三分，大枣一百枚取膏。

上二十二味为末，枣膏和白蜜，丸如弹丸，先食服一丸，日三。

第三节 宋金元时期文献汇编

一、《备急千金要方》

唐·王贶撰，约成书于 960～1279 年。

1.《备急千金要方·卷二·气病》

七气汤

杨仁斋《直指方》云：治七情相干，阴阳升降，气道壅滞，攻冲作疼。

京三棱、蓬莪术、青橘皮、香附子（去毛）、陈橘皮（洗）、桔梗、藿香叶、桂（取心）、益智各一两半，甘草（炙）三钱。（胡氏《经效方》有沉香半两，无陈橘皮）

上为散。每服五钱，水二盏，生姜二片，枣二枚，煎至一盏，食前温服。

情志不舒，气郁血滞。胸脘痞闷，腹部胀痛，或有积聚，肌黄食少者。聚气，由惊、恐、恚、怒，或冒寒热，留而不去，为郁伏之气，因气流行，随经上下相搏痛，久久令人痞闷，其脉短涩。六聚，状如癥瘕，随气上下，发作有时，心腹痛，攻刺腰胁，上气窒塞，喘咳满闷，小腹胀，大小便不利，或复泄泻，淋沥无度。多饮成酒癖积块，腹胀疼痛，身肿肌黄，少食。

2.《备急千金要方·卷三·厥证》

若病患喜怒不常，独闭户牖而处，恶闻人声者，盖阳气常动，因暴折而难决，肝胆气郁而不伸，故令喜怒，谓之阳厥，宜铁落饮，无食肉，及菖蒲散。

3.《备急千金要方·卷三·痰饮》

若咽中如炙肉脔，咽之不下，吐之不出，由胃寒乘肺，肺胃寒，则津液聚而成痰，致肺管不利，气与痰相搏，其脉涩，半夏厚朴汤主之。

4.《备急千金要方·卷四·呕吐》

若心下虚满，不入饮食，时时欲呕，呕无所出，短气，由他病瘥后，复为寒邪伤气，气寒则不能食，胃无谷气以养，其脉微弱，大藿香散主之。

若心中温温常欲呕，闻食吐酸，由宿寒在胃，不能运水谷，中脘成痰，其关弦，脉小而短，白术丸、大半夏汤主之。

二、《太平惠民和剂局方》

宋代太平惠民和剂局所撰，约刊于 1078～1085 年。

1.《太平惠民和剂局方·卷之一》

牛黄清心丸

治诸风缓纵不随，语言謇涩，心怔健忘，恍惚去来，头目眩冒，胸中烦郁，痰涎壅塞，精神昏愦。又治心气不足，神志不定，惊恐怕怖，悲忧惨戚，虚烦少睡，喜怒无时；或发狂癫，神情昏乱。

白芍药、麦门冬（去心）、黄芩、当归（去苗）、防风（去苗）、白术各一两半，柴胡、桔梗、芎䓖、白茯苓（去皮）、杏仁（去皮、尖，双仁，麸炒黄，别研）各一两二钱半，神曲（研）、蒲黄（炒）、人参（去芦）各二两半，羚羊角末、麝香（研）、龙脑（研）各一两，肉桂（去粗皮）、大豆黄卷（碎炒）、阿胶（碎炒）各一两七钱半，白蔹、干姜（炮）各七钱半，牛黄（研）一两二钱，犀角末二两，雄黄（研飞）八钱，干山药七两，甘草（锉，炒）五两，金箔（内四百箔为衣）一千二百箔，大枣（蒸熟去皮、核，研成膏）一百枚。

上除枣、杏仁、金箔、二角末及牛黄、麝香、雄黄、龙脑四味外，为细末，入余药和匀，用炼蜜与枣膏为丸，每两作一十丸，用金箔为衣。每服一丸，温水化下，食后服之。

龙脑芎犀丸

消风化痰，除心肺邪热，去头面诸风。治偏正头痛，心忪烦郁，面热目，鼻塞脑昏，痰热咳嗽，咽膈不利。

石膏（细研）、川芎各四两、生龙脑（别研）、生犀角、山栀子（去皮）各一两，朱砂（研飞，内一两为衣）四两，人参（去芦）、茯苓（去皮，用白者）、细辛（去苗）、甘草（炙）各二两，阿胶（碎炒）一两半，麦门冬（去心）三两。

上除别研、后入外，并捣、罗为细末，炼蜜为丸。每服一丸至二丸，细嚼，茶、酒任下，食后服。

2. 《太平惠民和剂局方·卷之二》

辰砂五苓散

治伤寒表里未解，头痛发热，心胸郁闷，唇口干焦，神思昏沉，狂言谵语，如见神鬼，及治瘴疟烦闷未省者。

辰砂（研）、白术（去芦）、木猪苓（去黑皮）、泽泻（洗，锉）、赤茯苓（去皮）各十二两，肉桂（去粗皮）八两。

上为细末。每服二钱，沸汤点服，不拘时。如中暑发渴，小便赤涩，用新汲水调下。小儿五心烦热，焦躁多哭，咬牙上撺，欲为惊状，每服半钱，温热水调下。

3. 《太平惠民和剂局方·卷之三》

五香散

升降诸气，宣利三焦，疏导壅滞，发散邪热。治阴阳之气郁结不消；诸热蕴毒，肿痛结核，或似痈疖而非，使人头痛恶心，寒热气急。

木香、丁香、沉香、乳香、藿香各等份。

上为粗末。每服三钱，水一盏半，煎至八分，去滓，食后温服。

分心气饮

治男子、妇人一切气不和，多因忧愁思虑，怒气伤神，或临食忧戚，或事不随意，使郁抑之气留滞不散，停于胸膈之间，不能流畅，致心胸痞闷，胁肋虚胀，噎塞不通，噫气吞酸，呕哕恶心，头目昏眩，四肢倦怠，面色萎黄，口苦舌干，饮食减少，日渐羸瘦，或大肠虚秘，或因病之后，胸膈虚痞，不思饮食，并皆治之。

木香（不见火）、桑白皮（炒）各半两，丁香皮一两，大腹子（炮）、桔梗（去芦，炒）、麦门冬（去心）、草果仁、大腹皮（炙）、厚朴（去粗皮，姜汁制）、白术、人参（锉）各半两，香附子（炒，去毛）、紫苏（去梗）、陈皮（去白）、藿香各一两半，甘草（炙）一两。

上㕮咀。每服二钱，水一盏，入生姜三片，枣子一个，擘破去核，及灯心十茎，煎至七分，去滓温服，不拘时候。又方见后。

木香流气饮

调顺荣卫，通流血脉，快利三焦，安和五脏。治诸气痞滞不通，胸膈膨胀，口苦咽干，呕吐少食，肩背腹胁走注刺痛，及喘急痰嗽，面目虚浮，四肢肿满，大便秘结，水道赤涩。又治忧思太过，怔忪郁积，脚气风热，聚结肿痛，喘满胀急。

半夏（汤洗七次）二两，陈皮（去白）二斤，厚朴（去粗皮，姜制，炒）、青皮（去白）、甘草（爁）、香附（炒，去毛）、紫苏叶（去枝、梗）各一斤，人参、赤茯苓（去黑皮）、干木瓜、石菖蒲、白术、白芷、麦门冬各四两，草果仁、肉桂（去粗皮，不见火）、蓬莪术（煨，切）、大腹皮、丁香皮、槟榔、木香（不见火）、藿香叶各六两，木通（去节）八两。

上粗末。每四钱，水盏半，姜三片，枣二枚，煎七分，去滓热服。如伤寒头痛，才觉得疾，入连根葱白三寸煎，升降阴阳，汗出立愈。脏腑自利，入粳米煎。妇人血气癥痕，入艾，醋煎，并不拘时。

4.《太平惠民和剂局方·卷之五》

预知子丸

治心气不足，志意不定，神情恍惚，语言错妄，怔悸烦郁，愁忧惨戚，喜怒多恐，健忘少睡，夜多异梦，寐即惊魇，或发狂眩，暴不知人，并宜服之。

枸杞子（净）、白茯苓（去皮）、黄精（蒸熟）、朱砂（研，水飞）、预知子（去皮）、石菖蒲、茯神（去木）、人参（去芦）、柏子仁、地骨皮（去土）、远志（去心）、山药各等份。

上件一十二味，捣，罗为细末，炼蜜丸，如龙眼核大，更以朱砂为衣。每服一丸，细嚼，人参汤下，不计时候。

平补镇心丹

治丈夫、妇人心气不足，志意不定，神情恍惚，夜多异梦，怔悸烦郁，及肾气伤败，血少气多，四肢倦怠，足胫酸疼，睡卧不隐，梦寐遗精，时有白浊，渐至羸瘦。

酸枣仁（去皮，隔纸炒）二钱半，车前子（去土，碾破）、白茯苓（去皮）、五味子（去枝、梗）、肉桂（去粗皮，不见火）、麦门冬（去心）、茯神（去皮）各一两二钱半，天门冬（去心）、龙齿、熟地黄（洗，酒蒸）、山药（姜汁制）各一两半，人参（去芦）半两，朱砂（细研为衣）半两，远志（去心）、甘草（炙）各一两半。

上为末，炼蜜丸，如梧桐子大。每服三十丸，空心，饭饮下，温酒亦得，加至五十丸。常服益精髓，养气血，悦色驻颜。

清心莲子饮

治心中蓄积，时常烦躁，因而思虑劳力，忧愁抑郁，是致小便白浊，或有沙膜，夜梦走泄，遗沥涩痛，便赤如血；或因酒色过度，上盛下虚，心火炎上，肺金受克，口舌干燥，渐成消渴，睡卧不安，四肢倦怠，男子五淋，妇人带下赤白；及病后气不收敛，阳浮于外，五心烦热。药性温平，不冷不热，常服清心养神，秘精补虚，滋润肠胃，调顺血气。

黄芩、麦门冬（去心）、地骨皮、车前子、甘草（炙）各半两，石莲肉（去心）、白茯苓、黄芪（蜜炙）、人参各七两半。

上锉散。每三钱，麦门冬十粒，水一盏半，煎取八分，去滓，水中沉冷，空心，食前服。发热加柴胡、薄荷煎。

三、《普济本事方》

宋·许叔微撰，约刊于 1132 年。

1.《普济本事方·卷第二·惊气丸》

戊申年，军中一人犯法，褫衣将受刃，得释，神失如痴，予与一粒，服讫而寐，及觉，病已失矣。江东提辖张载扬，其妻因避寇，失心已数年，予授此方，不终剂而愈。又黄山沃巡检彦，其妻狂厥者逾年，更十余医而不验，予授此方，去附子加铁粉，亦不终剂而愈。铁粉非但化涎镇心，至如摧抑肝邪特异，若多恚怒，肝邪太盛，铁粉能制伏之。《素问》言阳厥狂怒，治以铁落饮，金制木之意也，此亦前人未尝论及。

四、《医说》

宋·张杲撰，约刊于 1149 年。

1.《医说·卷八·疾症·郁冒》

人平居无苦疾，忽如死人，身不动摇，默默不知人，目闭不能开，口噤不能言，或微知人，恶闻人声，但如眩冒，移时方寤。此由已汗过多，血少，气并于血，阳独上而不下，气壅塞而不行，故身如死，气过血还，阴阳复通，故移时方寤，曰郁冒，亦名血厥。妇人多有之，宜白薇汤仓公散（《本事方》）。

五、《三因极一病证方论》

宋·陈无择撰，约刊于 1174 年。

1.《三因极一病证方论·卷之一·五脏传变病脉》

七情，人之常性，动之则先自脏腑郁发，外形于肢体，忧恐怒喜思，令不得以其次，故令人有大病矣。

右手关前一分为气口者，以候脏气郁发，与胃气兼并，过与不及，乘克传变也。以内气郁发，食气入胃，淫精于脉，自胃口出，故候于气口。以五脏皆禀气于胃，胃者，五脏之本，脏气不能自致于手太阴，必因胃气而至。邪气胜，胃气衰，故病甚；胃气绝，真脏独见，则死。

2.《三因极一病证方论·卷之二·三因论》

然六淫，天之常气，冒之则先自经络流入，内合于脏腑，为外所因；七情，人之常性，动之则先自脏腑郁发，外形于肢体，为内所因；其如饮食饥饱，叫呼伤气，尽神度量，疲极筋力，阴阳违逆，乃至虎狼毒虫，金疮踒折，疰忤附着，畏压溺等，有背常理，为不内外因。

3.《三因极一病证方论·卷之二·五科凡例》

凡治病，先须识因，不知其因，病源无目。其因有三，曰内，曰外，曰不内外。内则七情，外则六淫，不内不外。

4.《三因极一病证方论·卷之八·七气证治》

夫五脏六腑，阴阳升降，非气不生。神静则宁，情动则乱，故有喜怒忧思悲恐惊七者不同，各随其本脏所生所伤而为病。故喜伤心，其气散；怒伤肝，其气击；忧伤肺，其气聚；思伤脾，其气结；悲伤心胞，其气急；恐伤肾，其气怯；惊伤胆，其气乱。虽七诊自殊，无逾于气。黄帝曰：余知百病生于气也。但古论有寒热忧恚，而无思悲恐惊，似不伦类，于理未然。

五劳者，皆用意施为，过伤五脏，使五神不宁而为病，故曰五劳。以其尽力谋虑则肝劳，曲运神机则心劳，意外致思则脾劳，预事而忧则肺劳，矜持志节则肾劳，是皆不量禀赋，临事过差，遂伤五脏。

本乎一气，脏气不行，郁而生涎，随气积聚，坚大如块，在心腹中。

七者虽不同，本乎一气。脏气不行，郁而生涎，随气积聚，坚大如块，在心腹中，或塞咽喉如粉絮，吐不出，咽不下，时去时来，每发欲死，如神灵所作，逆害饮食，皆七气所生所成。

分气补心汤

治心气郁结，怔悸噎闷，四肢浮肿，上气喘急。

大腹皮（炒）、香附（炒去毛）、白茯苓、桔梗各一两，木通、甘草（炙）、川芎、前胡（去苗）、青橘（炒）、枳壳（麸炒去瓤）、白术各三分，细辛（去苗）、木香各半两。

上锉散。每服四大钱，水一盏，姜三片，枣一枚，煎七分，去滓，食前温服。

5.《三因极一病证方论·卷之九》

小定志丸

治心气不定，五脏不足，甚者忧忧愁愁不乐，忽忽喜忘，朝瘥暮剧，暮瘥朝发；及因事有所大惊，梦寐不祥，登高涉险，致神魂不安，惊悸恐怯。

菖蒲（炒）、远志（去心，姜汁淹）各二两，茯苓、茯神、人参各三两，辰砂（为衣）。上为末，蜜丸，如梧子大。每服五十丸，米汤下。一方，去茯神，名开心散，饮服二钱匕，不以时。

6.《三因极一病证方论·卷之十五》

旱莲子丸

治少长脏气不平，忧怒惊恐，诸气抑郁，结聚瘰疬，滞留项腋；及外伤风寒燥湿，饮食百毒，结成诸漏，发作寒热，遍于项腋，无问久近，悉主之。

旱莲子、连翘子、威灵仙、何首乌、蔓荆子、三棱（醋浸湿，纸裹煨）、赤芍药各一两，木香二两，大皂角（刮去皮，酥炙；无酥，用羊脂炙）三挺。

上为末，糊丸，梧子大。建茶清下三十丸至五十丸，日三服；小儿量与之，食后服。

7.《三因极一病证方论·卷之十六》

救生散

治外伤风冷，内积忧思，气郁聚涎，随气上厥，伏留阳经，头疼壮热，眩晕，或胸膈塞痞。兼服宽中丸，并攻之。

菊花蒂、川芎、石膏（煅）各一两，甘草一分。

上日干为末。每服三钱，煎葱汤调下；如觉胸痞，即调此下宽中丸，不计时服。

六、《素问玄机原病式》

金·刘完素，始撰于约公元 1188 年。

盖寒伤皮毛，则腠理闭塞，阳气怫郁，不能通畅，则为热也。

阳气极甚而阴气极衰，则阳气怫郁，阴阳偏倾而不能宣行。则阳气蓄聚于内，而不能营运于四肢，则手足厥冷，谓之阳厥。

七、《儒门事亲》

元·张从正撰，成书于 1228 年。

1.《儒门事亲·卷三·九气感疾更相为治衍二十六》

故悲可以治怒，以怆恻苦楚之言感之；喜可以治悲，以谑浪亵狎之言娱之；恐可以治喜，以恐惧死亡之言怖之；怒可以治思，以污辱欺罔之言触之；思可以治恐，以虑彼志此之言夺之。凡此五者，必诡诈谲怪，无所不至，然后可以动人耳目，易人视听。

夫愤郁而不得伸，则肝气乘脾，脾气不化，故为留饮。肝主虑，久虑而不决，则饮气不行。脾主思，久思而不已，则脾结，故亦为留饮。

气，本一也，因所触而为九。所谓九者，怒、喜、悲、恐、寒、暑、惊、思、劳也。

2.《儒门事亲·卷三·五积六聚》

此皆抑郁不伸而受其邪也，岂待司天克运，然后为之郁哉？且积之成也，或因暴怒、喜、悲、思、恐之气。

3.《儒门事亲·卷三·饮当去水温补转剧论》

夫愤郁而不得伸，则肝气乘脾，脾气不化，故为留饮。肝主虑，久虑而不决，则饮气不行。脾主思，久思而不已，则脾结，故亦为留饮。

4.《儒门事亲·卷五·乳汁不下》

夫妇人有天生无乳者，不治。或因啼哭悲怒郁结，气溢闭塞，以致乳脉不行。

5.《儒门事亲·卷七·偏头痛九十二》

头痛或额角，是三焦相火之经及阳明燥金胜也。燥金胜，乘肝则肝气郁，肝气郁则气血壅，气血壅则上下不通，故燥结于里，寻至失明。治以大承气汤。

6.《儒门事亲·卷十》

风木郁之病，故民病胃脘当心而痛，四肢、两胁、咽膈不通，饮食不下，甚则耳鸣眩转，目不识人，善僵仆，筋骨强直而不用，卒倒而无所知也。

暑火郁之病，故民病少气、疮疡、痈肿，胁肋、胸背、首面、四肢胪胀，疡痱呕逆，瘛疭，骨痛节疼，及有动泄注下，温疟，腹中暴痛，血溢流注，精液衰少，目赤心热，甚则瞀闷，懊恼。

湿土郁之病，故民病心腹胀，腹鸣而为数后，甚则心痛胁。

燥金郁之病，故民病咳逆，心腹满引少腹，善暴痛，不可反侧，嗌干，面尘色恶，金胜而木病也。

寒水郁之病，故民病寒客心痛，腰椎痛，大关节不利，屈伸不便，善厥，痞坚腹满，阴乘阳故也。

7.《儒门事亲·卷十四·病机》

诸风掉眩，皆属于肝，甲乙木也，木郁达之；诸寒收引，皆属于肾。壬癸水也，水郁泄之；诸气愤郁，皆属于肺。庚辛金也，金郁折之；诸湿肿满，皆属于脾。戊己土也，土郁夺之；诸痛痒疮疡，皆属于心。丙丁火也，火郁发之。

八、《严氏济生方》

元·严用和撰，约刊于 1253 年。

大藿香散

治忧、愁、思、虑、悲、恐、惊七情伤感，气郁于中，变成呕吐。或作寒热、眩晕、痞满，不进饮食。

藿香叶、半夏曲、白术、木香（不见火）各一两，白茯苓（去皮）、桔梗（去芦，锉，炒）、人参、枇杷叶（拭去毛）、官桂（不见火）、甘草（炙）各半两。

上为细末，每服三钱，水一大盏，生姜五片，枣子一枚，煎至七分，去滓，温服，不拘时候。

加味七气汤

治喜、怒、忧、思、悲、恐、惊七气为病，发则心腹刺痛不可忍，时发时止，发则欲死。及外感风寒湿气作痛，亦宜服之。半夏（汤泡七次）三两，桂心（不见火）、玄胡索（炒，去皮）各一两，人参、甘草（炙）各半两，乳香三钱。

上㕮咀，每服四钱，水一盏半，生姜七片，枣一枚，煎至七分，去滓，食前温服。妇人血痛加当归煎。

团参饮子

治病因抑郁忧思、喜怒、饥饱失宜，致脏气不平，咳嗽脓血，渐成肺痿。憎寒壮热，羸瘦困顿，将成劳瘵。

人参、紫菀茸（洗）、阿胶（蛤粉炒）、百合（蒸）、细辛（洗去叶土）、款冬花、杏仁（去皮夹，炒）、天门冬（汤浸，去心）、半夏（汤泡七次）、经霜桑叶、五味子各一两，甘草（炙）半两。

上㕮咀，每服四钱，水一盏半，生姜五大片，煎至七分，去滓，食后温服。因气而咳者，宜加木香；咳而唾血有热者，加生地黄；咳而唾血有寒者，加钟乳粉；因疲极而咳嗽者，加黄芪；因咳损而唾血者，加没药、藕节；咳而呕逆，腹满不食者，加白术，仍倍加生姜；咳而小便多者，加益智仁；咳而大便溏者，去杏仁，加钟乳粉；咳而面浮气逆者，加沉香、橘皮煎。

龙齿丹

治心血虚寒，怔忡不已，痰多恍惚。

龙齿、附子（炮，去皮脐，切片，姜汁浸一宿）、远志（去心，甘草煮）、酸枣仁（炒，去壳，别研）、当归（去芦，酒浸）、官桂（去皮，不见火）、琥珀（别研）、南星（锉，姜汁浸一宿）各一两，木香（不见火）、紫石英（煅，醋淬七遍）、沉香（别研）、熟地黄（酒蒸，焙）各半两。

上为细末，炼蜜为丸，如梧桐子大，朱砂为衣，每服五十丸，用枣汤送下，不拘时候。治忧愁思虑，谋用过度，或因惊恐，伤神失志，耗伤心血，怔忡忧惚，梦寐不安。

远志丸

治因事有所大惊，梦寐不祥，登高陟险，神魂不安，惊悸恐怯。

远志（去心，姜汁淹）、石菖蒲各二两，茯神（去皮木）、白茯苓（去皮）、人参、龙齿各一两。

上为细末，炼蜜为丸，如梧桐子大，辰砂为衣，每服七十丸，用热水送下，食后，临卧。

玉液汤

治七情伤感，气郁生涎，随气上逆，头目眩晕，心嘈忪悸，眉棱骨痛。

大半夏（洗净，汤泡七次，切作片子）。

上件，每服四钱，水二盏，生姜七片，煎至七分，去滓，入沉香水一呷温服，不拘时候。

四磨汤

治七情伤感，上气喘息，妨闷不食。

人参、槟榔、沉香、天台乌药。

上四味，各浓磨水，和作七分盏，煎三五沸，放温服。或下养正丹尤佳。

九、《仁斋直指方论》

宋·杨士瀛撰，约刊于1264年。

1. 《仁斋直指方论·卷之三·附诸方》

保命丹（《千金方》）

治诸风痪疭，不能语言，心忪健忘，恍惚去来，头目晕眩，胸中烦郁，痰涎壅塞，抑气攻心，精神昏愦。治心

气不足，神志不定，惊恐怕怖，悲忧惨戚，虚烦少睡，喜
怒不时，或发狂癫，神情昏乱，及小儿惊痫，惊风抽搐不
定，及大人暗风，并羊癫、猪癫发叫。

朱砂一两，珍珠二钱，南星一两，麻黄（去根、节）、
白附子（炮）、雄黄、龙脑各半两，琥珀三钱，僵蚕
（炒）、犀角（镑）、麦门冬（去心）、枳壳、地骨皮、神
曲、茯神、远志（去心）、人参、柴胡各一两，金箔一薄
片，牛黄三钱，天麻半两，脑子少许，麝香少许，胆矾半
两，牙硝四钱，毫车、天竺黄、防风、甘草、桔梗、白术、
升麻各一两，蝉蜕半两，黄芩二两，荆芥二两。上为细末，
炼蜜为丸，如弹子大。每服一丸，薄荷汤化下，不拘时候。
忌猪、羊、虾、核桃动风引痰之物，及猪、羊血。更加川
乌炮去皮脐、姜制半夏、白芷、川芎各一两，猪牙皂一两，
和前药丸服尤妙。

2.《仁斋直指方论·卷之五·诸气证治》

香橘汤

治七情所伤，中脘不快，腹胁胀满。

香附（炒）、半夏（制）、橘红各二两，甘草（炒）
三分。

上锉散。每三钱，姜五片，枣二枚，煎服。

桔梗枳壳汤

治诸气，痞结满闷。

枳壳（制）、桔梗各二两，甘草（炒）半两。

上锉散。每四钱，水盏半，姜五片，煎至中盏，温服。

3.《仁斋直指方论·卷之十一·惊悸证治》

宁志丸

治心虚血虚多惊。

人参、白茯苓、茯神、柏子仁、琥珀、当归、酸枣仁（温酒浸半日，去壳，隔纸炒香）、远志（酒浸半日，新布裹，捶取肉，焙）各半两，乳香、朱砂（别研）、石菖蒲各一分。上末，炼蜜丸桐子大。每三十丸，食后枣汤下。

4.《仁斋直指方论·卷之十八·腰痛证治》

调肝散

治郁怒伤肝，发为腰痛。

半夏（制）三分，辣桂、宣木瓜、当归、川芎、牛膝、好细辛各二分，石菖蒲、酸枣仁（荡，去皮，微炒）、甘草（炙）各一分。上锉细。每三钱，姜五片，枣二枚，煎服。

十、《丹溪治法心要》

元·朱震亨撰，约刊于 1279 ~ 1368 年。

1.《丹溪治法心要·卷一·郁》

气血冲和，万病不生，一有怫郁，诸病生焉。人身万病皆生于郁，苍术、抚芎，总解诸郁，随症加入诸药。凡郁皆在中焦，以苍术、抚芎，开提其气以升之。如食在气上，提其气则食自降矣，余仿此。气郁用香附横行胸臆间，必用童便浸，否则性燥，苍术下行，米泔水浸。湿郁用赤茯苓、苍术、抚芎、白芷。痰郁用海石、香附、南星、姜汁、栝蒌。热郁用青黛、香附、苍术、抚芎、栀子（炒）。血郁用桃仁（去皮）、红花、青黛、香附、抚芎。食郁用苍术、香附、山楂、神曲、针砂（醋制七次），研极细。春加抚芎；夏加苦参；秋冬加茱萸。越鞠丸解诸郁。一方治气郁食积痰热用：香附、黄芩、栝蒌、贝母、南星、神曲、山楂各一两，风硝三钱。上为丸服。一方治气郁：白芍药一两半，香附一两，生甘草一钱半。上末之糊丸，白术汤下。一方治抑气：白芍药一两半，香附一两半，贝母（炒）、黄芩各五钱，生甘草三钱。上丸服之。

十一、《卫生宝鉴》

元·罗天益撰，约刊于 1281 年。

1. 《卫生宝鉴·卷二·脱营篇》

启玄子云，神屈故也。以其贵之尊荣，贱之屈辱，心怀慕眷，志结忧惶，虽不中邪，病从内生。血脉虚减，名曰脱营。

今病者始乐后苦，皆伤精气。精气竭绝，形体毁阻。暴喜伤阳，暴怒伤阴，喜怒不能自节。盖心为君主，神明出焉，肺为相辅，主行荣卫，制节由之。主贪人欲，天理不明，则十二官相使，各失所司，使道闭塞而不通，由是则经营之气脱去，不能灌溉周身，百脉失其天度，形乃大伤。

十二、《世医得效方》

元·危亦林撰，约成书于 1328～1337 年。

1. 《世医得效方·卷第一·集证说》

脏气不行，郁而不舒，结成痰涎，随气积聚，坚大如块，在心腹间，或塞咽喉，如粉絮梅核样，咯不出，咽不下，每发欲绝，逆害饮食。

2.《世医得效方·卷第三·腰痛》

小七香丸

治郁怒忧思，气滞腰疼。

甘松（炒）十两，甘草（炒）十五两，香附子（炒，去毛）十五两，丁香皮十五两，蓬莪术（煨，乘热，碎）二两半，缩砂仁（二两半益智仁炒）七两半。

上为丸。每服五十丸，橘子一钱，盐少许煎汤，空心服。

3.《世医得效方·卷第三·诸气》

调顺荣卫，通流血脉，快利三焦，安和五脏。治诸气痞滞不通，胸膈膨胀，口呕吐少食，肩背走注刺痛。及喘急痰嗽，面目虚浮，四肢肿满，大便秘结，水道赤，忧思太过，怔忪郁积，脚气风湿，聚结肿痛，喘满胀急不宁。

4.《世医得效方·卷第三·七情》

茯神汤

治喜怒忧思悲恐惊所感，脏气不行，郁而生涎，结为饮，随气上厥，伏留阳经。心中忪悸，四肢缓弱，翕然面热，头目眩冒，如欲摇动。

人参、麦门冬（去心）、山药各二两，前胡、熟地黄（洗，酒拌炒）各一两，枳壳（去穰，麸炒）三分，远志（甘草水煮去心，姜汁拌炒）三分，白茯苓、茯神各一两半，半夏（汤洗七次）、黄芪（炙）各一两，甘草半两。

上铧散。每服四钱，流水盏半，姜五片，秫米一撮煎，食前服。

5.《世医得效方·卷第四·气呕》

加减七气汤

治气郁呕吐。

半夏（汤洗）二两半，人参、辣桂、厚朴（姜汁炒）各一两，茯苓一两半，甘草（炙）半两。

上锉散。每服三钱半，姜七片，枣一枚，煎服。加木香亦得。

6.《世医得效方·卷第五·七情》

团参饮子

治因抑郁忧思，喜怒饥饱，病失节，至脏气不平，咳嗽脓血，渐成肺痿。憎寒壮热，羸瘦困顿，将成痨瘵。

人参、紫菀茸（洗）、阿胶（蛤粉炒）、百合（蒸）、细辛（洗去叶土）、款冬花、杏仁（去皮尖，炒）、天门冬（汤洗七次）、半夏（汤泡七次）、经霜桑叶、五味子各一两，甘草（炙）半两。

上锉散。每服四钱，水一盏半，生姜五大片，煎至七分，去滓，食后温服。因气而咳者，宜加木香。咳而吐血有热，加生地黄。咳而唾血有寒者，加钟乳粉。因疲极而咳嗽者，加黄芪。因损而吐血者，加没药、藕节。咳而呕逆，腹满不食者，加白术，倍加生姜。咳而小便多者，加益智仁。咳而大便溏者，去杏仁，加钟乳粉。咳而面浮气逆者，加沉香、柑皮煎。

分心气饮

治忧郁得咳，每服三钱。加枳壳去穰一钱，北五味十粒，生姜三片煎。

7.《世医得效方·卷第八·通治》

归神丹

治一切惊忧，思虑恍惚，作事多忘，心气不足，癫痫狂乱。及大病后心虚，神不守舍。久服养神思，益眼力。

颗块大朱砂（入猪心内，灯心缠缚，用无灰酒蒸二炊久，取出另研）二两，金箔（另研）二十片，真银箔（另研）一十片，深红琥珀（别研）一两，酸枣仁（去壳）二两，大远志（取净皮，姜汁拌炒）一两，白茯神（去木）二两，罗参二两，大当归（去尾）二两，龙齿一两。

上为末，酒煮稀糊丸如梧子大。每服二九丸到三九丸，去心麦门冬汤下。癫痫至甚者，乳香、人参汤下。夜寝不寐或多乱梦，炒酸枣仁汤下。

8.《世医得效方·卷第八·惊悸》

十味温胆汤

治心胆虚怯，触事易惊，梦寐不祥，异象感惑，遂致心惊胆慑，气郁生涎，涎与气搏，变生诸证。或短气悸乏，或复自汗，四肢浮肿，饮食无味，心虚烦闷，坐卧不安。

半夏（汤洗七次）、枳实（去穰，切，麸炒）、陈皮（去白）各三两，白茯苓（去皮）两半，酸枣仁（微炒）、大远志（去心，甘草水煮，姜汁炒）一两，北五味子、熟地黄（切，酒炒）、条参各一两，粉草五钱。

上锉散。每服四钱，水盏半，姜五片，枣一枚煎，不以时服。

9.《世医得效方·卷第八·热证》

甘遂散

治癫痫，及妇女心风血邪。上以甘遂一钱为末，用猪心取三管血三条和甘遂，多少和之，将心批作两片，入在内，再合线缚定，外用皮纸裹湿，慢火煨热，不可焦过。取药细研，入辰砂末一钱和匀，分作四丸。每服一丸，将所煨猪心煎汤化下。再服，别用猪心亦可。过半日，大便下恶物后，调和胃气。凡此病乍作乍醒者苏，不食迷痴者死。

十三、《金匮钩玄》

元·朱震亨撰，约刊于 1347 年。

1.《金匮钩玄·卷第一·六郁》

戴云：郁者，结聚而不得发越也。当升者不得升，当降者不得降，当变化者不得变化也。此为传化失常，六郁之病见矣。气郁者，胸胁痛，脉沉涩；湿郁者，周身走痛，或关节痛，遇阴寒则发，脉沉细；痰郁者，动则即喘，寸口脉沉滑；热郁者，瞀，小便赤，脉沉数；血郁者，四肢无力，能食，便红，脉沉；食郁者，嗳酸腹饱不能食，人迎脉平和，气口脉紧盛者是也。气血中和，万病不生，一有怫郁，诸病生焉。

气郁：香附子、苍术、川芎。湿郁：苍术、川芎、白芷。痰郁：海石、香附、南星、栝蒌。热郁：青黛、香附、苍术、川芎、栀子。血郁：桃仁、红花、青黛、川芎、香附。食郁：苍术、香附、针砂（醋炒）、山楂、神曲

（炒）。春加芎，夏加苦参，秋冬加吴茱萸。越鞠丸，解诸郁，又名芎术丸。苍术、香附、抚芎、神曲、栀子等份为末，水丸，如绿豆大。凡郁皆在中焦，以苍术、抚芎开提其气以升之。假如食在气上，提其气则食自降。余皆仿此。郁者，结聚而不得发越也。当升者不得升，当降者不得降，当变化者不得变化也。此为传化失常，六郁之病见矣。气郁者，胸胁痛，脉沉涩；湿郁者，周身走痛，或关节痛，遇阴寒则发，脉沉细；痰郁者，动则即喘，寸口脉沉滑；热郁者，瞀，小便赤，脉沉数；血郁者，四肢无力，能食，便红，脉沉；食郁者，嗳酸腹饱不能食，人迎脉平和，气口脉紧盛者是也。气血中和，万病不生，一有怫郁，诸病生焉。

十四、《丹溪心法》

元·朱震亨撰，约刊于1347年。

1. 《丹溪心法·卷一·火六》

诸热瞀瘈，暴喑冒昧，躁扰狂越，骂詈惊骇，胕肿疼酸，气逆冲上，禁栗如丧神守，嚏呕疮疡，喉痹，耳鸣及聋，呕涌溢食不下，目昧不明，暴注，瘈，暴疡，暴死，五志七情过极，皆属火也。火者有，曰君火，人火也；曰相火，天火也。火内阴而外阳，主乎动者也。故凡动，皆属火。以名而言，形质相生，配于五行，故谓之君；以位而言，生于虚无，守位禀命，因动而见，故谓之相。肾肝之阴，悉其相火。

火郁当发，看何经，轻者可降，重者则从其性而升之。

实火可泻，黄连解毒之类；虚火可补，小便降火极速。凡气有余便是火，不足者是气虚。火急甚重者，必缓之以生甘草，兼泻兼缓，参术亦可。人壮气实火盛癫狂者，可用正治，或硝黄冰水之类；人虚火盛狂者，以生姜汤与之，若投冰水正治，立死。有补阴即火自降，炒黄柏、生地黄之类。凡火盛者，不可骤用凉药，必兼温散。可发有二，风寒外来者可发，郁者可发。

2.《丹溪心法·卷三·六郁五十二》

气血冲和，万病不生，一有怫郁，诸病生焉。故人身诸病，多生于郁。苍术、抚芎总解诸郁，随证加入诸药。凡郁皆在中焦，以苍术、抚芎开提其气以升之。假如食在气上，提其气则食自降矣。余皆仿此。戴云：郁者，结聚而不得发越也。当升者不得升，当降者不得降，当变化者不得变化也，此为传化失常。六郁之病见矣。气郁者，胸胁痛，脉沉涩；湿郁者，周身走痛，或关节痛，遇阴寒则发，脉沉细；痰郁者，动则喘，寸口脉沉滑；热郁者，瞀闷，小便赤，脉沉数；血郁者，四肢无力，能食便红，脉沉；食郁者，嗳酸，腹饱不能食，人迎脉平和，气口脉繁盛者是也。

气郁：香附（童便浸）、苍术（米泔浸）、抚芎；湿郁：白芷、苍术、川芎、茯苓；痰郁、海石、香附、南星（姜制）、栝蒌（一本无南星、栝蒌，有苍术、川芎、栀子）；热郁：山栀（炒）、青黛、香附、苍术、抚芎；血郁：桃仁（去皮）、红花、青黛、川芎（抚芎亦可）、香附；食郁：苍术、香附、山楂、神曲（炒）、针砂（醋炒七次研极细）。

3.《丹溪心法·卷四·破滞气七十九》

人有七情，病生七气，七气者，寒、热、怒、恚、喜、忧、愁，或以为喜、怒、忧、思、悲、惊、恐，皆通也。

不然，七情相干，痰涎凝结，如絮如膜，甚如梅核，窒碍于咽喉之间，咯去，咽不下，或中艰食，或上气喘急，曰气隔，曰气滞，曰气秘，曰气中，以至五积六聚瘕，心腹块痛，发则欲绝，殆无往而不至矣。

十五、《医经溯洄集》

元·王履撰，约成书于1368年。

1.《医经溯洄集·五郁论》

凡病之起也，多由乎郁。郁者，滞而不通之义。或因所乘而为郁，或不因所乘而本气自郁皆郁也。岂惟五运之变能使然哉。郁既非五运之变可拘，则达之，发之，夺之，泄之，折之之法，固可扩焉而充之矣，可扩而充，其应变不穷之理也钦。

木郁达之。达者，通畅之也。如肝性急，怒气逆，肢胁或胀，火时上炎，治以苦寒辛散而不愈者，则用升发之药，加以厥阴报使而从治之。又如久风入中为飧泄，及不因外风之入，而清气在下为飧泄，则以轻扬之剂举而散之。凡此之类，皆达之之法也。王氏谓吐之。令其条达，为木郁达之。东垣谓食塞胸中，食为坤土，胸为金位，金主杀伐，与坤土俱在于上，而旺于天，金能克木，故肝木生发之气，伏于地下，非木郁而何。吐去上焦阴土之物，木得舒畅，则郁结去矣，此木郁达之也。窃意王氏，以吐训达，此不能使人无疑者。以为肺金盛而抑制肝木软，则泻肺气，举肝气，可矣，不必吐也。以为脾胃浊气下流，而少阳清气不升软，则益胃升阳，可矣，不必吐也。虽然，木郁固有吐之之理，今以吐字，总该达字，则是凡木郁，皆当用吐矣，其可乎哉。至于东垣所谓食塞肺分，为金与土旺于上，而克木，又不能使人无疑者，夫金之克木，五行之常道，固不待夫物伤而后能也，且为物所伤，岂有反旺之理。若曰吐去其物，以伸木气，乃是反为木郁而施治，非为食伤而施治矣。夫食塞胸中而用吐，正《内经》所谓其高者因而越之之义耳，恐不劳引木郁之说，以汩之也。

火郁发之。发者，汗之也，升举之也。如腠理外闭，邪热怫郁，则解表取汗以散之。又如龙火郁甚于内，非苦寒降沉之剂可治，则用升浮之药，佐以甘温，顺其性而从治之，使势穷则止，如东垣升阳散火汤是也。凡此之类，皆发之之法也。

土郁夺之。夺者，攻下也，劫而衰之也。如邪热入胃，用咸寒之剂以攻去之。又如中满腹胀，湿热内甚，其人壮气实者，则攻下之。其或势盛，而不能顿除者，则劫夺其势，而使之衰。又如湿热为痢，有非力轻之剂可治者，则或攻或劫以致其平。凡此之类，皆夺之之法也。

金郁泄之。泄者，渗泄而利小便也，疏通其气也。如肺金为肾水上原，金受火铄，其令不行，原郁而渗道闭矣，宜肃清金化滋以利之。又如肺气膹满，胸凭仰息，非利肺气之剂，不足以疏通之。凡此之类，皆泄之之法也。王氏谓渗泄解表利小便，为金郁泄之。夫渗泄利小便，固为泄金郁矣，其解表二字，莫晓其意，得非以人之皮毛属肺，其受邪为金郁，而解表为泄之乎。窃谓如此则凡筋病便是木郁，肉病便是土郁耶。此二字未当于理，今删去。且解表间于渗泄利小便之中，是渗泄利小便为二治矣。若以渗泄为滋肺生水，以利小便为直治膀胱，则直治膀胱。既责不在肺，何为金郁乎？是亦不通。故余易之曰，渗泄而利小便也。

水郁折之。折者，制御也，伐而挫之也，渐杀其势也。如肿胀之病，水气淫溢，而渗道以塞。夫水之所不胜者，土也，今土气衰弱，不能制之，故反受其侮。治当实其脾土，资其运化，俾可以制水而不敢犯，则渗道达而后愈。或病势既旺，非上法所能遽制，则用泄水之药以伐而挫之。或去菀陈莝开鬼门洁净府，三治备举，迭用以渐平之。王氏所谓抑之制其冲逆，正欲折挫其泛滥之势也。夫实土者守也，泄水者攻也，兼三治者，广略而决胜也。守也，攻也，广略也，虽俱为治水之法，然不审病者之虚实、久近、浅深、杂焉而妄施治之，其不倾踣者寡矣。

第四节　明代文献汇编

一、《普济方》

明·朱橚撰，约刊于1406年。

1.《普济方·卷十八·心狂》

郁金丸（出《海上方》）

治失心及心恙风。

蝉肚、郁金（真川者）七两，明矾二两。上为末，薄荷糊为丸。

如梧桐子大，每服六十丸，汤水任下。有患癫狂者，三服见效，数年者亦愈。至人授此，初服心胸间有物脱去，神气洒然，再服而苏，此惊忧痰血络聚心窍所致也。

2.《普济方·卷三十六·胃反》

七情内郁者，宜苏合香丸宽中散。

附子一个，生姜（自然汁，分三份）六两。

上附子不去皮脐，破作两片，以姜汁二两煮附干。又破四片，以姜汁二两煮干。又破作八片，以姜汁二两煮干，细切焙干。入丁香二钱半，同为末，每服一钱，以汤调服。治翻胃（出《儒门事亲》），用黄柏末饮调下。

大半夏汤（出《十便良方》）

治胃反不受食，食已即呕吐。

半夏三升，白蜜、白术各一升，人参二两，生姜三两。

上㕮咀，水五升，和蜜扬之二三百下，煮取一升半，分三服。一方无白术。

3.《普济方·卷一百五十四·腰痛》

调肝散（出《直指方》）

治郁怒伤肝，发为腰痛。

半夏（制）三分，辣桂、宣木瓜、当归、川芎、牛膝、细辛各二分，石菖蒲、酸枣仁（汤浸去皮微炒）、甘草（炙）各一分。上锉细，每三钱，姜五片，枣二枚，煎服。

4.《普济方·卷二百二·霍乱心腹胀满》

真珍散

治喜怒不常，忧思兼并，致脏气郁结，渐积涎饮，胸胀满闷，或腹疼痛，憎寒发热，吐痢交作。

附子（一生一炮各去皮脐）二个，半夏（汤浸二十一宿洗去滑）一两半，滑石、成炼钟乳各半两，辰砂（别研）三钱。

上为末，每服二钱，水二盏，姜七片，香薷二三叶，蜜半匙，煎至七分，食前冷服。小便不利，加木通茅根煎。

5.《普济方·卷二百六·气呕》

大藿香散

大藿香散（出《济生方》）

治忧愁思虑悲恐惊，七情伤感，气郁于中，变成呕吐，或作寒热，眩晕，痞满，不进饮食。藿香叶、半夏曲、白术、木香（如枯骨者佳不见火）各一两，白茯苓（去皮）、桔梗（去芦，锉，炒）、人参枇杷叶（拭去毛）、官桂（不见火）、甘草（炙）各半两。

上为细末，每服三钱，水一盏，生姜五片，枣子一枚，煎至七分，去滓温服，不拘时候。

6.《普济方·卷三百十七·血风烦闷》

逍遥散（出《圣济总录》）

治妇人血风气，烦躁口干，咳嗽四肢无力，多卧少起，肌骨蒸热，百节疼痛。

柴胡（去苗）、白茯苓（去黑皮）、赤芍药、白术（锉麸炒）、当归（切焙）各三两。上粗捣筛，每服二钱，水一盏入生姜三片，枣一枚，大甘草一寸同煎至七分，去滓温服，不拘时。

7.《普济方·卷三百十七·风邪癫狂》

加味逍遥散

治患癫疾歌唱无时，逾垣上屋。乃荣血迷于心包所致，逍遥散加远志（去心）、桃仁（去皮尖）、苏木、红花各一钱。水一盏半煎，服后病退，却用平胃散内减厚朴三分之二，加生苍术二倍，川升麻、苍术等一半，水一盏半，煎至一盏服之。全安须常服，以绝其根。

二、《推求师意》

明·戴思恭，始撰于约公元 1443 年。

1. 郁病

苍术，阳明药也，气味雄壮辛烈，强胃健脾，开发水谷气，其功最大；香附子，阴血中快气药也，下气最速，一升一降以散其郁；抚芎，手足厥阴药也，直达三焦，俾生发之气，上至目头，下抵血海，疏通阴阳气血之使也。然此不专开中焦而已，且胃主行气于三阳，脾主行气于三阴，脾胃既有水谷之气行，从是三阴三阳各脏腑自受其燥金之郁者，亦必用胃气可得而通矣，天真等气之不达者，亦可得而伸矣！况苍术尤能径入诸经，疏泄阳明之湿。

治郁之法，有中外四气之异。在表者汗之，在内者下之，兼风者散之，热微者寒以和之，热甚者泻阳救水，养液润燥，补其已衰之阴。兼湿者审其温之太过不及，犹土之旱涝也。寒湿之胜，则以苦燥之，以辛温之。不及而燥热者，则以辛温之，以寒调之。

郁病多在中焦。六郁例药，诚得其要。中焦者，脾胃也。胃为水谷之海，法天地，生万物，体乾坤健顺。备中和之气，五脏六腑皆禀之以为主，荣卫天真皆有谷气以充大。东垣谓人身之清气、荣气、运气、卫气、春升之气，皆胃气之别称。然岂尽胃气，乃因胃气以资其生。故脾胃居中，心肺在上，肾肝在下。凡有六淫、七情、劳役妄动，故上下所属之脏气；致有虚实克胜之变。而过于中者，其中气则常先四脏，一有不平，则中气不得其和而先郁，更因饮食失节停积、痰饮寒湿不通，而脾胃自受者，所以中焦致郁多也。下郁乃燥之别名，属肺金之化。治郁之法，有中外四气之异。在表者汗之，在内者下之，兼风者散之，热微者寒以和之；热甚者泻阳救水，养液润燥，补其已衰之阴。兼湿者审其温之太过不及，犹土之旱涝也。寒湿之胜，则以苦燥之，以辛温之；不及而燥热者，则以辛温之，以寒调之。大抵须得仲景治法之要，各守其经气而勿违。

三、《奇效良方》

明·董宿原撰，约刊于 1470 年。

1.《奇效良方·卷之三》

抱胆丸

治男子妇人一切癫痫风狂，或因惊恐怖畏所致者，及妇人产后血虚，惊气入心，室女月脉通行，惊恐蕴结。此方累曾经效，本是忠懿王之子有疾，忽得一僧授此，服之即效，本名灵砂观音丹，忠懿得之未敢轻信，或有一风犬，饲以此药立效，破犬腹而视，乃抱犬胆，因易今名。

水银二两，朱砂（细研）一两，黑铅一两半，乳香（细研）一两。

上将黑铅入铫子内，下水银结成砂子，次下朱砂滴乳，乘热用柳木捶研匀，丸如鸡头大，每服一丸，空心井花水吞下，病者得睡，切莫惊动，觉来即安，再服一丸，可除根本。

茯神丸

治心气不定，五脏不足，甚者忧愁悲伤不乐，忽忽喜忘，朝瘥暮剧，暮瘥朝发，发则狂眩。加茯神名茯神丸，不加茯神名定志丸。

菖蒲、远志（去心）、茯苓各二分，人参三分。

上为细末，炼蜜和丸，如梧桐子大，每服六七十丸，食后白汤下，日三亦得。一方加茯神一两半，牛黄五铢，为六物，茯苓、远志、菖蒲各一两。忌酢物羊肉饧。

2.《奇效良方·卷之十》

桔梗枳壳汤

治结胸，心下痛欲死者。

桔梗（炒）、枳壳（麸炒）、甘草（炙）各等份。

上㕮咀，每服五钱，水一盏半，生姜三片，煎至七分，去滓服，或不用生姜亦可。痰多加半夏、生姜，有热加黄芩。治伤寒阳证结胸，死无可药者。上用蚯蚓十五条，活者擂烂，蜜半盏，冷水半碗，灌服，若无蜜，砂糖亦妙。

3.《奇效良方·卷之十五》

七气汤

治七情之气，郁结于中，心腹绞痛，不可忍者。

人参（去芦）、肉桂（去皮）、甘草（炙）各二钱，半夏（汤泡七次，焙干）半两。上作一服，用水二盅，生姜五片，煎至一盅，食远服。

白豆蔻散

治七情所伤，滞于胸膈，窒于咽喉，胀痛于心下，噫气吞酸，不能饮食。

白豆蔻仁、荜澄茄、缩砂、丁香、木香、甘草（炒）各一分，青皮、陈皮、桂心各二分，厚朴（姜制）、香附（炒）各三分。

上咬咀，每服三钱，用水一盏，生姜三片，盐一捻，煎至七分，不拘时服。

4.《奇效良方·卷之十六》

宽中散

治因忧恚郁结，或作寒热，遂成膈气，不进饮食。

白豆蔻（去皮）一两，青皮（去白）、缩砂（去皮）、丁香各二两，木香一两半，甘草（炙）二两半，陈皮（去白）四两，香附子（炒，去毛）、厚朴（去粗皮，姜制炒）各八两，槟榔二两。

上为细末，每服二钱，不拘时用生姜盐汤调服。

宽膈丸

治七情郁结，膈塞不通，及食冷物即发，其病紧痛欲吐，食饮不下，甚者手足冷短气，或上气喘急呕逆。

麦门冬（去心）、甘草（炙）各五两，人参四两，川椒（炒，出汗）、远志（去心，炒）、细辛（去苗）、桂心各三两，干姜（炮）一两，附子（炮）一两。

上为细末，炼蜜丸，如梧桐子大，每服三五十丸，食前米汤下。夏加麦门冬、甘草、人参各一两。一方以吴茱萸代桂，遇寒冷则心痛，咽中有物，吐不出咽不下，饮食减少，皆治之。

5.《奇效良方·卷之十九》

大藿香散

治七情伤感，气郁于中，变成呕吐，作寒热眩晕，痰满不进饮食。

藿香（去土）、木香（不见火）、白术各一钱半，半夏曲二钱，白茯苓、人参、桔梗各一钱，枇杷叶、官桂、甘草（炙）各七分。

上作一服，水二盏，生姜五片，红枣一枚，煎至一盏，食远服。

加味七气汤

治气郁呕吐。

半夏（制）二两半，人参、厚朴（制）、辣桂各一两，茯苓一两半，甘草（匀）半两。

上㕮咀，每服三钱半，生姜七片，枣一枚，煎至七分，去滓服。加木香煎亦得。

6.《奇效良方·卷之二十》

真珠散

治喜怒不常，忧思兼并，致脏气郁结，留聚涎饮，胸腹满闷，或腹疼痛，憎寒发热，吐利交作。

附子（一个生用，一个炮，俱去皮脐）二个，半夏（汤浸二十一次，洗去滑）一两半，成炼钟乳、滑石各半两，辰砂（别研）三钱。

上为末，每服二钱，水二盏，生姜七片，藿香二三叶，蜜半匙，煎七分，食前冷服。小便不利，加木通、茅根煎。

7.《奇效良方·卷之二十六》

七气汤

治七情之气郁结，心腹痛不可忍。

半夏、人参、肉桂、甘草各二钱半。

上作一服，用水二盅，生姜三片，煎一盅，不拘时服。

四、《本草品汇精要》

明·刘文泰，始撰于约1505年。

1.《本草品汇精要·六郁脉证第四十一》

六郁多沉，滑痰、紧食、气涩、血芤、数火、细湿，此言六郁证之脉也。郁有六种，亦为内因，故脉多沉，然不尽沉也。沉而滑，停痰之郁也；沉而紧，食积之郁也；沉而涩，气虚不舒之郁也；沉而芤，血虚不濡之郁也；沉而数，火伏之郁也；沉而细，湿着之郁也（《内经》）。木郁则达之，火郁则发之，土郁则夺之，金郁则泄之，水郁则折之，然调其气过者折之，以其畏也，所谓泻之（《内经》）。

五、《医学正传》

明·虞抟撰，约成书于 1515 年。

1.《医学正传·卷之二·郁证》

《内经》曰：木郁达之，火郁发之，土郁夺之，金郁泄之，水郁折之。张子和曰：木郁达之，谓吐之令其条达也。火郁发之，谓汗之令其疏散也。土郁夺之，谓下之令无壅碍也。金郁泄之，谓渗泄解表利小便也。水郁折之，谓抑之制其冲逆也。此治五郁之大要耳。我丹溪先生触类而长之，而又著为六郁之证，所谓气血冲和，百病不生，一有怫郁，诸病生焉，此发前人之所未发者也。夫所谓六郁者，气、湿、热、痰、血、食六者是也。或七情之抑遏，或寒热之交侵，故为九气怫郁之候。或雨湿之侵凌，或酒浆之积聚，故为留饮湿郁之疾。又如热郁而成痰，痰郁而成癖，血郁而成癥，食郁而成痞满，此必然之理也。又气郁而湿滞，湿滞而成热，热郁而成痰，痰滞而血不行，血滞而食不消化，此六者皆相因而为病者也。

丹溪曰：气血冲和，百病不生，一有怫郁，诸病生焉。其证有六：曰气郁，曰湿郁，曰热郁，曰痰郁，曰血郁，曰食郁。气郁（戴氏曰：胸胁痛，脉沉）：香附（此味而能横行胸臆间，必用童便浸，焙干用，否则燥）、苍术（米泔浸五七次）、抚芎（即蘼芜芎苗头小块，气脉上行，故能散郁也）。湿郁（戴氏曰：周身走痛，或关节痛，遇阴寒则发，脉沉）：苍术、白芷、川芎、茯苓。热郁（戴氏曰：目睭，小便赤，脉沉数）：栀子、青黛、香附、苍术、抚芎。

痰郁（戴氏曰：动则喘，寸口脉沉滑）：海石、香附、南星、栝蒌子。血郁（戴氏曰：四肢无力，大便红，脉沉）：桃仁、红花、青黛、川芎、香附。食郁（戴氏曰：咽酸腹闷，不能食，左寸脉平和，右寸脉紧盛）：香附、苍术、山楂、神曲、针砂（醋炒）或保和丸。诸郁药，春加防风，夏加苦参，秋、冬加吴茱萸。

凡药在中焦，以苍术、抚芎开提其气以升之。假令食在气上，气升则食降。余仿此。

六、《古今医统大全》

明·徐春甫撰，约刊于 1556 年。

1.《古今医统大全·卷之二十六·郁为七情之病故病郁者十有八九》

何氏曰：郁为七情不舒，遂成郁结，既郁之久，变病多端。男子得之，或变为虚怯，或变膈噎，气满腹胀等证；妇女得之，或为不月，或为堕胎，崩带虚劳等证。治法必能内养，然后郁开，按证调理。

大抵七情六淫，五脏六腑，气血痰湿，饮食寒热，无往而不郁也。治之宜各求其属而施之，则无不愈者。

七、《医学入门》

明·李梴撰，约成书于 1575 年。

1.《医学入门·外集·卷四·郁》

郁本病久不解，因服药杂乱而成，又有郁久而生病者，俱宜升提。如郁在中焦，以苍术、川芎开提其气以升之；

如食在气上，提其气则食亦自消；痰郁火邪在下，二便不利者，二陈汤，加升麻、柴胡、川芎、防风以升发之；热郁，升阳散火汤；火郁，火郁汤主之，当看发在何经，加各经火药。又五郁治法，见第七卷。气痰满胸血能食，丹溪治病，气用四君子汤，血用四物汤，痰用二陈汤，时以六郁汤料参之，此杂病治法总要也。气郁胸满胁痛，脉沉涩，加木香、槟榔、乌药、苍术、川芎，倍香附、砂仁。痰郁胸满，动则喘急，起卧怠惰，寸脉沉滑，加南星、香附、栝蒌仁、海石。血郁四肢无力，能食，小便淋，大便红，脉沉芤涩，加桃仁、韭汁、牡丹皮。

食胀湿痛热目蒙，二陈汤为主。食郁嗳酸恶食，黄疸鼓胀痞块，气口紧盛，加山楂、神曲、麦芽；伤冷食胃脘痛，加草豆蔻、干姜。湿郁周身关节走痛，首如物蒙，足重亦然，遇阴寒便发，脉沉濡，加白术，倍苍术。热郁目蒙，口干舌燥，小便淋浊，脉沉数，加黄连，倍山栀、连翘。六郁不言风寒者，风寒郁则为热故也。但诸郁夹风，加防风、苦参；夹寒加吴茱、香附、紫苏。

八、《医方考》

明·吴崑撰，约成书于1584年。

1.《医方考·卷一》

八味顺气散

白术（炒）、白茯苓、青皮（去穣，炒）、白芷、陈皮（去白）、台乌药、人参各一钱，甘草五分。

中风，正气虚，痰涎壅盛者，宜此方主之。人参、白术、茯苓、甘草，四君子汤也。经曰：邪之所凑，其气必虚，故用四君子以补气。治痰之法，利气为先，故用青皮、白芷、台乌、陈皮以顺气，气顺则痰行，而无壅塞之患矣。此标本兼施之治也。

2.《医方考·卷二》

温胆汤

竹茹、枳实（麸炒）、半夏（制）、甘草各二两，陈皮（去白）、生姜各四两。

胆热呕痰，气逆吐苦，梦中惊悸者，此方主之。胆，甲木也，为阳中之少阳，其性以温为常候，故曰温胆。竹茹之清，所以去热；半夏之辛，所以散逆；枳实所以破实，陈皮所以消滞，生姜所以平呕，甘草所以缓逆。伤寒解后，多有此证，是方恒用之。

阿胶散

阿胶（蛤粉炒）一两半，鼠粘子（炒香）二钱半，马兜铃（焙）半两，炙甘草五钱，杏仁（去皮尖）七个，粳米一两。

肺虚有火，嗽无津液，咳而哽气者，此方主之。燥者润之，今肺虚自燥，故润以阿胶、杏仁；金郁则泄之，今肺中郁火，故泄以兜铃、粘子；土者金之母，虚者补其母，故入甘草、粳米以补脾益胃。

大补丸

黄柏（炮褐色，为末，水丸、气虚者四君子汤下，血虚者四物汤下）一斤。

肾火从脐下起者，肾水衰也，此方主之。肾非独阴也，命门之火寄焉。肾水一亏，则命门之火无所畏而自炽矣，故龙雷之火从脐下动也。经曰：水郁则折之。水郁者，肾部有郁火也。折之者，制其冲逆也。柏皮味苦而厚，为阴中之阴，故能制肾经冲逆之火，火去则阴生，故曰大补。王冰曰：壮水之主，以制阳光。此之谓也。气虚下以四君子汤，恐其寒凉而坏脾也；血虚下以四物汤，助其滋阴而制火也。

凉膈散

黄芩（酒炒）、栀子仁（炒黑）、薄荷各一两，连翘四两，大黄（酒浸）、芒硝、甘草各二两。

共为末，每服五钱。火郁上焦，大热面赤者，此方主之。黄芩、栀子，味苦而无气，故泻火于中；连翘、薄荷，味薄而气薄，故清热于上；大黄、芒硝，咸寒而味厚，故诸实皆泻；用甘草者，取其性缓而恋膈也。不作汤液而作散者，取其泥膈而成功于上也。

3.《医方考·卷三》

加味逍遥散

当归、白芍药、白术、柴胡、茯神、甘草各一钱，丹皮、山栀各七分。

六极之外，又有七伤。一曰大怒逆气伤肝。肝伤则少血目暗，宜此方主之。经曰：肝者，将军之官，故主怒。怒则气逆，气逆则血亦逆，故少血。眼者，肝之窍。又曰：目得血而能视。今肝伤少血，故令目暗。越人云：东方常实，故肝脏有泻而无补，即使逆气自伤，疏之即所以补之也。此方名曰逍遥，亦是疏散之意。柴胡能升，所以达其逆也。芍药能收，所以损其过也。丹、栀能泻，所以伐其实也。木盛则土衰，白术、甘草扶其所不胜也。肝伤则血病，当归所以养其血也。木实则火燥，茯神所以宁其心也。

4.《医方考·卷四》

越鞠丸

香附（醋炒）、苍术（米泔浸）、抚芎、栀子（炒黑）、神曲（炒）等份。

水丸小豆大，每服百丸。诸郁者，此方主之。越鞠者，发越鞠郁之谓也。香附理气郁，苍术开湿郁，抚芎调血郁，栀子治火郁，神曲疗食郁。此以理气为主，乃不易之品也。若主湿郁，加白芷、茯苓。主热郁，加青黛。主痰郁，加南星、海石、栝蒌。主血郁，加桃仁、红花。主食郁，加山楂、砂仁。此因病而变通也。如春加防风，夏加苦参，秋冬加吴茱萸，乃经所谓升降浮沉则顺之，寒热温凉则逆之耳！

5.《医方考·卷五》

宁志丸

人参、白茯苓、白茯神、酸枣仁（酒浸半日，隔纸炒）、当归、远志、柏子仁、琥珀各半两，乳香、石菖蒲、朱砂各二钱五分。

蜜丸梧子大。每服三十丸。气血虚，梦中多惊者，此方主之。重可以去怯，故用朱砂。明可以安神，故用琥珀。香可以利窍，故用乳香、菖蒲。气可以生神，故用参、苓、茯神。仁可以归心，故用柏仁、枣仁。酸可使养津，故用远志。润可以益血，故用当归。

惊气丸

附子、木香、白僵蚕、白花蛇、橘红、天麻、麻黄各半两，干葛二两，麝香五分，脑子二分，朱砂（留少许为衣）一钱，天南星（姜汁浸一宿）、紫苏叶各一两。

上件为末，炼蜜丸如龙眼大。每服一丸，金银薄荷汤下。《本事方》云：戊寅年，军中一人犯法，褫衣将受刑而得释，精神顿失如痴。予与一丸，服讫而寐，及觉，病已失矣。提辖张载扬，其妻因避寇失心，已数年，予授此方，不终剂而愈。又黄彦奇妻，狂厥者逾十年，诸医不验。予授此方，去附子加铁粉，亦不终剂而愈。

九、《万病回春》

明·龚廷贤，始撰于约公元 1587 年。

1. 郁症

郁证者，郁结而不散也。人之气血冲和，百病不生；一有郁结，诸病生焉。五郁者，金水木火土，泄折达发夺之义是也。六郁者，气血痰湿热食结聚而不得发越也。

十、《医旨绪余》

明·孙一奎撰，约成书于 1600 年。

1.《医旨绪余·上卷·二十八、气郁胁痛论》

或问治气郁胁痛，有谓达之者，有谓泻之者，于达、泻二字，还有说否？生生子曰：胁者，肝之部分，又足少阳经所行之地，此经多有余。《经》曰："东方实。"丹溪曰："气有余，便是火。"《内经》曰："肝者，将军之官，谋虑出焉。胆者，中正之官，决断出焉。"盖人于日用之间，不能恬淡虚无，而纯合乎天和；惟不能恬淡虚无而合乎天和，是以七情一有不遂则生郁，郁久则生火，壅遏经隧，充塞清道，而痛作矣。

2.《医旨绪余·上卷·论五郁》

夫五脏一有不平则郁。达，是条达或通达也，发是发越，泄是疏泄，夺是攘夺，折是决折。何者？夫《内经》曰：木郁达之，木郁者，肝郁也。达者，条达、通达之谓也。木性上升，佛逆不遂，则郁。故凡胁痛耳鸣，眩运暴仆，目不认人，皆木郁症也。当条而达之，以畅其挺然不屈之常（如食塞胸中，而肝胆之气不升，故胸腹大痛，宣而吐之，以舒其木之气，是在上者因而越之也。木郁于下，胁疼日久，轻则以柴胡、川芎之类开而提之，亦条达之意也；重则用当归龙荟丸摧而伐之，孰非通达之意欤）。

火郁发之，火郁者，心郁也。发者，发越之谓也。火性炎上，佛逆不遂，则郁。故凡瞀闷目赤，少气疮疡，口渴溲黄，卒暴僵仆，呕哕吐酸，瘛疭狂乱，皆火郁症也。当发而越之，以返其自然之常（又如五心烦热，肌肤大热，过食冷物，抑遏阳气于脾土之中，以火郁汤、升阳散火汤，皆发之之意也，又谓从其性而扬之。思想无穷，所愿不遂，悒郁不乐，因生痰涎，不进饮食，或气不升降，如醉如痴，以木香、石菖蒲、生姜、雄黄之类帅而动之，亦发之之意也。小便浑浊，疮疡舌疳，以黄连解毒汤、导赤散、八正散之类引而下之，孰非越之之意欤）。

土郁夺之，土郁者，脾郁也。夺者，攘夺之谓也。土性贵燥，惟燥乃能运化精微，而致各脏也。壅滞渍濡，则郁。故凡肿满痞塞，胕肿，大小便不利，腹疼胀，皆土郁症也。当攘而夺之，以复其健运之常（又如腹中窒塞，大满大实，以枳实导滞丸、木香槟榔丸、承气汤下而夺之，是中满者，泻之于内也。饮食伤脾，痞闷，痰涎日生，以橘半枳术丸；忧思痞结，不思饮食，腹皮微急，以木香化滞汤、消痞丸消而磨之，亦攘之之意也。诸湿肿满，胕肿，湿热发黄，以实脾利水之剂燥之，孰非攘而夺之之意欤）。

金郁泄之，金郁者，肺郁也。泄者，疏泄之谓也。金贵空清，壅塞窒密，则郁。故凡咳逆，喉疼声哑，胸满喘息，抬肩撷项，肌热，鼻塞呕脓，皆金郁症也。当疏而泄之，以肃其清降之常（又如伤风，咳嗽鼻塞，以参苏饮、人参败毒散，皆疏之之意。胸膈停饮，或水饮入肺，喉中如水鸡之声，或肺痈呕脓血，以葶苈大枣泻肺汤治之，孰非泄之之意欤）。

水郁折之，水郁者，肾郁也。折者，决折之谓也。水贵沉静，搏激窒塞，则郁。故凡冷唾上涌，水肿腹胀，腰膝不利，屈伸不便，皆水郁症也。决而折之，以导其东归之常（又如肾气抑郁，邪水泛上而冷唾，以茯苓、泽泻之类导而下之，决之之意也。腰脐疼痛，不可俯仰，或如奔豚之状，以桂心之类折之，或小便癃疼，久亢不泄，而为白浊，以小茴香、泽泻、黄柏之类治之，孰非决之之意欤）。是皆因其曲而直之也，举其概则余可推矣。若以达为吐，以发为汗，以泄为解表利小便，以夺为下，以折为抑其冲逆，然固然，于经义恐犹未尽善也。

十一、《证治准绳》

明·王肯堂撰，约成书于 1602 年。

1.《证治准绳·第二册·郁》

《六元正纪大论》曰：木郁达之，火郁发之，土郁夺之，金郁泄之，水郁折之。然调其气，过者折之，以其畏也，所谓泻之。王安道曰：木郁达之五句，治郁之法也。调其气一句，治郁之余法也。过者折之三句，调气之余法也。夫五法者，经虽为病由五运之郁所致而立，然扩而充之，则未尝不可也。且凡病之起也，多由乎郁，郁者，滞而不通之义。或因所乘而为郁，或不因所乘而本气自郁，皆郁也。岂惟五运之变能使然哉。郁既非五运之变可拘，则达之、发之、夺之、泄之、折之之法，固可扩焉而充之矣。木郁达之，达者，通畅之也。如肝性急，怒气逆，胠胁或胀，火时上炎，治以苦寒辛散而不愈者，则用升发之药，加以厥阴报使而从治之。又如久风入中为飧泄，及不因外风之人而清气在下为飧泄，则以轻扬之剂，举而散之。凡此之类，皆达之之法也。王氏谓吐之令其条达，为木郁达之。东垣谓食塞胸中，食为坤土，胸为金位，金主杀伐，与坤土俱在于上而旺于天，金能克木，故肝木生发之气伏于地下，非木郁而何？吐去上焦阴土之物，木得舒畅则郁结去矣，此木郁达之也。窃意王氏以吐训达，此不能使人无疑者，以为肺金盛而抑制肝木欤，则泻肺气举肝气可矣，不必吐也。以为脾胃浊气下流，而少阳清气不升欤，则益胃升阳可也，不必吐也。虽然木郁固有吐之之理，今以吐字总该达字，则是凡木郁皆当用吐矣，其可乎哉。至于东垣所谓食塞肺分，为金与土旺于上而克木，又不能使人无疑者，夫金之克木，五行之常道，固不待夫物伤而后能也。且为物所伤，岂有反旺之理。若曰吐去其物以伸木气，乃是反为木郁而施治，非为食伤而施治矣。夫食塞胸中而用吐，正《内经》所谓其高者因而越之之义耳。恐不劳引木郁之说以汩之也。火郁发之，发者，汗之也，升举之也。如腠理外闭，邪热怫郁，则解表取汗以散之。又如龙火郁甚于内，非苦寒降沉之剂可治，则用升浮之药，佐以甘温，顺其性而从治之，使势穷则止。如东垣升阳散火汤是也。凡此之类，皆发之之法也。土郁夺之，夺者，攻下也，劫而衰之也。如邪热入胃，用咸寒之剂以攻去之。又如中满腹胀，湿热内甚，其人壮气实者，则攻下之，其或势盛而不能顿除者，则劫夺其势而使之衰。又如湿热为痢，有非力轻之剂可治者，则或攻或劫，以致其平。凡此之类，皆夺之之法也。金郁泄之，泄者，渗泄而利小便也，疏通其气也。如肺金为肾水上原，金受火烁，其令不行，原郁而渗道闭矣。宜肃清金化，滋以利之。又如肺气膹满，胸凭仰息，非利肺气之剂，不足以疏通之。凡此之类，皆泄之之法也。王氏谓渗泄、解表、利小便，为金郁泄之。夫渗泄利小便，固为泄金郁矣，其解表二字，莫晓其意，得非以人之皮毛属肺，其受邪为金郁，而解表为泄之乎。窃谓如此，则凡筋病便是木郁，肉病便是土郁耶，此二字未当于理，今删去。且解表间于渗泄利小便之中，是渗泄利小便为二治矣。若以渗泄为滋肺生水，以利小便为直治膀胱，则直治膀胱，既责不在肺，何为金郁乎，是亦不通，故予易之曰，渗泄而利小便也。水郁折之，折者，制御也，伐而挫之也，渐杀其势也。如肿胀之病，水气淫溢而渗道以塞，夫水之所不胜者土也。今土气衰弱不能制之，故反受其侮，治当实其脾土，资其运化，俾可以制水而不敢犯，则渗道达而后愈。或病势既旺，非上法所能遽制，则用泄水之药以伐而挫之，或去菀陈莝，开鬼门，洁净府，三治备举，迭用以渐平之。郁脉多沉伏，郁在上则见于寸，郁在中则见于关，郁在下则见于尺。郁脉，或促，或结，或涩。滑伯仁云：气血食积痰饮，一有留滞于其间，则脉必因之而止涩矣。但当求其有神，所谓神者，胃气也。然而诸气岂尽是胃气者哉，乃因胃气以资其生故也。脾胃居中心，肺在上，肾肝在下，凡有六淫七情劳役妄动上下，所属之脏气，致虚实胜克之变，过于中者，而中气则常先，是故四脏一有不平，则中气不得其和而先郁矣。更有因饮食失节，停积痰饮，寒温不适所，脾胃自受，所以中焦致郁之多也。今以其药兼升降而用之者，盖欲升之，必先降之，而后得以升也。欲降之，必先升之，而后得以降也。

　　丹溪言郁有六，气、血、湿、热、痰、食也。气郁，胸胁痛，脉沉而涩，宜香附、苍术、抚芎。湿郁，周身走痛，或关节痛，遇阴寒则发，其脉沉细，宜苍术、川芎、白芷、茯苓。热郁，目瞀，小便赤，其脉沉数，宜山栀、青黛、香附、苍术、抚芎。痰郁，动则喘，寸口脉沉滑，宜海石、香附、南星、栝蒌仁。血郁，四肢无力，能食便红，其脉芤，宜桃仁、红花、青黛、川芎、香附。食郁，嗳酸，腹满不能食，右寸脉紧盛，宜香附、苍术、山楂、神曲、针砂。上诸郁药，春加防风，夏加苦参，秋冬加吴茱萸、苍术、抚芎，总解诸郁。

2.《证治准绳·第三册·霍乱》

七情郁结，五脏六腑互相刑克，阴阳不和，吐利交作，七气汤。

3.《证治准绳·第五册·惊》

气郁有痰，加味四七汤。气攻刺而痛，宜加味七气汤、沉香降气散、正气天香散。

4.《证治准绳·第六册·遗精》

病之初起，亦有不在肝肾而在心肺脾胃之不足者，然必传于肝肾而精乃走也。又曰：心肾乃水火之脏，法天地，生化成之道，故藏精神，为五脏之宗主，若由他脏而致肾之泄者，必察四属以求其治。大抵精自心而泄者，则血脉空虚，本纵不收；自肺而泄者，则皮槁毛焦，喘急不利；自脾而泄者，色黄肉消，四肢懈怠；自肝而泄者，筋痿色青；自肾而泄者，色黑髓空而骨坠。即脉亦可辨也。朱丹溪曰：主闭藏者肾也，司疏泄者肝也，二脏皆有相火，而其系上属于心。心，君火也，为物所感，则易于动，心动则相火翕然随之，虽不交会，精亦暗流而渗漏矣。所以圣贤只是教人收心养性，其旨深矣。山药益阴清热，兼能涩精，故以为君；人参、黄芪所以固其气，远志、二茯所以宁其神，神宁气固，则精自守其位矣；且二茯下行利水，又以泄肾中之邪火也；桔梗清肺散滞，木香疏肝和脾（行气故疏肝，肝疏则木不克土而脾和），丹砂镇心安神麝香通窍解郁，二药又能辟邪，亦所以治其邪感也。加甘草者，用以交和乎中。是方不用固涩之剂，但安神正气，使精与神气相根据而自固矣。以其安神利气，故亦治惊悸郁结。

十二、《寿世保元》

明·龚廷贤，始撰于约公元 1615 年。

1. 郁症

夫郁者，结聚而不得发越也，当升者不得升，当降者不得降，当变化者不得变化也，此为传化失常，六郁之病见矣。气郁者胸膈痛，脉沉涩；湿郁者周身走痛，或关节痛，遇阴寒则发脉沉细；痰郁者动则喘，寸口脉沉滑；热郁者瞀闷，小便赤，脉沉数；血郁者四肢无力，能食便红，脉沉；食郁者，嗳酸腹饱，不能食，人迎脉平和，气口脉紧盛者是也。一论丹溪曰：血气冲和，百病不生。一有怫郁，诸病生焉。其症有六，气血痰湿热食是也，此方开诸郁之总司也。

十三、《类经》

明·张景岳撰，约成书于 1624 年。

1.《类经·十四卷·五实五虚死》

凡劳伤之辨，劳者劳其神气，伤者伤其形体。如喜怒思虑则伤心，忧思悲哀则伤肺，是皆劳其神气也。饮食失度则伤脾，起居不慎则伤肝，色欲纵肆则伤肾，是皆待其形体也。

2.《类经·二十六卷·五郁之发之治》

天地有五运之郁，人身有五脏之应，郁则结聚不行，乃致当升不升，当降不降，当化不化，而郁病作矣。故或郁于气，或郁于血，或郁于表，或郁于里，或因郁而生病，或因病而生郁。郁而太过者，宜裁之抑之；郁而不及者，宜培之助之。大抵诸病多有兼郁，此所以治有不同也。岐伯曰：木郁达之，达，畅达也。凡木郁之病，风之属也。其脏应肝胆，其经在胁肋，其主在筋爪，其伤在脾胃、在血分。然土喜调畅，故在表者当疏其经，在里者当疏其脏，但使气得通行皆谓之达。诸家以吐为达者，又安足以尽之？火郁发之，发，发越也。凡火郁之病，为阳为热之属也。其脏应心主、小肠、三焦，其主在脉络，其伤在阴分。凡火所居，其有结聚敛伏者，不宜蔽遏，故当因其势而解之、散之、升之、扬之，如开其窗，如揭其被，皆谓之发，非独止于汗也。土郁夺之，夺，直取之也。凡土郁之病，湿滞之属也。其脏应脾胃，其主在肌肉四肢，其伤在胸腹。土畏壅滞，凡滞在上者夺其上，吐之可也；滞在中者夺其中，伐之可也；滞在下者夺其下，泻之可也。凡此皆谓之夺，非独止于下也。金郁泄之，泄，疏利也。凡金郁之病，为敛为闭、为燥为塞之属也。其脏应肺与大肠，其主在皮毛声息，其伤在气分。故或解其表，或破其气，或通其便，凡在表在里、在上在下皆可谓之泄。水郁折之，折，调制也。凡水郁之病，为寒为水之属也。水之本在肾，水之标在肺，其伤在阳分，其反克在脾胃。水性善流，宜防泛溢。凡折之之法，如养气可以化水，治在肺也；实土可以制水，治在脾也；壮火可以胜水，治在命门也；自强可以帅水，治在肾也；分利可以泄水，治在膀胱也。凡此皆谓之折，岂独抑之而已哉？

十四、《景岳全书》

明·张景岳撰，约成书于 1624 年。

1.《景岳全书·卷之一入集·阴阳篇二》

自刘河间出，以暑火立论，专用寒凉，伐此阳气，其害已甚，赖东垣先生论脾胃之火必须温养，然尚未能尽斥一偏之谬，而丹溪复出，又立阴虚火动之论，制补阴、大补等丸，俱以黄柏、知母为君，寒凉之弊又复盛行。夫先受其害者，既去而不返，后习而用者，犹迷而不悟。

2.《景岳全书·卷之十九明集·论情志三郁证治》

凡五气之郁，则诸病皆有，此因病而郁也；至若情志之郁，则总由乎心，此因郁而病也。第自古言郁者，但知解郁顺气，通作实邪论治，不无失矣。兹予辨其三证，庶可无误，盖一曰怒郁，二曰思郁，三曰忧郁。

如怒郁者，方其大怒气逆之时，则实邪在肝，多见气满腹胀，所当平也。及其怒后而逆气已去，惟中气受伤矣，既无胀满疼痛等证，而或为倦怠，或为少食，此以木邪克土，损在脾矣，是可不知培养而仍在消伐，则所伐者其谁乎？此怒郁之有先后，亦有虚实，所当辨治者如此。又若思郁者，则惟旷女嫠妇，及灯窗困厄，积疑任怨者皆有之。思则气结，结于心而伤于脾也。及其既甚，则上连肺胃而为咳喘，为失血，为膈噎，为呕吐；下连肝肾，则为带浊，为崩淋，为不月，为劳损。若初病而气结为滞者，宜顺宜开；久病而损及中气者，宜修宜补。然以情病者，非情不解，其在女子，必得愿遂而后可释，或以怒胜思，亦可暂解；其在男子，使非有能屈能伸，达观上智者，终不易却也。若病已既成，损伤必甚，而再行消伐，其不明也亦甚矣。又若忧郁病者，则全属大虚，本无邪实，此多以衣食之累，利害之牵，及悲忧惊恐而致郁者，总皆受郁之类。盖悲则气消，忧则气沉，必伤脾肺；惊则气乱，恐则气下，必伤肝肾，此其戚戚悠悠，精气但有消索，神志不振，心脾日以耗伤。凡此之辈，皆阳消证也，尚何实邪？使不知培养真元，而再加解散，真与鹭鸶脚上割股者何异？是不可不详加审察，以济人之危也。

怒郁之治：若暴怒伤肝，逆气未解，而为胀满或疼痛者，宜解肝煎、神香散，或六郁汤，或越鞠丸。若怒气伤肝，因而动火，以致烦热，胁痛胀满或动血者，宜化肝煎。若怒郁不解或生痰者，宜温胆汤。若怒后逆气既散，肝脾受伤，而致倦怠食少者，宜五味异功散，或五君子煎，或大营煎、归脾汤之类调养之。

思郁之治：若初有郁结滞逆不开者，宜和胃煎加减主之，或二陈汤，或沉香降气散，或启脾丸皆可择用。凡妇人思郁不解，致伤冲任之源，而血气日亏，渐至经脉不调，或短少渐闭者，宜逍遥饮，或大营煎。若思忆不遂，以致遗精带浊，病在心肺不摄者，宜秘元煎。若思虑过度，以致遗精滑泄及经脉错乱，病在肝肾不固者，宜固阴煎。若思郁动火，以致崩淋失血，赤带内热，经脉错乱者，宜保阴煎。若思郁动火，阴虚肺热，烦渴，咳嗽见血，或骨蒸夜热者，宜四阴煎，或一阴煎酌宜用之。若生儒蹇厄，思结枯肠，及任劳任怨，心脾受伤，以致怔忡健忘，倦怠食少，渐至消瘦，或为膈噎呕吐者，宜寿脾煎，或七福饮；若心膈气有不顺或微见疼痛者，宜归脾汤，或加砂仁、白豆蔻、丁香之类以微顺之。

忧郁内伤之治：若初郁不开，未至内伤，而胸膈痞闷者，宜二陈汤、平胃散，或和胃煎，或调气平胃散，或神香散，或六君子汤之类以调之。若忧郁伤脾而吞酸呕恶者，宜温胃饮，或神香散。若忧郁伤脾肺而困倦、怔忡、倦怠、食少者，宜归脾汤，或寿脾煎。若忧思伤心脾，以致气血日消，饮食日减，肌肉日削者，宜五福饮、七福饮，甚者大补元煎。

3.《景岳全书·卷之十九明集·论脉》

凡郁证之脉，在古人皆以结促止节为郁脉，使必待此结促止节而后为郁，则郁证不多见矣。故凡诊郁证，但见气血不顺而脉不和平者，其中皆有郁也。唯情志之郁，则如弦紧、沉涩、迟细、短数之类皆能为之。至若结促之脉，虽为郁病所常有，然病郁者未必皆结促也，惟血气内亏，则脉多间断；若平素不结而因病忽结者，此以不相接续，尤属内虚。故凡辨结促者，又当以有神无神辨之，其或来去有力，犹可以郁证论，若以无力之结促，而悉认为气逆痰滞，妄行消散，则十误其九矣。"

4.《景岳全书·卷之十九明集·诸郁滞治法》

凡诸郁滞，如气、血、食、痰、风、湿、寒、热，或表或里，或脏或腑，一有滞逆，皆为之郁，当各求其属，分微甚而开之，自无不愈。气郁者，宜木香、沉香、香附、乌药、藿香、丁香、青皮、枳壳、茴香、厚朴、抚芎、槟榔、砂仁、皂角之类。血郁者，宜桃仁、红花、苏木、肉桂、延胡、五灵脂、牡丹皮、川芎、当归、大黄、朴硝之类。食郁者，宜山楂、麦芽、神曲、枳实、三棱、蓬术、大蒜、萝卜，或生韭饮之类。痰郁者，宜半夏、南星、海石、栝蒌、前胡、贝母、陈皮、白芥子、玄明粉、海藻、皂角、牛黄、天竺黄、竹沥之类。风郁者，宜麻黄、桂枝、柴胡、升麻、干葛、紫苏、细辛、防风、荆芥、薄荷、生姜之类。湿郁者，宜苍术、白术、茯苓、泽泻、猪苓、羌活、独活之类。寒郁者，宜干姜、肉桂、附子、吴茱萸、荜茇、胡椒、花椒之类。热郁者，宜黄连、黄柏、黄芩、栀子、石膏、知母、龙胆草、地骨皮、石斛、连翘、天花粉、玄参、犀角、童便、绿豆之类。以上诸郁治法，皆所以治实邪也。若阳虚则气不能行，阴虚则血不能行，气血不行，无非郁证，若用前法则愈虚愈郁矣，当知所辨，而参以三法如前，庶无误也。

5.《景岳全书·卷之三十六天集·论调气》

凡病之为虚为实，为热为寒，至其变态，莫可名状。欲求其本，则止一气字足以尽之，盖气有不调之处，即病本所在之处也。

十五、《广瘟疫论》

明·吴又可，始撰于约 1641 年。

1.《广瘟疫论·卷之一·夹郁》

时疫夹气郁者，初起疫证悉同，而多脉沉，手足冷，呕逆胸满，颇类夹食。但夹食为有物，为实邪，舌苔厚白而微黄，胸膈满痛不可按而亦不移；夹气为无物，为虚邪，舌苔白薄，胸膈满痛，串动而可按。宜先宣通其郁，然后解表清里，自无不效。若不舒郁而徒发表，则里气不能外达而难于彻汗，遽用清下，则上气不宣，多致痞逆。

十六、《明医指掌》

明·皇甫中撰，成书于 1644 年。

1.《明医指掌·卷一·病机赋》

该方治怔忡恍惚无眠。怔忡，心悸动也。恍惚，如人将捕之，惕惕然之状也，皆荣血不足，致心神不宁，故无眠，益荣汤主之。

越鞠丸能开六郁（六郁者，气、血、食、湿、痰、热郁也，越鞠丸通治之。虚弱者，目眩头晕，亦本痰火而成；目眩头晕，虚候也，亦由痰火而致。丹溪云：痰在上，火在下，多作眩晕）。湿热者，精滑梦遗，或为思想而得。梦中交感泄精曰梦遗，不因梦交自泄曰精滑，皆湿热相火也。珍珠粉丸。若思想而得者，其病在心，当宁其心。缘杂病绪繁无据，机要难明；非伤寒经络有凭，形证可识。临证若能三思，用药终无一失，略举众疾之端，俾为后学之式。

2.《明医指掌·卷六·腰痛证七》

气滞腰痛，木香调气散（见胁痛证后）。因郁怒忧思，气不舒而痛，枳壳汤或小七香丸。

枳壳汤

顺气解郁止痛。

枳壳（炒）五两，甘草（生用）二两，末之，葱白汤下。

小七香丸

气滞腰痛。

丁香一两二钱，香附（炒）一两，甘草一两，蓬莪术二钱，砂仁（炒）二钱，甘松八钱，益智仁六钱。

末之，蒸饼糊丸如绿豆大，每二三十丸，米饮下。

3.《明医指掌·卷九·产后六》

产后怔忡　产后血少，怔忡恍惚惊悸，睡不安宁者，益荣汤或养心汤或宁志丸。产后心虚，怔忡恍惚者，茯苓散。

益荣汤

（方见胎前条下）

养心汤

治产后心虚血少，恍惚怔忡，惊悸不安。

黄芪（炙）五钱，白茯苓五钱，白茯神五钱，远志（汤泡，去心，炒）五钱，半夏曲五钱，当归（酒洗）五钱，川芎䓖五钱，酸枣仁（炒）二钱五分，辣桂二钱五分，人参二钱五分，五味子二钱，柏子仁（炒）二钱五分，甘草（炙）四钱。

每服锉三钱，姜三片，枣二枚，水煎服。

十七、《养生导引法》

明·胡文焕撰，约成书于 1644 年。

1.《养生导引法·气门》

一法：两手向后，合手拓腰向上极势，振摇臂肘来去七。始得手不移，直向上向下尽势来去二七。去脊心肺气壅闷。二法：两足两指相向，五息止，引心肺。去厥逆上气。极用力，令两足相向，意止引肺中气出，病患行肺内外展转屈伸，随无有违逆。

2.《养生导引法·积聚门》

四法：以左手按右胁，举右手极形。除积及老血。以左手按右胁，尽力将右手举高。可治疗积聚和陈旧血积。

十八、《医贯》

明·赵献可撰，成书于 1687 年。

1.《医贯·卷之二·郁病论》

予谓凡病之起，多由于郁。郁者，抑而不通之义。《内经》五法，为因五运之气所乘而致郁，不必作忧郁之郁，忧乃七情之病，但忧亦在其中。丹溪先生云：气血冲和，百病不生，一有怫郁，诸病生焉。又制为六郁之论，立越鞠丸以治郁。曰气曰湿曰热曰痰曰血曰食，而以香附、抚芎、苍术，开郁利气为主，谓气郁而湿滞，湿滞而成热，热郁而成痰，痰滞而血不行，血滞而食不消化。此六者相因为病者也。此说出而《内经》之旨始晦。《内经》之旨，又因释注之误而复晦。此郁病之不明于世久矣，苟能神而明之。

盖东方先生木，木者生生之气，即火气，空中之火，附于木中，木郁则火亦郁于木中矣。不特此也，火郁则土自郁，土郁则金亦郁，金郁则水亦郁，五行相因，自然之理。唯其相因也。予以一方治其木郁。而诸郁皆因而愈，一方者何，逍遥散是也。方中唯柴胡、薄荷二味最妙，盖人身之胆木，乃甲木少阳之气，气尚柔嫩。像草穿地始出而未伸，此时如被寒风一郁，即萎软抑遏。而不能上伸，不上伸则下克脾土，而金水并病矣。唯得温风一吹，郁气即畅达，盖木喜风，风摇则舒畅。寒风则畏，温风者，所谓吹面不寒杨柳风也，木之所喜。柴胡、薄荷辛而温者，辛也故能发散，温也故入少阳，古人立方之妙如此。

2.《医贯·卷之二·主客辨疑郁病论》

木者生生之气，即火气，空中之火，附于木中，木郁则火亦郁于木中矣。不特此也，火郁则土自郁，土郁则金亦郁，金郁则水亦郁。五行相因，自然之理，唯其相因也，予以一方治其木郁，而诸郁皆因而愈。一方者何，逍遥散是也。

3.《医贯·卷之二·中风论》

中气身冷耳，名曰气厥，宜八味顺气散主之。余按常病阳厥补阴，壮水之主，阴厥补阳，益火之源。此阴厥阳厥，与伤寒之阴阳二厥不同，伤寒阳厥，用推陈致新之法，阴厥则用附子理中，冰炭殊途，死生反掌，慎之哉，慎之哉。

十九、《脉症治方》

明·吴正伦撰。

1. 诸郁

经云："木郁则达之，谓吐之，令其条达也。"此治郁大法。惟火所属不同，随其经而治之，故曰火郁则发，当看何经。随其经而治之也。余仿此。凡久恶寒，亦须解郁，郁开病亦随愈。

气郁，加白术、陈皮各八分，木香、槟榔各七分，乌药一钱，虚者，兼用四君子汤。血郁，加当归、白芍药各一钱，桃仁、红花、青黛、郁金各八分，虚者，兼用四君子汤。痰郁，加南星（牛胆制）、海石、栝蒌仁各一钱，贝母一钱五分，桔梗七分，白芥子八分。痰盛者，兼用二陈汤。湿郁，加防风、白芷、羌活、白茯苓各八分，倍苍术。热郁，加黄连（吴茱萸炒）八分，青黛八分，甚者，加酒蒸大黄二钱五分。食郁，加山楂、神曲各一钱五分，砂仁、陈皮、枳实各八分，针砂（醋炒）一钱。

郁脉多沉弦，或结伏。又沉涩，为血郁。沉伏为气郁，沉细为湿郁，沉数为热郁，沉滑为痰郁，气口紧盛为食郁；又忧郁则脉涩，怒郁则脉弦，思郁则脉缓，时一止，名曰结脉。

病作矣。大抵诸病多有兼郁者，或郁久而生病，或病久而生郁。凡治气血痰火之病，必兼郁而治之，斯无憾矣。

第五节　清代及同时期文献汇编

一、《医门法律》

清·喻昌，始撰于约 1658 年。

气郁者胸胁痛；湿郁者周身疼，或关节痛，遇阴寒则发；痰郁者动则气喘，寸口脉沉滑；热郁者昏瞀，小便赤，脉沉数；血郁者四肢无力，能食；食郁者嗳酸，腹饱不能食，左寸脉和平，右寸脉紧盛。

二、《医方集解》

清·汪昂撰，约成书于 1682 年。

1. 妙香散

此手足少阴药也。心，君火也，君火一动，相火随之，相火寄于肝胆，肾之阴虚，则精不藏，肝之阳强，则气不固，故精脱而成梦矣。山药益阴清热，兼能涩精，故以为君；人参、黄芪所以固其气，远志、二茯所以宁其神，神宁气固，则精自守其位矣，且二茯下行利水，又以泄肾中之邪火也；桔梗清肺散滞；木香疏肝和脾；丹砂镇心安神，麝香通窍解郁，二药又能辟邪，亦所以治其邪感也；加甘草者，用于交和于中也。是方不用固涩之剂，但安神正气，使精与神气相依而自固矣。以安神利气，故亦治惊悸郁结。

2. 温胆汤

温胆汤治不眠，用二陈加竹茹、枳实，二味皆凉药，乃以凉肺经之热，非以温胆经之寒也，其以温胆名汤者，以胆欲不寒不燥常温为候耳。胆热好眠四字，不能无疑也。本方加人参、远志、枣仁、熟地，名十味温胆汤，治梦遗惊惕。

治胆虚痰热不眠，虚烦惊悸，口苦呕涎，胆以温为候，虚则寒，寒则不眠；惊悸亦由于胆虚；虚火上溢故口苦；呕多属半表半里少阳胆经之邪；胆虚气郁，致脾生痰涎而烦呕。伤寒病后多有此证。此足少阳阳明药也，橘、半、生姜之辛温，以之导痰止呕，即以之温胆；枳实破滞；茯苓渗湿；甘草和中；竹茹开胃土之郁，清肺金之燥，凉肺金之所以平甲木也。如是则不寒不燥而胆常温矣。《经》曰：胃不和则卧不安；又曰：阳气满不得入于阴，阴气虚故目不得瞑。半夏能和胃而通阴阳，故《内经》用治不眠。二陈非特温胆，亦以和胃也。温胆汤，即二陈加枳实、竹茹。《三因》云：心虚胆怯，气郁生涎，涎与气搏，变生诸证，触事易惊，或梦寐不祥，或短气悸乏，或自汗，并温胆汤主之。呕则以人参代竹茹。《内经》半夏汤治痰盛不眠；半夏五合，糯米一升，用清水扬万遍煮服，汗出即已。半夏除痰而利小便，糯米益阴而利大肠，使上下通则阴阳和矣。经又曰：诸水病者，故不得卧，卧则惊，惊则咳甚。《准绳》云：《内经》半夏汤，皆去饮之剂，无饮者勿服。《金匮》治虚劳虚烦不眠，用酸枣仁汤：枣仁二升，甘草一两，知母、茯苓、芎各二两；深师加生姜二两，此补肝之剂。经曰：卧则血归于肝。昂按：《本草》云，枣仁炒用治胆虚不眠，生用治胆热好眠，窃谓胆热必有心烦口苦之证，何以反能好眠乎？温胆汤治不眠，用二陈加竹茹、枳实，二味皆凉药，乃以凉肺经之热，非以温胆经之寒也，其以温胆名汤者，以胆欲不寒不燥常温为候耳。胆热好眠四字，不能无疑也。

3. 四磨汤

此手太阴药也，气上宜降之，故用槟榔、沉香，槟榔性如针石，沉香入水独沉，故皆能下气；气逆宜顺之，故用乌药；加人参者，降中有升，泻中带补，恐伤其气也。

4. 乌药顺气散

若内因心情得中风者，法当调气，不当治风，外因六淫得者，亦先当治气，后根据所感六气治之，此良法也，宜八味顺气散，方用人参、白术、茯苓、甘草、陈皮、青皮、白芷、乌药，并不用前方桔梗、麻黄、僵蚕风药，正先治气后治风之妙旨，后人或谓不当，杂入白芷，不知白芷香而不燥，正和荣卫之善药也。

5. 越鞠丸

统治六郁，胸膈痞闷，吞酸呕吐，饮食不消。六郁：气郁、血郁、痰郁、火郁、湿郁、食郁也。六者之中，以气为主，气行则郁散矣。吞酸呕吐，由于痰火；饮食不消，由气不运行。丹溪曰：气升则食自降，六郁不言风寒者，风寒郁则为热也。滑伯仁曰：郁者，结聚而不得发越，当升者不得升。当降者不得降，当变化者不得变化，所以传化失常而病见矣。气郁者，胸膈痛；湿郁者，周身痛，遇阴寒即发；痰郁者，动则气喘，寸口沉滑；热郁者，昏瞀便赤，脉沉数；血郁者，四肢无力，能食；食郁者，嗳酸腹饱,不能食,寸口紧盛。

6. 正气天香散

治一切诸气。气上凑心,心胸攻筑,胁肋刺痛,月水不调(妇人多忧,故气病为多。气为血帅,气滞则血亦不能行,故月候不调)。此手太阴、足厥阴药也。乌药、陈皮专入气分而理气,香附、紫苏能入血分而行气,引以干姜,使入气分,兼入血分,用诸辛温以解郁散肝,令气调而血和,则经行有常,自无痛壅之。

7. 逍遥散

此足太阳、厥阴药也。肝虚则血病,当归、芍药养血而敛阴;木盛则土衰,甘草、白术和中故以泻为补,取疏通之义;茯苓清热利湿,助术以益土,而令心气安宁(茯苓能通心肾);生姜暖胃祛痰,调中解郁;薄荷搜肝泻肺,理血消风,疏逆和中;诸证自已,所以有逍遥之名。有干咳嗽者,丹溪曰:极为难治。此系火郁之证,乃痰郁其火邪在中,用逍遥散以开之,下用补。本方加丹皮、栀子,名八味逍遥散。薛氏治怒气伤肝,血少目暗(目为肝窍)。经曰:目得血而能视。肝伤血少则目昏。丹皮能泻血中伏火,栀子能泻三焦郁火,故薛氏加之以抑肝气,兼以调经。《医贯》曰:古方逍遥散:柴胡、薄荷、当归、芍药、陈皮、甘草、白术、茯神。其加味者,则丹皮、栀子。余以山栀屈曲下行泄水,改用吴茱炒连。其论五郁曰:东方先生木,木者生生之气,即火气也;火附木中,木郁则火亦郁矣,火郁则土自郁,土郁则金郁,金郁则水郁,五行相因,自然之理也。余以一方治木郁,而诸郁皆愈,逍遥散是也。方中柴胡、薄荷二味最妙，盖胆乃甲木少阳之气，其气柔嫩，像草穿地而未伸，此时若被寒风一郁，即软萎遏抑，不能上伸，不上伸则下克脾土，而金水并病矣；惟得温风一吹，郁气始得畅达也。盖木喜风摇，寒即摧萎，温即发生。柴胡、薄荷辛能发散，温能入少阳，古人立方之妙如此。其甚者，方中加吴茱炒连，即左金丸。黄连清心火，吴茱气燥，肝气亦燥，同气相求，以平肝木，木平则不生心火，火不刑金，而金能制木，不直伐木，而佐金以制木，此左金所以得名也。此法之巧者，然犹未也，继用六味地黄加柴胡、芍药以滋肾水，俾能生木；逍遥散风以散之也，地黄饮雨以润之也，木有不得其天者乎。此法一立，木火之郁既舒，木不下克土，土亦得滋润，无燥之患，金水自能相生。余谓一法可通五法者如此。推而广之，凡寒热往来、恶寒恶热、呕吐、吞酸、嘈杂、胸痛、胁痛、小腹膨胀、头晕、盗汗、黄疸、温疫、疝气、飧泄等证，皆对证之方；推而伤寒、伤风、伤湿，除直中外，凡外感者，皆作郁看，以逍遥散加减出入，无不获效。如小柴胡汤、四逆散、羌活汤大同小异，然不若此方附应也。倘一服即愈、少顷复发，或频发而愈甚，此必下寒上热之假证，此汤不可复投，当改用温补之剂，如阳虚以四君子汤加温热药，阴虚以六味汤加温热药，玄机之士，不须余赘矣。

又曰：余于冬月正伤寒麻黄、桂枝证作寒郁治，不恶寒者作火郁治，此余创论也。既曰寒邪，何故入内而反为热。不知即是本身之火，为寒所郁，一步返归一步，久则纯热矣。

三、《辨证录》

清·陈士铎撰，约成书于 1687 年。

1.《辨证录·卷之四·五郁门》

或疑郁病，宜用解散之剂，不宜用补益之味，如人参之类，似宜斟酌。殊不知人之境遇不常，拂抑之事常多，愁闷之心易结，而木郁之病不尽得之岁运者也。

人之郁病，妇女最多，而又苦最不能解，倘有困卧终日，痴痴不语，人以为呆病之将成也，谁知是思想结于心、中气郁而不舒乎？此等之症，欲全恃药饵，本非治法，然不恃药饵，听其自愈，亦非治法也。大约思想郁症，得喜可解，其次使之大怒，则亦可解。

四、《证治汇补》

清·李用粹撰，约成书于 1687 年。

1.《证治汇补·卷之一·火症》

郁火有三，有平素内热，外感风寒，腠理闭塞而为郁热者；有恚怒不发，谋虑不遂，肝风屈曲而为郁火者；有胃虚食冷，抑遏阳气于脾土之中，四肢发热，扪之烙手而为郁火者。有胃虚食冷，抑遏阳气于脾土之中，四肢发热，扪之烙手而为火郁症者。

2.《证治汇补·卷之二·郁症》

外症。气郁胸满胁痛，噫气腹胀；痰郁胸满喘促，起卧倦怠；血郁能食肢倦，溺淋便赤；食郁嗳酸作胀，恶食痞硬；湿郁关节重痛，首如物蒙，遇阴则甚；热郁目蒙溺涩，口干烦躁，遇暖便发。

总治。郁病虽多，皆因气不周流，法当顺气为先，开提为次。至于降火化痰消积，犹当分多少治之。

五脏郁症。有本气自郁而生病者，心郁昏昧健忘，肝郁胁胀嗳气，脾郁中满不食，肺郁干咳无痰，肾郁腰胀淋浊，不能久立，胆郁口苦晡热，怔忡不宁。

七情郁症。七情不快，郁久成病，或为虚怯，或为噎膈，或为痞满，或为腹胀，或为胁痛，女子则经闭堕胎，带下崩中，可见百病兼郁如此。

郁宜调中。治郁之法，多以调中为要者，无他，盖脾胃居中，心肺在上，肾肝处下，四脏所受之邪，过于中者，中气常先受之，况乎饮食不节，寒暑不调，停痰积饮，而脾胃亦先受伤，所以中焦致郁恒多也。治宜开发运动，鼓舞中州，则三阴三阳之郁，不攻自解矣。

调治总法。五郁之治，各有其法。然邪气之客，正气必损，故必调平正气，以复其常于治郁之后。苟调其气而尚未平复，则当益其所不胜以制之，如木郁不已，当清肺金；火郁不已，当滋肾水；水郁不已，当补脾土；金郁不已，当引火归原；土郁不已，当养肝调气。

五、《张氏医通》

清·张璐，始撰于约 1695 年。

1.《张氏医通·诸气门上》

郁证多缘于志虑不伸，而气先受病，故越鞠、四七始立也。郁之既久，火邪耗血，岂苍术、香附辈能久服乎？

是逍遥、归脾继而设也。然郁证多患于妇人，《内经》所谓
二阳之病发心脾，及思想无穷，所愿不得，皆能致病，为
证不一，或发热头痛者有之，喘嗽气乏者有之，经闭不调
者有之，狂癫失志者有之，火炎失血者有之，骨蒸劳瘵者
有之，疸生虫者有之。治法总不离乎逍遥、归脾、佐金、
降气、乌沉、七气等方。但当参究新久虚实选用，加减出
入可也。

六、《临证指南医案》

清·叶桂，始撰于约 1746 年。

1.《临证指南医案·卷六》

《素问·六元正纪大论》言五郁之发，乃因五运之气，
有太过不及，遂有胜复之变。由此观之，天地且有郁，而
况于人乎？故六气著人，皆能郁而致病。如伤寒之邪，郁
于卫，郁于营，或在经在腑在脏，如暑湿之蕴结在三焦。
瘟疫之邪，客于募原。风寒湿三气杂感而成痹症。总之邪
不解散即谓之郁，此外感六气而成者也。前人论之详矣，
今所辑者，七情之郁居多。如思伤脾、怒伤肝之类是也，
其原总由于心。因情志不遂，则郁而成病矣，其症心脾肝
胆为多。案中治法，有清泄上焦郁火，或宣畅少阳，或开
降肺气，通补肝胃，泄胆补脾，宣通脉络。若热郁至阴，
则用咸补苦泄。种种治法未能按症分析详论，今举其大纲，
皆因郁则气滞，气滞久则必化热，热郁则津液耗而不流，
升降之机失度。初伤气分，久延血分，延及郁劳沉疴。故
先生用药大旨，每以苦辛凉润宣通，不投燥热敛涩呆补，

此其治疗之大法也。此外更有当发明者，郁则气滞，其滞或在形躯，或在脏腑，必有不舒之现症。盖气本无形，郁则气聚，聚则似有形而实无质。如胸膈似阻，心下虚痞胁胀背胀，脘闷不食，气瘕攻冲，筋脉不舒，医家不察，误认有形之滞。放胆用破气攻削，迨至愈治愈剧，转方又属呆补。此不死于病，而死于药矣，不知情志之郁。

七、《医碥》

清·何梦瑶撰，约成书于1751年。

1.《医碥·卷之二·郁》

郁者，滞而不通之义。百病皆生于郁，人若气血流通，病安从作？一有拂郁，当升不升，当降不降，当化不化，或郁于气，或郁于血，病斯作矣。凡脉见沉、伏、结、促、弦、涩，气色青滞，意思不舒，胸胁胀痛，呕吐酸苦者是也。治法，《经》言：木郁达之，火郁发之，土郁夺之，金郁泄之，水郁折之。解者以吐训达，以汗训发，以下训夺，以解表、利小便训泄，以制其冲逆训折，大概如此，不必泥定。何则？木郁者，肝气不舒也。达取通畅之义，但可以致其通畅，不特升提以上达之。发汗以外达之，甚而泻夺以下达之，无非达也，安在其泥于吐哉？余仿此。

丹溪分六郁，故制越鞠丸，以香附理气，抚芎行血，苍术开湿，栀子治火，神曲消食，痰郁加贝母。而大要以理气为主，盖气滞则血亦滞，而饮食不行，痰湿停积，郁而成火，气行则数者皆行，故所重在气，不易之理也。人以气和为本，气和则病无由生。若喜怒常，忧思过度，或饮食失节，寒温不适等因素，均引起气机郁滞。气滞则帆行不畅，或郁久化火，脾运欠司，聚湿生痰，或食滞不化，遂发血、火、湿、痰、食诸郁。

按百病皆生于郁，与凡病皆属火，及风为百病之长，三句总只一理。盖郁未有不为火者也，火未有不由郁者也（浓酒厚味，房劳损阴，以致火炎，似无关于郁，然亦必由不能运散乃然耳）。而郁而不舒则皆肝木之病矣。故曰知其要者，一言而终。

八、《续名医类案》

清·魏之琇，始撰约 1770 年。

1.《续名医类案·卷二十一》

原礼曾治一妇，病长号数十声，暂止复如前，人以为厉所凭，莫能疗。原礼曰：此郁病也。痰闭于上，火郁于下，故长号则气少舒。经曰火郁发之是已。遂用重剂涌之，吐痰如胶者数升乃愈。

九、《杂病源流犀烛》

清·沈金鳌撰，约成书于 1773 年。

1.《杂病源流犀烛·卷七·治癫方十六》

甘遂散

甘遂末一钱。

猪心血和匀，将猪心切开，入末于内，合以线缚，湿纸包煨熟取药，入辰砂末一钱和匀，分作四丸，每一丸，将所煨猪心煎汤化下，如大便下恶物即止。如不效，再下一丸。

2.《杂病源流犀烛·卷九·治诸痫方二十九》

惊气丸

苏子一两，附子、木香、白花蛇、僵蚕、橘红、天麻、南星各五钱，全蝎二钱半，冰片、麝香各五分，朱砂（半为衣）二钱半。

蜜丸，龙眼大，每一丸，薄荷汤或酒下。若去附子加铁粉，尤妙，此方专治因惊失心，遂成癫疾，发则涎潮昏塞，醒则精神若痴之证。

3.《杂病源流犀烛·卷十八·诸郁源流》

诸郁，脏气病也，其原本由思虑过深，更兼脏气弱，故六郁之病生焉。

有忧愁思虑之郁，先富后贫曰失精，先贵后贱曰脱营，此郁开之极难，然究不外木达火发之义。

治郁者唯以五郁为本，详察六气之害，参用丹溪、献可之论。

十、《沈氏尊生书》

清·沈金鳌撰，刊于 1773 年。

《内经》之论五郁是言脏气，论六气之郁是言客气；丹溪论郁是言病气，皆当稔悉。此外，又有忧愁思虑之郁，先富后贫曰失精，先贵后贱曰脱营，此郁开之极难，然究不外木达火发之义。

治郁者唯以五郁为本，详察六气之害，参用丹溪、献可之论，庶乎得之矣。总之，凡治诸郁，均忌酸敛滞腻，宜开发意志，调气散结，和中健脾。

十一、《金匮方歌括》

清·陈念祖撰，约成书于1801年。

1.《金匮方歌括·卷五·大半夏汤》

大半夏汤歌曰：从来胃反责（之）冲（脉上）乘，百四十遍。元犀按：此方用水之多，取其多煮白蜜，去其寒而用其润，俾黏腻之性，流连于胃，不速下，谈及于此，不能再三问难，便知其庸陋欺人，则不复与谈矣。膈咽之间，交通之气不得降者，亡之。

2.《金匮方歌括·卷六·甘麦大枣汤》

妇人脏躁欲悲伤，如有神灵太息长（数欠伸），小麦一升三两草，十枚大枣力相当。魏念庭云：世医竞言滋阴养血，抑知阴盛而津愈枯，阳衰而阴愈燥，此方治脏躁大法也。

3.《金匮方歌括·卷六·半夏厚朴汤》

如有炙脔状，即《千金》所谓咽中贴贴状，吞之不下，吐之不出者。今人名曰梅核气是也。主以半夏厚朴汤者。方中以半夏降逆气，厚朴解结气，茯苓消痰，尤妙以生姜通神明助正祛邪，以紫苏之辛香散其郁气。郁散气调，而凝结焉有不化者哉。后人以此汤变其分两，治胸腹满闷呕逆等症，名七气汤，以治七情之病。

十二、《金匮要略浅注》

清·陈念祖撰，刊于1803年。

1.《金匮要略浅注·卷四·五脏风寒积聚病脉证并治第十一》

肝主疏泄，气血滞而不行，如物之黏着，为病名曰肝着。其人常欲（以手）蹈其胸上，借按摩以通其气也。盖血气之郁滞，遇热略散，苟至大苦时，则病气发而为热，又非饮热所能胜矣。故必先于未苦时，但欲（求其散而思）饮热，旋覆花汤主之。

2.《金匮要略浅注·卷九·妇人杂病脉证并治第二十二》

妇人咽中（贴贴）如有炙脔，吐之不出，吞之不下，俗谓之梅核气，病多得于七情郁气，痰凝气阻，以半夏厚朴汤主之。

十三、《程杏轩医案》

清·程文囿撰，合刊于1829年。

盖女子以肝为先天，索性多郁，木郁生火，火灼阴伤，以致经血日耗，地道不通。经言二阳之病发心脾，有不得隐曲，女子不月者，此也。

十四、《类证治裁》

清·林佩琴撰，约成书于1851年。

1.《类证治裁·卷之三·郁症论治》

思虑则伤神，忧愁不解则伤意，悲哀动中则伤魂，喜乐无极则伤魄，盛怒不止则伤志，恐惧不解则伤精。此论气血之损。又言尝贵后贱，虽不中邪，病从内生，名曰脱营。尝富后贫，名曰失精，以及病发心脾，不得隐曲，思想无穷，所愿不得，皆情志之郁也。

若思忧悲惊怒恐之郁伤气血，多损脏阴，可徒以消散治乎！七情内起之郁，始而伤气，继必及血，终乃成劳，主治宜苦辛凉润宣通。苦能泻热，辛能理气，凉润能濡燥，宣通能解结。用剂必气味相投，乃可取效。

丹溪立越鞠丸，以治六郁，用香附理气，川芎调血，苍术去湿，山栀泄火，神曲疗食，有痰加贝母。开郁利气为主。谓气郁则湿郁，湿郁则热郁，热郁则痰郁，痰郁则血郁，血郁则食郁，相因为病。赵养葵云：东方生木，火气附焉。木郁则土郁，土郁则金郁，金郁则水郁，五行相因之理。与以逍遥散治木郁，诸郁皆因而愈，甚者方中加左金丸。以黄连治心火，吴茱萸气臊，肝之气亦臊，同气相求而佐金以制木，此佐金之所以得名也。继用六味丸加柴胡、白芍以滋水生木，木火郁舒，土亦滋润，金水相生矣。

此论气血之损。又言尝贵后贱，虽不中邪，病从内生，名曰脱营。尝富后贫，名曰失精，以及病发心脾，不得隐曲，思想无穷，所愿不得，皆情志之郁也。夫六气外来之郁，多伤经腑，如寒火湿热痰食，皆可以消散解。

十五、《古今医鉴》

清·赵术堂撰，约成书于1851年。

1.《古今医鉴·卷之一·病机赋》

或郁久而成病，或久病而成郁，久病兼补虚而兼解郁，陈症或荡涤而或销熔。

2.《古今医鉴·卷之一·病机抄略》

五郁七情，九气所为。怒则气上，喜则气缓，悲则气消，恐则气下，寒则气收，暑则气泄，惊则气乱，劳则气耗，思则气结。忧愁思虑，甚则伤心；形寒饮冷，过则伤肺；喜怒气逆，逆则伤肝；饮食劳倦，甚乃伤脾；坐卧湿地，强力入水，故乃肾伤。皆因气动。形神自病，喜怒不节。

3.《古今医鉴·卷之四·郁证》

六郁汤

开诸郁之总司也。

香附（童便浸炒）、苍术（米泔浸炒）、神曲（炒）、山栀仁（炒黑）、连翘、陈皮、抚芎、贝母（去心）、枳壳（炒）、白茯苓、苏梗各一钱，甘草五分。

上锉一剂，水煎服。有痰，加南星、半夏。有热，加柴胡、黄芩。血郁，加桃仁泥、红花。湿郁，加白术、羌活。气郁，加木香、槟榔。食郁，加山楂、砂仁。

十六、《杂病广要》

清·丹波元坚撰，约成书于1853年。

1. 诸气病

郁证多缘于思虑不伸，而气先受病，故越鞠、四七始立也。郁之既久，火邪耗血，岂苍术、香附辈能久服乎，是逍遥、归脾继而设也。然郁证多患于妇人，《内经》所谓二阳之病发心脾，及思想无穷，所愿不得，皆能致病。

为证不一，或发热头痛者有之，喘嗽气乏者有之，经闭不调者有之，狂癫失志者有之，火炎失血者有之，骨蒸劳瘵者有之，疳生虫者有之。治法总不离乎逍遥、归脾、左金、降气、乌沉、七气等方，但当参究新久虚实选用，加减出入可也。（《医通》，宜参《骨蒸》门和解方）

凡郁证之脉，在古人皆以结促止节为郁脉，使必待结促止节而后为郁，则郁证不多见矣。故凡诊郁证，但见气血不顺而脉不和平者，其中皆有郁也。惟情志之郁，则如弦紧沉涩迟细短数之类，皆能为之。至若结促之脉，虽为郁病所常有，然病郁者未必皆结促也。惟血气内亏，则脉多间断，若平素不结而因病忽结者，此以不相接续，尤属内虚。

加味七气汤，治喜怒忧思悲恐惊七气为病，发则心腹刺痛不可忍，时发时止，发则欲死，及外感风寒湿气作痛，亦宜服之。

远志丸，治因事有所大惊，梦寐不祥，登高陟险，神思不安，惊悸恐怯，于茯神丸加龙齿，辰砂为衣。

　　六郁汤，解诸郁。《正传》情志须移遣，九者《内经》有治法，但以五行相胜之理治之（按：九者即九气）。悲可以治怒，以怆恻苦楚之言感之。喜可以治悲，以谑浪狎亵之言娱之。恐可以治喜，以迫遽死亡之言怖之。怒可以治思，以污辱欺罔之言触之。思可以治恐，以虑彼思此之言夺之。凡此五者，必诡诈谲怪，无所不至，然后可以动人耳目，易入视听。若胸中无材器之人，亦不能用此五法也云云。惟逸可以治劳，经曰劳者温之，温谓温存而养之，今之医者以温为温之药，差之久矣。岐伯曰以救俯仰（按：一本作以平为期），亦谓休息之也。惟习可以治惊，经曰惊者平之，平谓平常也。夫惊以其忽然而遇之也，使习见习闻，则不惊矣。此九者，《内经》自有至理，庸工废而不行。今代刘河间治五志，独得言外之意，谓五志所发，皆从心造，故凡见喜怒悲恐思之证，皆以平心火为主。至于劳者伤于动，动便属阳，惊者骇于心，心便属火，二者亦以平心为主（《儒门事亲》）。夫喜怒忧思悲恐惊七者，皆发于情者也。情即神识，有知不定，无迹可寻，触境乃发，滞而难通，药石无知，焉能消其妄执，纵通其已滞之气，活其已伤之血，其默默绵绵之意物而不化者，能保无将来复结之痛乎。只宜以识遣识，以理遣情，此即心病还将心药医之之谓也。如是庶可使滞者通，结者化，情与境离，不为所转，常处寂然，心君泰定，其何七情之为累哉（《本草经疏》）。夫气证固当因病而药，尤当以平怒为先，胸襟洒落，怀抱宽舒，庶有其效。苟藏怒蓄怨，不能平其怒，药亦何济。

正气天香散，治九气（《纲目》引河间）。又引河间治妇人一切诸气，或上凑心胸，或攻筑胁肋，腹中结块，发渴刺痛，月水不调，或晕眩呕吐，往来寒热，减食。《微义》引《绀珠》正气天香汤，干姜炒黑咬咀，每七八钱，水煎服。《丹溪纂要》加甘草，水煎。

十七、《医原》

清·石寿棠撰，约成书于 1861 年。

1.《医原·卷中·内伤大要论》

更有七情伤神之辈，为害尤甚。尝见情志怫郁，悲忧思虑过度，心阳郁结，而肝、脾、肺之气亦因之郁结。

十八、《医方论》

清·费伯雄撰，约成书于 1865 年。

1.《医方论·卷一》

妙香散

山药（姜汁炒）二两，人参、黄芪、远志（炒）、茯神、茯苓一两，桔梗三钱，甘草二钱，木香二钱五分，麝香一钱，辰砂（另研）二钱。

为末，每服二钱，酒下。此方颇有作意，但参芪之固，终不敌麝香之开，诚恐耗散心气，神不能藏，君火不安，相火亦动。以之开解惊悸郁结则有余，以治梦遗失精则不足。不如减去，加沉香、琥珀等为佳。

2.《医方论·卷二》

越鞠丸

香附（醋炒）、苍术（泔浸炒）、抚芎、神曲（炒）、栀子（炒黑）等份，曲糊为丸。

凡郁病必先气病。气得流通，郁于何有？此方注云：统治六郁。岂有一时而六郁并集者乎？须知古人立方不过昭示大法。气郁者，香附为君；湿郁者，苍术为君；血郁者，川芎为君；食郁者，神曲为君；火郁者，栀子为君。相其病在何处，酌量加减，方能得古人之意，而不泥古人之方。读一切方书，皆当作如是观。

四七汤

人参、官桂、半夏各一钱，甘草五分。

加姜煎。越鞠丸治气实之郁，四七汤治气虚之郁。虚则寒生，不可谓气病绝无寒症也。备此一法，庶无偏胜之患。

七气汤

半夏（姜汁炒）五钱，厚朴（姜汁炒）三钱，茯苓四钱，紫苏二钱。

加姜枣煎。七情受病，兼有痰涎，一时举发则有之。理气化痰，开解郁结，七气汤所以为佳也。

四磨汤

槟榔、沉香、乌药、人参等份，浓磨，煎三四沸，温服。

四磨汤，原为气逆喘急而设。若用人参，不如勿服之为佳矣。除人参，加木香、枳实者为宜，且于气厥者尤合。

逍遥散

柴胡、当归（酒拌）、白芍（酒炒）、白术（土炒）、茯苓各一钱，甘草（炙）五分，加煨姜、薄荷煎。

逍遥散，于调营扶土之中，用条达肝木，宣通胆气之法，最为解郁之善剂。五脏惟肝为最刚，而又于令为春，于行为木，具发生长养之机。一有怫郁，则其性怒张，不可复制；且火旺则克金，木旺则克土，波及他脏，理固宜然。此于调养之中，寓疏通条达之法，使之得遂其性而诸病自安。加丹参、香附二味，以调经更妙，盖妇人多郁故也。

十九、《读医随笔》

清·周学海撰，约成书于1891年。

1.《读医随笔·卷四·平肝者舒肝也非伐肝也》

凡病之气结、血凝、痰饮、胕肿、臌胀、痉厥、癫狂、积聚、痞满、眩晕、呕吐、哕呃、咳嗽、哮喘、血痹、虚损，皆肝气之不能舒畅所致也。或肝虚而力不能舒，或肝郁而力不得舒，日久遂气停血滞，水邪泛滥，火势内灼而外暴矣。其故由于劳倦太过，致伤中气，以及忧思不节，致伤神化也；内伤饮食，外感寒湿，脾肺受困，肝必因之。

二十、《医宗己任编》

清·高鼓峰撰，成书于1911年。

1.《医宗己任编·卷一·四明心法·诊法》

七情之病起于脏，七情过极，必生怫郁之病，此怫郁从内起。拂郁之脉，大抵多弦涩凝滞，其来也必不能缓，其去也必不肯迟，先有一种似数非数躁动之象，细体认之，是无焰之火也，是无韵之音也，是往来不圆滑也，此为郁脉，法当疏之发之。

六淫所感，必生拂郁之病。此拂郁从外入，故必皮毛先闭，外束其所感之邪，而蒸蒸发热也。法当疏之发之是也。大抵脉或浮或洪或大或紧而必数者也，是燎原之火也，是击撞之声也，是往来不肯沉静而出于皮肤之外也。亦谓之郁脉，是外郁也，疏之发之，不愈则霜雪以压之，古方麻黄、桂枝、白虎、承气等剂是也。

二十一、《医宗己任编》

清·爱虚老人撰，成书于 1644～1911 年。

1.《医宗己任编·卷一》

开郁散

治惊痰瘀血，流滞心窍，及忧郁气结，致成失心癫痫诸症。

真郁金三钱，生明矾一钱五分。

为末，青竹叶汤调服。盖郁金入心去血，明矾能化顽痰也。

二十二、《古今名医方论》

清·罗美撰，成书于 1644～1911 年。

1.《古今名医方论·卷一》

逍遥散

治肝家血虚火旺，头痛，目眩，颊赤，口苦，倦怠，烦渴，抑郁不乐，两胁作痛，寒热，小腹重坠，妇人经水不调，脉弦大而虚。

当归、芍药（酒炒）、白术（炒）、茯苓、甘草（炙）、柴胡各一钱。

加味逍遥散，即此方加丹皮、山栀（炒）各五分。赵羽皇曰：五脏苦欲补泻云：肝苦急，急食甘以缓之。盖肝性急，善怒，其气上行则顺，下行则郁，郁则火动，而诸病生矣。故发于上则头眩、耳鸣，而或为目赤；发于中则胸满、胁痛，而或作吞酸；发于下则少腹疼疝，而或溲溺不利；发于外则寒热往来，似疟非疟。凡此诸症，何莫非肝郁之象乎？（治肝之法尽矣）而肝木之所以郁者，其说有二：一为土虚不能升木也，一为血少不能养肝也。盖肝为木气，全赖土以滋培，水以灌溉。若中气虚，则九地不升，而木因之郁；阴血少，则木无水润，而肝遂以枯（养葵曰：人知木克土，不知土升木，知言哉）。方用白术、茯苓者，助土德以升木也；当归、芍药者，益营血以养肝也；丹皮解热于中，草、栀清火于下。独柴胡一味，一以厥阴报使，一以升发诸阳。经云：木郁则达之。柴胡其要矣！

2.《古今名医方论·卷二》

四磨汤

治七情感伤，上气喘急，烦闷不食。王又原曰：经云圣人啬气，如持至宝；庸人役物，而反伤太和。此七情随所感，皆能为病宜泻阴，必盛从而气急。

3.《古今名医方论·卷四》

越鞠丸

治脏腑一切痰、食、气、血诸郁，为痛，为呕，为胀，为利者。

季楚重曰:《内经》论木郁达之五句，前圣治郁之法最详。所谓郁者，清气不升，浊气不降交而由胃焦失，栀子清郁导火，于以达肺腾胃而清三焦，尤妙抚芎之辛，直入肝胆以助妙用，则少阳之生气上朝而营卫和，太阴之收气下肃而精气化。此丹溪因五郁之法而变通者也。然五郁之中，金、木尤甚。前人用逍遥散调肝之郁，兼清火滋阴；泻白散清肺之郁，兼润燥降逆。要以木上冲即为火，金郁敛涩即为燥也。如阴虚不知滋水，气虚不知化液，是又不善用越鞠矣。

第九章　情志病现代文献汇编

第一节　情志病病因的现代文献汇编

一、住院抑郁症病人自杀未遂情况调查

目的：探讨住院抑郁症病人自杀发生率、性别差异、自杀因素及护理干预对策。方法：利用问卷调查表对150例自杀未遂的抑郁症病人自杀相关资料进行回顾性调查。结果：住院抑郁症病人出现自杀意念、自杀意图、自杀行为较高；女性病人自杀行为明显多于男性，但男性自杀行为的后果更为严重；精神病家族史、自杀家族史、家庭环境等均与自杀行为密切相关。结论：住院抑郁症病人存在较多的自杀问题，特别是病程长、多次住院、具有精神病家族史和自杀家族史者是自杀预防的重点人群。[住院抑郁症病人自杀未遂情况调查. 护理研究（中旬版），2011，25（9）：2372 –2373.]

二、抑郁症的中医辨治

抑郁症是西医学名词，其症状表现千变万化，临床以心境低落、思维迟缓、认知功能损害、意志活动减退和躯体症状为主。根据其临床表现，本病应属中医学的神志病范畴，与中医的"郁证""百合病""脏躁""癫证""失眠""善忘"等有密切联系。近年来，随着中医界对抑郁症研究的不断深入，中医治疗抑郁症的优势日益突出。[抑郁症的中医辨治. 北京中医，2007，26（3）：1.]

三、老年与非老年情感性精神障碍的临床对照分析

本资料分析了 101 例符合 CCMD-2 诊断标准的情感性精神障碍患者，其中大于 60 岁者 42 例（老年组），小于 60 岁者 59 例（非老年组）。结果发现：老年情感性精神障碍占同期住院的老年期精神障碍的 30.47%。老年组有精神与躯体诱发者占 78.57%，显著高于非老年组（$P < 0.001$），老年躁狂发作时的严重程度显著低于非老年组，而在抑郁发作时的严重程度则明显高于非老年组（$P < 0.05$）。老年用药剂量及血锂浓度均明显低于非老年组（$P < 0.01$）。[老年与非老年情感性精神障碍的临床对照分析. 中华神经精神科杂志，1992，25（6）：338-340.]

四、脾胃枢机与抑郁症关系浅析

通过对抑郁症发病机理的深入研究，认为脾胃枢机是人体气机升降出入的关键，是抑郁症发生的重要病机，在

抑郁症发病及临床治疗中具有特殊意义，并对抑郁症的治疗提出了健运脾胃、运化水湿为重点的调节中焦方法。[脾胃枢机与抑郁症关系浅析．实用中医内科杂志，2011，25（1）：6－47.]

五、《内经》对抑郁症病因的系统认识

本文是一篇综述，笔者认为抑郁症的病因除了情志诱因之外，还有其他的因素。《内经》从五脏相关、四时阴阳、五运六气、饮食因素、外邪侵袭、气血逆乱、体质因素等多角度阐述了可以导致抑郁症状的病因病机，并且将诸多因素有机地、系统地纳入阴阳五行理论统摄之下，从而使抑郁症与其他所有疾病一样在病因学上具有统一的说理工具，并可以由此引出合理的、灵活的、多样的防治方法，体现了中医理论体系独特的优势。可以为抑郁症的现代研究提供重要的指导。[内经对抑郁症病因的系统认识．中华中医药学刊，2008，26（1）：54－56.]

（王小云、黎辉映、黄旭春）

第二节　情志病病因病机的现代文献汇编

一、郁证与脾的关系

1. 脾胃与神志的生理病理关系

许多神志病证可从脾胃论治而获效，但对脾胃与神志间的生理、病理关系，系统论述颇少。本文参考古今有关

认识，对此作了较为系统的分析探讨。对深化中医藏象神志研究、开拓神志疾病防治的临床思路，将有一定的启发意义。[脾胃与神志的生理病理关系探析．辽宁中医杂志，1988，(3)．]

2. 脾胃对神志活动平衡的调节作用

本文是一篇综述，以脾胃学说、升降学说为基础，从脾胃化生气血、脾升胃降及调治脾胃三方面分析了脾胃与神志活动的关系，认为脾胃化生气血，提供物质，是调节神志活动平衡的前提；脾胃升降相因，是调节神志活动平衡的重要方式，调治脾胃是治疗神志疾病的重要手段。[试论脾胃对神志活动平衡的调节作用．新中医，1993，25(10)：7.]

3. 抑郁症治疗中重视调理脾胃气机的作用

本文论述、分析了脾胃与神志相关在抑郁症发病中的作用，阐明了中焦脾胃因其对五脏神志活动具有重要的调节作用而与抑郁症的发病密切相关，对导致抑郁症的主要病理因素"痰、热、瘀、风、虚"的产生多与中焦脾胃气机升降失调有内在联系进行了剖析，指出在抑郁症的治疗中重视调理脾胃气机，有利于升清降浊、祛痰行郁、通腑驱邪、健运脾胃，可以达到安神定志、醒脑宁神、补虚养神之目的。[抑郁症治疗中重视调理脾胃气机的作用探讨．陕西中医，2005，26 (1)：45 - 47.]

4. 抑郁症与脾脏的关系

情志因素是抑郁症发病的诱因。人有七情，喜、怒、忧、思、悲、恐、惊。七情太过则会发病。抑郁症发病与七情"思"关系最为密切。抑郁症主要因过度思虑所致情绪郁闷，心境低落。郁症的发病主要是由于思虑太过引起。而思虑赖脾运提供精微以供养，脾虚则见联想困难、思考注意力减退、情绪低落等抑郁症的表现。抑郁日久又导致脾运失健，见食欲减退、体重减轻等抑郁症象，因此抑郁症的发生与脾密切相关。因此笔者着重从脾这一脏器入手治疗郁证，甚至预防郁证。［抑郁症与脾脏之关系考释．中医药学刊，2003，21（11）：833.］

5. 郁证皆在中焦

郁证，泛指结滞不得发越的病证。自《内经》论五郁之发和五郁之治以来，经后世医家不断充实，如陈无择之情志致郁、张介宾情志之郁总由乎心，孙一奎的五脏本气自郁、赵献可之凡郁皆肝病等，使郁证理论得到了完善。戴思恭的"郁证皆在中焦"，其论述可谓独树一帜。郁证皆在中焦，笔者从四个方面来论述，一是脾胃气机升降之枢，运行的中枢。人体脏腑之气的升降、交通、相济为用，全赖脾胃居中的斡旋作用。六淫、七情、劳役、妄动等"上下所属之脏气致有虚实克胜之变，而过于中者，其中气则常先四脏，一有不平，则中气不得其和而先郁"（《推求师意·郁病》）。二是中焦脾胃乃气血生化之源，人体的营气、谷气、卫气皆来源于此；三是经脉运行起于中焦，说明经脉气血的充足与否取决于中焦脾胃的健运与否，"气血冲和，万病不生，一有怫郁，诸病生焉"，而气血怫郁之变，亦多首生于中焦，故而中焦致郁多；四是思伤脾，脾失健运，气机郁结，所谓"思则气结于脾"，伤神损脾可见纳呆、脘腹胀满、便溏、心悸、失眠、健忘等症。现代实验研究亦表明，对抑郁病人做胃电频谱分析发现其餐后胃运动优势幅值较正常人低。由此可见郁证与中焦脾的关系密切，而治疗时也以健脾固本为主。[郁证皆在中焦说略. 辽宁中医学院学报，2005，7（5）：452.]

6. 从脾论抑郁症与情志及心理应激的相关性

本文是一篇综述，笔者认为抑郁症的病位与脾有密切关系。其中"思伤脾""思则气结"等，说明了思虑过度伤脾可以导致抑郁。而情志、心理应激都与现代抑郁症有关联，情志与抑郁症的关系，笔者认为脾与心在抑郁症发病中可互为因果。而抑郁症发病与七情中"思"的关系最为密切，思又由脾的功能活动和心神共同产生，所以抑郁症主要因过度思虑所致情绪郁闷，心境低落；脾与心理应激，中医学说中没有心理应激这一说法，但古代早有记载外界的刺激会导致机体气机失衡，进而影响脾胃的功能。应激后首先会导致神经系统失调，从而引起情志的改变，从中医的气机失调理论来讲，情志改变可以引起气结，使气机不畅，引起脾胃升降异常而致脾失健运。同时心理应激系统功能的失调，也能影响情志波动，继而影响肝脾的功能。现代医学认为心理应激以神经内分泌为核心理论，且过度的心理应激可导致应激系统的紊乱，笔者还阐述了现代医学对于抑郁症的认识，如单胺假说、受体学说以及下丘脑-垂体-肾上腺轴学说。文章试从脾论抑郁症的发病和辨证论治等方面，将抑郁症分为三型：肝郁脾虚型、脾肾阳虚型、心脾两虚型，分别辨证论治，后面又从治未病方面以健脾来预防抑郁症，由此可见抑郁症与脾关系密切。［从脾论抑郁症与情志及心理应激的相关性．世界中西医结合杂志,2010，5（1）：79－80.］

7. 抑郁症从脾论治

本文是一篇综述，笔者从三方面来论述，前两方面讲理论部分，后面一项讲临床部分。文中先讲抑郁症与情志之中的"思"关系密切，抑郁症临床表现多与脾有关，病因方面论述了抑郁症主要因过度思虑所致情绪郁闷，心境低落。且从临床角度说明了脾与抑郁症的关系：李辅仁从脾论治，采用二陈汤加减（半夏、陈皮、天花粉、苏梗、香附、生黄芪、当归、白术、麻、远志、焦三仙、石菖蒲、夜交藤等）治疗老年抑郁症，取得了一定疗效。中田辉夫用加味归脾汤治疗轻度抑郁症 30 例，结果显效 7 例（23.3%），有效 7 例（23.3%），稍有效 9 例（30%），并认为对轻度抑郁症有较好疗效，副作用轻微。日本学者尾崎哲用小建中汤治疗 12 例重度抑郁症患者，结果抑郁情绪的有效例在 2、4 周后分别为 7/12 例、10/12 例。4 周后焦虑、焦躁的有效例分别为 7/12 例、3/11 例。妄想倾向的有效例为 7/11 例，没有困倦无力等副作用。［抑郁症从脾论治．吉林中医药，2011，31（6）：506－507.］

8. 运用六君子汤治疗精神科领域疾病的经验

治疗对象 15 例，其中男性 3 例，女性 12 例，年龄 26～71 岁（平均年龄 52.0±3.5 岁）。其中单相抑郁症 7 例，抑郁性神经症 7 例及反应性抑郁症 1 例。9 例均有慢性胃炎。方法：六君子汤 1 次 2.5g，1 日 3 次，饭后投予。

原用药物不变，抗焦虑药及安眠药并用无特别限制。15 例中 13 例抗抑郁药、抗焦虑药投予 4 周，另 2 例在 3 周后投予六君子汤。抑郁症状评价使用 Hamilton 抑郁量表。各症状评价分 3 级或 5 级进行。结果，根据 Hamilton 抑郁量表症状改善率高的有：抑郁情绪、工作与活动、焦虑（精神性）、躯体症状（消化系统）、中段失眠、末段失眠、体重减轻。改善度低的症状：罪恶感、早段失眠、精神运动抑制等。总得分投予前是 21.2 ± 3.1 分，投予 4 周后是 10.8 ± 2.5 分，呈明显减少。故认为该方对抑郁症状也有效。[六君子汤在精神科领域的治疗经验：关于抗抑郁效果. 新药与临床，1993，42（1）：75 – 80.]

9. 郁证从脾分期论治

本文是一篇综述，从脾分期论治郁证，分为三期，初期、中期、后期，初期以疏肝解郁健脾为主，中期脾胃受伤，气机郁滞而化痰、化湿、化火、化瘀。病症表现为不欲饮食，胃部或胀或堵，身乏头重，面呆情痴，此时祛邪扶正兼用。郁证后期脾胃大伤，脾胃阴液亏乏或阳气虚损，表现为痴呆状，默默不欲饮食，失眠烦躁，此时应扶正兼顾祛邪。郁证从脾论治理论的完善和发展将会使社会 – 心理 – 生物医学模式在临床中得以充分体现，使临床医学适应现代社会日益增加的心理疾病的需求。[郁证从脾分期论治. 河北中医，2004，26（5）：349 – 350.]

专业结论：抑郁症可以从脾论治。

二、抑郁症从肺论治

1. 肝气郁结证从肺论治

古今医家大多从肝、心、脾、肾四脏论治抑郁症。本文从以下几个方面论述了抑郁症与肺的关系：悲忧为肺志，肺为气之主，抑郁症为气病，肺与肝、心、脾、肾关系密切。从而认为：临床上治疗抑郁症，在调四脏的同时，还应注重对肺的调理，可帮助提高疗效。[肝气郁结证从肺论治的理论探讨. 山东中医药大学，2008，17（2）：63 - 64.]

2. 从肺论治抑郁症

通过典型病案的治疗，讨论了肝气郁结证从肺论治的机理：①肺与肝五行相克，宣肺解表能减除肺气对肝气的异常克制；②肝肺左升右降，宣肺解表能促进肝气的升发条达；③肺合皮毛，肝主疏泄，宣肺解表能够宽中解郁；④肺主悲旺于秋，肝主怒旺于春，宣肺以缓秋刑，可使肝气舒展。同时以四逆散、小柴胡汤、逍遥散、柴胡疏肝散、甘麦大枣汤、麻黄汤等的治疗作用阐释"解表宽中"的机理。[从肺论治抑郁症. 光明中医，2010，8（25）：1332 - 1333.]

3. 浅述从肺论治抑郁

本文是一篇综述，笔者从肺的角度来论述抑郁症，在文中，笔者提到，抑郁症中的悲哀多为肺之志，故悲忧多伤肺而影响气机宣畅。现代医学研究发现重症抑郁症患者脑脊液中促皮质激素释放激素（CRH）含量增加，认为抑郁症下丘脑－垂体－肾上腺素轴异常的基础是 CRH 分泌过多。同时现代研究表明，肺除了主要的呼吸功能外，还具有非呼吸功能，表现在对上述激素的灭活上。［浅述从肺论治抑郁．光明中医，2007，22（7）：13－15.］

4. 自拟百合汤加味治疗抑郁证

抑郁证与中医《金匮要略》中百合病描述的症状相似，采用自拟百合汤加味，治疗抑郁症 85 例疗效较满意，选取临床资料 85 例，均为住院女病人，年龄 17～72 岁，平均 42.6 岁，按照《中国精神病分类和诊断标准（CC-MD—ZR)》（第 2 版）结合临床症状。同时伴有以下 9 项症状中任何 4 项或者 4 项以上为纳入标准。排除其他疾病引起或伴发的抑郁症状。9 项症状包括：①兴趣丧失或无愉快感；②精力持续减退或持续疲乏；③活动减少或动作迟钝；④过分自责或内疚；⑤注意力难集中；⑥消极观念和行为；⑦失眠或早醒；⑧体重降低或食欲下降；⑨性欲下降。中医按照临床分为 5 型：①心肺阴虚型；②肝郁阴虚型；③肺肾阴虚型；④心肾不交型；⑤痰热内扰型。基本方药组成：百合 18g，生地黄 20g，知母 12g，麦冬 10g，五味子 10g。加味：①心肺阴虚者加合欢花 20g，木香 6g，生姜 3g，夜交藤 20g，红枣 6 枚。②肝郁阴虚者加青皮 10g，陈皮 12g，枳实 10g，木香 6g。③肺肾阴虚者加地骨皮 10g，何首乌 10g，炙鳖甲（先煎）16g。④心肾不交者加川黄连 3g，肉桂 10g，龙骨 20g，牡蛎 20g，阿胶（烊化）3g。⑤痰热内扰型加瓜蒌 15g，杏仁 4g，枳实 10g，陈皮 10g，半夏 14g，茯苓 10g，胆南星 14g，黄芩 10g，甘草

4g。结果：显效 34（40.00%），有效 39 例（45.88%），无效 12 例（12.14%），总有效率 85.88%。统计后不同证型中的疗效无显著性差异（P>0.05）。［自拟百合汤加味治疗抑郁证 85 例．中国社区医师，2002，18（15）：38.］

专业结论：从肺可以论治抑郁症。

三、抑郁症从心论治

1. 试论肝与心主血脉的关系

本文是一篇综述，笔者试图从中医学理论阐发，结合国内现代研究对肝与心主血脉的关系加以探入探讨，从而印证脏腑学说的科学性，以及在临床上的实用价值。从经络上的联系、五行相关，以及现代医学的研究来阐述心与肝脏之间的联系，病理上从三方面来论述：一是肝气郁滞，心脉瘀阻；一是肝阴不足，心脉失养；一是肝郁乘脾，痰阻心脉。［试论肝与心主血脉的关系．天津中医学院学报，1997：16（3）：31.］

2. 抑郁症从心论治探讨

笔者试从心论抑郁，并辅以五脏相关的思想去辨证施治，思考临床上可合理应用泻心火、养心神、补心之气阴、通心脉等治法，当可取得良好的疗效。此外，因本病属心身性疾病，心理活动与人体的气血循环有密切的关系，既可以引起疾病，调整心理活动又可以治疗疾病。［抑郁症从心论治探讨．贵阳中医学院学报，2008，30（3）：1-2.］

专业结论：从心论治抑郁症可以提供新的治疗郁证的思路。

四、抑郁症从肝论治

1. 中药蒺藜合欢饮治疗抑郁证

笔者将从门诊所收的 60 个病例通过辨证分为三型：①肝郁气滞，脑神受阻。治法：理气解郁，安神醒脑。方药：重用白蒺藜、合欢花、郁金。白蒺藜可用至 15～20g，郁金 15g，合欢花 15g。舌红苔黄者加生石膏 30～60g，以清揭胃热，除烦止渴，气滞严重者加陈皮、木香、炒橙壳。②气滞血瘀，脑神失养。治法：理气化瘀，养脑安神。方药：蒺藜合欢饮加桃仁 15g，红花 10g，赤芍 30g，丹参 20g。③脾肾两虚，脑神失调。治法：滋补脾肾，荣脑养神。方药：健脾益肾药与蒺藜合欢饮合方加减。茯苓 30g，党参 15g，龙眼肉 20g，枸杞子 15g，菟丝子 30g，山药 15g，白蒺藜 15g，合欢花 15g，郁金 15g，白芍 20g，远志 10g，柏子仁 30g。经治疗后，60 例病例中其中治愈 44 例（73.3%），显效 10 例（16.66%），好转 2 例（3.33%），无效 4 例（6.66%），有效率为 93.40%。经观察可知蒺藜合欢饮治疗三种抑郁症型中的肝气郁滞型最有效。［中药蒺藜合欢饮治疗抑郁证 60 例疗效分析．广西医科大学学报，1996，13（1）：96－97.］

2. 抑郁症与中医肝脏关系探讨

本文是一篇综述，通篇论述了古代和现代对郁证的认识，首先论述了中医肝脏的生理病理特点，以及中医学和现代医学对抑郁症的认识。并复习了相关文献，得出如下推论：肝郁可能是抑郁症的重要发病环节；神经内分泌功能失调是抑郁症和肝失疏泄证共同的病理学基础。因此认为抑郁症与中医肝脏有诸多联系，提出应进一步深入研究抑郁症患者"肝脏"相关指标的改变。[抑郁症与中医肝脏关系探讨. 山东中医杂志，2001，20（5）：326－328.]

3. 浅述从肝论治抑郁

本文是一篇综述，在现代医学中抑郁症是一组以抑郁心境自我体验为中心的临床症状群或状态，以显著而持久的心境低落为特征并有相应的思维和行为改变，抑郁症的发生，因郁怒、思虑、悲哀、忧愁、七情所伤，导致肝失疏泄，脾失健运。这里从肝论述了其与抑郁症的关联以及诊治。[浅述从肝论治抑郁. 中国中医药咨讯，2011，3（7）：85.]

4. 抑郁症从肝论治探讨

本文是一篇综述，笔者从三方面探讨了历代医家对肝失疏泄的认识，接着又阐发了肝失疏泄在情志中的作用，其次又讲了肝与抑郁症的相关性，最终得出肝失疏泄，气机失和，神气郁结是抑郁症的主要中医病机，肝郁是造成抑郁症的核心，同时涉及影响多个脏腑，出现脾虚、肾虚、气郁化火、郁久伤阴、阴虚火旺等多种证型。针对抑郁症，应以调肝为大法，根据中医证型的不同，施以舒肝、养肝、清肝，同时配合健脾、养心、补肾、安神等法，因此从肝论治抑郁症具有重要的临床意义。[抑郁症从肝论治探讨. 现代中西医结合杂志，2009，18（12）：1354，1376.]

5. 中医肝病五类证候血浆去甲肾上腺素和肾上腺素含量及诊断意义

对中医肝病五类证候及相关证候病人进行血浆去甲肾上腺素和肾上腺素测定，结果显示：肝阳化风证血浆 NE 和 AD 含量为五证中最高值并显著高于健康对照组；肝血虚证血浆 NE 和 AD 含量为五证中最低值并显著低于对照组；肝阳上亢证和肝火上炎证血浆 NE、AD 均显著高于健康对照组，而二证测定值相近似。肝气郁结证血浆 NE、AD 测定值与健康对照组测定值相近。提示血浆 NE 与 AD 可作为上述前四类证候综合实验诊断指标中的一项。[中医肝病五类证候血浆去甲肾上腺素和肾上腺素含量及诊断意义．湖南医科大学学报，1997，22（1）：29 - 31.]

6. 肝阳上亢证自主神经功能及其递质的实验研究

目的：为了进一步揭示肝阳上亢证的本质，揭示肝阳上亢证的病理、生理基础，而对肝阳上亢证患者的自主神经功能及其递质进行研究。方法：选取不同项目的实验指标进行观测。笔者参考《实用中医内科学》所制定的辨证标准，通过临床观察以及流行病学调查，制定出本研究之肝阳上亢的辨证标准，高血压病按 WHO（1978 年）建议使用的诊断标准；更年期综合征按《实用妇科学》的诊断标准；甲状腺功能亢进按《实用内科学》使用的诊断标准，蛛网膜下腔出血按《实用内科学》的诊断标准。选取观察对象 30 例，女 16 例，男 14 例，年龄范围在 32 ~ 74 岁。按辨证标准均为肝阳上亢证，按现代医学诊断高血压病 21 例，甲亢 4 例，更年期综合征 4 例，蛛网膜下腔出血 1 例。

健康人组共 30 例，为工人、学生及职工，其年龄、性别构成比与观察对象大致相同。分别以自主神经功能检查、尿中去甲肾上腺素及尿中 5 - 羟吲哚酯酸、血清中催乳激素三项功能检查的结果作为测定指标。结果：肝阳上亢证与高血压病、甲状腺功能亢进及更年期综合征之各项观测指标之间比较其自主神经功能平衡指数测定值、尿 NE、5 - 羟吲哚酯酸、血清 PRL 测定值之间无明显差异（P > 0.05）。[肝阳上亢证自主神经功能及其递质的实验研究. 辽宁中医杂志，1993，20（3）：3 - 4.]

7. 肝郁病大鼠中枢神经递质变化的观察

中医理论认为肝主疏泄，调畅气机。疏泄不及为肝气郁，太过为肝气逆，其中肝郁证是临床最常见的病证之一，可见于多种疾病，一般由精神情志刺激引发。精神情志发于脑，因而肝郁致病必定有其中枢机制。本研究用给大鼠颈部带枷单笼喂养法加以改进来复制肝郁证模型，通过测定不同脑区的中枢单胺类神经递质的含量，以探讨肝郁证的中枢致病机制. [肝郁病大鼠中枢神经递质变化的观察. 福建中医药，2002，33（2）：17 - 18.]

8. 逍遥散和丹栀逍遥散抗焦虑作用的实验研究

目的：探讨逍遥散、丹栀逍遥散的抗焦虑作用。方法：Wistar 大鼠随机分为 5 组：模型对照组、丹栀逍遥散高剂量组（剂量为 14.4 g/kg）、丹栀逍遥散低剂量组（剂量为 7.2 g/kg）、逍遥散高剂量组（剂量为 21.06 g/kg）、逍遥散低剂量组（剂量为 10.53 g/kg），采用群居接触模型及旷场实验模型观察逍遥散和丹栀逍遥散对模型大鼠的抗焦虑作用。模型组灌服生理盐水，其他组灌服相应剂量的药物，连续14天后，由2名观察者观察大鼠在5分钟内的活动情况并记录结果，取其平均值。结果丹栀逍遥散高、低剂量组均能增加群居接触时间，增加大鼠竖起或修饰次数，逍遥散低剂量组可增加大鼠竖起或修饰次数（$P < 0.05$ 或 $P < 0.01$）。结论：逍遥散和丹栀逍遥散均具有一定的抗焦虑作用，以丹栀逍遥散作用更佳。[逍遥散和丹栀逍遥散抗焦虑作用的实验研究. 广州中医药大学学报，2006，23（4）：330 – 331，335.]

9. 抑郁症为相火不足之管见

笔者认为抑郁症当以相火不足论治，病机为相火不足，心神无以振奋。相火是推动脏腑运动和升降运动的原动力，对人体精神活动有激发作用。相火不足，不能充养脑髓，则出现精力不足、联想困难或自觉思考能力下降。相火不足，心肾失交，心神与肾志不能协调，心神失养，则出现心神不宁、精神恍惚、注意力难集中和夜寐欠安。现代研究发现温补阳气要能改善抑郁症，临床治疗是选用柴胡桂枝汤合温胆汤加减以温补心阳，振奋胆阳，取得了较为理想的疗效。基本方为：柴胡10g，桂枝10g，炙甘草10g，党参15g，茯苓15g，法半夏10g，菖蒲10g，远志10g，生姜3片，大枣10枚。失眠症状明显加炒枣仁20g。临床发现治疗抑郁症仅治以疏肝理气，补益心脾，收效往往欠佳，若能抓住其相火不足，能取得较好的疗效。[抑郁症为相火不足之管见. 光明中医，2009，24（6）：1125 – 1126.]

10. 江柏华教授应用柴胡加龙骨牡蛎汤治疗自主神经功能紊乱临床经验

本文是一篇综述讲述江柏华教授临床擅治疑难杂症，尤其对自主神经功能紊乱有独到的见解，提出本病的发生与精神情志因素有关，情志不畅，精神抑郁，则可使气机逆乱，阴阳气血失调，脏腑功能失常，正气减弱而发病。江老师认为该病的症状比较复杂，其病机并非脏虚或脏实，而是枢机不利，阴阳失调，气血失和，邪气外侵或内生邪气，扰乱脏腑，故选用"和"法，和解枢机，外和其阴阳，内和其气血。在临床上老师擅用柴胡加龙骨牡蛎汤治疗该病，疗效显著。［江柏华教授应用柴胡加龙骨牡蛎汤治疗自主神经功能紊乱临床经验. 中外医学研究，2010，8（19）：76 – 77］

11. 抑郁症病因病机研究

本文是一篇综述，笔者从抑郁症的古代学说与现代研究来论述抑郁症的病因病机。笔者认为抑郁症的病位在肝，且多发于女子，因女子以肝为先天，以血为用，肝藏血，肝郁，则疏泄失职，影响到肝藏血的功能，甚至影响脾与肾。对于抑郁症的病因，笔者认为，抑郁症的病因多为情志因素。现代对抑郁症的学说有四种，人体内 5 – 羟色胺功能活动的降低，去甲肾上腺素代谢产物的减少，脑内多巴胺功能的降低，α – 氨基丁酸假说，因其与抗抑郁药的药理作用有关，现代研究还发现多数抑郁症患者的下丘脑 – 垂体 – 肾上腺轴、下丘脑 – 垂体 – 甲状腺轴、下丘脑 – 垂体 – 生长素轴的功能异常。还有研究发现重症抑郁症患者脑脊液中促皮质激素释放激素（CRH）含量增加，认为抑郁症下丘脑－垂体－肾上腺素轴（HPA）异常的基础是CRH分泌过多。［抑郁症病因病机研究探析．辽宁中医杂志，2005，32（6）：537－538.］

12. 探讨血虚肝郁与抑郁症的发生

本文是一篇综述，笔者通过经论研习和临床实践总结，血虚本弱及肝郁血耗是抑郁症发生的基本病机。血液易虚：血虚则心主不明，神不守舍；血虚则肝气易郁，肝郁则气滞痰凝，久郁必阴血暗耗。故血虚不足，神失所养，君不归位是整个病程的核心和关键。情志所伤只能是发病的外在条件。养血健脾、滋本助源、疏肝解郁、疏情悦心为本病的根本治法，更符合"谨守病机，各司其属"的证治原则。［探讨血虚肝郁与抑郁症的发生．四川中医，2009，27（2）：30－31.］

13. 刘保和教授抓主症运用解郁消愁汤治验

本文是一篇综述，主要讲述刘保和教授的经验方解郁消愁汤，笔者通过4个病例的介绍来讲解刘教授的解郁消愁汤，本方证所适用的病机为血虚肝郁，解郁消愁汤由逍遥散加减而成。药物组成：柴胡、当归、白芍药、白术、茯苓、薄荷、陈皮、半夏、香附、酸枣仁、远志、焦三仙、生龙骨、生牡蛎、炙甘草。例1，肝胆互为表里，肝气疏泄不利，进而导致胆气不利，现胆经循行部位疾病，太阳穴处头痛，脑鸣。例2、例3，肝气郁结，疏泄不利，肝肾同源，进而影响肾主生殖功能，出现不孕或早泄。例4，血虚肝郁，周身肌肤失于血液的滋润与濡养，周身瘙痒。用解郁消愁汤均取得了满意的疗效。[刘保和教授抓主症运用解郁消愁汤治验 4 则．河北中医，2007，29（7）：583－584．]

14. 柴桂温胆定志汤为主治疗精神抑郁症

笔者认为，本症属神窍疾病，其发病诱因虽多与精神情志刺激有一定关系，但因心主神志、肝主谋虑、胆主决断，此三脏阳虚、气虚乃是易发本症的体质因素。在这一体质因素的基础上，遇精神情志刺激则不能耐受，从而形成脑神失养、气郁痰阻、神窍迷蒙之证。经采用柴桂温胆定志汤为主，辅以较小剂量的多虑平，治疗重症抑郁症患者，每获良效。笔者治疗确诊为精神抑郁症重症患者 16 例，按规定的疗效标准评定，治愈 14 例，好转 2 例。治愈 14 例中皆随访 1 年以上无复发。说明本法确有疗效。[柴桂温胆定志汤为主治疗精神抑郁症．北京中医药大学学报，1997，20（3）：64－65．]

专业结论：抑郁症可从肝论治。

五、抑郁症从脑论治

1. 脑部受伤易引起老年抑郁症

美国研究人员分析第二次世界大战中老兵健康数据后发现，二战时曾受过脑外伤的人即使伤愈数十年后，患抑郁症的可能性也比一般人要大。笔者通过对 1 700 多名参加过第二次世界大战的老兵的健康情况进行分析发现，受调查者中共有 520 人在战争中曾受过较严重的脑外伤，并因此住院治疗。这些人中目前有 18.5% 被发现患有抑郁症。

而在 1198 名未受过脑外伤的老兵中，患抑郁症的比例仅有 13.4%。研究人员认为，脑外伤引起的大脑损伤还可能增加晚年患阿尔茨海默病和其他形式痴呆的可能性。[脑部受伤易引起老年抑郁症. 新疆医药保健，2002，4（X）：54.]

2. 颅脑外伤并发精神障碍的临床分析

目的：探讨颅脑外伤并发精神障碍的致病因素和临床特点。方法：回顾性分析 92 例颅脑损伤并发精神障碍患者的临床资料。结果：随着外伤的加重，精神障碍的分型以躁狂型和痴呆型精神障碍为主，损伤部位在额叶、颞叶与其他部位差异有统计学意义（P < 0.01）。抑郁型以颞叶部位为多，躁动型以额叶部位多见。中长期随访效果良好。结论：颅脑损伤并发精神障碍主要是脑功能区受损害所致，精神障碍一般持续时间短暂，预后满意。[颅脑外伤并发精神障碍的临床分析. 实用医学，2011，23（5）：523 - 524.]

3. 脑为元神之府理论在针灸治疗抑郁症中的指导意义

本文是一篇综述，笔者认为抑郁症的病位在脑，病变机理为脑神失调导致以情绪低落为主的症状群。"脑为元神之府"理论指导着该病的针灸治疗，可通过以治理督脉为主来调节脑神，同时结合辨证论治处理躯体化症状。[脑为元神之府理论在针灸治疗抑郁症中的指导意义. 针灸临床杂志，2003，19（8）：6 - 8.]

4. 老年人脑卒中后抑郁症的发病机制及预防

目的：探讨脑卒中后老年患者抑郁症的发病机制及预防措施。方法：归纳相关资料，对命题进行分析。结论：

医护人员应采取针对性的用药及护理措施，预防患者卒中后抑郁症的发生。[老年人脑卒中后抑郁症的发病机制及预防．实用中医内科杂志，2010，24（3）：38 –39.]

5. 七情发生和脑主神明与抑郁症病机证治的关系

中医脑病学的日益成熟及西医学对抑郁症发病机理认识的不断深入为探讨抑郁症病机供了新的学术突破口。我们在中医脑主神明理论指导下结合西医学对抑郁症的认识提出抑郁症病机核心在于五官七窍郁闭神机不运，临床应重视醒脑开窍解郁运机治法的运用。笔者认为，五脏情感反应只有在脑神的最后整合作用下才能形成成熟完整的情感活动。七情的发生过程折射出了脑神气化运动的特点为出入五官七窍以启为用以闭为废。抑郁症的病机模式可概括为致病邪气蔽阻五官七窍，脑神不用，整合不能，七情五志的产生和表达障碍导致抑郁症发病。治疗时应醒脑开窍启运神机。[试论七情发生和脑主神明与抑郁症病机证治的关系．北京中医药大学学报：中医临床版，2005，12（3）：39 –41.]

6. 抑郁症从奇经论治

本文是一篇综述，笔者认为在"脑为元神之府"理论中，元神在五志中起主导作用，五志的异常变化可责之于脑神失调。故抑郁症精神症状可责之于脑神紊乱，躯体症状则责之于脑神紊乱后神不导气，五脏不安。依"经之所过，治之所及"之说，"奇经入脑"是通过奇经调理脑神的，这是治疗抑郁症的生理基础。针灸治疗抑郁症宜奇经辨证与脏腑辨证相结合，调督脉以振奋阳气，调整脑神紊乱；调阴维脉、冲脉以解郁畅神；调阴阳跷脉以交通阴阳；调治任脉以平降胸腹逆气。再配合脏腑辨证标本兼治，以获佳效。[抑郁症从奇经论治浅析．北京中医，2010，29（3）：196-198．]

专业结论：抑郁症可从脑论治。

六、更年期妇女的抑郁症的研究

1. 女性更年期抑郁症状的心理干预

近10年来，由于社会竞争日益激烈，生活压力不断增加，部分女性提早进入更年期，使更年期女性人数不断增加，由此形成一个值得医学界关注的社会问题。女性进入更年期后，随着卵巢功能逐渐衰退，雌性激素水平也会相继下降，导致生理和心理功能的失调，75.1‰的绝经期女性出现更年期症状，而在一系列症状中，心理状况的异常变化显得十分突出。其中，10%～15%的女性难以应对更年期抑郁等精神症状，从而影响了身心健康和生活质量。因此，在进行临床药物治疗的同时，在护理过程中实施相应的心理干预措施，对于患者顺利渡过这个时期是十分必要的。[女性更年期抑郁症状的心理干预．中华护理杂志，2005，40（9）：702-705．]

2. 更年期妇女抑郁症状的发生情况及其影响因素

目的：了解更年期妇女抑郁症状的发生特点及其影响因素。方法：采用一般情况问卷调查，对北京市城区419例45～55岁更年期妇女进行调查。结果：抑郁症状的发生率为46.1%；其中轻度为69.9%，中度以上为30.1%。工

人抑郁症的发生率，明显高于干部和专业技术人员（P <
0.01）。有躯体病史的妇女抑郁症状的发生率，也明显高于
无躯体病史者（P < 0.001）。性欲下降及对丈夫、家庭经
济收入和生活满意者的抑郁症状的发生率，高于性欲无变
化和满意者（P < 0.05）。结论：更年期妇女中抑郁症状的
发生率较高，临床医生在对其进行药物治疗的同时，还应
注意心理咨询及治疗，尤其是对有危险因素的妇女。［更年
期妇女抑郁症状的发生情况及其影响因素. 中华妇产科杂
志，1996，31（10）：614 - 616.］

3. 北京地区更年期妇女抑郁症状调查

目的：了解女性更年期症状及抑郁发生情况。方法：
在唐山市 10 个社区各随机调查 40 名 45 ～ 55 岁的妇女，采
用改良更年期 Kup - perman 评分量表和流调用 CES - D 量
表进行评估。结果：更年期综合征的发生率高达 82.73%，
抑郁发生率 15.04%。无职业、月经不正常、伴侣有慢性病
或离异、丧偶者，婚姻质量低，认为更年期不可调节等女
性更年期发病率高，而有慢性病的女性更年期评分较低，
且差异显著（P < 0.05 或 P < 0.01）。结论：妇女更年期综
合征及抑郁症状不仅受生理因素影响，还与其心理、社会
因素有关。［北京地区更年期妇女抑郁症状调查. 中国心理
卫生杂志，2003，17（5）：348 - 350.］

七、抑郁症的发病时间

1. 有关抑郁症季节性发病机理的研究及其启示
为探讨抑郁症季节性发病机理，测定了正常及抑郁模

型大鼠脑内环核苷酸、P物质及生长抑素含量的四季变化。指出抑郁症春季发病可能是以素体环磷酸腺苷（cAMP）春季低浓度为基础，由神经递质、神经肽等的季节节律在春季紊乱而诱发；同时结合时藏阴阳理论，认为肝系统不能应春而旺是抑郁春季多发的关键，中医肝与神志相关的理论确有其物质基础。最后提出人体四时阴阳消长节律是体内所有物质各种形式四季节律变化所表现的功能的综合体现，因而不宜用四时阴阳消长来解释具体物质的节律模式。认为中医五脏的概念包含时间的含义，研究中医五脏应重视其时间特性。[有关抑郁症季节性发病机理的研究及其启示. 北京中医药大学学报，1997，20（1）：15－16.]

2. 抑郁症发病时间

抑郁症是一种常见的情感性精神障碍，以显著而持久的心境低落为主要特征，属于中医的"郁证"范畴。临床表现为广泛的精神、情感、躯体方面的障碍与痛苦，如情绪低落、心情沮丧、自责自罪、思维迟钝、记忆减退、头痛头晕、失眠多梦、食欲减退、肢体窜痛、疲乏无力、手足厥冷、体重减轻、月经失调、性欲下降等。据笔者临床所见抑郁症好发或复发于春三月，并且往往伴有晨起困难、症状加重的现象，为了揭示抑郁症季节性发病的机理，笔者以春三月与中医肝脏的生理病理关系为切入点，并通过对中医经典中有关人体生命节律的论述进一步整理和研究，试图寻找抑郁症的发病与时脏关系的物质基础。[抑郁症发病时间的探析. 实用中西医结合临床，2006，86（4）：87－88.]

专业结论：抑郁症的发生与外界的自然环境有关。

八、老年人抑郁症的研究

1. 老年人抑郁症研究现状

老年人抑郁症因其表现不典型，常合并有其他疾病，易造成误诊误治。磁共振成像研究脑部的结果认为，抑郁症是一种器官或神经精神性疾病而非功能性疾病。应用老年抑郁量表或贝克抑郁问答可进行筛选测试。同时注意：老年继发性抑郁症的比例较高，认识其中特别重要的血管性抑郁症，并与痴呆、阿尔茨海默病相鉴别。治疗方法有心理疗法、抗抑郁药、电痉挛疗法。药物治疗首选5–羟色胺再提取抑制剂。疗程视抑郁症状发作的情况而定。[老年人抑郁症研究现状．国外医学·老年医学分册，2000，21（4）：183–185．]

2. 老年患者药物治疗副作用分析

目的：探讨老年患者药物治疗的副作用。方法：回顾性分析我院近5年来临床治疗过程中所遇到因药物副作用致病的患者。结果：应用阿托品、东莨菪碱出现兴奋多语、幻听者3例，急性尿潴留、视力障碍者4例；应用地塞米松、泼尼松出现定向障碍者10例；应用氯霉素出现被害妄想者2例；应用复方降压片出现抑郁嗜睡者6例；应用氯硝西潘出现昏迷者4例；应用低分子右旋糖酐出现急性左心衰、心肌缺血者4例；口服硝苯地平出现下肢浮肿者5例；口服格列苯脲出现低血糖昏迷者2例。结论：作为医生应熟悉药物的副作用，严格掌握用药指征，减少用药品种及剂量，注意观察药物反应，用药过程中出现新症状，应考虑药物副作用的可能，必要时停药，以免治疗对老年人产生损害。[老年患者药物治疗副作用 42 例分析. 中华医学写作杂志，2004，11（11）：918 – 919.]

专业结论：治疗老年人的郁证是要多从肝肾入手，并考虑老年人的体质。

九、有关抑郁症的生化指标

1. 难治性抑郁症患者甲状腺激素水平的分析

目的：探讨难治性抑郁症患者的甲状腺激素水平。方法：按性别、年龄 1：1 匹配选取难治性抑郁症患者和健康对照各 30 例，采用放射免疫法测定患者组治疗前和对照组血清 TSH、T_3、T_4、FT_3、FT_4 水平。结果：患者组异常者 17 例，占 56.7%，对照组异常者 2 例，占 6.7%，两组比较，患者组甲状腺激素水平出现异常的比率明显高于对照组，主要表现为 TSH 升高、T_3 降低、FT_4 降低，差异均有统计学意义（P < 0.05）。结论：难治性抑郁症患者中有 56.7% 的患者存在亚临床型甲状腺功能的减退。[难治性抑郁症患者甲状腺激素水平的分析. 神经疾病与精神卫生，2007，7（3）：178 – 179.]

2. 抑郁性神经症患者甲状腺功能初步研究

目的：研究抑郁性神经症甲状腺功能水平。方法：对 24 例抑郁性神经症患者进行了甲状腺功能测定。结果：抑郁性神经症患者 FT_4 水平明显高于对照组（P < 0.01）。结论：提示抑郁性神经症与抑郁症甲状腺功能水平不同；并

提示 FT_4 水平偏低者，发病诱因明确，治疗效果好。[抑郁性神经症患者甲状腺功能初步研究．四川精神卫生，1999，2（12）：79.]

3. 抑郁症的神经内分泌学研究进展

抑郁症具有发病率高、患病率高、复发率高、自杀率高，而知晓率低、治疗率低等特点，给社会造成了重大的经济负担，因而受到全球各国的关注。然而，无法回避的事实是，本症的病因及发病机制至今未明。目前，有关抑郁症的发病机理较集中在生化机制方面，主要有神经递质假说和神经内分泌功能紊乱。[抑郁症的神经内分泌学研究进展．实用预防医学，2007，14（5）：1639 - 1970.]

4. 抑郁症患者血清炎症细胞因子和急性期反应蛋白水平及其意义

目的：探讨抑郁症是否伴有免疫激活的表现，抗抑郁药是否具有免疫调节作用。方法：分别采用酶联免疫吸附法（ELISA）、散射速率比浊法测定 31 例抑郁症病人治疗前后及 23 例正常对照的血清白介素 6（IL - 6）、肿瘤坏死因子 α（TNFα）、结合珠蛋白（Hp）和转铁蛋白（Tf）水平。结果、抑郁症组血清 Hp、IL - 6、TNFα 水平显著高于正常对照组，Tf 水平显著低于正常对照组。抑郁症组血清 IL - 6、TNFα 水平均与汉密尔顿抑郁量表总分及焦虑/躯体化、绝望感因子分有显著正相关关系；而且 IL - 6 水平与睡眠障碍，TNFα 与阻滞因子分有显著正相关；血清 Tf 水平与日夜变化因子分显著相关。5 ~ 6 周的三环类抗抑郁药（TCA）和选择性 5 - 羟色胺再摄取抑制剂（SSRI）治疗均使抑郁症组血清 Hp、IL - 6、TNFα 和 Tf 水平恢复正常。结论：抑郁症伴有免疫激活的表现；血清 IL - 6、TNFα 水平可能是反映抑郁症症状严重程度的生物学指标之一；TCA 和 SSRI 抗抑郁药均具有免疫抑制作用。[抑郁症患者血清炎症细胞因子和急性期反应蛋白水平及其意义．中国神经精神疾病杂志，2000，5（26）：272 - 275.]

5. 抑郁症中枢神经递质及治疗研究进展

抑郁症的发病机制十分复杂，本文就抑郁症涉及的中枢神经递质进行了综述，按照单胺类、氨基酸类、乙酰胆碱和神经肽类进行介绍，并探讨临床抑郁治疗目前遇到的挑战和处理办法及展望。[抑郁症中枢神经递质及治疗研究进展．中国临床药理学杂志，2010，26（7）：540 - 544.]

6. 中西医结合神经内分泌免疫网络的思考

目的：为了探求论证肾/命门与 NEI 网络相关的事实，阐明肾 - NEI 网络学说的新观点。方法：通过造模，以外源性糖皮质激素复制中医肾阳虚大鼠模型，观察右归饮及根据右归饮组方原则自拟的命门合剂的调节作用。结果：外源性糖皮质激素在反馈抑制下丘脑 - 垂体 - 肾上腺轴的同时激活下丘脑单胺类递质的生物合成和代谢，NE、多巴胺（DA）3，4 一二羟基苯乙酸（DOPAC）、5 - 羟色胺（5 - HT）、5 - 羟基吲哚乙酸（5 - HIAA）等含量增高；体重下降，每日饮食摄水量减少，垂体、肾上腺、胸腺重量减轻；室旁核的 CRH 神经元与正中隆起的 CRH 神经纤维、垂体前叶的 ACTH 细胞等明显减少；下丘脑 CRHmRNA 表达明显抑制；血浆 ACTH、皮质酮（CORT）含量下降，肾上腺及胸腺萎缩；脾脏淋巴细胞数减少，T淋巴细胞增殖反应及自然杀伤细胞活性下降，T淋巴细胞诱生IL-2和7-IFN能力减退，与对照组比较差异显著。温补肾阳组上述各项指标得到明显改善，与模型组比较，$P < 0.05 \sim 0.001$。结论：温补肾阳能有效调节皮质酮大鼠肾阳虚模型的神经内分泌免疫网络的功能与形态异常，支持肾与神经内分泌免疫网络存在本质联系。［中西医结合神经内分泌免疫网络的思考．中国中西医结合杂志，1997，17（7）：442．］

7. 三种中药复方对慢性束缚应激大鼠行为及皮层和海马NH_3的影响

目的：研究慢性束缚应激时大鼠行为学变化、皮层和海马CA_1区神经营养蛋白3（NT_3）的变化以及逍遥散、四君子汤、金匮肾气丸的对其影响。方法：用特制束缚架连续束缚7天与21天、每天3小时的方法制作大鼠束缚应激模型，用免疫组织化学方法结合图像分析检测大鼠皮层和海马CA_1区NT_3的变化。结果：21天模型组大鼠中央格停留时间明显延长，穿格次数明显减少，7天模型组大鼠的穿格数减少；两个模型组大鼠的挣扎次数明显减少。3个复方都能缩短中央格停留时间，增加穿格次数和挣扎次数。连续束缚7天后大鼠大脑皮层的NT_3开始下降，至21天模型组与正常对照组相比均有显著下降（$P < 0.05$）。连续束缚7天、21天后大鼠海马CA_1区的NT_3与正常对照组相比积分光密度明显降低（均$P < 0.05$）。3个复方均能升高皮层和海马NT_3的积分光密度和海马中NT_3的阳性细胞数，

逍遥散能升高皮层 NT_3 的阳性细胞数。结论：皮层和海马 CA_1 区 NT_3 下降参与了慢性应激的变化，疏肝、健脾、补肾的中药复方均能改善大鼠的行为变化，能上调 NT_3；但以逍遥散的调节作用较强，优于四君子汤和金匮肾气丸。［三种中药复方对慢性束缚应激大鼠行为及皮层和海马 NH_3 的影响．北京中医药大学学报，2004，27（2）：29.］

8. 雌雄激素与中医阴阳及抑郁障碍的相关性研究

目的：研究雌雄激素与中医阴阳及抑郁障碍的相关性。方法：从三方面进行分析：①雌雄激素对神经系统的影响及雌雄激素的生理周期变化；②男、女，雌激素、雄激素在中医阴阳学说中的属性；③抑郁障碍在中医学阴阳学说中的归类。结论：①抑郁障碍与持续高水平的雌激素有直接关系，雌↑→5 - HT↓→传导↓→抑郁。②雄激素水平降低与抑郁障碍有直接关系，雄↓→5 - HT↓→传导↓→抑郁。③在中医阴阳学说中，女属阴，男属阳，雌激素属阴，雄激素属阳。④抑郁障碍属中医学阴阳学说中的阳虚阴盛。⑤降低雌激素、补充雄激素，中医温补阳气法可能为治疗阳虚抑郁的有效方法。［雌雄激素与中医阴阳及抑郁障碍的相关性研究．陕西中医，2007，28（7）：862 - 864.］

9. 雌激素与肾 - 冲任 - 胞宫轴调节作用内涵探讨

雌激素通过作用于相关受体，对人体生殖系统、心血管系统、中枢神经系统、骨骼系统等发挥重要影响，其生理功能、病理机制与中医肾 - 冲任 - 胞宫机能轴的功能密切相关。本文基于雌激素作用通路，探讨中医肾 - 冲任 - 胞宫的科学内涵，以期为揭示中医治疗相关疾病机制及扩大治疗思路提供理论参考。［雌激素与肾－冲任－胞宫轴调节作用内涵探讨．中国中医基础医学杂志，2010，16（11）：1060－1061.］

10. 雌激素与抑郁相关性研究新进展

本文是一篇综述，笔者从女性抑郁症的患病率是男性的2倍左右，尤其在经前、产后和围绝经期抑郁发生率增高这一角度出发，提出雌激素水平影响抑郁的假设并得到广泛关注。雌激素可以治疗抑郁症，一是通过改善5－HT的功能活动，雌激素受体与抑郁症雌激素通过ERα和CRH神经元的共区域化直接影响促肾上腺皮质释放激素水平，提高下丘脑－垂体－肾上腺轴活性，从而增高抑郁的患病率。雌二醇通过激活ERβ来提高催产素基因转录，而催产素水平的变化又抑制c－Fos蛋白表达周期的雌激素治疗可以减少应激介导的对室旁核的激活作用，产生抗焦虑作用。［雌激素与抑郁相关性研究新进展．上海精神医学，2007，19（1）：43－46.］

专业结论：抑郁症的发生会影响体内一些激素或其他物质。

十、针灸疗法对抑郁症的作用

1. 督脉和足太阳经在郁证针灸治疗中的作用

郁证是严重危害人类健康的疾病，目前抗抑郁剂仍然存在许多问题，中医针灸治疗是一种较好的长期治疗方法。督脉通过调节脑的功能来治疗精神异常，而足太阳经络脑为诸阳之属，是督脉统领五脏六腑经脉作用的重要途径。因此，选用督脉和足太阳经治疗郁证，充分体现了"脑为元神之府"的理论，对郁证的临床与实验研究有重要的指导意义。[督脉和足太阳经在郁证针灸治疗中的作用．中国医药导报，2008，5（20）：96-96，99.]

2. 脏腑背俞穴主治与足太阳膀胱经之关系

目的：探讨脏腑背俞穴主治与足太阳膀胱经的关系。方法：通过分析背俞穴及其主治的由来，背俞穴与标本、气街理论的关系以及背俞穴所反映的腧穴主治的部位特点，探讨脏腑背俞穴主治与足太阳膀胱经的关系。结果：背俞穴作为足太阳经循行线上的一组腧穴，其主治病证未见该经的经脉病候，从十二经脉理论很难解释。而标本、气街理论，腧穴主治部位特点与主治的关系，以及因腧穴归经而出现的经脉分支等，有助于解释背俞主治五脏六腑病证的原因。结论：腧穴主治与经脉病候、经脉循行之间的关系不能简单地以《灵枢·经脉》而论。[脏腑背俞主治与足太阳膀胱经之关系．中国针灸，2005，25（6）：414-416.]

3. 针灸治疗抑郁症

笔者选取 30 例临床病例，男 7 例，女 23 例，年龄最小 17 岁，最大 45 岁，病程最短 1 个月，最长 8 年，诊断均符合西医 CCMD-2-R 诊断标准。方法：取穴：主穴：百会、印堂、翳风、心俞、肝俞、厥阴俞、太溪；配穴：对轻度情绪低落、兴趣减少、少言、晚睡早醒、食欲不振、并且病程在 1~5 个月者，加内关穴；对于症状较上加重，并有自责、体重下降、病程在 6 个月至 1 年半者，加哑门、天突、神门、足三里、内关；对以上症状加重，并伴有妄想、厌世、有自杀情绪，病程在 1 年半以上者，加哑门、膻中、水沟、大椎、间使、神门、足三里。结果：30 例中，痊愈 14 例，显效 8 例，好转 8 例，总有效率 100%。[针灸治疗抑郁症 30 例. 针灸临床杂志，2006，22（7）：29－30.]

4. 艾灸大椎对慢性应激大鼠神经营养因子的影响

目的：试图发现艾灸大椎穴对慢性应激状态下大鼠海马神经元及脑源性神经营养因子（BDNF）的影响。方法：SD 雄性大鼠 18 只，按随机数字表法分为正常组、模型组、艾灸组。应用孤养和长期不可预见性的中等强度刺激造成慢性应激失调模型，观察各组大鼠海马神经元的变化。采用苏木精－伊红（HE）染色、尼氏体染色的方法光镜下观察海马神经元形态的改变，用免疫组织化学的方法对海马 BDNF 阳性神经元进行染色，并用图像分析仪定量分析。结果：慢性应激可致大鼠海马神经元明显受损，BDNF 阳性神经元数量亦显著减少，形态以空泡为主。与模型组比较，艾灸对此病有明显改善作用。[艾灸大椎对慢性应激大鼠神经营养因子的影响. 中医药学报，2002，30（6）：51.]

5. 电针对抑郁大鼠中枢及外周单胺类神经递质的影响

目的：观察慢性应激抑郁模型大鼠中枢及外周单胺类神经递质的改变，以及电针对它们的影响。方法：选用 SD 雄性大鼠 30 只，随机分为正常组、模型组、电针组。采

用高效液相色谱系统加电化学检测器检测脑及血液中 5 -
HT、NE、DA 及其代谢产物 5 - HIAA、HVA、DIOAC 的含
量。结果：抑郁模型大鼠血浆中 NE 和 5 - HT 含量较正常
对照组显著升高。抑郁模型大鼠大脑前额皮层 NE、5 -
HT、DOPAC，海马 5 - HT 与 5 - HIAA，下丘脑 DA 含量
较正常组显著下降。电针治疗可降低血浆中升高的 NE、
5 - HT水平同时升高脑内不同部位的单胺类神经递质水平。
结论：电针可调整中枢及外周单胺类递质水平，这可能是
电针治疗抑郁症的又一作用途径。［电针对抑郁大鼠中枢及
外周单胺类神经递质的影响．中医药学刊，2004，22（1）：
185.］

专业结论：针灸治疗对抑郁症有治疗的作用。

十一、从气痰火郁三方面论郁证

1. 顽固性郁证从瘀论治

本文是一篇综述，主要是从王清任的瘀的观点出发治
疗郁证，因笔者认为郁证的原因是因瘀致郁跟因瘀致郁，
治宜活血化瘀，方用血府逐瘀汤加减，顽固性郁证，可通
过调畅气机，养血活血，祛瘀活血，逐步改善和恢复人体
神经器官的正常功能，达到愈病目的。在用药过程中注意
不能将郁疾当虚证治疗而乱服补药。［顽固性郁证从瘀论
治．中医研究，2000，13（3）：47 - 48.］

2. 从痰论治抑郁症相关理论探讨

本文是一篇综述，笔者认为大多医家治疗郁证多从疏
肝理气入手，因郁证受限导致的是气机的郁滞，渐涉及津

液与血，最后会出现痰邪的郁滞，因此郁证到达后期会有痰邪的夹杂，遂在郁证的后期治疗以祛痰为主辅以疏肝理气，方用半夏厚朴汤加减，在临床上取得较好的疗效。因此从痰论治为抑郁症治疗开拓了一条很好的途径。[从痰论治抑郁症相关理论探讨. 中国中医药信息杂志，2007，14（3）：77 - 78.]

3. 从气痰火论治郁病

本文笔者的经验介绍，笔者对郁证的病因病机的认识是气郁为诸郁之先，治郁以理气为先，因气郁会致津液失布而成痰，且气郁化火，煎灼津液，也会成痰，因此笔者从气痰火论治郁证。在临床方面，笔者选取 100 例门诊病历，男 28 例，女 72 例，男女比例为 1∶2.5；年龄最小 14 岁，最大 74 岁。其中 20 岁以下 5 例，21 ~ 40 岁 38 例，41 ~ 60 岁 40 例，61 以上 17 例。参照中华人民共和国中医药行业标准《中医病证诊断疗效标准》和《中医内科学》大专院校教材制定诊断标准，辨证分出两型，痰气郁结型和痰火郁结型，并分类给药，基本方是：陈皮 10 ~ 15g，半夏 10 ~ 20g，茯苓 15 ~ 30g，甘草 5 ~ 10g，枳实（壳）10 ~ 15g，竹茹 10g，桂枝 7.5 ~ 15g，白芍 15 ~ 20g，龙骨 25 ~ 50g，牡蛎 25g；痰气郁结型加柴胡 15g，胡黄连 10g，酌加苏梗、厚朴；痰火郁结型加黄连 7.5 ~ 15g，柴胡 15g，酌加瓜蒌、栀子。结果：痰气郁结型 31 例，其中痊愈 10 例，显效 14 例，好转 7 例；痰火郁结型 69 例，其中痊愈 24 例，显效 33 例，好转 11 例，无效 1 例。总有效率 99%，而痊愈加显效占 81%。服药剂数多在 10 ~ 20 剂。可见治疗

抑郁症加入化痰药对于一些类型的郁证有较好的疗效。[从气痰火论治郁病. 辽宁中医杂志，2004，31（11）：924.]

4. 半夏厚朴汤对慢性应激抑郁模型大鼠下丘脑－垂体－肾上腺轴的影响

目的：观察半夏厚朴汤对慢性应激抑郁模型大鼠下丘脑－垂体－肾上腺轴的影响。方法：复制慢性应激和孤养大鼠抑郁模型，采用放免法检测各组大鼠下丘脑促肾上腺皮质激素释放激素、血浆促肾上腺皮质激素和血清皮质醇。结果：半夏厚朴汤能够降低下丘脑 CRH、血浆 ACTH 及血清 CORT 的表达。结论：半夏厚朴汤具有抗抑郁作用，其机理与抑制 HPA 轴功能亢进有关。[半夏厚朴汤对慢性应激抑郁模型大鼠下丘脑－垂体－肾上腺轴的影响. 中医药信息，2009，26（4）：45－46.]

专业结论：考虑郁证可以从气痰火瘀四方面出发。

十二、其他方面

1. 慢性酒中毒性抑郁障碍临床分析

目的：探讨慢性酒中毒性抑郁障碍的临床特点。方法：对 46 例慢性酒中毒性抑郁障碍与 62 例抑郁症患者的抑郁症状条目进行比较分析。结果：慢性酒中毒性抑郁障碍患者出现抑郁症状与其饮酒持续时间长短有关；焦虑/躯体化、激越、体重变化、记忆力减退出现率高于抑郁症组，而日夜变化、阻滞、睡眠障碍出现则低于抑郁症组。结论：慢性酒中毒性抑郁障碍与抑郁症在临床上存在某些差异，抑郁是酗酒的结果。[慢性酒中毒性抑郁障碍 46 例临床分

析.中国民康医学,2007,19（17）：764-764,766.]

2. 非情感性精神病中的抑郁症状

本文对符合 CCMD-2 诊断标准的 200 例精神分裂症,40 例卒中后精神病和 40 例酒精中毒性精神病人进行了抑郁临床症状学和 HAMD 量表评定,结果发现抑郁症状（HAMD≥17 分 24 项版）的发生率分别为 33.5%,35% 和45%;并发现精神分裂症的抑郁以自杀观念和自杀行为多见,酒中毒性精神病的抑郁以食欲下降,体重减轻为主,而卒中后精神病的抑郁以运动迟缓和绝望为主。[非情感性精神病中的抑郁症状.四川精神卫生,1996,9（增刊）：50-51.]

3. 慢性酒中毒的临床特点研究

目的：调查、研究慢性酒中毒病人的饮酒史和临床表现。方法：用 DSM-Ⅳ 的诊断标准对临床表现进行诊断。结果：①酒依赖前期的每日饮酒量比酒依赖后期的多,但后期的每日饮酒频率却比前期的多。②本组病人有 82% 存在社会功能损害。③本组病人从酒依赖开始到出现记忆障碍,周围神经炎和痴呆的年数分别为 7.2±3.8 年、8.7±3.8 年和 10.8±3.8 年。[慢性酒中毒的临床特点研究.中国心理卫生杂志,1999,13（6）：344.]

4. 劳累性心绞痛患者冠脉病变和抑郁障碍相关性分析

目的：比较劳累性心绞痛患者抑郁障碍与冠状动脉粥样硬化程度的相关性,以进一步明确两者之间的关系。方法：将 146 名劳累性心绞痛患者根据汉密尔顿抑郁量表评分分为无抑郁症状组、可疑抑郁症状组、明确抑郁症状组。

比较三组冠脉 Gensini 积分。结果 3 组之间 Gensini 积分值存在统计学差异（P<0.05），HAMD 量表评分与 Gensini 评分成正相关（r=0.244，P<0.01）。结论：劳累性心绞痛患者冠脉粥样硬化程度与抑郁障碍程度成正相关，抑郁障碍对冠脉粥样硬化的发展可产生不良影响。[劳累性心绞痛患者冠脉病变和抑郁障碍相关性分析．实用临床医药杂志，2006，10（11）：59－61．]

5. 慢性疲劳综合征的临床特征与研究进展

目的：慢性疲劳综合征（CFS）是一组以疲劳为主的综合症候群，大多数给不出确切的病理解剖学诊断。研究 CFS 以利于临床医生对本疾病足够重视，以便正确诊断，早期干预，促进 CFS 患者早日康复。资料来源：以"慢性疲劳综合征"为主题词全面检索美国国家图书馆医学在线（Medline）数据库和万方数据库，获取 CFS 的全部资料和信息。资料选择：对获取的资料以"intitle"、"2000/2004"加以限制，筛选出近 5 年的主题文献，并对重点文献的主要参考文献进行手工检索追踪相关全文。文献包括基础研究和临床研究。资料提炼：37 篇关于 CFS 的文献，29 篇符合标准，排除的 8 篇文献是重复的同一研究，对剩余的 29 篇关于 CFS 主题文献全文中的相关信息进行分类综合研究。资料综合：CFS 主要表现为持续或反复发作的疲劳和躯体疼痛、失眠、情绪抑郁和免疫功能异常。临床检查多无明显器质性改变。就其病因主要有两种学说：生物感染和由感染直接介导的免疫功能失调，另外，可能与神经内分泌紊乱、营养物质缺乏、过度劳累、心理等因素相关。CFS

与纤维肌痛综合征、肌纤维疼痛综合征、抑郁症等部分交叉和重叠。CFS 的治疗方法很多，如药物治疗、营养支持、行为认知疗法和有氧运动疗法等，但都是非特异性的。结论：研究表明应该针对不同的患病个体采取个性化或是综合性疗法，才有可能取得理想疗效。[慢性疲劳综合征的临床特征与研究进展. 中国临床康复，2004，8（35）：8078 - 8081.]

6. 抑郁症发病机理的研究进展

研究归纳：抑郁症严重危害着人类的健康，至今仍不十分清楚其发病的确切机理，几个世纪以来人们从未停止过对抑郁症的研究。文章主要阐述了长期以来对抑郁症机理研究的各种学说概况，旨在为进一步探讨抑郁症的诊治提供基础依据。[抑郁症发病机理的研究进展. 中华中医药学刊，2007，25（4）：733 - 734.]

7. 抑郁症中医病因病机探讨

抑郁症临床分为初、中、末三期，初期病位在肝脾，病变涉及少阳，病性为实，主要病机为肝失疏泄、脾失健运；中期肝气郁滞较重，其病位涉及肝胆脾胃，病性亦为实证，主要病机为肝气郁滞，可伴痰浊内生；末期虚证多见，病位涉及心肺肝肾等，可兼痰浊瘀血阻滞，也有因虚致实之证。[抑郁症中医病因病机探讨. 中医学报，2010，25（148）：435 - 436.]

8. 从干细胞分化研究"肾通于脑"的策略

本文是一篇综述，笔者从现代的干细胞学说来解读"肾通于脑"的古代学说。神经发育生物学是神经科学最基础、最前沿的学科，形成了较为完整的体系，并指导着实践。中医学也有自身的"脑学说"，是藏象理论的重要组成部分，它认为肾是脑发生、形成的基础。本文拟从干细胞的神经分化角度阐述中医脑的发生形成。中医脑学说概述脑为奇恒之府，位于巅顶。《灵枢·海论》言："脑为髓之海，其输上在于其盖，下在风府。"明确指出脑的解剖位置是在头盖骨以下，风府穴以上，与现代医学大脑的解剖十分接近。对于脑的生理功能，《黄帝内经》未明言，但从病理角度进行了阐述，并发现其功能与现代医学中枢神经系统功能有相似的地方，从现代的干细胞的分化阐述了肾通于脑，共有两个策略：一是脑中枢神经系统通过影响信号转导通路，一是影响骨髓间质细胞的横向分化。因此干细胞技术的出现使中医脑的发育研究由繁入简，并使之成为可能。而中医脑发育理论的揭示一方面可丰富中医藏象学说，同时将促进临床水平的提高。[从干细胞分化研究"肾通于脑"的策略．湖南中医学院学报，2004，24（1）：30.]

9. 左归丸对单钠谷氨酸大鼠下丘脑－垂体－肾上腺轴的影响

目的：观察左归丸对左旋单钠谷氨酸大鼠下丘脑－垂体－肾上腺轴的影响，探讨肾阴虚与 MSG 大鼠下丘脑－垂体－肾上腺轴亢进的联系。方法：新生期大鼠出生后的第2、4、6、8、10 天皮下注射 MSG，成年后以不同浓度的左归丸灌胃 1 个月，观察血中 CORT、ACTH 及下丘脑 CRH 含量的变化。结果 MSG 大鼠血 CORT、ACTH 和下丘脑

CRH 含量明显升高，不同浓度的左归丸灌胃后，能不同程度地减轻 HPA 轴的功能亢进状态。[左归丸对单钠谷氨酸大鼠下丘脑－垂体－肾上腺轴的影响．中国中医基础医学杂志，1999，5（2）：24.]

10. 中草药提取物的抗抑郁作用研究概况

通过查阅相关文献资料，阐述了巴戟天、圣·翰草、人参、银杏叶、刺五加、贯叶金丝桃等中草药提取物的抗抑郁作用，发现它们具有良好的抗抑郁作用，副作用少，安全可靠，适合长期服用，但其有效活性成分及作用机制尚有待进一步研究。[中草药提取物的抗抑郁作用研究概况．湖南中医药导报，2004，0（8）：50.]

11. 臧佩林教授治疗抑郁症经验介绍

本文是一篇综述，笔者谨从病因病机、辨证分型、立法用药等方面对其诊治抑郁症经验予以总结，以期为临床运用中医药攻克这一难治性疾病开辟新的思路与方法。在病因病机方面，臧佩林教授认为是因情致郁，气机郁滞，因郁而病，五脏受损。应明辨阴阳，立法用药，切中肯綮，移情易性，重在疏导。臧佩林教授在遣方用药的基础上，注意心理疏导，取得较好的疗效。[臧佩林教授治疗抑郁症经验介绍．新中医，2007，39（3）：12－13.]

12. 抑郁症的辨证分型概况

本文是一篇综述，是对抑郁症辨证分型的概说，笔者在文中提到抑郁症是一种常见的精神性疾病，严重危害人类的身心健康。目前对于抑郁症的辨证分型方法，初步可归纳为四种：一是按五脏分型，二是脏腑与内生诸邪综合分型，三是按阴阳属性分型，四是专重某脏进行分型。笔者根据抑郁症的发生发展规律，认为抑郁症的辨证分型应以其发展阶段为纲，以五脏病证候为目，摆正虚实关系，注意兼夹演化，如此分型，似较贴切。［抑郁症的辨证分型概况．南京中医药大学学报，2004，20（1）：62-64.］

13. 从卫气营血辨证论治抑郁症的理论探讨

在郁病的辨证方面，我们结合临床实践、古代文献、现代研究的成果，提出以卫气营血理论辨证论治抑郁症的假说，从理论上初步论证卫气营血理论辨证论治郁病的可行性、疗效等。［从卫气营血辨证论治抑郁症的理论探讨．中国中医药现代远程教育，2008，11（6）：1310-1313.］

14. 温病六郁

温邪致病，多伤津耗液，故许多医家在治疗温病时多强调"祛温邪、保阴液"。然而在温病中，郁证亦不少。因此在处理温病时，也应该注意温邪致郁的一面。文章以朱丹溪的六郁理论为基础，对温病郁证从理、证、治三大方面作一阐释。认为温邪可导致六郁的形成，在治疗温病郁证时，必须同时兼顾温邪及郁证两大方面。另"温病六郁"也揭示了温病中的正邪消长实离不开气、血、津液等三大方面，对温病辨证体系的发展亦有启示。［温病六郁．中华中医药杂志，2006，21（2）：92-94.］

15. 丹溪与"六郁"学说

本文是一篇综述，探析了朱丹溪的"六郁"学说，六郁是以气郁为先，在治疗妇科疾病方面也以调理肝脏气机为先导，然后调理冲任，六郁之说和解郁之法的理论及实践经验丰富了中医学对疾病的认识和治疗内容，在学术上和临床上具有广泛的现实意义。［丹溪与"六郁"学说．陕西中医学院学报，2004，27（6）：12－14.］

16. 朱丹溪"情志致病"理论探析

朱丹溪认为情志因素是致病主要病因，情绪变化过极引起脏腑病变，引动相火妄动而耗伤阴津，气机郁积，脏腑失调，导致"六郁"。所创制的越鞠丸是治疗郁证的专方，为后世治疗郁证提供了理论依据和思路，对治疗心理和心身疾病也有重要的指导意义。［朱丹溪"情志致病"理论探析．山东中医杂志，2011，30（7）：458－460.］

第三节　郁证辨证治疗的现代文献汇编

一、抑郁症的辨证分型

1. 抑郁症患者中医证候特征的临床调查

目的：探讨抑郁症的中医证候特征。方法：应用自拟"抑郁症常见中医证候辨证参考标准"对确诊的 81 例抑郁症患者通过望、闻、问、切诊察，进行中医证候的辨证分型，建立抑郁症中医证候临床调查分析数据库，对统计结果进行分析。结果：抑郁症患者证候类型分布：以气滞气逆为主，呈现多脏腑气机失调的特点，以脏腑兼证居多。基本符合课题组关于情志疾病病机证候"双核心"理论。结论：情志致病的核心病机是以气滞气逆为主的气机失调，核心证候是气机失调证。［81 例抑郁症患者中医证候特征

的临床调查. 天津中医药大学学报, 2010, 29 (3): 130 – 131.]

2. 围绝经期综合征辨证分型的文献研究

对 102 篇期刊文献中围绝经期综合征（PPS）的分型, 通过百分位数计算结果, 取累积频率为 25 百分位数以上的证型作为 PPS 的主要证型; 取各证型累积频率为 75 百分位数以上的症状、体征作为各证型的主要症状体征; 归纳出 PPS 中医辨证分型为肾阳虚证、肾阴虚证、肾阴阳两虚证、心肾不交证、肝郁证、心脾两虚证。肾阳虚证的主要症状和体征为: 舌边有齿痕、舌淡、舌胖嫩、形寒肢冷; 肾阴虚证为: 头晕、舌质红、耳鸣、烘热汗出、腰膝酸软; 肾阴阳两虚证为: 头晕、腰膝酸软、耳鸣; 心肾不交证为心悸、怔忡、失眠; 肝郁证为: 胸胁作胀或痛、精神抑郁、烦躁易怒、口苦、胸闷、善太息、脉弦; 心脾两虚证为: 心悸、舌淡、纳少、失眠。[围绝经期综合征辨证分型的文献研究. 中华中医药杂志, 2006, 21 (11): 649 – 651.]

3. 心理疾病——抑郁症的诊断与中医分型

抑郁是一种以心情低落为主要特征的综合征。抑郁分为非双相性、双相性情感性抑郁（躁狂抑郁）、抑郁状态三大类。现在通用的分型标准是中国精神疾病分类与诊断标准第 2 版的修定版（CCMD – 2 – R）。SDS（抑郁自评量表）中国常模标准为 41.88 ± 10.57, 故以 $40 \sim 47$ 分为轻度抑郁, $75 \sim 86$ 分为中度抑郁, 87 分以上为重度抑郁。HAMD17 项版本 HAMD 总分为 28.45 ± 7.16, 一般 <8 分无抑郁, >20 分为轻度或高度抑郁, >35 分为严重抑郁。中医证候诊断标准参考1981年中国中西医结合学会精神卫生专业委员会制定的"精神疾病中医辨证分型诊断标准"，暂拟定"气机紊乱"（气滞、气逆为主）为基本证候。基本证候：特异症状＋精神症状（2项或3项以上）＋躯体症状（3项或3项以上）。结合多学科的理论与方法、技术，联系既往研究工作，提出情志疾病－基本病机气机紊乱致病理论及气机紊乱－神经内分泌网络－细胞功能与传导相关理论。临床研究，侧重于中西医结合、心身并重的综合诊断、防治方法的建立。实验研究，侧重于与精神、心理相关疾患的动物模型的制作。并通过心身系列中药疗效作用机理的研究，将二者有机地结合起来。这将有利于中医情志医学的发展，同时有利于国内外对心理疾病，神志疾病防治日益增长的需求。［心理疾病——抑郁症的诊断与中医分型．天津中医，2001，18（1）：5．］

4. 李辅仁治疗老年抑郁症经验

本文是一篇综述，介绍李辅仁治疗老年抑郁症的经验。笔者从两个证型来介绍，一个是心肝火旺，瘀血阻滞，另一个是肝郁痰阻，心脾两虚。李老治疗第一个证型治法用清心活血，平肝潜阳。李老自拟方：天麻15g，丹参20g，钩藤15g，葛根20g，炒远志10g，牛膝10g，知母10g，珍珠母30g，石菖蒲10g，川芎10g，酸枣仁20g，茯苓20g。第二个证型，治法为疏肝解郁，健脾养心。李老自拟方：生黄芪15g，当归10g，白术15g，茯苓20g，苏梗10g，半夏10g，陈皮10g，香附10g，天麻15g，远志12g，焦三仙30g，石菖蒲10g，夜交藤20g。［李辅仁治疗老年抑郁症经

验. 中医杂志, 2000, 41 (4): 208.]

5. 977 例抑郁症患者中医不同证候构成比分析

目的: 了解抑郁症中医证候类型的构成比例, 为建立抑郁症常见中医证候标准提供依据。方法: 采用临床流行病学调查方法, 对湖南、天津、北京、哈尔滨、深圳、广西、福建、贵州等南北方 8 个调查点 1977 例情感性障碍抑郁发作患者进行了中医辨证及证候指标调查。结果: 抑郁症患者存在 12 种证候类型, 依据其构成比大小, 排前 4 位的依次是: 肝郁气滞证 29.7%, 肝郁脾虚证 24.5%, 肝郁痰阻证 13.4%, 心脾两虚证 12.8%。结论: 抑郁症的常见中医证候是肝郁气滞、肝郁脾虚、肝郁痰阻、心脾两虚 4 类, 在抑郁症常见中医证型与单相障碍 4 亚型之间存在一定关系。[977 例抑郁症患者中医不同证候构成比分析. 中国医师杂志, 2003, 5 (10): 1312 - 1314.]

6. 简明抑郁症中医证候自评量表初步编制

目的: 编制简明抑郁症中医证候自评量表, 为中医、中西医结合提供临床筛查、评估抑郁症的工具。方法: 采用临床流行病学调查、条目分析及经验性筛选等方法建立量表, 通过对 454 例受试者的测量 (307 例抑郁症患者, 147 例健康人对照), 从 75 项未经临床检验的条目中最终筛选 21 项条目, 编制简明抑郁症中医证候自评量表。结果: 量表 Cronbach's α 为 0.915, 重测相关系数是 0.916, 分半信度系数为 0.894, 因子分析显示量表结构效度较好。结论: 简明抑郁症中医证候自评量表具有较好的信度和效度。[简明抑郁症中医证候自评量表初步编制. 中国行为

医学科学，2005，14（10）：945 –947.］

7. 抑郁症中医证型量化评分特点研究

目的：探讨抑郁症中医证型量化评分特点。方法：对 80 例抑郁症患者进行中医辨证分型。首次将不同证型四诊结果，按照精神症状、躯体症状、饮食二便、睡眠、舌苔脉象等 5 项因子进行归纳分类，制定出中医证型量化评分量表，观察该量表评分情况。结果：各证型之间在躯体症状、饮食二便、睡眠评分上有显著差异。结论：抑郁症不同证型之间四诊结果严重程度有一定差异，该中医证型量化评分量表可相对定量地反映患者不同证型之间的严重程度差异（$P < 0.05$），预示治疗后其临床疗效可能也不尽相同。这也是中医诊疗量化研究的一次初步尝试。［抑郁症中医证型量化评分特点研究. 中医药临床杂志，2008，20（6）：573 –574.］

8. 抑郁症常见中医证候临床流行病学调查的 Kappa 一致性检验

目的：检验抑郁症常见中医证候临床流行病学调查表的可靠性。方法：随机选择 30 例抑郁症患者，分别由两名专家对同一病例同时进行调查，然后计算其中主要指标的一致系数（Kappa ，κ值）。结果：各组专家对抑郁症的西医诊断的一致性最高（κ = 1.0）；中医辨证、中医证候指标总积分及情志抑郁、烦躁等 5 项主要证候指标具有高度的一致性（$0.6 < κ < 0.8$）；而少寐、纳差及汉密尔顿抑郁量表评定总分亦具有中度的一致性（$0.4 < κA < 0.6$）。结论：抑郁症常见中医证候临床流行病学调查表具有较好

的可靠性和实用性。［抑郁症常见中医证候临床流行病学调查的 Kappa 一致性检验．中国现代医学杂志，2003，13（14）：32－33.］

9. 抑郁症中医证候的相关性研究

目的：通过相关分析方法分析中医证候与西医诊断之间的内在联系。方法：制订抑郁症中医证候观察表，进行中医症状和汉密尔顿抑郁量表评定，并将中医症状归纳为 16 个因子，与 HAMD 因子进行相关性研究。结果：对于代表抑郁症核心症状的 Ⅴ 阻滞因子，各项中医证候因子仅肾精不足、肾阳虚与之有相关性。相关性较高的为肾精不足因子，相关系数为 0.290。结论：肾精不足是抑郁症的基本病机之一，肾虚肝郁是抑郁症的主要证型之一。［抑郁症中医证候的相关性研究．中医药学刊，2005，23（12）：2031－2133.］

10. 抑郁症中医证候的群体分布特点及其相关因素研究

目的：分析抑郁症群体中医证候分布特点及其相关因素，探讨抑郁症不同证候的发生发展规律。方法：根据临床流行病学调查获得的抑郁症病例四诊资料，经过动态聚类和探索性因子分析，结合中医辨证，得到每个病例所属的证候，而后，比较不同群体特征的证候类型构成及其与西医临床类型的关系。结果：397 例抑郁症患者 6 种证型构成从高到低依次为肝气郁结、心神不宁证（108 例，27.2%），心脾两虚、湿浊中阻证（94 例，23.7%），心肝气郁、痰浊阻滞证（76 例，19.1%），心肝气郁、经络不和证（57 例，14.3%），心肾两亏、气滞络痹证（34 例，

8.6%）和心肝气郁、化热扰神证（28 例，7.1%）。不同年龄或西医类型组的中医证型构成间的差异均有统计学意义（P＜0.01）。不同性别、有无精神疾病家系史、单双相及首发或复发患者的中医证型构成间的差异均无统计学意义（P＞0.05）。结论：本结果基本符合中医理论的认识规律，为论治提供了可靠的辨证基础。［抑郁症中医证候的群体分布特点及其相关因素研究．中国中西医结合杂志，2006，26（2）：106－109.］

11. 571 例抑郁症中医证候学临床流行病学调查

目的：探讨抑郁症的中医证候和病机规律。方法：根据临床流行病学调查获得的抑郁症病例四诊资料，通过动态聚类和探索性因子分析等方法，分析抑郁症的主要特征，归纳基本证候类型，分析不同群体特征的证候类型及其与西医临床类型的关系。结果：抑郁症主要证候为心脾两虚、湿浊中阻，肝气郁结、心神不宁，心肾两亏、气滞络瘀，心肝气郁、痰浊阻滞，心肝气郁、化热扰神和脾肾两虚。病位在心（脑）肝，涉及五脏。病机以神气郁结为主，实多虚少。实为气郁、痰湿、火热、络阻，虚为气阴不足、血亏，少见阳虚。结论：临床流行病学调查是中医证候学和病机学研究的有效方法，比较客观、规范、快速，可与传统方法互补。［571 例抑郁症中医证候学临床流行病学调查．浙江中医杂志，2007，42（5）：262－264.］

12. 抑郁症中医证候的聚类研究

目的：通过聚类分析方法分析抑郁症中医证候的分型。方法：制订抑郁症中医证候观察表，进行中医症状评定，并将中医症状归纳为 16 个因子，进行聚类研究。结果：初步拟订 6 个中医证型，即：心胆气虚型、气虚血瘀型、心肾不交型、脾肾两亏型、肾虚肝郁型、气郁化火型。结论：本研究制定的中医证型具有一定的客观性和科学性，较符合中医理论。［抑郁症中医证候的聚类研究．吉林中医药，2007，27（11）：10-12.］

13. 抑郁证辨证分型研究

目的：探讨抑郁症临床的辨证分型。方法：从循证医学角度把抑郁症的中医辨证分型研究与临床流行病学及医学统计学接轨，运用聚类分析方法，结合专业知识，对所有调查资料进行分型研究。结果：抑郁症临床可分为肝气郁结、心神抑郁型；痰瘀交阻、阴虚神郁型；肝郁化火、心神被扰型；脾气亏虚、心神失养型；心阴不足、虚火内扰型；心血亏虚、气机郁结型 6 种主要证型。结论：6 类主要证型的划分可使抑郁症辨证分型更客观、明了，临床实践也更有可操作性。［彭计红，张同远，梅晓云．抑郁证辨证分型研究．中医学报，2011，26（12）：1448-1449.］

14. 抑郁症中医证型的近 10 年文献分析

目的：对近 10 年的抑郁症中医证型进行分析。方法：从中国期刊网，运用检索词为"郁""抑郁""抑郁症""郁病""郁证""抑郁证"进行检索。筛选出与中医或中西医结合临床研究的有关文献 515 篇供本研究运用。将抑郁症的中医和中西医结合研究文献分为：临床研究、专家经验、实验研究、综述类。入选标准：中医临床辨证治疗、中医证候研究、专方或基本方治疗抑郁症的文献。结果：

证型研究的 50 篇文章中，中医证型分别为肝气郁结、心脾两虚、肝郁脾虚、肝肾阴虚、气滞血瘀、肝郁化火、阴虚火旺。辨证治疗的文献 16 篇中共计 157 例抑郁症患者，病例在 10 例以上的中医证型分别有肝气郁结 176 例，占 30.8%；心脾两虚 84 例，占 14.7%；肝郁脾虚 79 例，占 13.8%；血行瘀滞 56 例，占 9.8%；肝胆气虚 21 例，占 3.7%；气滞血瘀 19 例，占 3.3%；肝肾阴虚 18 例，占 3.1%；阴虚火旺 17 例，占 3.0%；肝胆湿热 14 例，占 2.5%；脾肾两虚 11 例，占 1.9%；忧郁伤神 11 例，占 1.9%；肝血瘀滞 10 例，占 1.8%。上述 15 篇文献，累计抑郁症患者 577 例。其中有 7 篇文献 246 例患者采取了疏肝健脾法治疗，4 篇文献 197 例患者采取了疏肝理气法治疗，2 篇文献 70 例采取了滋阴降火法治疗，1 篇文献 36 例患者采取疏肝温胆法治疗。1 篇文献 28 例患者采取了养心安神法治疗。总的研究结果认为抑郁症的常见证型依次应该是肝气郁结、心脾两虚、肝郁脾虚、肝肾阴虚、阴虚火旺、气滞血瘀。[抑郁症中医证型的近 10 年文献分析. 北京中医药大学学报，2005，28（3）：79-81.]

15. 抑郁症中医证候及证候要素分布特点的文献研究

目的：探讨抑郁症中医证候的临床分布规律，并在此基础上进行证候要素的提取，总结其分布规律。方法：通过对近 10 年抑郁症文献资料的统计分析，遵循循证医学原则，应用 EpiData3.0 建立数据库，将符合纳入标准的文献进行二次录入核对，运用 SPSS12.0 软件对证候及证候要素进行频次分析。结果：出现频次前 3 位的证候是肝气郁结、心脾两虚和肝郁脾虚，出现频次前 3 位的病位类证候要素为肝、脾、心，出现频次前 3 位的病机、病性类证候要素是气滞、气虚和阴虚。结论：目前抑郁症中医临床证候类型分布十分分散，临床辨证的个体性差异大，而证候要素对临床辨证的覆盖率较好，能够更好地统一、规范临床辨证。[抑郁症中医证候及证候要素分布特点的文献研究. 中医杂志，2006，17（9）：691 - 693.]

16. 围绝经期综合征辨证分型的文献研究

对 102 篇期刊文献中围绝经期综合征（PPS）进行分型，通过百分位数计算结果。取累积频率为 25 百分位数以上的证型作为 PPS 的主要证型；取各证型累积频率为 75 百分位数以上的症状、体征作为各证型的主要症状体征；归纳出 PPS 中医辨证分型为肾阳虚证、肾阴虚证、肾阴阳两虚证、心肾不交证、肝郁证、心脾两虚证。肾阳虚证的主要症状和体征为：舌边有齿痕、舌淡、舌胖嫩、形寒肢冷。肾阴虚证为：头晕、舌质红、耳鸣、烘热汗出、腰膝酸软。肾阴阳两虚证为：头晕、腰膝酸软、耳鸣。心肾不交证为：心悸、怔忡、失眠。肝郁证为：胸胁作胀或痛、精神抑郁、烦躁易怒、口苦、胸闷、善太息、脉弦。心脾两虚证为：心悸、舌淡、纳少、失眠。[围绝经期综合征辨证分型的文献研究. 中华中医药杂志，2006，21（11）：649 - 651.]

17. 抑郁症常见中医证候类型第一轮专家问卷分析

目的：调查抑郁症常见中医证候类型。方法：根据文献资料和预试结果，编制抑郁症常见中医证候类型专家问卷，向全国范围内遴选出的 102 位专家发放问卷调查。结果：在回收的 92 份问卷中，50% 以上的专家认定 5 类常见证候。结论：肝郁气滞证、肝郁脾虚证、肝郁痰阻证、心脾两虚证、肝郁血瘀证是抑郁症的备选常见中医证候。[抑郁症常见中医证候类型第一轮专家问卷分析．湖南医科大学学报，2002，27（6）：519 – 521．]

18. 抑郁症肝郁脾虚、心脾两虚证证候标准第二轮专家问卷分析

目的：进一步探讨专家对抑郁症肝郁脾虚、心脾两虚证证候标准的认识。方法：根据文献资料及第一轮专家问卷分析结果，编制抑郁症常见中医证候标准第二轮专家问卷，向全国范围内 102 名专家发送问卷调查，采用德尔菲评价法进行问卷分析。结果：抑郁症肝郁脾虚证中情绪抑郁、多愁善虑等 6 项，心脾两虚证中情绪低落、面色萎黄等 7 项各指标的等级和大于 150，均数大于 1.5，满分比大于 0.5，变异系数小于 0.4。结论：情绪抑郁、多愁善虑、倦怠乏力、舌质淡红或淡白、纳差、脉细或弦细等证候指标可作为抑郁症肝郁脾虚证的主症，情绪低落、面色萎黄、舌质淡胖或有齿痕、脉沉细或细弱、心悸、疲怠乏力、纳差等证候指标可作为抑郁症心脾两虚证的主症。[抑郁症肝郁脾虚、心脾两虚证证候标准第二轮专家问卷分析．湖南中医学院学报，2003，23（5）：37 – 39．]

19. 抑郁症肝郁气滞、肝郁痰阻证证候标准第二轮专家问卷分析

目的：探讨抑郁症常见实证肝郁气滞和肝郁痰阻证证候标准。方法：根据第一轮问卷结果设计第二轮问卷，向

全国 102 位专家进行问卷征询，用专家咨询法进行统计分析。结果：积极系数为 91.2%；专家权威程度为 0.826；肝郁气滞证中均数 > 1.50，满分比 > 50%，变异系数 < 40%，等级和 > 140 的证候指标 4 项，肝郁痰阻证中证候指标 6 项。结论：情绪抑郁、善叹息、胸胁、乳房或少腹胀痛和脉弦可作为肝郁气滞证的主症；情绪抑郁、表情沮丧、神思迟钝、胸胁胀闷和苔白腻、脉弦滑可作为肝郁痰阻证的主症。[抑郁症肝郁气滞、肝郁痰阻证证候标准第二轮专家问卷分析. 中国临床康复，2004，8（3）：488 - 489.]

20. 抑郁症中医证候诊断标准研究方法探讨

抑郁症现存的中医证候诊断标准都各有其缺陷，笔者提出以循证医学与临床流行病学的方法，通过规范名词术语、专家问卷、流行病学调查、隐变量分析、受试者工作特性曲线法确定诊断临界值等步骤，建立起具有科学性、权威性的抑郁症中医证候诊断标准。[抑郁症中医证候诊断标准研究方法探讨. 中医药学刊，2006，24（6）：10 - 15.]

21. 抑郁症的中医病机再探讨

目的：从循证医学角度对抑郁症的中医病机进行再探讨。方法对符合 CCMD - 3 轻 - 中度抑郁症诊断标准，年龄 ≤50 岁，HAMD 评分≥17 分，且无其他躯体疾患的门诊抑郁症患者 30 例，按《中医证候辨治规范》评定中医症状特点、证型分布，并与 10 年前符合 CCMD - 2 重度抑郁症诊断标准的 24 例进行比较。结果 2 组在年龄、病期相等的情况下，住院组除显示 HAMD 量表评分较高，明显自责自罪，思维迟缓有显著差异（P < 0.05）和伴随幻觉倾向（P < 0.1）的精神病性症状外，中医症状和证型分布均未显示有意义差异（P > 0.05），且均以虚证居多（2 组均超过 80%）。6 周后中西医结合治疗效果经 Ridit 分析无显著差异（P > 0.05）。结论：抑郁症不论病情严重度如何，绝大多数都反映了中医"气虚证"特点，明显悖于传统中医理论的"肝失疏泄，气机郁滞""病位在肝，以实证居多"的辨证原则。[抑郁症的中医病机再探讨. 泸州医学院学报，2006，29（3）：220.]

22. 抑郁症中医证候的临床流行病学调查

目的：探讨抑郁症中医证候特征，明确各证候的诊断依据，为新药临床试验中中医证候诊断标准的主、次症的确定提供参考，为构建辨证方法新体系提供依据。方法：对 100 例抑郁症患者进行中医证候的临床流行病学调查。结果：研究显示抑郁症患者最常见的症状分别是精神抑郁、神疲、烦躁、面色异常、睡眠质量差等，这些症状的发生率均在 95% 以上；患者以肝气郁结和肝郁脾虚型最为多见，二者所占的百分比均为 35%，其次为心胆气虚型和忧郁伤神型。结论：治疗抑郁症患者时要着重改善其主要症状，应重点从肝论治，同时注意调理脾胃。[抑郁症中医证候的临床流行病学调查. 辽宁中医杂志，2008，35（2）：180 - 181.]

23. 抑郁证核心症状、其他症状在中医辨证分型中的分布规律

目的：分析抑郁症各证候类型中核心症状及其他症状

的构成情况，为研究抑郁症常见中医证候标准及证治规律提供依据。方法：对入组的抑郁症患者进行了中医辨证及证候指标调查，分析各证候类型中核心症状及其他症状的构成比例。结果：核心症状、其他症状在抑郁症 5 个证型中的分布存在差异。结论：证明了抑郁症临床证型的客观存在，以及中医辨证论治和西医症状的相关性、较西医学有较突出的优势。[抑郁证核心症状、其他症状在中医辨证分型的分布规律．环球中医药，2010，3（6）：431－434.]

二、从肝治疗情志病

1. 脏躁从肝论治

中医历来认为脏躁与心肾关系密切，心肾功能失调致神无所养，神无所归。人的精神意识和思维活动虽为心所主，但与肝的疏泄功能亦密切相关，肝的疏泄功能有调畅气机、促进血液运行的生理作用，临床上如肝气结、肝火炽盛、肝血不足、肝阴不足、邪入少阳、枢机不利、肝木木虚等均可致肝的疏泄功能失常，气机失调，从而使情志活动异常而出现脏躁。笔者将脏躁分为五种证型。肝郁气滞，内扰神志，治当疏肝安神；肝火炽盛，神志不宁，治当清肝宁神；肝血不足，血不养神，治当养肝安神；肝阴不足，神志不安，治当滋阴安神；枢失转运，阴阳失调，治当理枢安神。笔者从肝论治，常获得满意的疗效。[脏躁从肝论治．光明中医，2003，18（1）：24－25.]

2. 试探肝郁证的临床规律

本文属于肝郁证的宏观临床研究，以整群抽样 680 份内科病历为对象，对照分析肝郁证 146 例与非肝郁证 534 例。分析结果认为，肝郁证具有三个临床特点：一是肝郁证以女性、中年为多见；二是肝郁证多见于多种中西医病证中；三是肝郁证以呈现复合病证者为多见。统计表明，肝郁证多见于内分泌、消化、神经、心血管等系统疾病中；中医辨证以兼有脾虚、血瘀、化热为多见。作者建议将胸胁腹部胀闷/疼痛、病势波动性大、脉弦，列为肝郁证临床辨证的简化指标。[试探肝郁证的临床规律：附 146 例资料分析. 中医杂志, 1989, (10)：39 - 40.]

3. 浅析郁证治疗中治肝诸法的运用

本文是一篇综述，郁证多由七情内伤而发，以肝郁气滞为主，久则夹痰、夹瘀，虚实夹杂，缠绵难愈，治疗总以治肝为关键。根据其浅深、轻重、虚实的不同，分析其相应的治肝之法的特点。笔者在本文中提到 4 种证型，一是肝郁气滞，治当疏肝理气；二是气郁化火，治当清肝、化肝；三是肝郁脾虚，治当缓肝，培土疏木；四是阴虚火旺，治当柔肝、养肝。不同的证型，分别采取疏肝、清肝、泻肝、柔肝等不同的治法，以顺达肝性，司疏泄之职，而后五脏调和，以期郁证可解。"盖郁证全在病者能移情易性，司疏泄之职，而后五脏调和，以气郁证全在病者能移情易性。"治疗中应配合调节情志，对患者进行思想开导，使其保持心情愉悦，以弥补药物治疗的不足，提高疗效。[浅析郁证治疗中治肝诸法的运用. 光明中医, 2008, 23 (10)：1593 - 1594.]

4. 浅谈气郁化火致郁证的辨证施治

本文是一篇综述，笔者将郁证分为轻、中、重三种类型来治疗。轻者以肝气郁为主，以理气解郁为主，辅以清热；中者以清热为主；重者以清泄肝火为主，兼以理气疏肝。从上可知笔者治疗郁证都以理气解郁为主，配合清肝泄热。在本文中所涉及到的郁证以气、郁、热三者为特点。首先以理气为主，气和则郁自解，郁解则热自除。所以运用理气药，调其升降机能，目的是"令其调达而致和平"，掌握中病即止，勿使过之。[浅谈气郁化火致郁证的辨证施治. 江西中医药，2007，（12）：20.]

5. 火郁证的辨证论治探析

本文是一篇综述，笔者主要论述火郁的基本内涵、发生机制、临床特点和治疗方药。火郁证是指体内外因素致使人体气机闭而不通，或通而不畅，气血运行受阻，郁而化火之证。因此凡是造成火气郁滞的因素均可以导致火郁病证的发生，如六淫外感、七情内伤，以及痰饮、瘀血、宿食内停、气血不足、津液亏乏等，甚至火热病邪也会阻滞气机，成为加剧火郁的因素，而产生新的火热病证。火郁的基本特征是：情绪易激易怒，胸中灼热如焚，目眩多泪，口苦便结。火郁发之，火郁证的治疗以发汗、升散、疏解为主，即采取因势利导的治疗原则。在治疗方法中以疏肝达郁为其治疗常法。[火郁证的辨证论治探析. 上海中医药杂志，2009，43（11）：39-40.]

6. 更年期郁证的辨治体会

更年期郁证以肾阴虚为本，心肝郁火为标，患者每因郁致病，复因病致郁，互相影响，恶性循环。治疗以滋肾宁心、疏肝解郁为总则，但必须进行心理疏导。心肝郁火者以清肝解郁宁神为法，方选越鞠丸、交泰丸加减治其标，待标证缓解，再拟滋阴养血、宁心安神，方以杞菊地黄汤合柏子仁丸加减。心肾阴虚者以滋肾宁心、疏肝解郁为法，方选滋肾清心汤加减，方药如生地、女贞子、丹皮、钩藤、紫贝齿、合欢皮、广郁金、莲子心、朱茯神、酸枣仁等。

笔者最后还谈道，更年期郁证是以精神、心理因素为主诱发的一系列待定表现，且与社会因素有关，除药物治疗外，情志调理、心理疏导尤为重要。［更年期郁证的辨治体会．南京中医学院学报，1990，10（2）：50－51．］

7．肝郁气滞血瘀的临床和实验研究

本文是一篇综述，笔者结合国内外的研究探讨了郁证的病理机制。笔者从郁证的古代文献、郁证的临床研究以及他的病理机制来解说郁证，肝之疏泄可协调脏腑功能，且可调畅情志。若情志所伤，肝失条达舒畅之性，疏泄失司，则首先发生肝气郁结，气逆气滞。在临床研究方面笔者选取的病例均为经中西医确诊的高血压病、冠心病和胃溃疡病肝郁证患者。西医诊断标准按 1979 年全国心血管病会议制定的高血压病、冠心病心绞痛统一诊断标准；中医辨证诊断按 1982 年全国第一次活血化瘀会议制定的标准，及 1986 年 4 月在我们工作基础上提出的，并经中国中医研究院中医专家肯定的肝郁证标准。对高血压病、冠心病、胃溃疡病肝郁证患者 100 例，进行了血内 5－羟色胺含量、甲皱微循环、血小板聚集率及其超微结构、舌细胞学、细胞免疫功能、微量元素含量等实验指标的观察研究。观察结果发现，情志异常是肝郁证的主要病因，且多伴有血瘀证的存在。用疏肝理气方药"疏肝1号"（柴胡、白芍、香附、积壳等）对上述病例进行治疗，疗后血压下降总有效率为85.72%，大部分症状得以明显改善，紫黯舌有45.71%消退，冠心病心绞痛中西药组的有效率为86.67%，心电图有效率为40%，均明显优于西药组。其他各项指标的测定结果均有不同程度的好转和恢复。病理研究方面：高级神经活动在肝郁中的作用：5-羟色胺的变化反映了中枢活动状态，并和人的精神活动有一定关系。长期恼怒、忧思、精神紧张造成了高级神经活动的紊乱。主要涉及两个系统，一是交感特异性通路所支配的血管和心脏系统，另一是垂体-交感肾上腺系统。交感外周特异性通路在"气滞"中的作用：交感神经系统对心血管系统生理活动起重要的调节作用。血管运动功能紊乱将直接导致血压升高和全身血量的分布，促进血瘀过程的发展。"气滞"动物中心肌代谢和功能的变化：在"气滞"发生的病理过程中，心肌电活动和兴奋性的变化，对于导致血瘀证的形成是不可忽视的环节。微循环障碍是"气滞"病理变化的基础环节：上述血管运动功能紊乱等只是血瘀发生的中间环节，脉和血均表现异常，气滞血瘀的基础病理过程为气血相关理论提供了实验依据。血管内皮细胞形态及其代谢改变是"气滞"病理变化的最后环节。垂体-交感-肾上腺系统在"气滞"病理变化中的作用：肾球旁细胞内肾素颗粒明显增加，激怒刺激后8天，肾上腺皮质束状带、网状带细胞的数目明显增多，肝郁引起交感肾上腺环路上激活的一种应激反应。肝郁证患者免疫功能明显降低，"肝郁"动物特异性 T 淋巴细胞与非特异性巨噬细胞免疫功能也明显降低，比直接夹尾刺的大鼠降低得明显，提示了这种反应是情绪应激引起的，并非疼痛刺激所致。笔者根据以上理论进行肝郁的构图，气滞引起的中枢神经系统的高层次变化，由此引起一些中间层次的连锁反应，认为气滞所引起的最基础的层次在细胞水平和分子水平上。[肝郁气滞血瘀的临床和实验研究．中医杂志，1991（10）：46 – 48.]

8. 浅谈抑郁症的辨证施治

本文是一篇综述，笔者主要总结了 5 种临床常见的抑郁症的证型，一是肝气郁结，治以疏肝理气，行气开郁，方用逍遥散或柴胡疏肝散加减；二是痰浊内蕴，治以清热化痰，安神定志，方用黄连温胆汤加减；三是瘀血阻遏，治以活血化瘀，清热安神，方用血府逐瘀汤加减；四是心脾两虚，治以健脾气，养心血，方用归脾汤加减；五是肝肾阴虚，治以滋补肝肾，清热安神，方用百合地黄汤合六味地黄丸加减，若伴有腰酸乏力或遗精者，加用牡蛎、龟板、知母。患者年龄阶段应作为此型辨证的重要依据。[浅谈抑郁症的辨证施治．湖北中医杂志，2002，24（4）：28.]

9. 抑虑康治疗神经性焦虑、抑郁征群

选择自 1994 年 1 月至 1997 年 12 月在我院就诊的抑郁征群和焦虑征群病例 180 例，使用汉密尔顿抑郁量表、汉密尔顿焦虑量表积分。其中男 25 例，女 105 例，年龄 20 ~

40 岁 114 例，40 岁以上 66 例，病程最长 2 年，最短 1 个月。方法：随机分为抑虑康治疗组 90 例（焦虑征、抑郁征各 45 倒）、西药对照组 90 例（焦虑征、抑郁征各 45 例）。两组在治疗前病情轻重程度积分值均无显著性差异（P > 0.05）。服用抑虑康胶囊，每次 6 粒，每日 3 次。抑虑康胶囊系本院制剂室制备，每粒含生药 0 ~ 5g。方剂组成：沉香 12g，木香 10g，佛手 9g，山药 9g，菖蒲 20g，人工牛黄 1g，朱砂 6g，琥珀 6g，郁金 12g，柴胡 12g，枣仁 15g，远志 15g。对照组：抑郁征群：服用阿米替林每日 100mg，分 2 次服。焦虑征群：服用阿普唑仑片每日 1.6 ~ 2.4rag，分 3 次服用。观察疗程为 30 天。结果：抑郁征群、焦虑征群总有效率，治疗组高于对照组（P < 0.05）。[抑虑康治疗神经性焦虑、抑郁征群 90 例. 江苏中医，1998，19（10）：26.]

三、从脾论治情志病

1. 郁证从脾分期论治

本文是一篇综述，笔者通过临床经验总结郁证当"立足于脾胃，兼顾心肝"，并据脾胃受伤程度将郁证分为初期、中期、后期来治疗，初期为肝气不调，初犯脾胃，治当保脾调肝不令疾病发展传变；中期脾胃受伤，气机郁滞而化痰、化湿、化火、化瘀，治当祛邪兼扶正；后期脾胃大伤，脾胃阴液亏乏或阳气虚损，扶正兼顾祛邪。[郁证从脾分期论治. 河北中医，2004，26（5）：349 - 350.]

2. 抑郁症与脾脏之关系考释

情志因素是抑郁症发病的诱因。人有七情，喜、怒、忧、思、悲、恐、惊。七情太过则会发病。抑郁症发病与七情中"思"关系最为密切。因抑郁症主要因过度思虑所致情绪郁闷，心境低落引起。而思虑靠脾运提供精微以供养，脾虚则见联想困难、思考注意力减退、情绪低落等抑症的现象。抑郁日久又导致脾运失健，见食欲减退、体重减轻等抑郁症表现。[抑郁症与脾脏之关系考释. 中医药学刊，2003，21（11）：1833.]

3. 抑郁症治疗中重视调理脾胃气机的作用探讨

本文论述、分析了脾胃与神志相关在抑郁症发病中的作用，阐明了中焦脾胃因其对五脏神志活动具有重要的调节作用而与抑郁症的发病密切相关性，对导致抑郁症的主要病理因素"痰、热、瘀、风、虚"的产生多与中焦脾胃气机升降失调有内在联系进行了剖析，指出在抑郁症的治疗中重视调理脾胃气机，有利于升清降浊、祛痰行郁、通腑驱邪、健运脾胃，可以达到安神定志、醒脑宁神、补虚养神之目的。[抑郁症治疗中重视调理脾胃气机的作用探讨. 陕西中医，2005，26（1）：45.]

4. 再论郁证从脾分期论治

这是一篇会议论文，笔者根据临床经验，从脾论治郁证取得较好的疗效，将郁证根据脾虚的程度分为轻、中、重三型，初期为肝气郁结、肝郁化火，中期为肝郁脾虚、痰湿中阻、心脾两虚、痰瘀互结，后期为肝肾阴虚、脾肾阳虚两型。在所有的证型中都注重固护脾胃，初以参术实脾以防

变，中期驱邪不忘扶正，后期则脾肾双补、先后天同治。[再
论郁证从脾分期论治. 全国中西医结合学会精神疾病专业委
员会第十届学术会议论文集，2010：185－186.]

四、抑郁症从肺论治

1. 从肺论治郁证刍议

本文是一篇综述，笔者以《素问·至真要大论》之
"诸气膹郁，皆属于肺"开篇，对于其病机则是因是情志内
伤，病理变化与脏腑关系密切，肺为主脏，病变以气滞为
主，病机是气血郁闭，升降之机失常。治则为宣发肃降以
升清降浊。宣达太阴以消郁闭之火，佐金平木以肃肺抑肝。
[从肺论治郁证刍议. 中医药学刊，1989（1）：21.]

五、抑郁症从生理生化的角度来考虑

1. 抑郁症患者体表胃电参数的变化及盐酸帕罗西汀影响的研究

目的：探讨抑郁症患者体表胃电参数的变化及其临床
意义，应用盐酸帕罗西汀的影响。方法：检测 68 例抑郁症
患者与 20 例健康人胃电图，测定胃电参数；并对 35 例抑
郁症患者经盐酸帕罗西汀治疗前后胃电参数变化进行了观
察。结果：①抑郁症组胃节律紊乱为 89.7%，以胃蠕动减
弱为主（58.8%）；②抑郁症组体表胃电参数为平均振幅
AP［（175.58±63.56）μv］与主频 FP［（1.87±1.48）
cpm］均较正常组低（267.23±36.44；2.61±0.25，P＜
0.01）；③帕罗西汀治疗后胃节律紊乱比率下降，前后有明

显差异（P＜0.01），FP、AP升高（P＜0.05）。结论：绝大多数抑郁症存在胃电节律紊乱，以胃蠕动减弱为主，体表胃电参数AP、FP明显低于正常健康人，盐酸帕罗西汀能纠正胃电节律紊乱、促进胃蠕动。[抑郁症患者体表胃电参数的变化及盐酸帕罗西汀影响的研究．中华实用医学，2001，（9）：9－10.]

2. 200例抑郁症患者舌象研究

目的：通过分析抑郁症病人的舌象特点，研究抑郁症的中医病机。方法：对确诊的抑郁症病例拍摄舌片，进行描述和统计分析。结果：200例抑郁症患者中，舌象异常者176例。舌色异常以暗红最多，红舌、青紫舌次之；舌形异常依次为舌点刺、舌齿痕、舌胖大、舌娇嫩；舌苔异常为白腻苔、黄腻苔多见。结论：抑郁症舌象异常率较高，其特征可为中医辨证及病机分析提供一定的依据。[200例抑郁症患者舌象研究．南京中医药大学，2006，22（1）：16－17.]

3. 不同中医证型焦虑抑郁病人心率变异特点

目的：探讨不同中医证型的焦虑抑郁病人的自主神经功能的变化。方法：对焦虑抑郁病人按不同中医证型分组，测定其心率变异性的时域、频域指标，并与正常对照组进行比较。结果：肝郁痰阻型、心脾两虚型和肝郁气滞型焦虑抑郁病人心率变异性的时域、频域指标明显低于对照组（P＜0.01），并且以迷走神经指标下降尤为明显。肝郁痰阻型和肝郁气滞型比心脾两虚型焦虑抑郁病人上述改变更明显。结论：肝郁痰阻型、心脾两虚型和肝郁气滞型焦虑抑郁病人存在心率变异性自主神经功能的紊乱和心率变异性的降低，以迷走神经功能的降低更明显。肝郁痰阻型和肝郁气滞型比心脾两虚型焦虑抑郁病人上述改变更明显，更需尽早发现自主神经功能紊乱引起的病变。[不同中医证型焦虑抑郁病人心率变异特点．医学研究杂志，2008，37（9）：77 – 80.]

4. 女性抑郁症内分泌免疫与中医证候相关性考释

目的：探讨抑郁妇女中医证候和血清内分泌、免疫等实验室各项指标之间的相关性。方法：对辨证属肝郁气滞、肝郁脾虚、心脾两虚、肝肾阴虚证的 150 例抑郁妇女，进行抑郁量表的评定以及内分泌和 T 淋巴细胞亚群的测定，并进行中医证候量表的评定，进行内分泌、免疫指标和中医证候的相关性分析。结果：肝肾阴虚证 FSH 与证候分成正相关，而 E_2 和 PRL 与之成负相关；心脾两虚证 CD_8^+ 与证候分成显著正相关，CD_4^+ 和 CD_4^+/CD_8^+ 与之成负相关；与正常组相比，肝肾阴虚证血清 FSH 和 LH 显著升高，CD_4^+、CD_4^+/CD_8^+ 显著降低。结论：肝肾阴虚型抑郁症的内分泌表现紊乱，其中 FSH、LH 升高可能是其特异性的指标；其免疫系统处于抑制状态。[女性抑郁症内分泌免疫与中医证候相关性考释．中医药学刊，2004，20（10）：1836 – 1838.]

5. 不同中医证型抑郁症与 P300 的关系

抑郁症的辨证分型较多，目前，最为常用的是五脏分型法。抑郁症的认知功能障碍现在是被大家所肯定的，尤其是与前额叶的执行功能损害有关，而事件相关电位 P300 已被证实是测定包括选择注意、记忆、判断、思维、动机、感觉、推理等高级心理活动的客观指标。

P300 是 ERP 的内源性成分，不受主观情绪影响，所以 P300 有其相对的客观性和准确性。抑郁症患者的 P300 波明显降低。各种类型的抑郁症其 P300 均不同。P300 对于不同的中医分型可能存在不同的 P300 结果，如果该假设成立，那对于中医的证候学在基础理论方面的研究会有很大的指导意义。[不同中医证型抑郁症与 P300 的关系．浙江中医杂志，2011，46（5）：385 – 388.]

6. 抑郁症中医证型与 10 种血清微量元素相关性探讨

目的：探讨抑郁症中医辨证分型与 10 种血清微量元素之间的相关性。方法：随机选取 60 例抑郁症患者和 40 例健康者，抑郁症分为痰热型、瘀血型、虚热型、寒湿型 4 型分别与健康者的 10 种血清微量元素对照。结果：4 型中的碘元素含量均较正常人偏低，痰热型铁、锂含量升高，锌含量降低；瘀血型锌含量降低；虚热型锂、镍含量升高；寒湿型铜、镍升高，锌、锰含量降低。结论：证型不同，10 种血清微量元素的结果不同，可为中医郁病的辨证论治提供客观化依据。[抑郁症中医证型与 10 种血清微量元素相关性探讨．辽宁中医杂，2007，34（4）：385 – 386.]

第四节　郁证治法的现代文献汇编

一、辨证论治郁证

1. 从多脏腑论治抑郁症 64 例临床观察

目的：观察从多脏腑论治抑郁症的临床疗效。方法：

将 104 例抑郁症患者随机分为 2 组。治疗组 64 例按脏腑理论治疗，给予升陷汤加减，对照组 40 例予米氮平治疗。均治疗 8 周，记录并比较治疗前后 2 组抑郁自评量表（SDS）、汉密尔顿抑郁量表、副反应量表（TESS）及中医症状评分。结果治疗组 SDS、HAMD、TESS 及中医症状评分治疗后较治疗前均明显改善（P＜0.05，P＜0.01）；2 组治疗后比较差异无统计学意义（P＞0.05）。结论：多脏腑论治抑郁症疗效显著，药效安全，副作用小。[从多脏腑论治抑郁症 64 例临床观察 . 河北中医，2008，30（12）：1246 – 1248.]

2. 辨证论治抑郁症临床观察

目的：对抑郁症辨证论治疗效的观察。方法：以在本院专科门诊就诊收入院的抑郁症患者 112 例为研究对象，年龄 18 ~ 82 岁。随机分为治疗组和对照组，每组 56 例。在西药常规治疗的基础上，经辨证论治给予口服中药治疗。肝气郁结证，主方为柴胡疏肝散。药物组成：柴胡、芍药、枳壳、甘草、川芎、郁金、茯神、薄荷。气郁化火证，主方为生铁落饮。药物组成：生铁落、石菖蒲、远志、丹参、朱砂、茯苓、连翘、当归、胆南星、法半夏、生甘草。痰气郁结证，方为逍遥散。药物组成：茯苓、柴胡、白芍、白术、香附、郁金、陈皮、半夏、胆南星、石菖蒲、生姜、甘草、酸枣仁、柏子仁、桔梗、竹茹；心脾两虚证，主方为养心汤加味。药物组成：黄芪、茯苓、茯神、当归、川芎、甘草、半夏、柏子仁、远志、五味子、党参、肉桂、龙骨、煅牡蛎、夜交藤。对照组给予氟西汀片治疗，每日

20mg。用药至第 4 周末评定疗效。应用 HAMD 评分，于治疗前及治疗第 1、2、3、4 周末各评定 1 次，以 HAMD 减分率，采用痊愈、显著进步、进步、无效 4 级评分标准评定疗效。结果：两组的 HAMD 评分量表，临床疗效比较，以及患者治疗前后 HAMD 减分量表均为治疗组优于对照组，因此抑郁症的辨证论治是有效的，且优于单纯的西药治疗。[辨证论治抑郁症临床观察．中国中医药信息杂志，2008，15（5）：75 - 76.]

二、从肝论治

1. 论肝郁与抑郁症

抑郁症系情志致病，结合现代医学和中医学的病理生理理论论述其原发在肝，兼及脾肾，初期多实，久病兼虚。基本病机为肝气郁结，贯穿疾病始终。提出从肝郁辨证分型，调肝为主，兼顾他脏，结合辨病用药，身心并治的治疗模式。[论肝郁与抑郁症．陕西中医，2000，21（6）：260 - 261.]

2. 疏肝法在郁证中的临床运用

本文是一篇综述，郁证是因情志异常导致气机郁滞，多用疏肝法从舒通肝经、疏散郁结治之，以恢复肝主疏泄的正常功能，用于治疗肝气郁结所引起的病证。疏肝健脾法用于脾虚肝郁，方选四逆散合四君子汤加减；疏肝理气法用于肝气郁结，治以畅达气机，方选柴胡疏肝散加减；疏肝通络法用于肝气郁结，气血不畅，瘀血滞于肝络而致的疼痛。使用以上方法一是不能泛用、过用，使用时做到中病即止，因理气药多为辛温苦燥之品，易耗气伤津，特别对于气及阴虚者，更宜掌握其适应证。二是要根据肝失疏泄的病因及其所影响脏腑的寒热、虚实不同情况，而结合应用其他治法，这样方可提高疗效。［疏肝法在郁证中的临床运用．河南中医学院学报，2004，19（6）：56－56.］

3. 疏肝解郁治疗抑郁症 50 例临床观察

目的：观察疏肝解郁法治疗抑郁症的临床疗效。方法：将 100 例抑郁症患者随机分为治疗组和对照组两组，每组各 50 例。治疗组以疏肝解郁为治疗原则，给予逍遥散合柴胡疏肝散加减，对照组给予阿米替林治疗，共 8 周。结果：治疗后两组疗效比较无显著性差异（P＞0.05），但不良反应治疗组明显低于对照组。结论：疏肝解郁治疗抑郁症疗效显著，药效安全，副作用小。［疏肝解郁治疗抑郁症 50 例临床观察．光明中医，2009，24（7）：1291－1292.］

4. 柴胡疏肝散加减治疗抑郁症 30 例临床观察

目的：对 30 例抑郁症患者经柴胡舒肝散治疗后的疗效观察。方法：临床资料病例选自黑龙江中医药大学专科门诊心理科的 30 例抑郁症患者。男 11 人，女 19 人。年龄范围在 18～68 岁，以 20～35 岁居多，占 65%。职业：学生 16 例，占 53.3%。文化程度：大学及研究生 18 例，占 60.0%。方法：柴胡疏肝散加减治疗。基本方：柴胡 20g，陈皮 15g，白芍 20g，枳壳 15g，甘草 10g，川芎 15g，香附 20g。根据所出现的症状加减用药。结果：治愈 12 例，好转 13 例，无效 5 例，有效率为 83.3%，可见柴胡舒肝散对抑郁症的患者有治疗效果。［柴胡疏肝散加减治疗抑郁症

30 例临床观察. 中国中医药科技，2007，14（5）：330.]

5. 柴胡汤治疗抑郁症 40 例

目的：评价小柴胡汤治疗抑郁症的疗效。方法：在 70 例抑郁症患者中，选择 40 例作为治疗组，用小柴胡汤治疗，30 例作为对照组，给予百优解治疗。结果：治疗组的总有效率为 92.5%，对照组的总有效率为 66.7%。两组相比治疗组疗效明显优于对照组（P < 0.05）。结论：小柴胡汤对抑郁症的疗效确切。[柴胡汤治疗抑郁症 40 例. 北京中医，2003，22（5）：38 – 39.]

6. 柴胡加龙骨牡蛎汤治疗老年抑郁症

目的：探讨柴胡加龙骨牡蛎汤治疗老年抑郁症的临床疗效。方法：将 30 例老年抑郁症患者给予柴胡加龙骨牡蛎汤加减治疗。2 周为 1 个疗程，共治疗 4 个疗程。结果：30 例患者治疗前、后 HAMD 积分有显著性差异；治疗 8 周后，减分率≥75%。结论：柴胡加龙骨牡蛎汤治疗老年抑郁症疗效肯定。[柴胡加龙骨牡蛎汤治疗老年抑郁症 30 例. 甘肃中医，2010，23（2）：47 – 48.]

7. 疏肝解郁法治疗隐匿性抑郁症 32 例疗效观察

目的：探讨疏肝解郁法治疗隐匿性抑郁症的临床疗效。方法：采用疏肝解郁为主，辅以和胃健脾，清肝泻火，养心安神等，以柴胡疏肝饮合丹栀逍遥散加减进行治疗。结果：治愈 26 例，显效 5 例，总有效率为 96.9%。结论：疏肝解郁法治疗隐匿性抑郁症有较好疗效。[疏肝解郁法治疗隐匿性抑郁症 32 例疗效观察. 河南科技大学学报（医学版），2005，23（4）：263 – 264.]

8. 柴胡加龙骨牡蛎汤合盐酸氟西汀治疗中风后抑郁症的临床观察

目的：观察柴胡加龙骨牡蛎汤合盐酸氟西汀治疗中风后抑郁症的临床疗效。方法：采用临床随机对照试验方案，选取符合纳入标准的中风后抑郁症患者 70 例，随机分为治疗组 36 例和对照组 34 例，对照组给予内科常规治疗同时口服盐酸氟西汀，治疗组在对照组基础上给予柴胡加龙骨牡蛎汤治疗。观察两组患者的临床疗效，汉密尔顿抑郁量表评分及不良反应情况。结果：治疗组总有效率 88.89% 与对照组总有效率 70.58%，差别有统计学意义（P < 0.05）。结论：柴胡加龙骨牡蛎汤合盐酸氟西汀治疗中风后抑郁症的临床疗效显著。[柴胡加龙骨牡蛎汤合盐酸氟西汀治疗中风后抑郁症的临床观察. 现代医院，2010，10（4）：73 - 74.]

9. 丹栀逍遥汤加减治疗抑郁症 34 例临床观察

目的：观察丹栀逍遥散加减治疗抑郁症疗效并与百优解治疗 27 例的疗效对照观察。方法：选取门诊病历 34 例，全部 61 例均为本院中心中医科住院患者，随机分为 2 组。治疗组 34 例，男 9 例，女 25 例；对照组 27 例，男 7 例，女 20 例。治疗组予丹栀逍遥汤加减。药物组成：柴胡 10g，白芍药 12g，当归 12g，茯苓 20g，炒白术 10g，牡丹皮 12g，栀子 10g，郁金 12g，石菖蒲 10g，枳壳 10g，生龙骨（先煎）30g，生牡蛎（先煎）30g，远志 12g，炒酸枣仁 30g，小麦 30g，炙甘草 10g，大枣 5 枚。对照组予盐酸氟西汀（百优解，美国礼来公司制造，礼来苏州制药有限公司分

装，批号：101141）20～40 mg，每日 1 次晨起口服。2 组均
6 周为 1 个疗程，根据汉密尔顿抑郁量表评分判疗效。结
果：2 组临床疗效比较：治疗组 34 例，显效 13 例，有效
16 例，无效 5 例，总有效率 85.29%；对照组 27 例，显效
7 例，有效 15 例，无效 5 例，总有效率 1.48%。2 组总有
效率比较差异有统计学意义（P＜0.05），治疗组优于对照
组。因此丹栀逍遥散对抑郁症有效。[丹栀逍遥汤加减治疗
抑郁症 34 例临床观察. 河北中医，2010，32（1）：59.]

10. 逍遥散和丹栀逍遥散抗抑郁作用的实验研究

目的：探讨逍遥散、丹栀逍遥散抗抑郁作用。方法：
采用自主活动、小鼠悬尾实验及强迫游泳等方法观察逍遥
散和丹栀逍遥散抗抑郁作用。结果：逍遥散和丹栀逍遥散
均能明显缩短小鼠悬尾和强迫游泳不动时间（P＜0.05 或 P
＜0.01），且对自主活动无影响。结论：逍遥散和丹栀逍遥
散均有明显的抗抑郁作用。[逍遥散和丹栀逍遥散抗抑郁作
用的实验研究. 中医研究，2003，16（3）：14－15.]

11. 肝论治抑郁症 57 例临床观察

目的：对 57 例抑郁症从肝论治的疗效观察。方法：57
例患者均为我院心身科门诊病人，男性 20 例，女性 37 例；
其中抑郁发作 14 例，单纯性抑郁症 9 例，双相性抑郁症
13 例，持续性心境障碍 8 例，隐匿性抑郁症 13 例。中医
辨证：肝气郁结 10 例，肝郁脾虚 11 例，肝郁化热 13 例，
心肝火旺 16 例，肝肾阴虚火旺 7 例。按中医辨证从肝分型
服用中药，辅以心理支持疗法。治疗前做 SDS 抑郁自评量
表、SAS 焦虑自评量表测试，进行筛选，然后用 HAMD 抑

郁他评量表、HAMA 焦虑他评量表测试，确定抑郁、焦虑的严重程度；观察脑地形图与抑郁和焦虑中医临床证候的关系。结果：57 例中显效 51 例（89.47%），有效 4 例（7.02%），无效 2 例（3.51%），总有效率 96.49%。可见从肝论治抑郁症有效。[肝论治抑郁症 57 例临床观察. 中国中医药信息杂志，2003，10（1）：60－61.]

12. 肝论治脏躁六法

本文是一篇综述，笔者从肝论治脏躁，将其分为 6 个证型，分别为：肝气郁结型、肝火炽盛型、肝血不足型、肝阴虚型、枢失转运型以及肝脏本虚型六种。中医历来认为脏躁与心肾关系密切，心肾功能失调致神无所养，神无所归。人的精神意识和思维活动虽由心所主，但与肝的疏泄功能亦密切相关，肝的疏泄功能，有调畅气机，促进血液运行的生理作用，笔者从肝论治，常获得满意的疗效。[肝论治脏躁六法. 中医药学刊，2006，24（10）：1901－1902.]

13. 精神抑郁症从肝气虚论治的体会

本文是一篇综述，本文通过对精神抑郁症肝气虚证的理论依据、辨证要点、治疗方法进行探讨，认为肝气虚是抑郁症的基本病机，补肝气法为其治疗的重要方法，笔者宗《内经》提出的"辛补""酸泻""甘缓"和张仲景提出的"补用酸，助用焦苦，益用甘味药调之"之大法，在临床治疗中往往收到满意的疗效。[精神抑郁症从肝气虚论治的体会. 四川中医，2001，19（8）：11－12.]

14. 脏躁从肝论治

本文是一篇综述，笔者认为历代医家论脏躁多从心肾出发，而笔者从肝论治，能得到满意的效果。它分六个证型：肝郁气滞，内扰神志，治当疏肝安神，方选柴胡疏肝散加减；肝火炽盛，神志不宁，治当清肝宁神，方选龙胆泻肝汤加减；肝血不足，血不养神，治当养肝安神，方选四物汤加味；肝阴不足，神志不安，治当滋阴安神，方选一贯煎加味；枢失转运，阴阳失调，治当理枢安神，方选小柴胡汤加减；肝脏本虚，神魂不守，治当荣木安魂，方选黄芪建中汤加味。同时，本病常受家庭、环境和社会因素的影响，故治疗除用药外，应配以解释、安慰、开导、暗示等心理疗法及音乐、运动疗法，可收到事半功倍之效。〔脏躁从肝论治.光明中医，2003，18（104）：24－25.〕

15. 越鞠丸治疗抑郁症的临床运用

越鞠丸行气解郁的功用对抑郁症状有改善作用。将抑郁症分为四种类型的抑郁症，每一种类型均选取一定的治疗组、对照组，给予处理，然后观察结果。原发性抑郁症，王少川以越鞠丸为基础方作为治疗组用药，用香附、川芎、栀子各15g，苍术、神曲各20g。对照组予以谷维素20mg，每日3次，口服。结果治疗组总有效率为92.86%，对照组为73%。张建成等用越鞠丸加减治疗顽固性失眠14例，药用香附、苍术、川芎、神曲、栀子，配茯神、珍珠母、生龙骨、合欢花、夜交藤为主。结果治愈12例，有效2例，总有效率为100%。中风后抑郁症，对照组用百优解20g/次，每日1次，治疗组在此基础上以越鞠丸为基础方，随证加减。两组均在服药后 4 周和 8 周时评估疗效。结果：总有效率治疗组为 95.0%，对照组为 83.3%。56 例心肌梗死后抑郁症患者分为两组，均给予必要的心理疏导，并根据基础病及适应证等情况分别给予血管紧张素转化酶抑制剂、β-受体阻滞剂、硝酸酯类药物及抗凝等西医常规治疗；治疗组另外给予越鞠丸（院内制剂）12g，口服，每次 3 次，治疗观察期为 6 个月。结果治疗组发生梗死后心绞痛 5 例，对照组为 20 例。焦虑抑郁症分为中药组、西药组，中药组予以越鞠丸，西药组予以氟西汀。结果中药组总有效率为 93.5%，西药组总有效率为 80.8%。更年期抑郁症 32 例给予越鞠丸，结果痊愈 15 例，显效 7 例，有效 4 例，无效 6 例，总有效率为 81.25%。结果：越鞠丸对抑郁症有较显著的作用。［越鞠丸治疗抑郁症的临床运用.传统医药，2009，18（12）：76-77.］

16. 逍遥散加味治疗脑卒中后抑郁症 69 例

目的：用逍遥散加减后治疗脑卒中后的抑郁症 69 例，观察其疗效。方法：男 29 例，女 40 例，分别给予加减后的逍遥散后，观察其治疗前后的汉密尔顿抑郁量表 10 项评分结果。结果：治疗前后除了体重的评分无显著性差异外，其他的各项指标均 P<0.05~0.01。由此可见逍遥散对此类型的抑郁症有疗效。［逍遥散加味治疗脑卒中后抑郁症 69 例.中医研究，2000，13（3）：45.］

17. 逍遥散治疗中风后抑郁

目的：观察逍遥散对中风后抑郁症的临床疗效。方法：参照 CCMD3 中抑郁发作的诊断标准选取病例，中药组作为治疗组，百优解为对照组，经过 2、4、6 周后对结果进行分析。结果：逍遥散对中风后抑郁症的总有效率为 85.3%，与百优解组比较无显著差异（P > 0.05）。两组在治疗后的第 2 周末 HAMD 评分均有显著降低，两组在治疗前后 HAMD 评分自身对比均有显著差异（P < 0.01），在治疗前后两组同期评分比较无显著差异（P > 0.05），提示逍遥散和百优解抗抑郁均有明显疗效，在疗效上无明显差异。[逍遥散治疗中风后抑郁 68 例 . 数理医药学杂志，2004，17（4）：333.]

18. 疏肝益肾法治疗女性抑郁症 30 例临床研究

目的：研究运用疏肝解郁、益肾宁神的原则治疗女性抑郁症后性激素水平、汉密尔顿抑郁量表评分、中医临床症状评分等相关因素的变化情况。方法：按年龄、病情等因素运用分层随机分组法将 60 例女性抑郁症患者随机分为妇人解郁方治疗组 30 例和帕罗西汀对照组 30 例，记录治疗前后各组 HAMD 评分和中医症状评分并进行比较，同时测定抑郁患者与健康者的血清雌二醇（E_2）、孕酮（P）和催乳素（PRL）水平。结果：生殖内分泌激素水平与 HAMD 评分及 HAMD4 因子具有相关性，经疏肝益肾法治疗后，患者血清 E_2 显著升高（P < 0.01），PRL 显著下降（P < 0.01）。治疗效果与帕罗西汀相当，但减轻了帕罗西汀的食欲不振、恶心呕吐等副作用。结论：生殖内分泌激素水平与抑郁症的病情严重程度具有相关性，疏肝益肾法可以调节女性抑郁症患者的性激素水平，治疗效果显著。[疏肝益肾法治疗女性抑郁症 30 例临床研究 . 中医杂志，

2006，47（3）：202－204.］

19. 越鞠丸对抑郁症模型小鼠行为学、5－羟色胺及血浆皮质醇的影响

目的：观察越鞠丸对慢性轻度不可预见性的应激抑郁（CUMS）小鼠模型的影响，揭示该方对抑郁症的药效及作用机理。方法：实验分组：健康昆明种小鼠随机分为 4 组，即空白对照组（简称空白组）、模型组、阳性药物对照组（简称对照组）、越鞠丸组，每组 12 只。越鞠丸组小鼠给予该方水煎液灌胃；对照组予阿米替林等容积混悬液灌胃；空白组、模型组均予等容积生理盐水灌胃，连续 18 天。记录 5 分钟小鼠自主活动次数，并记录 5 分钟内小鼠的激惹次数及检测 5－HT 的含量及血浆皮质醇浓度。结果：越鞠丸组小鼠行为学指标明显改善，疗效与对照组比较无显著性差异（$P > 0.05$）。结论：升高抑郁症模型小鼠脑组织中的 5－HT 含量，降低血浆皮质醇含量是越鞠丸作用的部分机理。［越鞠丸对抑郁症模型小鼠行为学、5－羟色胺及血浆皮质醇的影响．江西中医学院学报，2007，19（2）：64－67.］

20. 舒郁散对慢性应激抑郁大鼠细胞因子的影响

观察中药舒郁散对慢性应激抑郁模型大鼠血清细胞因子的影响。将 40 只 Wistar 大鼠随机分为正常对照组、抑郁模型组、阿米替林组、舒郁散小剂量组、舒郁散大剂量组，每组 8 只大鼠，对照组每笼饲养 4 只，其他组每笼饲养 1 只。采用放射免疫分析法测定大鼠血清白介素 2（IL－2）、白介素 6（IL－6）和肿瘤坏死因子（TNF－α）的含量。

结果表明：抑郁模型组动物血清 IL－2、IL－6 和 TNF－α 含量较正常对照组显著升高（P<0.05）；中药治疗组和阿米替林组血清中 IL－2、IL－6 含量较抑郁模型组显著下降（P<0.05），中药治疗组与阿米替林组间比较无显著性差异。中药舒郁散对慢性应激性抑郁大鼠的细胞因子 IL－2、IL－6 和 TNF－α 具有调节作用，可下调升高的细胞因子发挥治疗抑郁症的作用。[舒郁散对慢性应激抑郁大鼠细胞因子的影响. 标记免疫分析与临床，2008，15（1）：36－38.]

21. 舒郁散对慢性应激抑郁大鼠行为及脑神经递质的影响

目的：观察舒郁散对慢性应激抑郁大鼠行为及大脑皮质内去甲肾上腺素、多巴胺和 5－羟色胺含量的影响。方法：50 只 Wistar 大鼠随机分为正常对照组、模型组、阿米替林组、舒郁散小剂量组、舒郁散大剂量组；对大鼠进行 21 天的应激刺激建立慢性应激抑郁大鼠模型，采用 Open－Field 方法观察各组处理前后 2 分钟内大鼠行走路线及格子交叉点数的变化，了解大鼠行为的改变，用荧光法测定各组大鼠大脑皮质内 NE、DA、5－HT 含量的变化。结果：与正常对照组比较，模型组大鼠水平与垂直运动次数明显少于正常对照组（P<0.05），舒郁散大剂量组、阿米替林组大鼠旷场活动次数明显多于模型组（P<0.05）；同时大剂量舒郁散能显著提高慢性应激抑郁模型大鼠脑内 NE、5－HT 的含量，与模型组比较差异有统计学意义（P<0.05）。结论：舒郁散可以改善慢性应激抑郁大鼠行为，能显著提高慢性应激抑郁大鼠脑内神经递质的含量，上述作

用与其剂量呈正相关。[舒郁散对慢性应激抑郁大鼠行为及脑神经递质的影响.中国中医药信息杂志,2009,16(5):37-38.]

22. 柴桂温胆定志汤为主治疗精神抑郁症

本文是一篇综述,笔者对使用柴桂温胆汤治疗精神抑郁症进行了总结。方法:中药用柴桂温胆定志汤:柴胡、黄芩、桂枝、赤白芍、半夏、生姜、陈皮、枳壳、竹茹各10g,茯苓20g,人参5g,菖蒲6g,远志10g,大枣5枚,炙甘草6g,水煎2次,分2次服,每日1剂。服至症状控制后,以太子参10g易人参,去菖蒲、远志,桂枝减量,隔日1剂,继服2~3周停药。本方与多虑平联用。对临床上的病人给予此法用药4周诸症已得到控制。用药6周已可上班工作,停服中药。多虑平开始减量,每减25mg维持5天。约4周后以12.5~25mg/d继续服4周停药。随访1年半无复发。可见柴桂温胆汤对抑郁症有效。[柴桂温胆定志汤为主治疗精神抑郁症.北京中医药大学学报,1997,20(3):64-65.]

三、从心论治郁证

1. 心论治抑郁症49例

笔者从心论治抑郁症,取得较好的疗效,49例患者中男15例,女34例。据《中国精神疾病分类方案与诊断标准》(CCMD—Ⅱ)明确抑郁症诊断。病种分布:反应性抑郁症18例,躁狂型抑郁症11例,抑郁性神经症14例,更年期抑郁症6例。治疗方法:栀子10~13g,莲子心10g,

合欢皮 15g，对于其他的症状随症加减。结果：总有效率为
95.9%。痊愈 33 例，占 67.3%，有效 14 例，占 28.6%；
无效 2 例，占 4.1%。平均治疗 89 天。最短 14 天，最长
189 天。［心论治抑郁症 49 例．天津中医药，2005，22
（4）：269－269.］

2. 黄连阿胶汤加减治疗抑郁症

笔者以黄连阿胶汤加减治疗抑郁症 38 例，取得了较好
的疗效。本组 38 例中，男性 24 例，女性 14 例；年龄 20～
30 岁 8 例，31～50 岁 26 例，51～60 岁 4 例；病程最短者 1
周，最长者 15 天。以滋阴清火、补益心脾、疏肝理气为大
法，方用黄连阿胶汤加减。基本方：黄连 3g，黄芩、白芍、
菖蒲、柴胡各 10g，浮小麦 30g，炙甘草 10g，炒酸枣仁
15g，郁金 10g，阿胶 10g，大枣 5 枚。其余的随症加减。结
果：痊愈 19 例，占 50%；好转 16 例，占 42%；无效 3 例，
占 8%。总有效率 92%。黄连阿胶汤加减对于抑郁症有效。
［黄连阿胶汤加减治疗抑郁症 38 例小结．时珍国医国药，
2000，11（1）：74.］

3. 补心丹加减治疗抑郁性神经症

本文是一篇综述，讲述笔者用补心丹治疗抑郁性神经
病的经验。此种证型属中医郁证阴血不足型。治宜益心安
神，养血柔肝健脾。用补心丹加减：太子参 20g，丹参、当
归、生地各 15g，玄参、白芍、远志、麦冬、合欢皮、朱茯
神、炒酸枣仁、柏子仁、首乌、柴胡各 10g，菖蒲 6g。连
服 10 剂后效果显著。最终结论，补心丹主治阴亏血少、心
失所养之症，故以之加减治疗抑郁性神经症有效。［补心丹

加减治疗抑郁性神经症. 四川中医, 1998, 16（8）: 25. ］

4. 加味甘麦大枣汤抗抑郁疗效的对照研究

对 54 例符合 DSM Ⅲ R 抑郁症诊断标准的患者，进行 6 周对照研究，HAMD 17、CGI SI 量表和临床疗效评定显示，加味甘麦大枣汤（实验组 28 例）疗效肯定，显效率 67.9%，与氟西汀（对照组 26 例）显效率 65.4% 相近，两组差异无显著性（P > 0.05）。不良反应比较，加味甘麦大枣汤明显少于氟西汀（P < 0.01）。结果表明：加味甘麦大枣汤是安全、有效的中药抗抑郁剂。［加味甘麦大枣汤抗抑郁疗效的对照研究. 中国临床医生, 2002, 30（11）: 18 – 19. ］

5. 加味甘麦大枣汤治疗冠心病介入治疗术后抑郁症 32 例

用加味甘麦大枣汤治疗冠心病介入治疗术后抑郁症。方法：选择 2003 年 1 月 ~ 2006 年 7 月心内科成功进行冠心病介入手术后抑郁症患者，共 65 例，随机分为治疗组和对照组。治疗组 32 例中，男 19 例，女 13 例，年龄 39 ~ 82 岁，平均年龄 64 岁。对照组 33 例中，男 19 例，女 14 例，年龄 43 ~ 79 岁，平均年龄 65。两组病例年龄、性别、合并症、HAMD 评分比较，差异无显著性（P > 0.05），具有可比性。两组治疗前后 LVEF、HAMD 评分比较冠心病介入治疗后两组病人的 LVEF 均有明显改善（P < 0.05）。抑郁疗效评分显示治疗组显效 9 例（28.1%），有效 12 例（37.5%），进步 8 例（25.0%），无效 3 例（9.4%）总有效率 90.6%。对照组显效 7 例（21.2%），有效 13 例（39.4%），进步 9 例（27.3%），无效 4 例（12.1%），总

有效率87.9%。[加味甘麦大枣汤治疗冠心病介入治疗术后抑郁症32例．浙江中医杂志，2008，43（2）：88–89.]

6. 甘麦大枣汤与针刺疗法合并文拉法辛治疗郁证的对照研究

目的：探讨用甘麦大枣汤与针刺疗法合并文拉法辛治疗郁证的疗效与不良反应。方法：将32例单相抑郁患者和32例双相抑郁患者分别随机分成两组，分别接受甘麦大枣汤与针刺疗法合并文拉法辛治疗（研究组）及单用甘麦大枣汤及针刺疗法治疗（对照组），共治疗6周。用汉密尔顿抑郁量表、汉密尔顿焦虑量表及大体评定量表（CGI–CI）评估疗效，用副作用量表评估治疗不良反应。结果在单相抑郁患者中，研究组在第2、4、6周末的HAMD、HAMA和CGI评分均显著少于对照组，且均有显著性差异（P<0.05）。在双相障碍抑郁患者中，研究组在第2、4、6周末的HAMD、HAMA和CGI评分均显著少于对照组，且均有显著性差异（P<0.05）。研究组与对照组在不良反应方面比较无显著性差异（P<0.05）。结论：甘麦大枣汤与针刺疗法合并文拉法辛治疗单相抑郁或双相障碍抑郁患者具有疗效好、起效快、副作用较少、复发率低等特点。[甘麦大枣汤与针刺疗法合并文拉法辛治疗郁症的对照研究．光明中医，2011，26（8）：1633–1635.]

7. 郁宁心法治疗抑郁症思路探析

本文是一篇综述，笔者认为，心肝调和是情志舒畅的生理基础，因心肝经络相连、心肝共主血脉、心肝共主神志，因此心肝失调是抑郁发生的基本病机，治疗从心肝出发，进行舒郁宁心会获得较好的疗效。笔者曾对 180 例抑郁症患者的中医证型进行调查分析，发现属于肝气郁结、心神失养者 106 例（58.9%），单纯肝郁气滞为 34 例（18.9%），针对病机，采用舒郁安神法治疗，有效率达 64.29%。[郁宁心法治疗抑郁症思路探析. 中国中医药信息杂志，2011，18（3）：99－100.]

四、从脾胃出发论治郁证

1. 从脾胃论治情志疾病述略

本文是一篇综述，从脾胃论治情志病，因脾胃为气血生化之源，而情志的物质基础可归结为气、血、津液。而三者俱源于饮食水谷之精。脾胃为情志病变之本，因情志异常往往会引起气血津液的布散异常。而脾胃，地处中州，旁通他脏，化生气血，营养各脏，中焦如渎，亦为司水之枢，是故脾胃功能失调必然导致气血津液的异常，因此治疗情志病治脾胃当为紧要，治疗梅核气所用的半夏厚朴汤，脏躁所用的甘麦大枣汤均从脾胃出发，都取得较好的疗效。因此从脾胃出发治疗情志病有疗效。[从脾胃论治情志疾病述略. 中医药学刊，2001，19（7）：320.]

2. 郁证从脾分期论治

本文是一篇综述，从脾分期论治郁证，分为三期，初期、中期、后期，初期以疏肝解郁健脾为主，中期脾胃受伤，气机郁滞而化痰、化湿、化火、化瘀。病证表现为不欲饮食，胃部或胀或堵，身乏头重，面呆情痴，此时祛邪扶正兼用。郁证后期脾胃大伤，脾胃阴液亏乏或阳气虚损，表现为痴呆状，默默不欲饮食，失眠烦躁，此时应扶正兼顾祛邪。郁证从脾论治理论的完善和发展将会使社会－心理－生物医学模式在临床中得以充分体现，使临床医学适应现代社会日益增加的心理疾病的需求。［郁证从脾分期论治．河北中医，2004，26（5）：349－350.］

3. 浅谈郁证从脾论治

本文是一篇综述，笔者从脾论治郁证，笔者提到，因情志抑郁会导致肝气郁滞，进而横逆乘脾，脾失健运，而临床表现上，除了有肝气不舒的症状外，还兼有脾虚的症状，如：脘腹胀满，纳呆少食，神疲体倦，因此从脾胃论治有理论依据的。古人治疗郁证也重视脾胃。［浅谈郁证从脾论治．国医论坛，2003，18（4）：15－16.］

4. 忧郁证从脾肾论治

忧郁证的病因病理虽然复杂，有因病致郁，有因郁致病，但总以情志不舒、气机郁滞为其主因。病变虽波及五脏六腑，然总不离肝、心、脾、肾，心主血脉，又主神明，肾主藏精，髓充于脑，心气亦通于脑。心、脾、肾既虚，则精血不足，精不化气，元神虚，而见动作迟缓、心烦不安、兴趣索然或多疑多敏等。心为主血之官，却非生血之府，忧思过度，损耗心血，而脾胃为气血生化之源，脾旺则化源足，心血充养，心神自安。肾主骨生髓，为先天之本，内寄命火，乃一身阳气之根；心之阳气得命火接济，方有生生之机，以统辖脏腑之活动。因此忧郁证应从脾肾论治。［忧郁证从脾肾论治．光明中医杂志，1995，（6）：7］

5. 抑郁症治疗中重视调理脾胃气机的作用

本文论述、分析了脾胃与神志相关在抑郁症发病中的作用，阐明了中焦脾胃因其对五脏神志活动具有重要的调节作用而与抑郁症的发病密切相关性，对导致抑郁症的主要病理因素"痰、热、瘀、风、虚"的产生多与中焦脾胃气机升降失调有内在联系进行了剖析，指出在抑郁症的治疗中重视调理脾胃气机，有利于升清降浊、祛痰行郁、通腑祛邪、健运脾胃，可以达到安神定志、醒脑宁神、补虚养神之目的。［抑郁症治疗中重视调理脾胃气机的作用探讨. 陕西中医，2005，26（1）：45 – 47.］

6. 疏肝健脾汤辅助治疗肝郁脾虚型抑郁症 40 例

目的：观察用自制中药汤剂疏肝健脾汤辅助治疗抑郁症患者 40 例的疗效。方法：80 例抑郁症患者，男 23 例，女 57 例；年龄 16 ~ 85（51.60 ± 18.35）岁；病程平均 7.26 个月。均符合 2006 年沈渔邨主编《精神病学》第 4 版抑郁症诊断标准，且符合中医辨证分型标准中肝郁脾虚型。将患者随机分为观察组及对照组各 40 例，其一般资料具有可比性。治疗方法：两组均常规口服氢溴酸西酞普兰 20 ~ 40mg，盐酸帕罗西汀 20 ~ 40mg，温开水送服，8 周为 1 个疗程。在此基础上观察组同时服用自制中药汤剂疏肝健脾汤，汤剂组成：柴胡、白芍、当归、郁金各 10g，白术、合欢皮各 15g，半夏、砂仁各 6g，远志 12g。药物加减：急躁易怒加炒栀子 10g，失眠严重者加炒酸枣仁 20g，两胁胀痛加延胡索 12g，恶心、呕吐及反胃加旋覆花 12g，便秘加火麻仁 10g；每日 1 剂，水煎 2 次，分 2 次温服，每周服药

5 剂，温开水送服，8 周为 1 个疗程。结果：观察组显效 17 例，有效 15 例，好转 3 例，无效 5 例，总有效率（显效 + 有效 + 好转）为 87.5%；对照组分别为 0 例、13 例、20 例、7 例，有效率为 82.5%。两组有效率比较，P < 0.05。可见自制疏肝健脾辅助治疗抑郁症患者有效。［疏肝健脾汤辅助治疗肝郁脾虚型抑郁症 40 例. 山东医药，2010，50 (3)：10.］

7. 从思则气结谈抑郁症的治疗

思是抑郁症的主要病因，这种病因主要是思障，即认知障碍。"因思致病""因病致思"，两者交互作用，形成恶性循环，是抑郁症病情反复的重要根结。治疗除了心理疏导，重要在于健脾益气以散结，脾气健运，气血畅达，则不疏肝而郁自畅。［从思则气结谈抑郁症的治疗. 光明中医，2008，23 (2)：140 – 141.］

8. 加味归脾汤治疗轻度抑郁症

对来就诊的病人属于虚证的 10 例病人进行治疗，这 10 例病人均符合 DSM – Ⅵ抑郁诊断标准，单味给予加味归脾汤。结果：10 例中有效 6 例（60%），由此认为加味归脾汤对抑郁症的治疗有效。［加味归脾汤治疗轻度抑郁症. 日本东洋医学杂志，1996，46 (6)：136.］

9. 六君子汤在精神领域的治疗经验

治疗对象 15 例，其中男性 3 例，女性 12 例，年龄 26 ~ 71 岁（平均年龄 52.0 ± 3.5 岁）。其中单相抑郁症 7 例，抑郁性神经症 7 例及反应性抑郁症 1 例。15 例均有慢性胃炎。治疗方法以六君子汤 1 次 2.5g，1 日 3 次，饭后投予。原用药物不变，抗焦虑药及安眠药并用无特别限制。结果：根据 Hamilton 抑郁量表症状改善率高的有：抑郁情绪、工作与活动、焦虑（精神性）、躯体症状（消化系统）、中段失眠、末段失眠、体重减轻；改善度低的症状：罪恶感、段失眠、精神运动抑制等。总得分投予前是 21.2 ±3.1 分，投予 4 周后是 10.8 ±2.5 分，呈明显减少。治疗过程安全，血液、生化检查等未见异常。故认为该方对抑郁症状也有效。[六君子汤在精神领域的治疗经验：关于抗抑郁效果．国外医学·中医中药分册，1994，16（2）：21．]

10．"疏通气机"及治疗郁证的总则

现代病的抑郁症指的是情志的郁结，而情志郁结会导致气机的郁滞，因此本病的基本病机主要是气机郁滞，故在治疗的过程中基本以理气开郁、疏通气机为原则，也是郁证最重要的法则。而各脏腑间均有一定联系，肝气郁结等实证者，病久失治可损伤心脾，气血不足而转化为虚证，而虚证中即可由实证转化而来，亦可由思郁怒，情志过极耗伤脏腑气血阴精，而在发病初起即出现明显转虚之相，故其他证型的发生皆与"气郁"有关，通常临床治疗郁证以"疏通气机"为主要治则。["疏通气机"及治疗郁证的总则．黑龙江中医药，2005，（2）：58－59．]

11．醒脾开郁方对抑郁症大鼠模型的中枢单胺类递质的影响

目的：研究醒脾开郁方对抑郁症大鼠模型海马及皮层的单胺类递质的影响。方法：结合分养及慢性不可预见性

应激的方法造成大鼠抑郁模型，应用高效液相色谱－电化学检测器观察大鼠海马及皮层单胺类递质和其代谢产物的变化，以探讨醒脾开郁方抗抑郁的机制。结果：模型组大鼠海马及皮层5－羟色胺含量明显低于正常组，海马3，4二羟基苯乙酸（DOPAC）、高香草酸（HVA）、DOPAC/多巴胺、5－羟吲哚乙酸（5HIAA）/5－羟色胺及皮层5－HIAA/5－HT均明显高于正常组。醒脾开郁方可明显升高慢性应激抑郁模型大鼠海马及皮层5－HT，降低海马DOPAC、HVA含量，并降低海马DOPAC/DA、5－HIAA/5HT和皮层5－HIAA/5－HT。结论：提示醒脾开郁方通过降低海马和皮层5－HT及DA的代谢，相对升高海马5HT、DA及皮层5－HT含量而发挥抗抑郁作用。［醒脾开郁方对抑郁症大鼠模型的中枢单胺类递质的影响．北京中医药大学学报，2005，28（3）：55－57．］

五、从肺论治郁证

1. 从肺论治抑郁症的思路探讨

目前在治疗上多注重肝、心、脾、肾四脏，主要分为疏肝解郁、安神开窍、调和肝脾、理气化痰、补益心脾、滋养肝肾、养阴降火、活血化瘀等几大方面，常用四逆散、柴胡疏肝散、逍遥散、小柴胡汤等方剂。然悲忧属肺，抑郁症悲忧之类的低落情绪应从肺论。抑郁悲忧，主从肺治，肺肝同治、肺心同治、肺脾同治与肺肾同治。本文所论主要从肺主悲忧立论，病机则与肝、心、脾、肾不无关系，故取同治之法。临床上诊治抑郁症，无论以何脏为主，可酌情加用清肺、润肺、宣肺、降肺、养气化痰之品，如百合、麦冬、紫菀、杏仁、桔梗、黄芪、党参等。［从肺论治抑郁症的思路探讨．中华中医药杂志，2005，20（6）：349－350.］

2. 议抑郁症从肺论治的中医理论基础

抑郁症属中医学"郁证""癫疾""脏躁"范畴，目前在治疗上多注重肝、心、脾、肾四脏。本文通过分析郁证的成因以及脏腑功能间的生理病理关系，试述郁证中的某些分型可从肺论治。［议抑郁症从肺论治的中医理论基础．光明中医，2009，24（3）：399－400.］

3. 从肺论治抑郁症

古今医家大多从肝、心、脾、肾四脏论治抑郁症。本文从以下几个方面论述了抑郁症与肺的关系：悲忧为肺志，肺为气之主，抑郁症为气病，肺与肝、心、脾、肾关系密切。从而认为：临床上治疗抑郁症，在调四脏的同时，还应注重对肺的调理，可帮助提高疗效。［从肺论治抑郁症．光明中医，2010，25（8）：1332－1333.］

4. 从肺论治郁当议郁证

"诸气膹郁皆属于肺"，郁的症状表现包括喘息和痞闷，《金匮要略》中记载了火气郁肺、水饮郁肺、痰浊壅肺三个型病例，病位多在肺脏。"诸气者属于肺"，在生理状态下，各脏腑之间升降协调气化旺盛，关键在于肺的治节。病理变化与脏腑关系密切，肺是主脏，以气滞为主，病机是气血郁闭，升降之机失常。治疗上明宣发肃降以知升清降浊，宣达太阴以消郁闭之火，佐金平木以肃肺抑肝。［从肺论治

郁当议郁症刍议. 中医药学刊, 1989, (1): 21 – 27.]

六、从肾论治郁证

1. 浅谈抑郁症从肾论治

本文论述了"肾藏志"在抑郁症发病中的作用, 及肾与抑郁症主要病理因素"痰、瘀、热"之间的内在关系, 认为在抑郁症治疗过程中要重视补肾的作用, 以补肾调气为治疗大法。[雷英菊, 刘菊妍, 梁喆盈. 浅谈抑郁症从肾论治. 四川中医, 2007, 25 (8): 26 – 27.]

2. 从肾虚肝郁探讨抑郁症的治疗

抑郁症的主要病因为情志不畅, 气机郁滞, 病机为肾虚肝郁。临床以益肾调气、解郁安神法调治, 收到良好的疗效 [从肾虚肝郁探讨抑郁症的治疗. 吉林中医药, 2007, 27 (1): 15 – 16.]

3. 补肾疏肝法治疗抑郁症肾虚肝郁型的随机对照临床研究

目的: 探讨中药培元解忧方和西药氟西汀对抑郁症肾虚肝郁型患者的疗效, 并对肾虚肝郁型的症状评定标准进行进一步验证。方法: 在轻、中度抑郁症患者中, 选取抑郁症肾虚肝郁型的患者, 采取随机、对照、盲法的原则, 对73 例抑郁症患者进行中药培元解忧方和西药氟西汀的对照研究。使用证候研究中制订的抑郁症肾虚肝郁证型症状评定表和 HAMD 抑郁量表进行评定。结果: 采用培元解忧方治疗轻、中度肾虚肝郁型抑郁症基本与氟西汀等效, 6 周观察结束时, 二者 HAMD 总分无统计学差异（P <

0.05）。但培元解忧方起效较氟西汀快，在 2 周时培元解忧方组的 HAMD 总分和因子分已明显下降（P < 0.01），并且在胁肋胀痛、腰酸背痛等躯体症状和睡眠障碍的改善方面优于氟西汀。结论：培元解忧方治疗轻、中度肾虚肝郁型抑郁症基本与氟西汀等效。但是起效较氟西汀快，在躯体症状和睡眠障碍等改善方面优于氟西汀。[肾疏肝法治疗抑郁症肾虚肝郁型的随机对照临床研究．中华中医药学刊，2007，25（11）：2343 – 2346.]

七、从奇经论治郁证

1. 从奇经论治抑郁症的临床观察

目的：观察从奇经论治抑郁症临床疗效。方法：选取 2003 ~ 2005 年辽宁中医药大学附属医院针灸科门诊及住院抑郁症患者 48 例，以百会、神庭、内关、太冲为主穴针刺治疗。结果：治疗前后自身对照，HRSD 量表评分有显著性差异（P < 0.05），总有效率达 91.1%。结论：从奇经论治抑郁症疗效令人满意，且安全、稳定、无毒副作用。[从奇经论治抑郁症的临床观察．中华中医药学刊，2007，25（7）：1401 – 1402.]

2. 从脑论治焦虑症、抑郁症

本文是一篇综述，笔者先讲述了中医治疗焦虑、抑郁症多从心出发，而临床上加用补肾药可以增加疗效。后又从临床诸多症状和证候来看，其辨证多表现在肝，再波及于心和其他诸脏腑，实则源于正常生理心理活动受到干扰。立法处方用药当以治"肝"为先，实质是治"脑"为先，兼顾其他诸脏腑。同时，对患者进行一定的精神心理疏导，帮助患者正确认识疾病，树立战胜疾病的信心。实践证明，"从肝论治"立法处方用药和恰当的精神心理疏导不仅疗效得到了提高，对患者预防失眠症或其他精神疾病的发生或巩固疗效均有好处。笔者在治疗焦虑症、抑郁症等此类疾病时，从脑论治，疗效卓著。临证从虚实两类思辨：虚证者，髓海不足，可用益气养血、填精益髓诸法，常用滋润多津之药，如河车大造丸、八珍汤、人参养荣丸等。实证者，一是髓海为邪气困扰，一是病理产物内阻于脑，常加镇肝息风、化痰通络、醒脑开窍诸法，用菖蒲、远志、首乌藤、炒酸枣仁、熟地、生龙骨等开窍醒神、重镇安神、补肾养脑的药物。[从脑论治焦虑症、抑郁症．中华中西医学杂志，2008，6（3）：51–52．]

3. 抑郁症从肾、脑论治研究概况

本文是一篇综述，笔者从四方面对抑郁症从神脑论治进行了阐述。中医认为脑髓之盈亏关系着"脑主神明"的功能。脑髓以五脏所产生的气、血、精、津液为物质基础，尤其是肾最为关键。肾为先天之本，"受五脏六腑之精而藏之"，肾主生长发育与生殖，"主骨生髓"，诸髓汇于脑，肾是脑发生、形成的基础。脑与郁证，七情五志属神明，而脑主神明。情志失调，使肝气郁结，由气及血，由实转虚，病损及肾，则变生诸症，正如张景岳所言"因郁致病""因病致郁"。抑郁症与肾、脑相关的客观指标的动物实验研究，结果显示某些中药能对一些与郁证有关的生化指标产生影响。肝脏实质研究所得出的一致性的结论是：肝与

神经 - 内分泌 - 免疫（NEI）网络相关，抑郁症与肾、脑相关的中药临床研究，如菖蒲可以影响 5 - HT、NE、DN 及其代谢产物的含量。一些专访研究、成药研究显示都可改善由抑郁症引起的生理机能的变化。通过针灸治疗也可改善一些抑郁症的症状。［抑郁症从肾、脑论治研究概况．中国中医药科技，2006，13（3）：205 - 207.］

4. 督脉导气法治疗抑郁症睡眠障碍

睡眠障碍是抑郁症常见的主要临床表现之一。本文系统论述了抑郁症睡眠障碍的发病机理，探讨了督脉与脑的关系及导气法的理论依据，提出了以督脉导气为大法治疗抑郁症睡眠障碍的处方及针刺手法要点。［督脉导气法治疗抑郁症睡眠障碍的探讨．针灸临床杂志，2006，22（3）：33 - 34.］

八、宣阳开郁治疗郁证

1. 宣阳开郁法治疗抑郁症的理论探讨与临床观察

本文在总结导师多年治疗抑郁症临床经验的基础上，综合中医理论认为：阳郁不达、营卫不和、神机失调是其发病的基本病机所在，并在宣阳开郁的治法指导下拟定怡神方治疗抑郁症并观察其临床疗效。结果显示，怡神方治疗抑郁症总有效率为 71.43%，对中医证候的改善率为 89.29%。提示怡神方在改善患者症状方面疗效显著。［宣阳开郁法治疗抑郁症的理论探讨与临床观察．山东中医药大学学报，2006，30（2）：140 - 143.］

2. 《内经》重阳思想对抑郁症治疗的启示

重视阳气是《内经》重要的学术观点，气血的周流、肢体的运动、精神的爽慧等，都依赖于阳气的推动和温煦作用。阳气不足或出入障碍则情绪低落、思维迟缓、运动抑制，而这正是抑郁症的基本临床特征。所以，抑郁症的基本病机、体质基础都与阳气失常有关，其临证治疗也当以温通阳气为基本原则。[《内经》重阳思想对抑郁症治疗的启示．江苏中医药，2011，43（3）：9－11.]

3. 温阳法治疗抑郁症

抑郁症的发病，内因为阳气不足，外因为劳倦内伤、七情。采用温阳法，温通阳气是治疗抑郁症的关键所在。[温阳法治疗抑郁症的探讨．世界中医药，2009，4（1）：5－6.]

4. 治疗抑郁症应重视温通阳气和温补阳气

笔者多年从事抑郁症诊治，发现抑郁症患者有畏寒者占到2/5以上，舌体淡而胖大，有齿痕，舌苔腻者占到一半以上，其中，相当一部分病人还有肢冷，提示肝脾之阳气失于宣达和肝之阳气虚弱是抑郁症中常见的病机，临证治疗抑郁症时注重温通阳气或温补阳气法的运用，取得了较好疗效。[治疗抑郁症应重视温通阳气和温补阳气．中华中医药学刊，2007，25（2）：272－273.]

九、从痰气瘀三方面论治郁证

1. 从痰论治抑郁症相关理论探讨

笔者认为，抑郁症的发病机理复杂，在病因病机、临床表现等方面与痰关系更为密切。情志为病，往往以气机变化为先导，持续的精神刺激在引起气机紊乱的同时，可进一步影响津液的疏布。气郁生湿，湿郁成痰，导致痰浊内停，痰气胶着，随病情发展，痰成为最终的病理产物；就血而言，津血同源，血液循环障碍可使津液内停，聚而生痰。情志病是脏腑功能失常的一种外在反应，与情志密切相关的脏腑为心、肝、脾，其中，脾胃的作用更为突出。气滞津停，湿邪浸淫，脾喜燥恶湿，脾失健运，则水津不布，聚而生痰。抑郁症主要临床特征为显著而持久的情绪低落，表现为精力减退、持续疲乏、活动减少、兴趣感丧失、食欲下降、睡眠障碍等，与痰湿困脾证最为接近。治疗方面在疏肝理气的基础上辅以从痰论治往往能增加疗效。[从痰论治抑郁症相关理论探讨．中国中医药信息杂志，2007，14（3）：77 - 78．]

2. 抑虑康治疗郁证（焦虑、抑郁）的疗效观察

临床观察自拟中药抑虑康胶囊治疗焦虑、抑郁症疗效。采用汉密尔顿焦虑量表、抑郁量表积分法选择 180 例患者，设抑郁治疗组、焦虑治疗组（均服抑虑康胶囊）、抑郁对照组（服用阿米替林）、焦虑对照组（服用阿普唑仑）各 45 例，观察治疗时间均为 30 天。结果显示抑虑康能改善抑郁和焦虑病症，调节患者情绪，疗效优于西药对照组（P < 0.01），副作用亦明显减轻。[抑虑康治疗郁证（焦虑、抑郁）的疗效观察．上海中医药杂志，1999，（2）：12 - 13．]

3. 涤痰化瘀理神汤在精神疾病治疗中的运用

中医学中，痰和瘀血被视为精神疾病的主要病理因素。古今不少医家或单独以痰，或单独以瘀来认识和辨治精神疾病，然据余家藏资料所载，单独以痰（痰火）或瘀血致病者，仅多见于初次发病而病起较急，且病程不长之精神疾病；而发病缓慢或反复发作，缠绵难愈而病程较久之精神疾病，则痰瘀互搏为症者多。故高度注意痰瘀互生、互结之病理演变机制，对更好而有效地辨治慢性顽固难治的精神疾病将大有裨益。涤痰化瘀汤的药物组成及功效：枳实、半夏、茯苓、郁金各 15g，海浮石 20g，胆南星 10g，川贝母、节菖蒲、桃仁、红花、莪术、水蛭、地鳖虫各 15g，丹参 20g，甘草 10g，大黄（后下）15g，琥珀（研末分 3 次冲服）3～6g。水煎 3 次，早、午、晚 3 次服用。临床应用于人格解体综合征、强迫性神经症、焦虑性神经症、抑郁症、躁狂症、精神分裂症青春型、精神分裂症偏执型均取得较好的疗效。［涤痰化瘀理神汤在精神疾病治疗中的运用. 河北中医，1998，20（3）：157－158.］

4. 欧阳锜从痰辨治精神病经验

欧阳锜多从痰论治抑郁症，治法有化痰安神、化痰醒神、降痰清热、化痰活血、化痰息风。［欧阳锜研究员从痰辨治精神病经验. 湖南中医杂志，1995，11（4）：10－11.］

5. 平心忘忧汤治疗抑郁症

本组病例，男 199 例，女 271 例；笔者采用在心理治疗（主要是认识领悟疗法，疏导交谈的方式）的基础上，配合内服平心忘忧汤，心身并治，疗效明显优于单一治疗。方药组成：磁石、礞石各30g（另包先煎30分钟），枳实、黄柏、半夏、厚朴、朱茯苓、神曲各12g，肉桂、苏叶、菖蒲各6g，生姜9g。水煎，于早饭、中饭后和临睡前3次内服。痊愈（临床症状完全消失，心情良好，能正常工作，1年后随访无复发）330例，占70.2%；好转（临床症状基本消失，生活自理，可以工作）95例，占20.2%，无效（临床症状无好转或加重）45例，占9.6%。总有效率为90.4%。［平心忘忧汤治疗抑郁症470例．湖北中医杂志，1996，12（2）：10.］

6. *治疗老年抑郁症四法*

本文是一篇综述，结合老年人的特殊体质确立四种方法进行治疗。清火泄胆柔肝和志法，此法适用于肝胆火郁之证。化痰醒神健脾调肝法，此法适用于痰浊内生，迷蒙清窍之症。补益心脾养肝益志法，适用于心脾两虚，清窍失荣症。滋阴潜阳抑肝明志法，适用于阴阳失于平秘，心神不定之症。［治疗老年抑郁症四法．铁道医学，1999，27（6）：418.］

7. *抑郁症中医辨证分型探讨*

从抑郁症发生发展过程中常见的肝气郁结、肝火上炎、气滞痰蕴、气滞血瘀、气血两虚、阴虚内热、阳虚寒湿等中医证型，探讨其病情演变规律，探究其病理本质，在中医辨证的基础上进行针对性的施治。［抑郁症中医辨证分型探讨．陕西中医，2003，24（3）：241 -242.］

8. 开郁三法治疗抑郁症的临床体会

笔者通过学习前人经验，经中医辨证，运用升降开郁、化浊开郁、温阳开郁三法治疗抑郁症，三法有升降开郁法、化浊开郁法、温阳开郁法。升降开郁法适用于肝气郁结，气机升降失司；化浊开郁法适用于痰浊内扰；温阳开郁法适用于肾阳虚衰，命门火衰者。［开郁三法治疗抑郁症的临床体会．中国医药学报，2002，17（6）：331－333.］

9. 祛湿化痰法治疗抑郁症

采用祛湿化痰法治疗痰湿内阻型抑郁症，观察病例均为本院心身中心门诊和住院的单相或双相情感障碍抑郁发作患者，诊断符合《中国精神障碍分类与诊断标准》（CCMD－Ⅲ）有关抑郁发作的诊断标准。汉密尔顿抑郁量表评分 18 分。观察病例共 33 例，男 15 例，女 18 例，治以祛湿化痰法，方用自拟解郁醒神汤。处方：厚朴 12g，茯苓 15g，藿香、半夏、柴胡、郁金、石菖蒲、绿萼梅各 10g。每天 1 剂，水煎 2 次，取汁 4mL，分早晚 2 次温服。结果：显著好转 12 例，好转 14 例，无效 7 例，总有效率为 78.79%。治疗第 4 周末，HAMD 平均减分率＞25%，达到好转，第 8 周末平减分率＞50%，达到显著好转。治疗第 4、8 周末 HAMD 减分与治疗前比较，差异均有显著性意义（P＜0.05）。可见祛湿化痰法治疗抑郁症有效。［祛湿化痰法治疗抑郁症 33 例．新中医，2007，39（7）：66－67.］

10. 气痰火论治郁证

本文是作者的经验介绍，认为气郁为诸郁之先，治郁以理气为先，因气郁会致津液失布而成痰，且气郁化火，煎灼津液，也会成痰，因此笔者从气痰火论治郁证。从临床方面，笔者选取 100 例门诊病历，男 28 例，女 72 例，男女之比例 1∶2.5；年龄最小 14 岁，最大 74 岁。其中 20 岁以下 5 例，21～40 岁 38 例，41～60 岁 40 例，61 以上 17 例。参照中华人民共和国中医药行业标准《中医病证诊断疗效标准》和《中医内科学》大专院校教材制定诊断标准，辨证分出两型，痰气郁结型和痰火郁结型，并分类给药，基本方是：陈皮 10～15g，半夏 10～20g，茯苓 15～30g，甘草 5～10g，枳实（壳）10～15g，竹茹 10g，桂枝 7.5～15g，白芍 15～20g，龙骨 25～50g，牡蛎 25g；痰气郁结型加柴胡 15g，胡黄连 10g，酌加苏梗、厚朴；痰火郁结型加黄连 7.5～15g，柴胡 15g，酌加瓜蒌、栀子。结果：痰气郁结型 31 例，其中痊愈 10 例，显效 14 例，好转 7 例；痰火郁结型 69 例，其中痊愈 24 例，显效 33 例，好转 11 例，无效 1 例。总有效率 99%，而痊愈加显效占 81%。服药剂数多在 10～20 剂。可见治疗抑郁症加入化痰药对于一些类型的郁证有较好的疗效。[气痰火论治郁证．辽宁中医杂志，2004，31（11）：924.]

11. 顽固性郁证从瘀论治

本文是一篇综述，主要是从王清任的瘀的观点出发治疗郁证，因笔者认为郁证的原因是因瘀致郁，治宜活血化瘀，方用血府逐瘀汤加减，顽固性郁证，可通过调畅气机，养血活血，祛瘀活血；逐步改善和恢复人体神经器官的正常功能，达到愈病目的。在用药过程中注意不能将郁疾当虚证乱服补药。[顽固性郁证从瘀论治．中医研究，2000，

13 （3）：47 – 48.]

12. 从瘀论治血管性抑郁症的思路与方法

本文论述了血管性抑郁症的概念、诊断标准及发病机理，并提出血管性抑郁症属中医郁病的范畴，瘀血内积是郁病的重要病理环节，而血管性抑郁症与脑血管性疾病密切相关，脑血管疾病的发生多有瘀血阻滞脑脉、经络，故瘀血积滞在血管性抑郁症发病过程中尤显重要，因而在治疗中应用活血化瘀方法是至关重要的。瘀血是导致血管性抑郁症发生的直接且重要的因素，在此基础上出现脑髓神机失用，气化失调，脏腑功能减退，肝气郁结，痰瘀内阻，或脾肾亏虚，神明被抑等。并提出了 4 种辨证分型和治则治法，强调治疗血管性抑郁症的过程中要注意辨证和辨病相结合，在治疗本病时，应于辨证施治的基础上，始终贯穿活血化瘀的原则。[从瘀论治血管性抑郁症的思路与方法.中医药学刊，2006，24 （10）：1902 – 1903.]

13. 血府逐瘀汤合针刺百会治疗脑卒中后抑郁 36 例

为了观察血府逐瘀汤及针刺百会穴对脑卒中后合并抑郁症（PSD）患者的疗效。依据相关标准选取 PSD 患者，神志清楚，生命体征稳定，并排除急性出血期后，开始口服血府逐瘀汤，配合针刺百会穴。并常规进行心理和神经康复锻炼，疗程 8 周。结果表明，痊愈 10 例，显效 13 例，有效 7 例，无效 6 例，总有效率 83.33%。且治疗前后的抑郁量表比较，经 T 检验，差别有统计学意义（P < 0.05）。说明血府逐瘀汤合针刺百会对 PSD 有较好效果。[血府逐瘀汤合针刺百会治疗脑卒中后抑郁 36 例.福建中医药，

2004，（3）：19.］

14. 从痰瘀论治老年抑郁症 46 例疗效观察

笔者采用菖郁温胆汤加减为主方，临证加减治疗该病 46 例，总结疗效。方法：所选病例为 2005 年 7 月 ~ 2008 年 6 月本院中医科门诊和住院患者，入选标准：①符合《中国精神障碍分类与诊断标准》第 3 版（CCMD - 3）抑郁症诊断标准；②汉密尔顿抑郁量表 17 项总分 > 18 分；③中医诊断符合抑郁症诊断标准（中医诊断标准证候分类与疗效评定）。采用菖郁温胆汤为基础方治疗，药物组成：石菖蒲 20g，郁金、法半夏、陈皮、茯苓、茯神、枳实、竹茹、丹参、煅龙骨、煅牡蛎、酸枣仁、炙远志各 12g，甘草 6g。显效 12 例，有效 16 例，进步 9 例，无效 9 例，总有效率为 80.4%。治疗前后 HAMD 评分结果，治疗前平均（23.7 ± 1.9）分，治疗后平均（14.2 ± 1.6）分，治疗前后 HAMD 评分比较差异有统计学意义（P < 0.05），且在治疗过程中观察无明显的副作用。说明中药对老年抑郁症治疗确有疗效。［从痰瘀论治老年抑郁症 46 例疗效观察. 云南中医中药杂志，2008，29（11）：13 - 14.］

15. 三消法在郁证治疗中的运用

本文是一篇综述，根据邪郁人体的轻、中、重程度不同，消法相应地分为轻消、中消、重消三种。目前通常使用辨证的方法，将临床上常见的郁证分为气郁、血郁、痰郁三个证型来简化讨论。理气、解郁、散结治气郁，理血、活血、破血治血郁，化痰、消痰、涤痰治痰郁，郁证实证在折其有余的同时，须考虑邪郁的程度不同，采用轻、中、

重不同的消法，故三消法是符合辨证论治原则的。［三消法
在郁证治疗中的运用．中国医药学报，2002，17（11）：
650－651.］

十、中西医结合治疗郁证

1. 中西医结合治疗抑郁症35例

采用柴胡疏肝散加减（柴胡、芍药、陈皮、川芎、枳
壳、香附、炙甘草等），配合西药阿米替林等治疗抑郁症
35例，并与单纯西药相对照，有效率分别为97％和
85.7％。提示中西医结合治疗本症可提高疗效。［中西医结
合治疗抑郁症35例．中医研究，2000，13（4）：26－27.］

2. 中西医结合治疗中风后抑郁症

采用中西医结合方法治疗中风后抑郁症28例，与单
用西药治疗28例作对照。结果：治疗组显效16例，有效
10例，无效2例，总有效率为92.86％（95％的可信区间
为76％～99％）；对照组显效8例，有效16例，无效4
例，总有效率为85.71％（95％可信区间为67％～96％）。
两组比较有显著差异。［中西医结合治疗中风后抑郁症28
例．山西中医，2001，17（5）：21－22.］

3. 中风后抑郁症174例临床疗效总结

174例中，男性110例，占病人总数的62％，女性64
例，男女之比为1:0.58。治疗方法：发病初至1个月内拟
用鸡血藤汤加味：鸡血藤60g，当归10g，川芎30g，红花
10g，丹参30g，葛根30g，菖蒲30g，远志10g。治疗1个
月后改用补阳还五汤加菖蒲30g，远志10g。结果：临床治

愈 89 例，占 53%，显效 40 例，占 23%，有效 30 例，占 17%，无效 10 例，占 7%。总显效率 73%，总有效率占 93%。由此可见鸡血藤汤对中风后的抑郁症有效。[中风后抑郁症 174 例临床疗效总结．黑龙江中医，1998，（2）：5.]

十一、中医治疗情志病的策略

1. 从卫气营血辨证论治抑郁症的理论探讨

在郁病的辨证方面，我们结合临床实践、古代文献、现代研究的成果，提出以卫气营血理论辨证论治抑郁症的假说，从理论上初步论证卫气营血理论辨证论治郁病的可行性、疗效等。[从卫气营血辨证论治抑郁症的理论探讨．中国中医药现代远程教育，2008，6（11）：1310－1312.]

2. 抑郁症的中医药治疗概况

从肝论治、从心论治、从肺论治、从脾论治、从肾论治、分程度或者分期辨证施治等，从肝论治用逍遥散、小柴胡汤、越鞠丸、柴胡舒肝散、柴胡加龙骨牡蛎汤；从心论治用甘麦大枣汤、黄连阿胶汤，从肺脾肾论治用疏肝健脾汤、补肾调肝清心方。从卫气营血的角度，从发病的早中晚来论治。[抑郁症的中医药治疗概况．老年医学与保健，2011，17（4）：247－250.]

3. 抑郁症病机及临证治疗思路

抑郁症的发病率近年来呈上升趋势，引起了全社会的重视。中医药治疗该病具有独到的优势，认为病位在脑，病机为气痰郁结、阴血不足、精髓不足、阴虚内热，据此提出抑郁症分为 3 期，初期为肝郁，中期为心脾两虚，后期为肾虚。［抑郁症病机及临证治疗思路．天津中医药，2006，23（5）：383 - 385.］

4. 围绝经期抑郁症中医治法辨析

本文是一篇综述，笔者对围绝经期的抑郁症的中医治法进行了总结，阴虚内热者滋阴清热，滋水涵木，清心达郁，选六味地黄丸合百合汤加减；心脾亏虚，以健脾养心，宁心舒郁，方用甘麦大枣汤加减；脾虚肝郁者宜调肝扶脾，化痰解郁，方用逍遥散、二陈汤加减。综上，对于不同的抑郁症型，应以整体观和辨证论治为依据，才能取得较好的效果。［围绝经期抑郁症中医治法辨析．河北中医，2003，25（11）：823 - 824.］

5. 围绝经期抑郁症的中医证治

抑郁症是现代一种常见的心理疾病。中医认为，围绝经期抑郁症是以生理性衰老的肾气亏虚为发病的内在基本条件，阳气不振、阳衰神颓、气机郁滞是本病的重要病机。以"懒、散、呆、变、忧"的心理症状和脾肾阳虚、气机郁滞的躯体症状为临床特征，具有以自杀方式结束生命的心理倾向。振奋阳气、彰明神志、畅逸气机为抑郁症的主要治法。［围绝经期抑郁症的中医证治．四川中医，2008，25（5）：14 - 15.］

6. 绝经期郁证的辨治体会

目的：探讨绝经期郁证的病因病机及辨证治疗。方法：将绝经期郁证分为 2 型。①阴虚热郁，方选一贯煎；②阳虚寒郁，方选金匮肾气丸。结果：各型绝经期郁证，症状明显改善，疗效满意。结论：绝经期郁证，西医药尚无特效药物及手段，运用中医辨治，不失为一种有效的捷径。［绝经期郁证的辨治体会．井冈山医专学报，2001，8（5）：61－61.］

7. 中医药防治更年期抑郁症的思路与对策

从神经－内分泌－免疫网络的角度阐释中医对更年期抑郁症的认识，并提出了注重内因、证的研究、标本兼顾、强调预防、实验研究等思路与对策。［中医药防治更年期抑郁症的思路与对策．浙江中医学院学报，2005，29（6）：1－2.］

8. 补肾调肝清心方治疗更年期抑郁症的临床研究

目的：通过临床观察补肾调肝清心方对更年期抑郁症患者 HAMD 抑郁量表评分、单胺类神经递质及内分泌功能的影响，探讨其疗效机理。方法：按照随机对照原则分为两组，中药组（采用补肾调肝清心方）25 例与激素替代疗法（HRT）组 15 例，治疗前后分别对两组进行 HAMD 抑郁量表评分，检测血浆 5－羟色胺、去甲肾上腺素，血清 E_2、FSH、LH 及 B 超测定子宫内膜厚度。结果中药组治疗总有效率为 87.2%，HRT 组为 67.3%。两组治疗后 HAMD 量表总分比较差异有显著性（$P < 0.05$）。治疗后中药组血浆 5－HT 下降（$P < 0.01$），NE 升高（$P < 0.05$），5－HT/NE 值下降（$P < 0.01$）；两组血清 E_2 升高（$P < 0.01$）；中药组 FSH 下降（$P < 0.01$）、LH 下降（$P < 0.05$），FSH/LH 值下降（$P < 0.01$）；HRT 组 FSH/LH 值下降（$P < 0.05$）。B 超测定子宫内膜厚度，HRT 组治疗后升高（$P < 0.05$）。

结论：补肾调肝清心方治疗更年期抑郁症，其机制可能与以下作用有关：①调节单胺类神经递质的合成与释放；②调节生殖内分泌功能；③协调神经内分泌功能。[补肾调肝清心方治疗更年期抑郁症的临床研究．中国中西医结合杂志，2004，24（10）：889 - 892．]

十二、老年性抑郁症的治疗

1. 老年抑郁症诊治略识

探讨老年抑郁症诊治的经验，明病因，贵之七情定主治，观形证，洞察阴阳辨偏衰，审五脏，气血盛实重调理。拟大法，标本悉知施方药。[老年抑郁症诊治略识．中医药学报，1992（2）：18 - 19．]

2. 谈老年妇女精神抑郁症的辨治

老年妇女精神抑郁症，病因病机分析有二：一是因其特定的社会环境、人际关系、精神因素、心理变异，而致肝郁不舒、精血耗伤；二是中年之后，肝肾渐亏、精血不足、神失所养。关键在肝肾不足，精血亏虚，脑府失养。病之初期多在肝，以肝气郁滞、痰浊内阻为主，兼有肝肾不足，治以疏郁涤痰、清脑开郁，兼以养血益阴。[谈老年妇女精神抑郁症的辨治．山东中医杂志，1989，8（4）：4 - 6．]

3. 从肝肾论治老年期抑郁症

抑郁症是一种常见的情感性精神障碍，作者运用中医理论对老年期抑郁症进行了深入探讨，根据老年人生理特点，认为老年期抑郁症的中医病机为肾虚肝郁，以补肾疏肝进行辨证治疗，每获良效。[从肝肾论治老年期抑郁症.
四川中医，2007，25（3）：24-25.]

4. 老年性忧郁症从肾论治探析

目的：探讨老年性忧郁症从肾论治的临床效果。方法：
回顾性分析我院2004年4月至2010年4月收治的266例老
年性忧郁症患者的诊治资料，将采用中医辨证从肾论治的
161例患者设为观察组，用西药治疗的105例患者设为对照
组，统计两组患者的治疗总有效率。结果：统计数据表明，
两组患者经治疗后，比较总有效率，观察组较对照组总有
效率高，比较差异明显，有统计学意义（P<0.05）。结
论：老年性忧郁症的病因机制比较复杂，采用中医从肾论
治的方法进行治疗，把机体当成一个完整的系统来治疗调
理，能起到标本兼治的功效，值得临床推广应用。[老年性
忧郁症从肾论治探析.中国中医药咨讯，2011，3（14）：
216-216.]

5. 老年抑郁症治疗体会

笔者常从肝心脾肾入手治疗老年抑郁症，收效较好。
老年抑郁症多为虚证，因年老体衰，脏腑功能减退，气血
阴阳俱虚。因此治疗重在补益调养，滋补心肾，养肝健脾。
但补不可急，剂量要小，服药时间要长。肝失疏泄，痰气
郁结，方用柴胡舒肝散合半夏厚朴汤加减；忧虑伤神，心
脾两虚，方用归脾汤加减；心肾不足，虚热内郁，方用天
王补心丹合六味地黄汤加减。[老年抑郁症治疗体会.国医
论坛.2004，19（4）：28.]

6. 从肝论治老年抑郁症

探讨从肝论治老年抑郁症。具体疗法为清火泄胆、柔肝和志法，化痰醒神、健脾调肝法，补益心脾、养肝益志法，滋阴潜阳、抑肝明志法。[从肝论治老年抑郁症．上海中医药大学学报，2004，18（3）：19－20.]

第五节　郁证方药的现代文献汇编

一、甘麦大枣汤

1. 甘麦大枣汤合百合地黄汤加减治疗脏躁 30 例体会

甘麦大枣汤合百合地黄汤加减治疗 30 例，观察其疗效。方法：本组 30 例均系女性，年龄 20～42 岁；未婚 3 例，已婚 27 例；病程 2 个月～1.5 年。药物治疗：甘麦大枣汤合百合地黄汤加减：甘草 6g，小麦 15g，大枣 5 枚，生地 10g，川百合 9g，酸枣仁 15g，茯神 15g。伴忧郁、悲伤、表情冷漠者，加菖蒲 10g，郁金 15g，香附 15g，柴胡 5g。辅以心理疗法。结果：治愈 19 例，其中服药 2 疗程 5 例，4 疗程 10 例，6 疗程 2 例，占 63.3%；好转 10 例，其中治愈后又复发者 6 例，4 例服 6 疗程病情减轻，占 33.3%；无效 1 例，占 3.3%。[甘麦大枣汤合百合地黄汤加减治疗脏躁 30 例体会．内蒙古中医药，2011，3：7.]

2. 甘麦大枣汤合归脾汤加减治疗更年期抑郁症 57 例疗效观察

目的：观察甘麦大枣汤合归脾汤治疗更年期抑郁症的

疗效。方法：将113例患者随机分为2组。治疗组57例以甘麦大枣汤合归脾汤加减（由浮小麦、炒白术、茯神、党参、当归、远志、木香、黄芪、酸枣仁、龙眼肉、大枣、炙甘草等组成）治疗，对照组56例口服通脑宁心胶囊。2组均以2周为1疗程，连续治疗3疗程。结果：治疗组治愈率、总有效率分别为59.65%、96.49%，对照组治愈率、总有效率分别为23.22%、83.93%。2组治愈率和总有效率比较，差异有非常显著性或显著性意义（P<0.005，P<0.05）。结论：采用甘麦大枣汤合归脾汤加减治疗更年期抑郁症有较好的临床疗效。[甘麦大枣汤合归脾汤加减治疗更年期抑郁症57例疗效观察. 新中医，2004，36（10）：26-27.]

3. 甘麦大枣汤结合氯丙咪嗪治疗抑郁症的临床观察

目的：评估甘麦大枣汤+氯丙咪嗪治疗大学生抑郁症的临床疗效。方法：从湖北民族学院附属医院心理健康档案资料中抽取患有抑郁症的学生，共80例，分为中西医结合组（采用甘麦大枣汤+氯丙咪嗪治疗），西药氯丙咪嗪治疗组为对照，两组各40名。以CCMD-3为抑郁症的诊断标准，用汉密尔顿抑郁量表、不良反应症状量表为评估患者的病情及副反应变化情况的工具，在治疗前、中、后对两组进行测查。结果：两组的抑郁情况均有明显改善，HAMD减分率显著（P<0.01），中西医结合组疗效及不良反应优于对照组（P<0.05）。结论：中西医结合治疗对改善患者的抑郁症状是非常有效的，而且不良反应减少，药物治疗的依从性明显提高。[甘麦大枣汤结合氯丙咪嗪治疗抑郁症的临床观察.

时珍国医国药，2006，17（10）：2026 - 2027.］

4. 甘麦大枣汤治疗产褥期抑郁症 30 例

目的：探析甘麦大枣汤治疗产褥期抑郁症的临床疗效。方法：以服用甘麦大枣汤煎剂治疗产褥抑郁症患 30 例。结果：临床总有效率 100%。结论：对母乳喂养的产褥期抑郁症患者应首选服用甘麦大枣汤治疗。［甘麦大枣汤治疗产褥期抑郁症 30 例. 陕西中医，2009，30（7）：851 - 860.］

5. 甘麦大枣汤治疗抑郁症 50 例

笔者应用甘麦大枣汤加味治疗抑郁症 50 例。方法：符合《实用内科学》第 12 版抑郁症的诊断标准的患者 50 例，男 12 例，女 38 例。均用中药汤剂治疗，基本方：甘草 10g，小麦 30g，大枣 7 枚，据证可酌加当归 15g，白芍 15g，茯神 15g，酸枣仁 15g，柏子仁 10g，龙齿 20g，牡蛎 25g，百合 20g 等。每日 1 剂，水煎服，15 天为 1 个疗程。结果：显效 18 例，有效 28 例，无效 4 例，总有效率为 92%。甘麦大枣汤治疗抑郁症有效。［甘麦大枣汤治疗抑郁症 50 例. 现代中西医结合杂志，2010，19（15）：1870.］

6. 甘麦大枣汤治疗中风后抑郁症 38 例临床观察

观察甘麦大枣汤加减治疗中风后抑郁症患者 38 例的疗效。方法：选取为本院门诊脑血管意外患者 75 例，诊断标准：中医诊断标准参照 1994 年 6 月国家中医药管理局公布的《中医病症诊断疗效标准》制定。将所选的病例随机分为两组：治疗组 38 例，男 15 例，女 23 例，对照组 37 例，男 16 例，女 21 例。治疗组服用甘麦大枣汤，其中甘草 10g，小麦 30g，大枣 30g，加水 500mL，煎后取汁 300mL，每次 100mL，每日 3 次。对照组口服阿米替林 150mg，开始阿米替林 75mg，以后每天增加 25mg，增至 150mg。治疗组与对照组总有效率差异有高度显著性意义，P < 0.01，可见甘麦大枣汤较西药组的疗效要好。[甘麦大枣汤治疗中风后抑郁症 38 例临床观察．四川医学，2009，30（5）：709 - 710.]

专业结论：甘麦大枣汤合并其他疗法能有效治疗抑郁症。

二、归脾汤治疗抑郁症

1. 归脾汤加减治疗产褥期抑郁症 21 例观察

目的：观察归脾汤加减治疗产褥期抑郁症的临床疗效。方法：1996 年 6 月～2007 年 12 月，将 21 例产褥期抑郁症患者用归脾汤加减治疗，于治疗前后观察临床疗效。结果：归脾汤加减治疗产褥期抑郁症总有效率 95.23%，疗效优于常规西药治疗。结论：归脾汤加减治疗产褥期抑郁症有显著疗效。[归脾汤加减治疗产褥期抑郁症 21 例观察．现代中医学杂志，2008，2：147 - 148.]

2. 归脾汤治疗心脾两虚型郁证 62 例

归脾汤治疗心脾两虚型郁证的疗效的观察。方法：随机分为两组：治疗组 31 例，对照组 31 例。两组性别、年龄、病情经统计学处理，无显著性差异（P > 0.5），具有可比性。治疗组用归脾汤加减治疗。处方：白术 15g，茯神 9g，黄芪 12g，龙眼肉 12g，酸枣仁 12g，人参 6g，木香 6g，炙甘草 3g，当归 9g，远志 6g。每天 1 剂，水煎服，早晚分2次口服。对照组用阿米替林片。用法：50mg，每日3次，口服。结果：治疗组31例，治愈12例，好转17例，无效2例，总有效率为93.55；对照组31例，治愈6例，好转13例，无效12例，总有效率为61.29%。治疗组明显优于对照组（P<0.05）。［归脾汤治疗心脾两虚型郁证62例．中国民间疗法，2008，5：31.］

专业结论：归脾汤合并其他疗法能有效治疗抑郁症。

三、逍遥散治疗抑郁症

1. 54例逍遥散加减治疗更年期抑郁症的临床分析

目的：探讨逍遥散加减治疗更年期抑郁症的临床效果。方法：采用回顾性分析的方法对我院内科收治的54例确诊的更年期抑郁症患者进行观察。所有患者均采用以逍遥散方为主辅助加减方的治疗方法，针对不同患者配方。1周为1疗程，坚持服用3个疗程后观察效果。结果：针对患者的临床表现进行分析并加减处方，经过3个疗程的治疗后，52例患者均有不同程度的缓解，2例无效。结论：针对患者的临床表现进行分析，对症下药，适时加减，逍遥散加减治疗更年期抑郁症临床疗效满意。［54例逍遥散加减治疗更年期抑郁症的临床分析．中医临床研究，2011，3（6）：83.］

2. 丹栀逍遥散联用氟西汀治疗抑郁症临床观察

目的：观察丹栀逍遥散联用氟西汀与单用氟西汀治疗抑郁症的临床疗效。方法：将60例抑郁症患者随机分为两组。治疗组30例抑郁症患者中医辨证为郁证（肝气郁结

型），用丹栀逍遥散联用氟西汀 20~30mg/d 治疗。对照组
30 例单用氟西汀 40~80mg/d 治疗。共治疗 8 周为 1 个疗
程。采用汉密尔顿抑郁量表分别对两组治疗前、治疗后 2、
4、8 周用量表评分，总体印象量表（CGI）观察两组疗效，
以及副反应量表（TESS）评定不良反应。结果 HAMD 评分
及 CGI—SI 评分两组治疗后 8 周与治疗前比较差异均有显
著性（P < 0.01）；两组治疗后比较差异无显著性（P >
0.05）。结论：丹栀逍遥散联用氟西汀与单用氟西汀治疗抑
郁症的临床疗效相当，且安全，不良反应轻。[丹栀逍遥散
联用氟西汀治疗抑郁症临床观察．社区医学杂志，2007，5
(11)：57 - 58.]

3. 丹栀逍遥散配合针刺治疗产后抑郁症效果观察

方法：本组 60 例，均为我院产科住院分娩后的患者。
应用 1994 年美国精神病学会在《精神疾病的诊断与统计手
册》一书中制订的"产褥期抑郁症的诊断标准"，本组均
确诊为产后抑郁症。随机分为治疗组和对照组各 30 例，治
疗组：给予丹栀逍遥散（柴胡、当归、白芍、茯苓、白术、
牡丹皮、栀子等，每袋 12g），每次 1 袋，每日 3 次。针刺
治疗：主穴：百会、神门、太冲、内关、足三里；辅穴：
行间、天柱、三阴交。对照组：两组患者均常规给予氟西
汀 20mg，每日 1 次，早餐后服用。两组疗程均为 8 周。结
果：治疗组总有效率 92%，对照组的总有效率 90%，两组
不良反应发生情况比较：治疗组用药期间腹泻 2 例，便秘 6
例、口干 6 例；对照组头晕 17 例，便秘 9 例，失眠 13 例，
食欲减少 3 例。两组不良反应比较差异有统计学意义（P <

0.05）。两组在疗效上无明显差异，但不良反应中药组要少于西药组。［丹栀逍遥散配合针刺治疗产后抑郁症效果观察. 齐鲁护理杂志，2011，19（23）：124.］

4. 丹栀逍遥散治疗抑郁障碍相关性失眠临床分析

目的：探讨丹栀逍遥散治疗抑郁障碍失眠的临床疗效。方法：用随机数字表法将 80 例患者随机分为两组，治疗组 40 例口服丹栀逍遥散，对照组 40 例口服解郁安神颗粒治疗。结果：治疗组临床治愈 20 例，显效 12 例，有效 5 例，无效 3 例，总有效率为 92.5%；对照组临床治愈 16 例，显效 10 例，有效 5 例，无效 9 例，总有效率为 77.5%。丹栀逍遥散组疗效优于解郁安神颗粒组（P＜0.01）。结论：丹栀逍遥散及解郁安神颗粒均无西药停药后的反跳现象。［丹栀逍遥散治疗抑郁障碍相关性失眠临床分析. 中医中药，2011，1（17）：119－124.］

5. 丹栀逍遥汤合并氟西汀治疗抑郁症临床研究

目的：比较观察丹栀逍遥汤加减合并氟西汀与单用氟西汀治疗抑郁症的疗效、不良反应及依从性。方法：将符合抑郁症中西医诊断标准的抑郁症患者随机分为两组，分别用丹栀逍遥汤合并氟西汀（n＝36）和单用氟西汀（n＝36）治疗，于用药前及用药 2、4、6 周时用 HAMA、HAMD、CGI 评定疗效并记录不良反应，比较两组疗效及依从性。结果：两组患者于治疗 6 周 HAMD、HAMA、CGI 评分均显著低于治疗前，两组间 HAMD、HAMA 评分在治疗 4、6 周差异显著（P＜0.01）。合并用药组有效率83.3%，显著优于单用组的有效率52.7%。结论：丹栀逍遥汤合并氟西汀治疗抑郁症疗效好，安全性高，依从性好。[丹栀逍遥汤合并氟西汀治疗抑郁症临床研究．河南中医学院学报，2008，3（23）：38 - 39.]

6. 丹栀逍遥汤加减治疗抑郁症 34 例临床观察

丹栀逍遥汤加减治疗抑郁症 34 例，并与百优解治疗 27 例对照观察。方法：61 例均为本院中心中医科住院患治疗组，予丹栀逍遥汤加减。随机分为 2 组，治疗组 34 例，男 9 例，女 25 例；对照组 27 例，男 7 例，女 20 例。药物组成：柴胡 10g，白芍药 12g，当归 12g，茯苓 20g，炒白术 10g，牡丹皮 12g，栀子 10g，郁金 12g，石菖蒲 10g，枳壳 10g，生龙骨（先煎）30g，生牡蛎（先煎）30g，远志 12g，炒酸枣仁 30g，小麦 30g，炙甘草 10g，大枣 5 枚。对照组：盐酸氟西汀（百优解，美国礼来公司制造，礼来苏州制药有限公司分装，批号：101141）20 ~ 40 mg，每日 1 次晨起口服。2 组临床疗效比较：治疗组 34 例，显效 13 例，有效 16 例，无效 5 例，总有效率 85.29%；对照组 27 例，显效 7 例，有 效 15 例，无效 5 例，总有效率 81.48%。2 组总有效率比较差异有统计学意义，治疗组优于对照组。丹栀逍遥散的疗效优于西药组。[丹栀逍遥汤加减治疗抑郁症 34 例临床观察．河北中医，2010，32（1）：59.]

7. 电针加逍遥丸治疗慢性抑郁症 34 例疗效观察

目的：观察电针刺激百会、太阳穴，加口服逍遥丸治疗慢性抑郁症的疗效。方法：将 34 例慢性抑郁症患者采用电针百会、太阳穴（优势半球侧）并服逍遥丸治疗 6 周。

采用 HAMD（24 项）评分标准进行评定。结果：总有效率94.12%。结论：电针刺激百会、太阳穴加口服逍遥丸是治疗慢性抑郁症的有效方法之一。［电针加逍遥丸治疗慢性抑郁症 34 例疗效观察．现代中医药，2007，27（5）：73.］

8. 逍遥理气汤治疗郁证（肝气郁结）220 例

目的：观察逍遥理气汤治疗肝气郁结的临床疗效。方法：选择临床肝气郁结患者 420 例，并对其中 220 例用逍遥理气汤加减治疗，余 200 例用柴胡疏肝散加减治疗，比较两组临床疗效。结果：治疗组治愈 209 例，显效 7 例，无效 4 例，对照组治愈 124 例，显效 48 例，无效 28 例。两组比较有统计学意义。结论：逍遥理气汤治疗肝气郁结证疗程短、疗效高，明显优于柴胡疏肝散治疗肝气郁结证，具有一定的推广应用价值。［逍遥理气汤治疗郁证（肝气郁结）220 例．现代中医药，2009，29（4）：23－24.］

9. 逍遥散合甘麦大枣汤加减治疗产后抑郁症 56 例

方法：56 例产后抑郁症患者均为我院门诊及住院治疗病人，用逍遥散合甘麦大枣汤加减。基本方：柴胡 12g，当归 12g，白芍 24g，茯神 30g，炒白术 15g，薄荷 12g，煨生姜 3 片，甘草 12g，浮小麦 30g，大枣 15g。结果：临床总疗效：治愈 27 例，显效 11 例，有效 14 例，无效 4 例，总有效率92.8%，治疗前后 HAMD 前 17 项评分结果：治疗前、后 HAMD 评分均值分别为（26.02～3.96）、（14.32～7.18），治疗后 HAMD 评分明显低于治疗前，有显著差异（P<0.01）。［逍遥散合甘麦大枣汤加减治疗产后抑郁症56 例．中国民族民间医药，2009，（15）：60.］

10. 逍遥散加减治疗郁证 60 例临床疗效观察

目的：评价逍遥散加减治疗郁证的疗效。方法：对 60 例郁证患者采用逍遥散加减治疗。结果：经过辨证治疗，对症状较轻者疗效较好，总有效率 90%。结论：逍遥散加减可以有效治疗郁证。[逍遥散加减治疗郁证 60 例临床疗效观察. 中国民康医学，2011，23（2）：179.]

11. 逍遥散加味结合推拿治疗围绝经期抑郁症 50 例

方法：100 例围绝经期抑郁症患者按随机数字表法分为治疗组和对照组各 50 例，所有患者均符合下述纳入标准：①符合《中国精神疾病分类与诊断标准 CCMD - 2》单相抑郁诊断标准；②符合《中药新药临床研究指导原则》女性更年期综合征诊断标准。将所有的病例随机分为治疗组和对照组，各 50 例。治疗组：①内服中药。方用逍遥散加味：柴胡 12g，当归 12g，茯苓 12g，白芍 12g，白术 12g，炙甘草 9g，小麦 30g，郁金 12g，香附 9g，熟地 15g，山萸肉 12g。每日 1 剂，水煎分 2 次口服，共服用 4 周。②推拿。对照组内服中药。结果：治疗组与对照组比较，P < 0.05。有显著性差异，治疗组优于对照组。[逍遥散加味结合推拿治疗围绝经期抑郁症 50 例. 江苏中医药，2009，41（11）：48 - 49.]

12. 逍遥散联合盐酸氟西汀治疗抑郁症肝郁脾虚型 41 例

目的：观察逍遥散联合盐酸氟西汀治疗抑郁症为肝郁脾虚型的疗效。方法：将抑郁症中医辨证属肝郁脾虚型的患者 80 例随机分为 2 组，对照组单用盐酸氟西汀（20mg/d）治疗，治疗组除口服烟酸氟西汀外，另口服中药逍遥散

（每日1剂）治疗，疗程6周。治疗前后用汉密尔顿抑郁量表和抑郁自评分表测量，观察疗效；总结治疗中不良反应的发生情况；并随访1年，比较复发率。结果：治疗组总有效率92.7%，对照组总有效率75.7%，治疗组优于对照组（P<0.05）；HAMD、SDS评分比较，从治疗第4周开始，治疗组优于对照组（P<0.01），治疗第6周时，治疗组评分亦优于对照组（P<0.01）。提示：中西医结合治疗抑郁症疗效较好，方法安全可靠。［逍遥散联合盐酸氟西汀治疗抑郁症肝郁脾虚型41例．陕西中医，2009，30（1）：49－50.］

13. 柴胡舒肝散加味治疗抑郁症36例

目的：观察柴胡疏肝散加味配合百优解治疗中风后抑郁症的临床疗效。方法：将54例患者随机分为2组，治疗组36例，采用柴胡疏肝散加味联合百优解治疗；对照组18例予百优解治疗，观察比较2组临床疗效，治疗后对神经功能缺损评分及对消化道、自主神经功能的影响。结果：抗抑郁总有效率观察组为88.89%，对照组为61.11%；治疗后神经缺损评分治疗组为（13.12±2.45）分，对照组为（20.24±2.21）分；消化道症状和自主神经功能紊乱症状发生率，治疗组分别为22.22%、27.78%，对照组分别为55.56%、50.00%，2组比较，差异均有显著性意义（P<0.05）。结论：柴胡疏肝散加味联合百优解治疗中风后抑郁症，抗抑郁疗效优于单用百优解治疗，且能明显改善神经功能缺损症状、降低百优解的不良反应。［柴胡舒肝散加味治疗抑郁症36例．现代中医药，2008，28（3）：14－

15.]

14. 柴胡疏肝散合并氟西汀治疗抑郁症的临床观察

方法：病例选自我院门诊及住院病人，均符合 CCM - 2 - R 抑郁症诊断标准，排除躯体、脑器质性疾病，全部病例经 1 周清洗期后，纳入试验。84 例随机分为氟西汀对照组（A 组）和柴胡疏肝散合并氟西汀治疗组（B 组）。对照组只用氟西汀，治疗组在对照组基础上加用柴胡疏肝散。柴胡疏肝散：柴胡 15g，枳壳 12g，香附 10g，陈皮 15g，白芍 12g，川芎 10g，甘草 6g。结果：总疗效率，治疗组 100%，对照组 90.8%，且 P < 0.01，差异有统计学意义，治疗组的疗效由于对照组。［柴胡疏肝散合并氟西汀治疗抑郁症的临床观察. 山西中医学院学报，2001，2（4）：32.］

15. 柴胡疏肝散合并氯丙咪嗪治疗抑郁性神经症的临床观察

方法：选取我院病例 72 个，符合 CCMD - 2 - R 抑郁神经症的诊断标准，将 72 例病人随机分为两组，A 组氯丙咪嗪组，B 组柴胡疏肝散合并氯丙咪嗪，A 组仅用西药，B 组在西药的基础上加柴胡疏肝。结果：B 组的总有效率高于 A 组，P < 0.05。［柴胡疏肝散合并氯丙咪嗪治疗抑郁性神经症的临床观察. 中草药，2001，32（8）：733.］

16. 柴胡疏肝散加减治疗抑郁症 30 例

方法：共 30 例，均为 2005 年 6 月 ~ 2008 年 9 月铜梁县中医院心脑血管科门诊患者。男 10 例，女 20 例诊断标准：符合《中国精神障碍分类与诊断标准》第 3 版（CCMD - 3）抑郁发作的诊断标准。汉密尔顿抑郁量表前 17

项 > 17 分。柴胡舒肝汤加减：柴胡 20g，陈皮（醋炒）20g，白芍 20g，川芎 20g，枳壳 15g，甘草 9g，香附 20g，地龙 15g。结果：痊愈 8 例，显效 12 例，有效 4 例，无效 6 例，有效率 80.0%。［柴胡疏肝散加减治疗抑郁症 30 例 . 实用中医药杂志，2009，25（4）：226 - 227.］

17. 柴胡疏肝散加减治疗抑郁症 38 例

目的：观察柴胡疏肝散治疗抑郁症的疗效。方法：选择符合诊断标准的临床病例 38 例，予柴胡疏肝散加减治疗。结果：痊愈 20 例，显效 12 例，好转 5 例，无效 2 例。结论：中药辨证治疗抑郁症临床疗效肯定。［柴胡疏肝散加减治疗抑郁症 38 例 . 吉林中医药，2007，27（5）：23 - 24.］

专业结论：逍遥散类的中药如逍遥散、柴胡舒肝散、丹栀逍遥散能有效治疗抑郁症。

四、解郁汤加减治疗郁症

1. 解郁汤合并阿米替林治疗抑郁症的临床研究

方法：为本院 2004 年 5 月至 2005 年 6 月住院及门诊，符合 CCMD - 3 抑郁发作的诊断标准、汉密尔顿抑郁量表 17 项评分 ≥ 18 分的抑郁症患者，共 64 例，其中住院 26 例，门诊 38 例，男 28 例，女 36 例。对照组 30 例，男 13 例，女 17 例，研究组 30 例，男 14 例，女 16 例，解郁汤基本药物组成：柴胡 12g，白芍 9g，当归 10g，白术 9g，云苓 9g，远志 10g，甘草 10g，菖蒲 12g，牡蛎 18g，龙骨 20g，磁石 24g，大枣 5 枚，小麦 1 把，琥珀（冲服）2 ~

3g。研究组用解郁汤水煎口服，每日 1 剂，分早、晚 2 次
口服，并且合并小剂量阿米替林每次 25mg，每日 2 次口
服，最大量 100mg/d，并根据中医辨证稍作加减。对照组
阿米替林首次剂量为每次 25mg，每日 2 次，根据患者的耐
受情况 1 周内加至治疗量，最大剂量 250mg/d。8 周为 1 个
疗程。对照组痊愈 10 例，显进 12 例，好转 5 例，无效 3
例，显效率73.3%；研究组痊愈15 例，显进12 例，好转2
例，无效 1 例，显效率 90%，2 组显效率差异有显著性
（P < 0.05）。对照组平均每天阿米替林用量为（120.40 ±
25.40） mg，研究组平均每天阿米替林用量为（70.24 ±
26.51） mg；2 组间差异有显著性（P < 0.01）。由上可知，
研究组的疗效优于对照组。［解郁汤合并阿米替林治疗抑郁
症的临床研究．中国行为医学科学，2006，15（10）：
911.］

2. 解郁汤合并小量舍曲林治疗抑郁症疗效观察

用中西医结合方法治疗抑郁症，并与单纯应用西药进
行对比，观察其效果。方法：全部病例选自本院 2006 年 3
月至 2008 年 8 月门诊及住院患者，符合《中国精神障碍分
类与诊断标准》（CCMD - 3）心境障碍抑郁发作诊断标准。
共48 例，随机分为治疗组和对照组。治疗组 24 例，对照
组 24 例，治疗组采用自拟解郁汤加味治疗。药物组成：柴
胡 15g，赤芍 30g，郁金 25g，陈皮 12g，白芍 30g，当归
15g，石菖蒲 30g，合欢花 12g，远志 15g，同时合用西药舍
曲林，对照组单用舍曲林。结果：与本组治疗前比较，P <
0.05，P < 0.01；与对照组治疗后比较，P < 0.05 可见中西

医结合方法治疗抑郁症比单纯用西药的疗效要好。[解郁汤
合并小量舍曲林治疗抑郁症疗效观察．中国中医药信息杂
志，2009，16（11）：72 – 73.]

3. 解郁汤治疗郁证 177 例

目的：用自拟解郁汤治疗郁证病例 177 例并观察其疗
效。方法：177 例病人中，男 53 例，女 124 例，解郁汤基
本方组成：柴胡 10g，白芍 10g，炙甘草 9g，丹参 12g，合
欢花 15g，百合 20g，郁金 9g，远志 9g，菖蒲 9g。结果：
显效：74%，有效 24%，无效 2%，总有效率 98%。[解郁
汤治疗郁证 177 例．光明中医，2008，23（6）：775.]

专业结论：解郁汤能有效治疗抑郁症。

五、越鞠丸加减治疗郁证

1. 越鞠丸治疗郁证临床观察

目的：观察越鞠丸治疗郁证的疗效。方法：治疗组 56
例，对照组 24 例，治疗组：越鞠丸为基础方：香附、川
芎、栀子各 15g，苍术、神曲各 20g。结果：痊愈：临床症
状、体征完全消失，随访 3 个月无复发。总有效率、痊愈
率均高于对照组（P < 0.05）。[越鞠丸治疗郁证临床观
察．湖北中医杂志，2001，23（1）：35.]

2. 加味越鞠丸结合腹针治疗抑郁症临床观察

目的：观察加味越鞠丸结合腹针治疗抑郁症的临床疗
效。方法：将 56 例肝郁脾虚型抑郁症患者随机分为治疗组
和对照组，治疗组 30 例采用加味越鞠丸、腹针及抗抑郁西
药治疗，对照组 26 例采用单纯抗抑郁西药治疗，观察两组

疗效和汉密尔顿抑郁量表各因子评分治疗前后变化。结果：两组的疗效无显著性差异（P > 0.05），两组在情绪、睡眠及焦虑改善上与治疗前都有极显著差异（P < 0.01），组间比较也有极显著差异（P < 0.01）。结论：加味越鞠丸结合腹针治疗肝郁脾虚型抑郁症的疗效显著。［加味越鞠丸结合腹针治疗抑郁症临床观察．四川中医，2008，26（5）：54 – 55.］

专业结论：越鞠丸加减后能有效治疗抑郁症。

六、小柴胡汤加减治疗郁证

1. 小柴胡汤加减治疗抑郁症 30 例

目的：观察小柴胡汤治疗抑郁症的疗效。方法：治疗组 30 例用小柴胡汤治疗，对照组 30 例用盐酸氟西汀治疗。结果：治疗组总有效率 90.0%，对照组总有效率 66.7%，治疗组疗效明显优于对照组（P < 0.05）。结论：小柴胡汤治抑郁症疗效确切。［小柴胡汤加减治疗抑郁症 30 例观察．实用中医药杂志，2008，24（6）：353.］

2. 小柴胡汤加减治疗抑郁症 35 例临床观察

方法：将所选的 70 个病例随机分为两组，治疗组和对照组，对照组 35 例，男 12 例，女 23 例。参照《中国精神障碍分类与诊断标准》第 3 版（CCMD – 3）制定的诊断标准，对照组予氟西汀，治疗组在对照组相同治疗基础上配合小柴胡汤加减口服治疗。结果：两组均治疗 2 个月后比较，治疗组 35 例，临床治愈 6 例，显效 17 例，有效 7 例，无效 5 例，总有效率为 85.7%。照组 35 例，分别为临床治愈3例，显效10例，有效12例，无效10例，总有效率为71.4%。两组比较治疗组疗效明显优于对照组（P＜0.05）［小柴胡汤加减治疗抑郁症35例临床观察．浙江中医杂志，2010，45（10）：741－742.］

专业结论：小柴胡汤合并西药能有提高抑郁症的治疗率。

七、柴胡龙骨牡蛎加减治疗郁证

1. 柴胡加龙骨牡蛎汤加减治疗更年期精神病50例临床观察

目的：探讨治疗更年期精神病的治疗方法。方法：将80例确诊为更年期精神病的患者随机分2组，治疗组50例，给予柴胡加龙骨牡蛎汤加减治疗；对照组30例，给予常规西医基础治疗。2组均以8周为1个疗程。结果：2组临床疗效比较无显著性差异，P＞0.05。治疗8周后，治疗组不良反应发生率为6.0%，对照组为36.7%。2组有显著性差异（P＜0.01）。结论：柴胡加龙骨牡蛎汤加减治疗更年期精神病疗效肯定，不良反应少。［柴胡加龙骨牡蛎汤加减治疗更年期精神病50例临床观察．中医药临床杂志，2005，17（1）：32－33.］

2. 柴胡龙骨牡蛎汤加减治疗抑郁障碍临床观察

目的：观察柴胡龙骨牡蛎汤加减汤剂治疗抑郁障碍的临床疗效与不良反应。方法：将63例抑郁障碍患者随机分为治疗组32例和对照组31例，治疗组口服柴胡龙骨牡蛎汤加减汤剂，每日1剂，早晚分服；对照组口服帕罗西汀

20mg，每日 1 次，2 组疗程均为 6 周，2 组均于治疗前及治疗后第 2、4、6 周末采用汉密尔顿抑郁量表、抑郁自评量表、焦虑自评量表评定临床疗效，同时观察不良反应。结果：治疗后第 2 周开始 2 组 HAMD 总分均显著降低（P ＜ 0.01），第 2 周末对照组 HAMD 总分显著低于治疗组（P ＜ 0.05 或 ＜ 0.01），到第 4、6 周末组间差异无统计学意义（P ＞ 0.05）。第 2 周开始 2 组 SDS 总分均显著降低（P ＜ 0.01），组间差异无统计学意义（P ＞ 0.05）；治疗组 SAS 总分从第 2 周开始降低（P ＜ 0.05 或 ＜ 0.01），对照组 SAS 总分从第 4 周开始显著降低（P ＜ 0.01），组间差异无统计学意义（P ＞ 0.05）。治疗组总有效率为 84.4%，对照组总有效率为 87.1%，组间差异无统计学意义（P ＞ 0.05）。治疗组仅 1 例出现恶心，对照组不良反应 14 例。结论：2 组患者临床疗效相当，帕罗西汀较柴胡龙骨牡蛎汤加减汤剂显效快，但不良反应较多，柴胡龙骨牡蛎汤加减汤剂未发现明显不良反应，患者依从性好。[柴胡龙骨牡蛎汤加减治疗抑郁障碍临床观察. 河北医药，2010，32（22）：3185 － 3186.]

专业结论：柴胡龙骨牡蛎汤能有效治疗抑郁症。

八、半夏厚朴汤治疗郁证

1. 半夏厚朴汤加味联合盐酸氟西汀治疗青年抑郁症临床观察

目的：观察半夏厚朴汤加味联合盐酸氟西汀治疗青年抑郁症的临床疗效。方法：将 72 例青年抑郁症病人且符合郁病肝气郁结证者随机分为两组，治疗组予盐酸氟西汀与半夏厚朴汤加味治疗，对照组予盐酸氟西汀治疗。结果：治疗组总有效率 97.2%，优于对照组的 77.8%（P＜0.05）；治疗组治疗后汉密尔顿抑郁量表评分优于对照组（P＜0.05）。结论：半夏厚朴汤加味联合盐酸氟西汀较单用盐酸氟西汀能更好改善抑郁状态。[半夏厚朴汤加味联合盐酸氟西汀治疗青年抑郁症临床观察．中西医结合心脑血管病杂志，2011，9（2）：247 – 248.]

2. 半夏厚朴汤配合针刺治疗郁证 29 例

笔者观察半夏厚朴汤配合针刺治疗气滞痰郁型郁证 29 例的疗效。方法：29 例中，男 16 例，女 13 例，均为气滞痰瘀型，中医诊断依据中医病证诊断疗效标准，用药为半夏 9g，茯苓 12g，生姜 9g，苏叶 6g，香附 10g，枳壳 10g，旋覆花（包煎）10g，代赭石（打碎先煎）10g。水煎服，每日 1 剂，分 3 次服，10 剂为 1 个疗程，治疗 2 个疗程。针刺取太冲、膻中、丰隆、鱼际、神门，行平补平泻，留针 30 分钟，每日 1 次，10 次为 1 疗程，连续 2 个疗程。结果：治愈 18 例，占 62.1%；显效 5 例，占 17.2%；有效 4 例，占 13.8%；无效 2 例，占 6.9%；总有效率 93.1%。[半夏厚朴汤配合针刺治疗郁证 29 例．实用中医药杂志，2008，24（9）：574 – 575.]

3. 温胆汤加减治疗脏躁 50 例

观察温胆汤治疗脏躁 50 例的疗效。方法：本组 50 例均系我院 1993 年 10 月至 2003 年 10 月门诊患者，各项器质性检查均无异常。其中男 10 例，女 40 例。予温胆汤治疗。

药物组成：竹茹 10g，枳实 10g，半夏 10g，茯苓 10g，陈皮 10g，柴胡 10g，黄芩 10g，甘草 3g，栀子 9g，郁金 10g，石菖蒲 10g，远志 10g，香附 10g，赤芍药 10g，炒酸枣仁 15g，丹参 15g。本组 50 例中，痊愈 30 例，显效 18 例，无效 2 例。总有效率 96%。[温胆汤加减治疗脏躁 50 例. 河北中医，2004，4（26）：275.]

专业结论：半夏厚朴汤合并其他疗法能有效治疗抑郁症。

九、其他治疗郁证的方药

1. "安神二号"胶囊治疗抑郁症双盲双模拟多中心研究

目的：观察"安神二号"胶囊治疗抑郁症的疗效和安全性。方法以抗抑郁剂帕罗西汀为阳性对照组，采用随机双盲双模拟方法将 200 例患者分为两组，实验组口服"安神二号"胶囊，每次 4 粒，每日 3 次；对照组口服帕罗西汀 20～40mg/d。两组病例均于入院时、治疗 0、2、4、6 周时分别计算汉密尔顿抑郁量表以及汉密尔顿焦虑量表总分及治疗后的减分率。结果两组患者 HAMD 和 HAMA 总分在治疗结束时均显著下降（$P < 0.001$）。两组之间疗效差异无显著性（$P > 0.05$）；治疗结束时 HAMA 减分率分别为"安神二号"胶囊组 0.74 ± 0.24，帕罗西汀组 0.74 ± 0.24（$P > 0.05$）；有效率"安神二号"胶囊组 79.3%，帕罗西汀组为 85.1%（$P > 0.05$）。"安神二号"组不良反应发生频率显著低于帕罗西汀组，主要是消化系统等不良反应，"安神二号"胶囊的疗效指数也显著高于帕罗西汀组。结论："安神二号"胶囊安全，是一种有效的中药抗抑郁剂。["安神二号"胶囊治疗抑郁症双盲双模拟多中心研究. 中华现代中医学杂志, 2005, 1 (2): 101 - 105.]

2. "解郁胶囊"治疗抑郁症临床研究

目的：观察解郁胶囊治疗抑郁症的疗效和安全性。方法：以抗抑郁剂度洛西汀为阳性对照组用药，采用随机双盲双模拟方法将200例患者分为两组，实验组口服解郁胶囊，4粒，1日3次，对照组口服度洛西汀，20～40mg/d。两组病例均于入院时、治疗0、2、4、6周时分别计算汉密尔顿抑郁量表以及汉密尔顿抑郁量表总分及治疗后的减分率。结果：两组患者，HAMD、HAMA总分在治疗结束时均显著下降（$P < 0.001$）。两组之间疗效无显著性差异（$P > 0.05$），治疗结束时HAMA减分率分别为解郁胶囊组 0.738 ± 0.236，度洛西汀组 0.741 ± 0.210（$P > 0.05$），有效率解郁胶囊组79.4%，度洛西汀组为85.4%（$P > 0.05$）。解郁胶囊组不良反应发生频率显著低于度洛西汀组，主要是消化系统不良反应，解郁胶囊的疗效指数也显著高于度洛西汀组。结论：解郁胶囊是一种安全有效的抗抑郁药["解郁胶囊"治疗抑郁症临床研究. 甘肃中医, 2009, 22 (8): 31 - 33.]

3. 舒肝解郁胶囊与黛力新治疗中度抑郁症的疗效对照观察

目的：观察中药舒肝解郁胶囊治疗肝郁脾虚型中度抑郁症的临床疗效、不良反应及安全性。方法：通过随机对照试验，共纳入治疗组（舒肝解郁胶囊）46例，对照组（黛力新）46例，于用药前及用药后第1、2、4、6周分别采用24–Hamilton抑郁量表（HAMD–24）评定药物疗效，用TESS副反应量表评定不良反应。结果舒肝解郁胶囊对抑郁症治疗有效率为76.08%与黛力新73.91%相当（P > 0.05）；舒肝解郁胶囊与黛力新治疗后HAMD–24分数明显低于治疗前（P < 0.01），但两组间比较差异无统计学意义（P > 0.05）。舒肝解郁治疗组不良反应发生率15.21%，对照组不良反应发生率47.82%，治疗后舒肝解郁胶囊的TESS副反应量表分数明显低于黛力新（P < 0.01）。结论：舒肝解郁胶囊治疗中度抑郁症与黛力新疗效相当，不良反应明显少于黛力新。〔舒肝解郁胶囊与黛力新治疗中度抑郁症的疗效对照观察. 光明中医，2011，26（7）：1374 – 1376.〕

4. 血府逐瘀丸为主治疗郁证36例

目的：观察血府逐瘀丸为主治疗郁证36例的疗效。方法：36例中，男性15例，女性21例，本组病例均采用血府逐瘀丸，每次2丸，轻者每日2次，重者每日3次。同时并用氟桂利嗪10mg。结果：经治疗全部获效，其中治愈24例，显效8例，好转4例。〔血府逐瘀丸为主治疗郁证36例. 中国民间疗法，2003，11（8）：48.〕

5. 银杏叶片合并帕罗西汀对抑郁症的疗效观察

目的：探讨银杏叶提取物合并帕罗西汀对抑郁症治疗的增效作用及其对躯体症状的改善作用。方法：选择2003年1月至2004年4月于解放军第四军医大学唐都医院心理门诊就诊的抑郁症患者89例，按就诊及确诊顺序编号，单号为观察组（n = 45），双号为对照组（n = 44）。对照组给予帕罗西汀治疗，剂量 20mg，每日 1 次，早上口服。观察组除给予 20mg 帕罗西汀治疗外，同时合并银杏叶片 19.2mg，每日 3 次，口服。疗程为 6 周。采用汉密尔顿抑郁量表评定患者的抑郁程度，包括 24 项症状，归纳为 7 个因子，每个因子反映某一方面症状的严重程度。大部分项目采用 0 ~ 4 的 5 级评分，少数项目采用 0 ~ 2 的 3 级评分，总分：各项目评分之和，因子分 = 该因子各项目评分总和/该因子项目数。经过治疗，总分降到 7 分以下为疗效显著，降为 8 ~ 10 分为好转。分别于治疗前及治疗第 6 周后对两组患者抑郁程度进行评定，一次评定 15 ~ 20 分钟。组间比较采用 T 检验。结果：纳入观察组 45 例，对照组 44 例，分别脱落 5、6 例，脱落病例均为不能及时复查和进行心理检测者。剩余观察组 40 例，对照组 38 例患者均完成定期的复诊和心理检测，量表检测经检验均符合要求，进入结果分析。①两组治疗前后汉密尔顿抑郁量表总分结果：两组治疗第 6 周后汉密尔顿抑郁量表总分均明显低于治疗前（P < 0.01）。治疗第 6 周后观察组汉密尔顿抑郁量表总分明显低于对照组（P < 0.05）。②两组治疗前后汉密尔顿抑郁量表各因子分结果：观察组治疗第 6 周后汉密尔顿抑郁量表各因子分均明显低于治疗前（P < 0.01 ~ 0.05），对照组治疗第 6 周后焦虑/躯体化、体质量、认知障碍、日夜变化为低于治疗前（P < 0.01 ~ 0.05），迟滞、睡眠障碍、绝望感因子差异不显著。治疗第 6 周后对照组焦虑/躯体化、体质量、迟滞、睡眠障碍、绝望感明显高于观察组（P < 0.01 ~ 0.05）。③不良事件及副反应发生情况：两组患者在治疗过程中均未发现明显的副反

应及不良事件。观察组 4 例（占 10%）出现轻度恶心、腹胀等胃肠道反应；2 例（占 5%）出现头晕；3 例（7.5%）出现轻度失眠。对照组出现恶心、腹胀，头晕及轻度失眠的例数及所占比例分别为 8 例（21.1%）、4 例（10.5%）、2 例（5.3%）。这些副反应均在 1 周左右缓解或消失，未给予任何特殊处理。结论：银杏叶片合并帕罗西汀治疗抑郁症疗效优于单用帕罗西汀，能有效改善抑郁及相关躯体症状，且耐受性较好。［银杏叶片合并帕罗西汀对抑郁症的疗效观察. 中国临床康复，2006，10（2）：43 – 44.］

（黄旭春、黎辉映、王小云）

附　篇

郁证文献研究过程

一、古代文献检索过程

（一）检索内容

检索内容主要以第 3 版中华医典为检索工具，共检索了包括中医、中药、方剂、针灸、养生等在内的 800 余部书籍。

（二）检索方法

1. 检索词："五郁""五气之郁""六郁""郁证""郁症""诸郁""七情之郁""结气""五运之郁""脏躁""百合病"。

2. 筛选标准

（1）纳入标准：具有检索词的条目均予以纳入。

（2）排除标准：①无病名、病因病机、诊断、治则治法、方药、预后转归、预防调护等相关内容的描述；②重复条目：根据古籍文献名称、所出章节、具体条文内容判断是否重复。③临床方药过于生僻，临床使用价值不大。

（三）检索结果

共检索包括五郁、郁证、六郁在内的 11 个检索词，初步筛选出约 358 本书籍 4105 篇相关文章及条文。

1. 检索词

检索词	检出文章	相关文章	比例
五郁	53	37	69.81%
五气之郁	7	3	42.86%
六郁	80	56	70.00%

检索词	检出文章	相关文章	比例
郁证	31	23	74.19%
郁症	27	13	48.15%
诸郁	70	41	58.57%
七情之郁	5	2	40.00%
结气	249	67	26.91%
郁冒	140	38	27.14%
五运之郁	18	10	55.56%
脏躁	53	13	24.53%
百合病	85	31	36.47%

2. **检索书目**

[1] 姚春鹏译注. 黄帝内经. 北京：人民卫生出版社，2005.

[2] 秦越人. 八十一难经. 北京：学苑出版社，2007.

[3] 张仲景. 伤寒论. 北京：人民卫生出版社，2005.

[4] 张仲景. 金匮要略. 北京：人民卫生出版社，2005.

[5] 王冰. 黄帝内经素问. 北京：人民卫生出版社，2007.

[6] 巢元方. 诸病源候论. 北京：中国医药科技出版社，2011.

[7] 陈言. 三因极一病证方论. 北京：人民卫生出版社，2007.

[8] 刘完素. 素问玄机原病式. 北京：人民卫生出版社，2005.

[9] 太平惠民和剂局. 太平圣惠方. 北京：人民卫生出版社，2007.

[10] 张从正. 儒门事亲. 北京：人民卫生出版社，2006.

[11] 李东垣. 脾胃论. 北京：人民卫生出版社，2005.

[12] 朱丹溪. 丹溪心法. 北京：人民卫生出版社，2005.

[13] 李东垣. 内外伤辨惑论. 北京：人民卫生出版社，2007.

[14] 危亦林. 世医得效方. 北京：人民卫生出版社，2006.

［15］丹波康赖．医心方．北京：华夏出版社，2011．

［16］张介宾．景岳全书．北京：人民卫生出版社，1997．

［17］赵献可．医贯．北京：人民卫生出版社，2005．

［18］朱丹溪．金匮钩玄．北京：民卫生出版社，2006．

［19］王肯堂．证治准绳．北京：人民卫生出版社，2001．

［20］孙一奎．医旨绪余．北京：中国中医药出版社，2008．

［21］虞抟．医学正传．北京：中医古籍出版社，2002．

［22］李梴．医学入门．北京：人民卫生出版社，2006．

［23］罗天益．卫生宝鉴．北京：中国中医药出版社，2007．

［24］龚信，达美君．古今医鉴．北京：中国中医药出版社，2007．

［25］周学海．读医随笔．北京：中国中医药出版社，2007．

［26］王焘．外台秘要．北京：中国医药科技出版社，2011．

［27］徐春甫．古今医统大全．北京：人民卫生出版社，2001．

［28］龚廷贤．万病回春．北京：中国中医药出版社，1998．

［29］龚廷贤．寿世保元．北京：人民卫生出版社，2005．

［30］叶天士．临证指南医案．北京：民卫生出版社，2006．

［31］吴澄．不居集．北京：中国中医药出版，2002．

［32］李用粹．证治汇补．北京：人民卫生出版社，2006．

［33］王肯堂．证治准绳．北京：人民卫生出版社，2001．

［34］张璐．张氏医通．北京：人民卫生出版社，2006．

［35］沈金鳌．沈氏尊生书．北京：中国医药科技出版社，2011．

［36］危亦林．世医得效方．北京：人民卫生出版社，2006．

［37］王清任．医林改错．北京：人民卫生出版社，1991．

［38］林佩琴．类证治裁．北京：人民卫生出版社，2005．

［39］戴天章．广瘟疫论．北京：中国中医药出版社，2009．

［40］何梦瑶．医碥．北京：中国中医药出版社，2009.

［41］喻昌．医门法律．北京：人民卫生出版社，2006.

［42］程杏轩．程杏轩医案．北京：中国中医药出版社，2009.

［43］沈金鳌．杂病源流犀烛．北京：人民卫生出版社，2006.

［44］丹波元坚．杂病广要．北京：学苑出版社，2009.

［45］太医局．太平惠民和剂局方．北京：人民卫生出版社，2007.

［46］严用和．严氏济生方．北京：中国中医药出版社，2007.

［47］吴崑．医方考．北京：人民卫生出版社，2007.

［48］罗美．古今名医方论．北京：中国中医药出版社，1996.

［49］张锡纯．医学衷中参西录．北京：人民卫生出版社，2006.

［50］冯兆张．冯氏锦囊秘录．北京：中国中医药出版社，1996.

［51］陈念祖．时方歌括．清代．

［52］吴谦．医宗金鉴．清代．

［53］华佗．华佗神方．东汉．

［54］汪昂．医方集解．清代．

［55］吴仪洛．成方切用．清代．

［56］陈修园．女科要旨．清代．

［57］张锐．鸡峰普济方．宋代．

［58］张浩．仁术便览．明代．

［58］薛己．女科撮要．明代．

［59］严用和．重订严氏济生方．宋代．

［60］董宿原．奇效良方．明代．

［61］王璆．是斋百一选方．宋代．

［62］王肯堂．女科证治准绳．明代．

[63] 尤怡．金匮翼．清代．

[64] 李冠仙．知医必辨．清代．

[65] 吴坤安．伤寒指掌．清代．

[66] 孙思邈．千金翼方．唐代．

[67] 张秉成．成方便读．清代．

[68] 楼英．医学纲目．明代．

[69] 顾金寿．重订灵兰要领．清代．

[70] 洪遵．洪氏集验方．宋代．

[71] 黄庭镜．目经大成．清代．

[72] 徐彦纯．玉机微义．明代．

[73] 王好古．此事难知．元代．

[74] 元英．如宜方．元代．

[75] 何书田．医学妙谛．清代．

[76] 沈金鳌．妇科玉尺．清代．

[77] 刘文泰．本草品汇精要．明代．

[78] 朱震亨．丹溪治法心要．元代．

[79] 沈又彭．沈氏女科辑．清代．

[80] 许克昌．毕法合撰外科证治全书．清代．

[81] 汪绂．医林纂要．清代．

[82] 鲍相璈．验方新编．清代．

[83] 爱虚老人．古方汇精．清代．

二、现代文献检索策略及过程

（一）检索范围

1989 年至 2011 年重庆维普全文数据库、中国生物医学文献数据库、中国期刊网数据库所收录的有关郁证研究的文献。

（二）检索策略

1. 重庆维普全文数据库的检索策略

检索条件：（关键词＝郁证 郁病 脏躁 抑郁 忧郁）＊（任意字段＝中医）＊全部期刊＊年＝1989－2011 检索结果：检中 3824 篇。

2. 中国期刊数据库的检索策略

检索条件：（关键词＝郁证）＊（摘要＝中医）＊全部期刊＊年＝1989－2011，共找到 489 条。

检索条件：（关键词＝郁病）＊（摘要＝中医）＊全部期刊＊年＝1989－2011，共找到 148 条。

检索条件：（关键词＝脏躁）＊（摘要＝中医）＊全部期刊＊年＝1989－2011，共找到 141 条。

检索条件：（关键词＝抑郁）＊（摘要＝中医）＊全部期刊＊年＝1989－2011，共找到 171 条。

检索条件：（关键词＝忧郁）＊（摘要＝中医）＊全部期刊＊年＝1989－2011，共找到 22 条。

共 1004 篇。

3. 中国生物医学文献数据库的检索策略

中文主题词检索"抑郁症、郁证、脏躁"，主题词树——抑郁症、郁证、脏躁，命中文献数 23188 篇，加副主题词为"中医病机"（ZB）、"中药疗法"（ZD）、"中医药疗法"（ZH）、"中西医结合疗法"（ZJ）、"针灸疗法"（ZL）、"中医疗法"（ZY），命中文献数 1196 篇。

（三）文献纳入及排除标准

1. 纳入文献标准

（1）文献类型为综述类、医案、随机对照试验或 Meta 分析。

（2）文献年限要求中文文献为 1989～2011 年。

（3）临床研究对象为郁证的患者。

（4）文献研究对象、观察指标、治疗方法等项目齐全。

2. 文献排除标准

（1）重复的文献，未对数据进行统计处理的文献，个案报道或仅有摘要发表的文献。

（2）试验设计有明显错误或缺陷的研究。

（3）动物试验。

（4）排除产后抑郁、更年期抑郁及妇科肿瘤引起的抑郁等慢性非精神科疾病引起的抑郁。

（四）检索结果

3 个数据库分别以规定的关键词或主题词及副主题词检索后共 5224 篇文献，将产后抑郁、更年期抑郁及妇科肿瘤引起的抑郁等慢性非精神科疾病引起的抑郁、动物实验、病例数少于 20 例的临床研究、重复发表文献、个案报道、临床体会及应用抗抑郁药物等西医手段治疗郁证文献及其他非中医药疗法治疗郁证的文献排除后，剩余 2093 篇文献，在此基础上，10 名经过文献管理、检索培训的研究生分工阅读所有文献的摘要，必要时阅读全文，阅读过程中，按照"病因病机""辨证""治疗""治则治法"进行一次分类，后在治疗类再次分类为中成药注射液、口服中成药、针灸及其他治疗法，分类完成后，详细阅读入选文献并进行总结。

文献类别	二级分类	文章篇数
病名		70 篇
病因病机类		220 篇
证候类		152 篇
治则治法类		254 篇
方药		552 篇
	中药汤剂	340 篇
	注射液	3 篇
	口服中成药	69 篇
针灸及其他治法		357 篇
名医经验		61 篇
名医医案		18 篇

（五）相关表格

1. 现代文献检索汤剂

	文献类型	文献篇数	结论
柴胡类方	多个随机对照试验、Meta 分析（题名或关键词 = 郁证/郁病/脏躁/抑郁/忧郁）＊年 = 1989 - 2011）＊〔（题名或关键词 = 柴胡）＊Year = 1989 - 2011〕后筛选	17	主要为小柴胡汤、柴胡舒肝散、柴胡龙骨牡蛎汤等及其加减方

（续表）

	文献类型	文献篇数	结论
逍遥散、丹栀逍遥散	多个随机对照试验、Meta 分析（题名或关键词 = 郁证/郁病/脏躁/抑郁/忧郁 * 年 = 1989 – 2011） * ［（题名或关键词 = 逍遥散、丹栀逍遥散） * Year = 1989 – 2011］	23	
越鞠丸	多个随机对照试验（题名或关键词 = 郁证/郁病/脏躁/抑郁/忧郁 * 年 = 1989 – 2011） * ［（题名或关键词 = 越鞠丸） * Year = 1989 – 2011］	3	
温胆汤	多个随机对照试验（题名或关键词 = 郁证/郁病/脏躁/抑郁/忧郁 * 年 = 1989 – 2011） * ［（题名或关键词 = 温胆汤） * Year = 1989 – 2011］	3	
甘麦大枣汤	多个随机对照试验（题名或关键词 = 郁证/郁病/脏躁/抑郁/忧郁 * 年 = 1989 – 2011） * ［（题名或关键词 = 甘麦大枣汤） * Year = 1989 – 2011］	4	甘麦大枣汤对脏躁表现的及更年期抑郁均有较好疗效

（续表）

	文献类型	文献篇数	结论
疏肝解郁类	多个随机对照试验（题名或关键词 = 中风 ＊ 年 = 1989 – 2011）＊〔（题名或关键词 = 汤）＊ Year = 1989 – 2010〕后筛选	4	主要为自拟疏肝解郁类汤剂

2. 现代文献检索口服中成药

	类型	文章数目	所占百分比
坤泰胶囊	RCT	1	0.01
解郁丸	RCT	1	0.01
越鞠丸	RCT	1	0.01
越鞠胶囊	RCT	1	0.01
郁舒颗粒	RCT	1	0.01
郁克胶囊	RCT	1	0.01
郁乐冲剂	RCT	1	0.01
郁必舒	RCT	2	0.02
银杏叶片	RCT	3	0.03
抑虑康胶囊	RCT	2	0.02
归脾丸	RCT	1	0.01
养心开郁片	RCT	1	0.01
血府逐瘀胶囊	RCT	1	0.01

（续表）

	类型	文章数目	所占百分比
血府逐瘀丸	RCT	1	0.01
逍遥丸	RCT	2	0.02
乌灵胶囊	RCT	6	0.06
天癸更年软胶囊	RCT	1	0.01
苏郁胶囊	RCT	1	0.01
舒郁颗粒	RCT	1	0.01
舒郁胶囊	RCT	1	0.01
舒心合剂	RCT	1	0.01
疏肝解郁胶囊	RCT	2	0.02
舒肝胶囊	RCT	2	0.02
舒郁安神胶囊	RCT	1	0.01
麝香保心丸	RCT	1	0.01
眠安宁胶囊	RCT	1	0.01
抗抑郁症胶囊	RCT	1	0.01
开郁颗粒	RCT	1	0.01
开心丸	RCT	1	0.01
静心更年片	RCT	1	0.01
解郁颗粒	RCT	2	0.02
解郁冲剂	RCT	1	0.01
解郁安神颗粒	RCT	1	0.01
焦安康胶囊	RCT	1	0.01
健脑温心丸	RCT	1	0.01
惠脑安胶囊	RCT	1	0.01

（续表）

	类型	文章数目	所占百分比
还少胶囊	RCT	1	0.01
合欢乐冲剂	RCT	1	0.01
龟鹿补肾丸	RCT	1	0.01
贯郁胶囊	RCT	1	0.01
肝解郁胶囊	RCT	1	0.01
复方白松片	RCT	1	0.01
刺五加胶囊	RCT	1	0.01
菖欢胶囊	RCT	1	0.01
白龙解郁颗粒	RCT	1	0.01
安康口服液	RCT	2	0.02
解郁胶囊	RCT	1	0.01
安神二号胶囊	RCT	1	0.01
舒肝解郁胶囊	RCT	4	0.04
逍遥颗粒	RCT	1	0.01